◉
黄智芬　主编

肿瘤中医辨证论治与药膳食疗

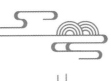

U0397016

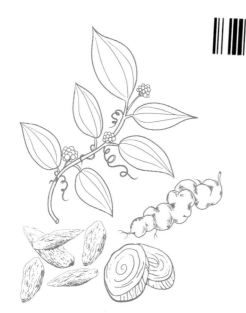

广西科学技术出版社

·南宁·

图书在版编目（CIP）数据

肿瘤中医辨证论治与药膳食疗 / 黄智芬主编.—南宁：广西科学技术出版社，2024.5

ISBN 978-7-5551-2034-6

Ⅰ.①肿… Ⅱ.①黄… Ⅲ.①肿瘤–中医治疗法 ②肿瘤–食物疗法 Ⅳ.①R273 ②R247.1

中国国家版本馆CIP数据核字（2023）第153386号

ZHONGLIU ZHONGYI BIANZHENG–LUNZHI YU YAOSHAN SHILIAO

肿瘤中医辨证论治与药膳食疗

黄智芬　主编

责任编辑：罗　风　　　　　　　　　责任校对：吴书丽

装帧设计：梁　良　　　　　　　　　责任印制：韦文印

出 版 人：梁　志　　　　　　　　　出版发行：广西科学技术出版社

社　　址：广西南宁市东葛路66号　　邮政编码：530023

网　　址：http://www.gxkjs.com　　　编辑部电话：0771-5880461

印　　刷：广西桂川民族印刷有限公司

开　　本：787 mm×1092 mm　1/16

字　　数：411千字　　　　　　　　　印　　张：26

版　　次：2024 年 5 月第 1 版　　　　印　　次：2024 年 5 月第 1 次印刷

书　　号：ISBN 978-7-5551-2034-6

定　　价：88.00 元

编委会

主　编：黄智芬

副主编：邱　华　黎汉忠　麦　威

　　　　袁　颖　谭志强　王宗玉

编　委：林栋毅　刘媛芳　吴发胜

　　　　卢旭全　莫苑君　毛素菲

　　　　聂英杰　蔡文威　李锦源

　　　　蒙荫杰　李　旺

目　录

第一章　各类恶性肿瘤中医辨证论治

第一节　鼻咽癌

一、概述

鼻咽癌是发生于鼻咽部黏膜的恶性肿瘤，是常见的恶性肿瘤之一。鼻咽癌发病率有明显的地域及种族差异，并存在家族高发倾向。2016 年，中国鼻咽癌新发病例 5.2 万例，且呈逐步升高趋势[1]，东南沿海地区是鼻咽癌高发地区[2]。鼻咽癌的病因目前尚未明确，可能主要由 EB 病毒感染[3]、环境因素、遗传特质三个因素混合作用引起。环境因素如亚硝酸盐摄入过量，微量元素摄入失衡（如高镍低碘），以及吸入被污染环境中的烟尘、粉尘等有毒物质。

古代中医典籍中虽无"鼻咽癌"这一病名，但有不同的关于鼻咽癌临床症状的描述。如《外科正宗·卷之四》对"失荣"的描述："失荣者……其患多生肩之以上，初起微肿，皮色不变，日久渐大，坚硬如石，推之不移，按之不动，半载一年，方生阴痛，气血渐衰，形容瘦削，破烂紫斑，渗流血水，或肿泛如莲，秽气熏蒸，昼夜不歇，平生疙瘩，愈久愈大，越溃越坚，犯此俱为不治。"《医宗金鉴·外科心法要诀·项部》对于"上石疽"的描述："此疽生于颈项两旁，形如桃李，皮色如常，坚硬如石，譬痛不热。由肝经郁结，以致气血凝滞经络而成。此证初小渐大，难消难溃，既溃难敛，疲顽之证也。"《诸病源候论·卷五十》曰："恶核者，是风热毒气，与血气相搏结成核，生颈边，又遇风寒所折，遂不消不溃，名为恶核也。"《外科证治全生集·卷一》曰："大者恶核，小者痰核，与石疽初起相同，然其寒凝甚结，毒根最深，极难软熟。"《证治汇补·卷四》曰："内郁痰火外束风热，故头痛而起核，或脑响如雷鸣。"以上均为鼻咽癌的临床表现。

二、病因病机

鼻咽癌的病位在颃颡，时邪"六淫"可直接入侵于此。脏腑内伤，通过经络气血，亦影响颃颡病变。故其病因有内因和外因两方面。《疡科心得集》谓："失营者由肝阳久郁，恼怒不发，营亏络枯，经道阻滞。"《医学准绳六要》则谓："至如酒客膏粱，辛热炙煿太过，火邪炎上，孔窍壅塞，则为鼻渊。鼻中浊涕如涌泉，渐变鼻蔑、衄血、息肉、鼻痔等症。"外因如饮食不节致痰热壅积于鼻窍，或情志抑郁、肝失条达致肝胆湿热，可致《素问》所述之"胆移热于脑，则辛頞鼻渊"。内因为正气虚弱，如《医宗必读》曰："积之成也，正气不足，而后邪气踞之。"《活法机要》谓："壮人无积，虚人则有之。"

颃颡为呼吸之通道，肺开窍于鼻，肺气不宣则上焦郁热。热邪迫血离经可致鼻衄，气血凝滞、津液不舒可致鼻塞而变生息肉。肝郁气逆，肝胆相照，胆腑不清，胆移热于脑而为脑漏鼻淋，肝气逆则头痛、耳聋，肝风内动则口眼㖞斜、视一为二。若肝肾阴亏、虚火燔灼，则耳鸣眩晕、纳少不眠、神疲肉削。故鼻咽癌的病机在于肺热、肝火、肾虚[4]。王士贞等[5]将163例鼻咽癌放疗患者辨证分为三型：①津液耗伤型，治疗上宜清养肺胃，清热生津；②阴血亏损型，治疗上宜益气养阴，润燥生津；③脾胃失调型，治疗上宜健脾益气，和胃止呕。张青等[6]对216例首次治疗的鼻咽癌患者行治疗前自选分组：放疗配合中医药治疗（144例）与单纯放疗（72例），根据中医辨证分为四型：阴虚亏耗型、脾虚痰湿型、热毒瘀结型、气阴两虚型。

三、中医辨证论治

1. 辨证分型

（1）肺胃阴虚证。

【临床表现】口干咽燥，渴喜饮，或口唇燥裂，口烂疼痛，干咳少痰，胃纳欠佳，大便秘结，小便短少，舌红而干，少苔或无苔，脉细数，鼻咽及口咽黏膜充血、干燥或有干痂、脓痰附着。

【中医治法】清肺养胃，润燥生津。

【常用方剂】沙参麦冬汤、生脉散、增液汤等。

【经验方药】甘露扶正汤，为黄智芬教授的临床经验方，由天冬 10 g、麦冬 12 g、生地黄 12 g、熟地黄 10 g、石斛 12 g、枳壳 12 g、茵陈 6 g、黄芩 6 g、枇杷叶 12 g、芦根 12 g、夏枯草 10 g、白茅根 12 g、葛根 30 g 组成。

（2）气血亏损证。

【临床表现】头晕目眩，面色苍白或萎黄，咽干，鼻干少津或涕中带血，气短乏力，四肢麻木，心悸怔忡，失眠多梦，甚则头发脱落，口气微腥臭，舌质淡或暗，少津，脉细无力，口咽及鼻咽黏膜淡红、微干或见少许痂块附着。

【中医治法】健脾养心，益气补血。

【常用方剂】归脾汤等。

【经验方药】黄智芬教授治疗本证亦用归脾汤加减，在原方基础上加太子参补气，加用木香、郁金增强本方行气之功效。气行则补益气血之渠道通畅，否则徒增郁滞。

（3）脾胃失调证。

【临床表现】形体消瘦，胃纳欠佳，厌食，恶心呕吐，或呕吐酸水，呃逆心烦，腹胀腹痛，胸脘痞满，大便溏，舌质淡，苔白厚，脉细弱，口咽或鼻咽黏膜淡红、微干，鼻咽部或见脓涕痂块附着。

【中医治法】健脾益气，和胃止呕。

【常用方剂】香砂六君汤等。

【经验方药】健脾消积汤，为黄智芬教授的临床经验方，由太子参 12 g、白术 12 g、土茯苓 12 g、陈皮 6 g、郁金 12 g、枳壳 12 g、白茅根 30 g、石斛 12 g、麦芽 15 g、莪术 10 g、薏苡仁 30 g、佩兰 12 g、豆蔻 9 g（后下）、茵陈 12 g 组成。

（4）肾精亏损证。

【临床表现】形体消瘦，眩晕耳鸣，听力下降，精神萎靡，口舌干燥，咽干欲饮，腰酸膝软，遗精滑泄，五心烦热或午后潮热，舌红少苔或无苔，脉细弱或细数，鼻咽部黏膜潮红、干燥，鼻咽部可见血痂或脓痂附着。

【中医治法】补肾固本，滋阴降火。

【常用方剂】六味地黄汤加减等。

【经验方药】参芪地黄汤，为黄智芬教授的临床经验方，由太子参 12 g、黄芪 30 g、生地黄 12 g、牡丹皮 10 g、泽泻 12 g、土茯苓 12 g、山茱萸 10 g、郁金 12 g、枳壳 12 g、首乌藤 30 g、酸枣仁 12 g、乌药 12 g、牛膝 12 g 组成。

2. 特色方药

鼻咽癌病机复杂多变，临床上有不同的症状表现，因此，黄智芬教授针对不同的症状，对鼻咽癌患者的方药予以如下适量加减：痰多黏稠或咳嗽者，酌加瓜蒌仁 12 g、冬瓜仁 12 g、浙贝母 12 g、枇杷叶 15 g；舌质瘀暗，边有瘀点者，酌加丹参 20～30 g、桃仁 10 g、红花 6 g、泽兰 15 g；头痛者，酌加柴胡 12 g、蒺藜 15 g、川芎 10 g、蔓荆子 15 g、菊花 15 g；鼻塞涕多者，酌加辛夷 12 g、白芷 12 g、苍耳子 12 g、蒲公英 12 g、鱼腥草 20～30 g、藿香 12 g、佩兰 12 g；颈部有牵引感者，酌加柴胡 12 g、老桑枝 30 g、葛根 30 g、威灵仙 15 g；头颈麻木者，酌加蝉蜕 10 g、金蝎 10 g、地龙 10 g、守宫末 3 g；颈部及鼻咽部有肿块者，酌加山慈菇 15 g、猫爪草 15 g、三棱 12 g、莪术 12 g。

四、应用举例

患者宁某，男，21 岁。2021 年 9 月初诊。患者因左耳耳闷、听力下降、耳鸣、回吸性血痰，于 2021 年 1 月 14 日在玉林市第一人民医院检查诊断为鼻咽癌。病理检查示：鼻咽非角化型未分化癌。于 2021 年 11 月 3 日在广西医科大学附属肿瘤医院行放疗、化疗，并于 2021 年 11 月 4 日至 2021 年 12 月 16 日行尼妥珠单抗靶向治疗。此后定期回院复查，病情稳定。

2022 年 8 月 5 日回院复查。鼻咽镜检查示：①鼻咽癌放化疗后；②鼻咽部黏膜炎症改变。症见：口干，无鼻塞、流涕，无耳鸣、耳聋等不适，精神、饮食尚可，睡眠尚可，大小便正常，面、颈部皮肤晦暗，舌质暗红，苔薄白，脉弦。中医诊断为石上疽病（肝肾亏虚证）。

治则：滋补肝肾，清热解毒。方药为麦冬 12 g、天冬 12 g、生地黄 12 g、熟地黄 10 g、石菖蒲 10 g、枳壳 12 g、茵陈 6 g、黄芩 6 g、枇杷叶 12 g、芦根 12 g、夏枯草 10 g、白茅根 30 g、黄芪 30 g、半枝莲 15 g。水煎服，每日 2 次。

患者守上方加减。服药 3 月余，患者面、颈部皮肤晦暗及口干症状显著改善。2022 年 11 月 22 日，患者在广西医科大学附属肿瘤医院住院复查，CT 示与 2022 年 4 月 15 日旧片对比，鼻咽壁未见明确增厚，考虑鼻咽癌治疗后较前好转；MRI 示双侧筛窦、上颌窦、蝶窦炎症较前减轻。

五、鼻咽癌的针灸治疗

鼻咽癌放疗后患者颞颌关节肌肉纤维因受放射线损害而变性僵硬，导致张口困难，影响患者生活质量。鼻咽癌放疗后出现张口困难，以正气亏虚为发病之本，局部经络气血瘀阻为标，为本虚标实之证，病位在颞颌关节局部。针灸可以作用于颞颌关节局部，疏通少阳与阳明经气，松解局部僵硬肌肉纤维，促进血液循环，延缓颞颌关节肌肉纤维的僵硬和退化，在改善鼻咽癌放疗引起的张口困难方面有较好的效果。临床上治疗颞颌关节纤维化引起的张口困难常用腧穴有下关、颊车及足三里穴。选用下关、颊车穴治疗颞颌关节病变在古代典籍中便有相关记载，如《针灸甲乙经》记载："失欠……下关主之"，"颊肿，口急，颊车痛，不可以嚼，颊车主之"。《针灸大成》亦云："颊车……主中风，牙关不开，口噤不语，失音，牙车疼痛。"

主穴：百会、颊车、攒竹、下关、风池、听宫、合谷等。

操作：暴露患者取穴位置，用棉签蘸取适量碘伏消毒皮肤，选用 0.25 mm × 40 mm 毫针，风池、翳风向对侧鼻尖刺，头部穴位斜刺，其他穴位直刺，进针深度为 0.5 ～ 1 寸，留针 30 min，每周 5 次。各穴针刺后行平补平泻手法，得气后不行针，可配合电针治疗仪，采用连续波，逐渐加大电针频率，以患者耐受为度。

辨证配穴：外感者配外关、列缺，气血不足者配气海、足三里，气滞血瘀者配血海、膈俞，肺肾阴虚者配太溪、三阴交，痰湿者配丰隆、阴陵泉，热盛者配内庭、曲池，便秘者配天枢、大横、上巨虚、支沟。

鼻咽癌患者多因平素摄生不慎，情志失调，饮食不节，脾土受损，运化失司，痰浊内生，阻碍气机，致血行不畅，瘀血内停，蕴积成毒，痰、瘀、毒交结于鼻咽部而发为本病。病属本虚标实，本虚在于脏腑功能虚弱，标实在于热、痰、毒结聚，病位在清窍，其发病与肺、脾、肝、胆功能失调密切相关。治宜清热解毒，化痰通窍。头为诸阳之会，百会穴居头部正中，乃众多经脉汇聚之处，可促进阴阳平衡，顾护正气，醒脑开窍，回阳固脱；攒竹、颊车、下关等穴分别为足太阳膀胱经、足阳明胃经气血上行散发之处，具有升清降浊之效；风池是足少阳胆经与阳维脉的交会穴，可调整一身之阳气以达益气、壮阳、扶正之功；听宫穴则为手太阳小肠经、手少阳三焦经及足少阳胆经之交会穴，可沟通上下，使气运血行；合谷穴乃手阳明大肠经的原穴，可调补一经之气血，具有行气血、通经络、清滞瘀之功效。

针刺以上穴位可清热解毒，化痰通窍，故能缓解鼻咽癌放疗后产生的张口困难、吞咽障碍、饮水呛咳、构音障碍等症状。张琰等[7]曾报道1例放疗后出现严重张口困难伴伸舌障碍的患者，对患者颊车等局部腧穴针刺治疗5次后，患者症状明显改善。侯加运等[8]用针刺治疗鼻咽癌患者，将40例鼻咽癌放疗后出现吞咽障碍的患者随机平均分为治疗组和对照组，对照组给予营养神经、改善微循环、神经生长因子、康复理疗等基础治疗，治疗组在对照组治疗基础上加用针刺治疗。治疗后对两组吞咽功能进行评分比较，治疗组的总有效率为80.0%，对照组的为50.0%，两组比较差异具有统计学意义（$P < 0.05$）。故侯加运等认为针刺是一种治疗鼻咽癌放疗后吞咽障碍的有效方法。刘诗丹等[9]为了探究针刺对治疗鼻咽癌放疗后吞咽障碍的临床效果，予以患者针刺联合康复训练治疗，每周治疗5次，共治疗4周，结果表明针刺能有效缓解鼻咽癌放疗后吞咽障碍症状，并改善相关临床症状，减轻患者的痛苦。

六、鼻咽癌的中药含漱

鼻咽癌患者放疗后易出现放射性口腔炎，若开始即用中药含漱治疗，则能延缓鼻咽癌患者放疗期间放射性口腔炎的发生，还可降低放射性口腔炎的严重程度。王志祥等[10]予患者用自拟中药方（芦根 20 g、白茅根 10 g、山豆根 8 g、射干 10 g、赤芍 15 g、牡丹皮 15 g、生地黄 20 g、麦冬 12 g、金银花 20 g、天花粉 20 g、夏枯草 12 g、石斛 12 g、甘草 10 g、藕节 15 g）煎汁含漱，每剂药煎煮取汁 400 mL，分 2 次含漱，要求含漱的每口药液在口腔及口咽部停留不少于 15 s，直至放疗结束。经治疗，患者放疗后的口干程度、口腔疼痛程度及黏膜反应分级均明显减轻。黄子葵等[11]连续 7 周用中药含漱治疗鼻咽癌放疗导致的口腔炎患者，观察患者黏膜损伤分级、视觉疼痛指数及愈合情况，结果发现与治疗前相比，治疗后患者的黏膜损伤、疼痛及愈合情况均有明显改善，因此认为中药含漱对鼻咽癌放射性口腔炎的治疗效果明显，可减轻炎症反应对患者的伤害，并显著提高患者预后生活质量。

七、鼻咽癌的中药冲洗

放疗是一种热性杀伤疗法，会损伤鼻咽毛细血管，导致局部循环障碍，使黏膜表面充血水肿，压迫神经末梢，从而出现鼻咽干燥、吞咽有疼痛感，治疗上可用中药进行鼻腔冲洗。中医认为，火热之邪最易消灼阴液，迫津外泄，使人体津液耗伤，阴血亏损，气血衰败，故治疗当以养阴生津、益气补血为主。予十全大补汤合麦冬汤加减。药物组成：黄芪 40 g、党参 20 g、白术 15 g、茯苓 15 g、熟地黄 20 g、当归 15 g、白芍 20 g、川芎 15 g、麦冬 20 g、大枣 20 g、甘草 5 g。方中党参、白术健脾益气，茯苓、甘草淡渗和中，熟地黄滋阴补血，黄芪、当归、白芍益气补血，川芎行气活血，麦冬、大枣养阴润燥、补脾益肺。全方能调整肺、脾、肾多脏器的生理功能，使鼻腔气机调畅，津液输布，从而消除咽部干燥、异物感、吞咽疼痛、牙齿敏感等症状[12]。艾茹玉等[13]用中药煎汁冲洗鼻咽与生理盐水冲洗做对照，结果显示鼻咽癌患者经放疗后配合中药冲洗鼻咽，其鼻咽黏膜反应明显减轻。

八、鼻咽癌的雾化吸入

针对鼻咽癌放疗后出现的口鼻腔干燥症状，可通过中药超声雾化口咽吸入治疗。劳国平等[14]取生地黄 12 g、玄参 9 g、黄芪 9 g、当归 9 g、乌梅 9 g、牡丹皮 9 g、连翘 6 g、甘草 6 g、女贞子 6 g、薄荷 3 g，煎煮后取药汁倒入雾化的器械内，将温度设置为 100 ℃，将导管一端连接雾化机器，嘱患者口含另外一端扁嘴咬口，根据患者的耐受力来设置雾化量的大小，将雾化温度设为 20 ℃。每日 1 次，每次 20 min，治疗 5 日后间隔 2 日再治疗，总共治疗 10 次。结果经中药超声雾化口咽吸入治疗后，患者鼻咽、口咽干燥等临床症状明显改善。王洪乾等[15]用雾化吸入治疗鼻咽癌放疗所致急性放射性口咽黏膜损伤，结果所选患者的口咽黏膜损伤程度比常规氧气雾化吸入地塞米松注射液的对照组明显减轻（$P < 0.05$），并且口咽黏膜修复的平均耗时与总疗程平均耗时明显缩短。

九、鼻咽癌的中药外敷外涂

针对部分鼻咽癌放疗后出现皮肤损伤者，可拟中药方剂进行外敷或涂抹治疗，以减轻放疗导致的皮损、疼痛、疮疡等症状。南瑶等[16]取猪胆汁、青黛、冰片、硼砂（煅）、珍珠粉、玄明粉、牛黄、僵蚕（煅）、生石膏，按等比例制成猪胆青黛冰硼散敷于创面，用于治疗鼻咽癌患者放疗后急性放射性口腔黏膜炎，疗效显著。陆锦龙等[17]则用加味三黄汤（黄柏、黄连、黄芩、虎杖、紫草、薄荷、冰片等）制成的冷冻液涂抹患者放射治疗野颈部皮肤损伤部位，用于治疗鼻咽癌放疗后患者颈部急性放射性皮肤损伤，结果能显著缓解患者的疼痛及减轻皮肤损伤。王小璞等[18]用溃疡油（黄芪、大黄、赤芍、红花、紫草按等份配比）均匀涂抹在患者照射野皮肤上及超出照射野 1 cm 左右的范围，用于防治鼻咽癌患者照射野皮肤放射性损伤，疗效显著。

参考文献

[1] ZHENG R S, ZHANG S W, ZENG H M, et al.Cancer incidence and mortality in China，2016[J]. Journal of the National Cancer Center，2022：2（1）：1-9.

[2] 李振权，MIMI C Y，BRIAN E H. 鼻咽癌流行病学的一些特点 [J]. 癌症，

1985（4）：187-191.

[3] 司勇锋，陶仲强.鼻咽癌病因学和防治研究 [J].中国耳鼻咽喉头颈外科，2010，17（3）：163-165.

[4] 费泰河.鼻咽癌放疗结合中医辨证论治的临床研究 [D].广州：广州中医药大学，2005.

[5] 王士贞，邱宝珊.中医辨治鼻咽癌放疗患者 163 例临床观察 [J].中国中西医结合耳鼻咽喉科杂志，1998（1）：27-28.

[6] 张青，罗建敏.鼻咽癌放疗配合中药治疗与单纯放疗的疗效比较：216 例前瞻性研究 [J].上海中医药杂志，1994（3）：8-11.

[7] 张琰，赵海音.针灸治疗鼻咽癌放疗后伸舌障碍 1 例 [J].上海针灸杂志，2011，30（12）：876.

[8] 侯加运，易伟民，翁胤仑，等.电针治疗鼻咽癌放疗后吞咽障碍疗效观察 [J].上海针灸杂志，2015，34（7）：626-628.

[9] 刘诗丹，陈秋华，李荣祝.针刺联合康复训练有助于鼻咽癌放疗后吞咽障碍的恢复 [J].基因组学与应用生物学，2017，36（9）：3629-3634.

[10] 王志祥，石彧，冯献斌，等.中医凉血生津法防治鼻咽癌放疗后口腔黏膜损伤疗效观察 [J].现代中西医结合杂志，2016，25（33）：3691-3693.

[11] 黄子葵，蓝素珍，李斐，等.中药含漱结合内服治疗鼻咽癌放射性口腔炎临床观察 [J].光明中医，2020，35（13）：2003-2005.

[12] 苏尊波，尹英学.中医治疗鼻咽癌放疗后咽黏膜放射损伤的临床观察 [J].四川中医，2006，24（11）：97.

[13] 艾茹玉，周娟，陈蓓，等.中医药防治鼻咽癌放疗后黏膜反应的研究现状 [J].广州中医药大学学报，2016，33（3）：446-448.

[14] 劳国平，王杰，梁健忠，等.中医药对鼻咽癌放化疗不良反应的治疗概况 [J].中医临床研究，2017，9（33）：146-148.

[15] 王洪乾，蒙富斌，李济培，等.热毒宁雾化吸入治疗鼻咽癌放疗急性放射性口咽黏膜损伤的临床观察 [J].中医临床研究，2014，6（22）：46-47.

[16] 南瑶，陈金春，洪瞿芳，等.猪胆青黛冰硼散治疗鼻咽癌放疗后急性放射

性口腔黏膜炎疗效观察 [J]. 现代实用医学，2014，26（5）：630-632.

[17] 陆锦龙，张政，翁敬锦，等. 加味三黄汤冷冻液治疗鼻咽癌颈部急性放射性皮肤损伤的临床疗效观察 [J]. 环球中医药，2015，8（S2）：1-2.

[18] 王小璞，李学，王珍. 溃疡油防治鼻咽癌急性放射性皮炎 38 例临床观察 [J]. 中医杂志，2015，56（23）：2030-2032.

第二节　肺癌

一、概述

原发性肺癌是世界上最常见的恶性肿瘤之一，且是发病率持续增高的少数几种肿瘤之一。在美国，肺癌死亡率居恶性肿瘤死亡率的第 1 位，肺癌死亡患者占肿瘤死亡患者的 29%。在过去的 20 年中，我国大中城市肺癌的发病率亦逐年上升，尤以近 10 年为甚。在上海，肺癌发病率分别居男女性恶性肿瘤发病率的第 1 和第 2 位。据《2012 年中国肿瘤登记年报》数据，我国肺癌发病率为 53.57/10 万，死亡率为 45.57/10 万，排名恶性肿瘤发病率和死亡率的首位。近年来，随着环境污染的加剧，肺癌发病率和死亡率有明显升高的趋势，5 年生存率仅为 15%，严重威胁人类健康和生命安全。肺癌多发于 40 岁以上人群，以 50 ～ 69 岁高发，男女发病比例为 2.7 ∶ 1，尤以 45 岁以上的吸烟男性发病率最高。

肺癌属于中医的"肺积""息贲"等病症的范畴。《素问·咳论》曰："肺咳之状，咳而喘息有音，甚则唾血。心咳之状，咳则心痛，喉中介介如梗状，甚则咽肿喉痹；肝咳之状，咳则两胁下痛，甚则不可以转，转则两胠下满。"这些症状在肺癌中均可见到。《素问·玉机真脏论》所述"大骨枯槁，大肉陷下，胸中气满，喘息不便，内痛引肩项"，颇似肺癌晚期之表现。《难经》谓："肺之积，名曰息贲，在右胁下，覆大如杯，久不已……喘咳，发肺壅。"后世《济生方》曰："息贲之状，在右胁下，覆大如杯，喘息奔溢，是为肺积。诊其脉浮而毛，其色白，其病气逆背痛，少气喜忘，目瞑肤寒，皮中时痛，或如虱缘，或如针刺。"明代张景岳说："劳嗽，喑哑，声不能出或喘息气促者，此肺脏之败也，必死。"这同肺癌晚期纵隔转移压迫喉返神经的症状颇为一致。《杂病源流犀烛》所言："邪积胸中，阻塞气道，气不宣通，为痰为食为血，皆得与正相搏，邪既胜，正不得而制之，遂结成形而有块。"《外科证治全书》亦云："息贲，肺之积也，如覆杯，气逆背痛，因肺虚痰热壅结所致。"《太平圣惠方》一书中亦有许多治疗息贲、咳喘等类似肺癌病症的方药记载。

二、病因病机

中医认为，肺主肃降，通调水道，外合皮毛，开窍于鼻。肺为内外气体交换之所，肺之为病，受内外两方面因素影响，其内为正气亏虚，其外为感受外邪。肺癌为内外因素相互作用的结果。

人体感受外邪，使气机运行受阻，津液失于输布，日久则肺部代谢失调，气机逆乱，阴阳失和，生化失常。癌毒、烟毒、空气中的尘毒及职业接触的其他毒物侵肺，致肺失宣肃，气机不利。先天禀赋不足，肺气本虚；或久病耗伤，正气不足；或年老体弱，五脏渐衰；或"七情"所伤，肝郁脾虚，运化失常。《素问·五脏生成》曰："诸气者，皆属于肺"。土生金，脾土为母，肺金为子，肺虚则子盗母气，终致肺脾同病。脾气不足，或脾胃虚弱，致使肺气不足；肺病日久，宗气不足，不能下行资助元气，导致肾虚。如《黄帝内经》云："邪之所凑，其气必虚。"三脏相互影响，日久肺气亏虚益甚。肺虚则卫外乏力，易致外邪乘虚入肺，正虚无力祛邪，邪滞于肺，正邪交争，正气更伤，日久则气血津液代谢失调，脏腑功能失调，阴阳失衡，生化失常，组织生成不循常道，癌毒由此而生。以上病因，皆可致人体气血运行及生化失常，内在组织生长代谢失去正常调控。黄智芬教授认为肿瘤是由气血积聚而成，属内生之邪，癌基因具有"生发、成长"之性，而具有"收藏、敛抑"之性的抑癌基因被弱化或去功能化。肿瘤组织血管丰富，血液供应充分，与正常组织相比，属"气血壅盛"之所，因此，肿瘤组织是一个"气血壅盛"的"生发"之所，属热毒积聚的有形之物。由正常细胞突变为肿瘤细胞，是一个内部"瘀聚热毒"而不断"生发"的质的变化过程。癌毒即成，日久成积，阻碍气血津液运行，生湿、生痰，致气血瘀阻，五脏失司，阴阳失和，百病丛生。

三、中医辨证论治

1.辨证分型

（1）阴虚内热证。

【临床表现】咳嗽无痰或少痰，或咳泡沫痰，或痰中带血，气急胸痛，低热口干，盗汗，心烦失眠，舌质红或红绛，少苔或光剥无苔，脉细数。

【中医治法】养阴清肺，软坚解毒。

【常用方剂】养阴清肺消积汤加减。

【经验方药】南沙参 30 g、北沙参 30 g、天冬 15 g、麦冬 15 g、百合 9 g、杏仁 9 g、鱼腥草 30 g、百部 12 g、瓜蒌 30 g、生薏苡仁 30 g、冬瓜子 30 g、白花蛇舌草 30 g、苦参 12 g、夏枯草 12 g、生牡蛎 30 g（先煎）。

（2）脾虚痰湿证。

【临床表现】咳嗽痰多，胸闷气短，纳少便溏，神疲乏力，面色少华，舌质淡胖有齿印，苔白腻，脉濡缓或濡滑。

【中医治法】益气健脾，肃肺化痰。

【常用方剂】六君子汤合导痰汤加减。

【经验方药】党参 12 g、白术 9 g、茯苓 15 g、陈皮 9 g、半夏 9 g、胆南星 15 g、杏仁 9 g、百部 12 g、石上柏 30 g、生薏苡仁 30 g、紫菀 12 g、款冬花 12 g、焦山楂 9 g、焦神曲 9 g。

（3）气阴两虚证。

【临床表现】咳嗽少痰或痰中带血，咳声低弱，神疲乏力，气短，自汗或盗汗，口干不多饮，舌质红或淡红、有齿印，苔薄，脉细弱。

【中医治法】益气养阴，清热化痰。

【常用方剂】四君子汤合沙参麦冬汤加减。

【经验方药】黄芪 15 g、白术 9 g、北沙参 15 g、天冬 15 g、麦冬 12 g、

杏仁 9 g、百部 12 g、瓜蒌皮 15 g、胆南星 15 g、五味子 10 g、石上柏 30 g、白花蛇舌草 30 g、夏枯草 12 g、川贝母 9 g。

（4）阴阳两虚证。

【临床表现】咳嗽气急，动则气促，胸闷乏力，耳鸣，腰膝酸软，畏寒肢冷，夜间尿频，或并见消瘦，口干不欲饮，面色潮红，舌质淡红或淡胖，苔薄或白腻，脉细沉。

【中医治法】滋阴温阳。

【常用方剂】沙参麦冬汤合赞育丹加减。

【经验方药】麦冬 12 g、仙茅 9 g、淫羊藿 12 g、锁阳 9 g、肉苁蓉 9 g、川贝母 9 g、北沙参 15 g、天冬 9 g、生地黄 15 g、熟地黄 15 g、白花蛇舌草 30 g、山慈菇 15 g、生牡蛎 30 g（先煎）。

（5）气滞血瘀证。

【临床表现】咳嗽不畅；胸痛如锥刺，痛有定处，或胸闷气急，或痰血暗红；便秘口干，口唇紫暗；舌质暗红或紫暗，有瘀斑、瘀点；苔薄；脉细涩或弦细等。

【中医治法】活血化瘀，行气散结。

【常用方剂】行气化瘀汤加减。

【经验方药】生桃仁 15 g、枳壳 12 g、柴胡 12 g、川芎 15 g、桔梗 12 g、牡丹皮 15 g、延胡索 15 g、香附 15 g、姜黄 15 g。

2. 特色方药

肺癌脑转移者多出现头痛、神昏，肺癌死亡病例尸检中脑转移发生率高达 80%。非小细胞肺癌患者在病程中约有 30% 发生脑转移。有资料显示，小细胞肺癌在做出诊断时约有 20% 的患者已有脑转移，在小细胞肺癌患者中出现脑转移是临床上十分常见的病情，也是肺癌治疗失败引起患者死亡的常见原因之一。肺癌脑转移常见症状有精神异常、视力障碍，甚则呕吐、抽搐、偏瘫、步态踉跄、血压升高等。对于肺癌存在脑水肿者，黄智芬教授常常配伍白术 10 g、茯苓 10 g、猪苓 10 g、泽泻 15 g、车前草 15 g、泽漆 10 g；对于出现抽搐者，常常配伍全虫（全蝎）5 g、蜈蚣 2 条、郁金 10 g、僵蚕 10 g；

对于头痛者，加川芎、白芷、细辛；对于血压升高、情绪异常者，加钩藤、天麻、菊花、石决明、蒺藜等；对于呕吐者，常用利水药，如猪苓、车前子、泽泻、王不留行籽等，以通过利水之法减轻颅压，缓解临床症状。

四、应用举例

患者张某，女，71 岁。2019 年 8 月 31 日初诊。因"左胸疼 10 日"于北海市人民医院检查诊断为左肺癌，病理检查提示（左肺）小细胞癌，未行手术及放疗、化疗。经人介绍来诊。

症见：左侧前胸部疼痛，胸闷憋气，咳痰量少，痰中夹带血丝，疲乏无力，纳眠可，小便调，大便干，大便 3～4 日 1 次，舌质暗红，少苔，脉弦。

中医诊断：肺岩（痰毒互结）。

治则：清热化痰，解毒散结。

方药：鱼腥草 30 g、黄芩 10 g、连翘 10 g、橘红 10 g、厚朴 12 g、香附 12 g、白术 15 g、黄精 15 g、白花蛇舌草 30 g、蒲公英 30 g、半枝莲 30 g、地骨皮 15 g、淫羊藿 20 g、天花粉 30 g、桑白皮 15 g、茯苓 20 g，水煎服，每日 2 次。

患者守上方加减，服药 2 年余，胸痛、咳嗽、咳痰症状显著改善。2021 年 11 月 12 日在北海市人民医院复查胸部 CT 示：对照 2019 年 8 月 26 日检查，左上肺门肿块消失，周围斑片状密度增高影吸收遗留纤维条索；双肺纹理多；纵隔内未见明显肿大淋巴结；右侧胸膜增厚。

五、肺癌的针灸治疗

肺癌分为小细胞肺癌和非小细胞肺癌，其中非小细胞肺癌的主要治疗手段是化疗，而化疗相关性恶心呕吐发生率高达 90%[1]。国内外学者对针刺等疗法的机制和临床疗效进行了大量研究，推荐针灸等外治法作为防治化疗相关性恶心呕吐的补充替代疗法 [2]。针灸主要通过刺激穴位，激发身体内部的调节机制，促使阴阳平衡，具有通经活络、调理气血的功效，可增强肺癌患者的免疫功能，缓解癌因性疲乏，减轻癌性疼痛，在肺癌临床治疗中有较好的效果。

1. 恶心呕吐

主穴：膻中、中脘、气海、血海、内关、足三里、合谷。

操作：患者取仰卧位，局部皮肤常规消毒后，选用 0.25 mm×40 mm 毫针常规针刺，得气后采用平补平泻法，留针 30 min，每周针刺 5 次。

针刺可以保护胃黏膜，调节胃肠道功能。针刺足三里穴能减轻肺癌化疗导致的呕吐症状，具有起效快、副作用小、安全可靠等优点。膻中、中脘、气海可调补上焦心肺、中焦脾胃、下焦肝肾，配合足三里补后天以滋先天。针刺以上四穴能增强其固本培元、补益之功。血海、内关可通调周身气血，太冲为肝经之原穴，可疏达肝气，此三穴采用泻法以行气活血。气血不足配脾俞、胃俞，气滞血瘀配膈俞、太冲，脾肾阳虚配脾俞、命门，痰湿结聚配丰隆、阴陵泉，热毒蕴结配内庭、曲池 [3]。

王娅玲等 [4] 观察不同时间针刺干预对肺癌化疗所致恶心呕吐的影响，将肺癌化疗患者随机分为对照组、观察 1 组和观察 2 组。对照组于化疗前 30 min 予盐酸托烷司琼 5 mg 静脉缓慢注射，每日 1 次；观察 1 组于化疗前 30 min 予盐酸托烷司琼 5 mg 静脉缓慢注射联合针刺治疗，穴取足三里、中脘、内关，留针 30 min，每日 1 次；观察 2 组于化疗前 30 min 予盐酸托烷司琼 5 mg 静脉缓慢注射，并于化疗结束后 30 min 予针刺治疗，取穴、针刺方法均同观察 1 组。化疗、针刺治疗和静脉注射周期均为 3 日。结果发现盐酸托烷司琼静脉缓慢注射联合针刺对肺癌化疗所致恶心呕吐的防治有较好的疗效，且化疗前针刺干预效果更为明显。

2. 癌性疼痛

主穴：孔最。

操作：针尖迎着经脉循行的方向进行快速强刺激，留针 30 ～ 60 min。

根据"经脉所过，主治所及"的理论，配穴可选取肺经循行部位的腧穴，或根据"虚则补其母，实则泻其子"的虚实补泻原则进行配穴，如实证可泻尺泽，虚证可补太渊。孔最穴为手太阴肺经的郄穴，郄穴是各经经气深聚的部位，对本经循行部位所属的脏腑的急性病症有较好的效果，可急救止痛。左秀玲等[5]利用孔最穴治疗肺癌晚期胸痛，发现针刺孔最穴进行强刺激后，可迅速缓解患者的胸痛症状，具有明显的止痛效果。

六、肺癌的中药外敷

肺癌患者经手术及化疗药物损伤，出现癌痛、脾胃功能差，可用西黄丸（牛黄 15 g、麝香 15 g、乳香 550 g、没药 550 g、黄米 350 g）外敷治疗。先将黄米蒸熟烘干，与醋乳香、醋没药粉碎成细粉，过筛，再与牛黄、麝香粉末配研，过筛并混匀后用清水制成膏状，阴干即得。治疗时敷于痛处即可。组方以牛黄为君药，可化痰散结，清热解毒；以麝香为臣药，可活血通经，消炎止痛。两药合用，相得益彰。加乳香、没药以活血化瘀，消肿止痛。全方可清热解毒，活血化瘀，消肿止痛。

中医认为肺癌的病因为正气内虚，邪留毒聚，导致气滞血瘀。气滞血瘀、痰凝毒聚是肺癌的发病基础，故解毒散结、祛瘀通络是治疗肺癌的基本法则。用西黄丸外敷治疗肺癌疼痛秉持"扶正衡通"理念，可提高止痛疗效，改善患者焦虑情绪，并减少不良反应的发生，同时也能增加化疗的敏感性，发挥其增效减毒的作用[6]。郭丽等[7]用西黄丸外敷治疗 30 例肺癌患者，每晚予西黄丸敷贴包裹贴于患者胸部疼痛阿是穴（压痛点）处，结果显示其外用可明显缓解肺癌胸痛症状，并能改善肺癌患者的焦虑、抑郁等精神症状。马常天[8]则发现，用西黄丸外敷辅助治疗可显著改善晚期非小细胞肺癌本身及与治疗有关的热证或热毒证的症状，进而减轻化疗带来的毒副作用，达到提高患者生存质量，延长患者生存时间的目的。

七、肺癌的耳穴贴压

肺癌患者术后出现疲劳、乏力、失眠、抑郁、恶心、呕吐等一系列症状，可通过耳穴压豆疗法疏通相应经络，调整全身脏腑功能，促使人体达到阴阳平衡。具体操作方法为用王不留行籽点压式按压，取穴交感、神门、肺，每日 3 次，每次 3～5 min，3 日为 1 个疗程。其中交感穴可滋阴清热，宁心安神，调节胃肠，同时是治疗内脏疼痛的要穴；神门穴则可调节患者的情志，改善胃肠功能等；肺穴可调畅气机升降。耳穴贴压可通过刺激经络的传导，缓解肺癌患者的焦躁情绪，减轻术后疲劳、乏力、焦虑等症状，提高患者舒适感，同时能够减轻机体的疼痛及胃肠道功能紊乱等应激反应，降低术后并发症的发生，促进胃肠道功能快速恢复，从而显著提升患者的生活质量[9]。何欣等[10]将盐酸帕罗诺司琼联合地塞米松磷酸钠用于止吐作为对照组，试验组则在此基础上加王不留行籽耳部贴压按摩，结果 24 h 内试验组患者呕吐的完全缓解率为 94%，对照组的为 84%，因此认为王不留行籽耳部贴压按摩能有效预防化疗所致的恶心呕吐的发生并减轻其严重程度。

八、肺癌的穴位注射

穴位注射也被称作"药针"，是将中医基础理论经络、腧穴、阿是穴作为穴位治疗的基础，通过注射各类药物，使针、药、穴位"三位一体"，充分发挥协同作用，从而实现治疗疾病的目的。穴位主要选择足三里、三阴交、肺俞穴。足三里作为胃经的要穴，具有益气养血、通调腑气的作用；三阴交是足太阴脾经、足少阴肾经、足厥阴肝经相交的穴位，具有补脾肝肾的作用；肺俞作为肺的背俞穴，具有益气养阴、宣肺肃降的作用。若患者为气虚症状，则用人参多糖注射液；若为气阴两虚，则用参麦注射液；若为气血不足，则用当归注射液；若为气滞血瘀，则用榄香烯注射液；若为脾肾阳虚，则用参附注射液；若为痰湿结聚，则用康莱特注射液；若为毒热者，则用白花蛇舌草注射液[11]。胸背部每个穴位用量为 1.5 ～ 2.5 mL，四肢腰臀部每个穴位用量为 2.0 ～ 3.0 mL，双侧穴位交替注射，每日 1 次，7 次为 1 个疗程，持续治疗 2 个疗程。临床研究证实[12-13]，穴位注射、艾灸可以防治肿瘤化疗过程中出现的胃肠道反应、白细胞计数降低等不良反应。

九、肺癌的艾灸疗法

1. 麦粒灸

在穴位上涂一层凡士林以固定艾炷，将艾绒制成麦粒大小的圆锥形艾炷，置于穴位上点燃，待艾炷烧至 1/5～1/3，患者有灼痛感时，移除艾炷。每穴灸 5～7 壮，每周 3 次。徐天舒等[14]观察到将麦粒灸与其他治疗方法综合运用，可有效改善老年非小细胞肺癌患者的临床症状，延长生存期，并在预防正常组织的癌变方面具有独特的作用，对于晚期的患者，也能争取带瘤生存的机会。

2. 督脉灸

督脉灸是在督脉的脊柱段上从大椎穴至腰俞穴施以隔药灸或隔姜灸的外治技术，可温阳散寒，消瘀散结。督脉，总督一身之阳经，又称"阳脉之海"，可调节阴阳；艾灸可温经散寒，行气通络，消瘀散结；生姜辛温，可增强艾灸温经散寒、行气通络的作用，将督脉、艾灸、生姜等合用可振奋机体阳气，温阳散寒，消瘀散结。白平等[15]观察针刺联合改良督灸治疗肺癌化疗后肺脾气虚型癌因性疲乏的临床疗效，将 80 例肺脾气虚型癌因性疲乏患者分为针刺组和联合组，每组 40 例，两组均予基础支持治疗，针刺组加用针刺治疗，联合组加用针刺联合改良督灸治疗，结果发现针刺联合改良督灸可减轻肺癌化疗后肺脾气虚型癌因性疲乏患者的疲乏症状和中医证候，提高患者生活质量，增强患者免疫功能，疗效优于单纯针刺治疗。

参考文献

[1] JORDAN K，JAHN F，AAPRO M.Recent developments in the prevention of chemotherapy-induced nausea and vomiting（CINV）：A comprehensive review[J]. Annals of Oncology，2015，26（6）：1081-1090.

[2] 毛咏旻，王一红，谢腾，等.中西医防治顺铂引起化疗后恶心呕吐反应的研究进展 [J].中华全科医学，2017，15（2）：321-324.

[3] 李文涛，刘云鹤，潘攀，等.调益三焦针灸法对中晚期非小细胞肺癌癌因性疲乏的疗效及免疫功能的影响 [J].针刺研究，2020，45（12）：1000-1005.

[4] 王娅玲，李金霞，郭小青，等.不同时间针刺干预对肺癌化疗所致恶心呕吐的影响 [J].中国针灸，2019，39（12）：1269-1273.

[5] 左秀玲，白金尚.孔最穴在肺癌止痛中的应用 [J].河北中医，1991（3）：4.

[6] 杨雨婷，曾瑾，陈平，等.西黄丸抗肿瘤临床应用及药理作用机制研究进展 [J].中国实验方剂学杂志，2022，28（3）：250-258.

[7] 郭丽，杜旦锋，盛丽娜，等.西黄丸外用治疗肺癌胸痛 30 例临床观察 [J].浙江中医杂志，2021，56（8）：581.

[8] 马常天.吉非替尼联合西黄丸治疗晚期非小细胞肺癌的疗效评价 [J].当代临床医刊，2021，34（2）：84-86.

[9] 王豫鲜，孔红武，杜晶晶，等.耳穴贴压贴敷缓解肺癌术后患者疲劳综合征 30 例 [J].浙江中医杂志，2020，55（9）：665-666.

[10] 何欣，王平，孙浩，等.耳穴压豆治疗肺癌化疗所致恶心、呕吐临床观察 [J].中国中医药现代远程教育，2021，19（4）：117-119.

[11] 招彩彬.针灸配合化疗治疗非小细胞肺癌的疗效观察 [J].临床医学研究与实践，2017，2（17）：133-134.

[12] 武百强，陈福春，潘琦，等.针刺足三里防治肺癌化疗呕吐的临床研究 [J].中华中医药学刊，2011，29（2）：406-408.

[13] 胡定政.穴位注射对恶性肿瘤化疗的解毒作用 [J].中国针灸，2003，23（10）：587-588.

[14] 徐天舒，李明，赵航，等.麦粒灸改善老年非小细胞肺癌患者生活质量临床研究 [J].南京中医药大学学报，2011，27（5）：418-420.

[15] 白平，张国铎，苏立，等.针刺联合改良督灸治疗肺癌化疗后癌因性疲乏的临床研究 [J].上海针灸杂志，2022，41（4）：353-358.

第三节　子宫颈癌

一、概述

子宫颈癌是指发生在宫颈阴道部或移行带的鳞状上皮细胞及宫颈管内膜的柱状上皮细胞交界处的恶性肿瘤，是妇科最常见的恶性生殖系统肿瘤，其发病率在女性恶性肿瘤发病率中居第 2 位，仅次于乳腺癌。据统计，全世界每年有 50 万例左右的子宫颈癌新发病例，占所有癌症新发病例的 5%，其中 80% 以上的病例发生在发展中国家。我国每年约有子宫颈癌新发病例 13 万例，占全世界子宫颈癌新发病例总数的 28%。子宫颈癌发病率分布有地区的差异，农村高于城市，山区高于平原，发展中国家高于发达国家。在大多数国家的妇女中，宫颈浸润癌发病率在 20 岁前很低，20 ～ 50 岁增长较快，其后上升幅度变缓，患病的高峰年龄为 40 ～ 60 岁。近年来大量研究表明，子宫颈癌的年轻患者开始增加。

人乳头瘤病毒（HPV）感染是子宫颈癌的首要病因，其他因素如单纯疱疹病毒、人类免疫缺陷病毒、巨细胞病毒、EB 病毒以及衣原体等病原体感染可能在子宫颈癌的发生中起到了辅助作用。流行因素与初次发生性行为的年龄、多个性伙伴、多产、吸烟、丈夫婚外性行为及阴茎癌等因素有关。其他因素如社会经济地位低下、营养不良等[1]也会产生影响。子宫颈癌最常见的病理类型为鳞状细胞癌，约占所有病理类型的 80%；其次是腺癌，占所有病理类型的 15% ～ 20%；腺鳞癌比较少见，占子宫颈癌的 2% ～ 5%；此外还有其他少见类型如小细胞癌、腺样囊腺癌、腺样基底细胞癌、未分化癌[2]。目前子宫颈癌的治疗方法包括手术治疗、放疗、化疗、免疫治疗等，其中，手术治疗和放疗被公认为根治子宫颈癌的主要手段。中晚期子宫颈癌患者经过中西医结合治疗亦能获得较好的远期疗效[3]。

中医古籍中虽无"子宫颈癌"的病名，但类似子宫颈癌相关症状的描述散见于历代医家文献之中，可归于中医"症瘕""积聚""阴疮""带下病""崩中"等疾病范畴。《黄帝内经》云："任脉为病……女子带下瘕聚。"明代张景岳《景岳全书·妇人规》提出的"交接出血而痛"，与现代医学描述子宫颈癌的主症之一"接触性出血"相一致。《千金要方》曰："阴中肿如有疮状……崩中漏下，赤白青黑，腐臭不可近，令人面黑无颜色，皮骨相连，月经失度，往来无常。"该描述与子宫颈癌晚期的临床表现相近。

二、病因病机

中医认为，子宫颈癌的发生与多种病因有关，大致归纳为三点：

一是风寒湿毒外侵。宋代陈自明《妇人大全良方》云："产后血气伤于脏腑，脏腑虚弱，为风冷所乘，搏于脏腑，与血气相结，故成积聚症块也。"此外亦云："妇人脏腑调和，经脉循环，则月水以时，故能生子无病。若乘外邪而合阴阳，则小腹胸膀腰背相引而痛，月事不调，阴中肿胀，小便淋沥，面色黄黑，则瘕生矣。"清代《医宗金鉴·妇科心法要诀》曰："妇人产后经行之时，脏气虚，或被风冷相干，或饮食生冷，以致内与血相抟结，遂成血瘕。"

二是冲任损伤。汉代张仲景在《金匮要略·妇人杂病脉证并治》提到："妇人之病，因虚、积冷、结气……血寒积结胞门，寒伤经络……或有郁惨，悲伤多嗔，此皆带下，非有鬼神。"隋代巢元方在《诸病源候论》中提出："带下病者，由劳伤血气，损伤冲脉任脉，致令其血与秽液相兼带而下也"，"崩中之病，是伤冲任之脉，冲任气虚，不能统治经血，故忽然崩下……伤损之人，五脏皆虚者，故五色随崩俱下"。

三是下元虚寒。女子年近七七，任脉虚，天癸将竭，阴阳失调或房事不节，多产多育，损伤肾气，肾阳不足，命门火衰，温煦无能，以致胞脉气血运行受阻，瘀毒内结，血败肉腐，终成恶疾。

三、中医辨证论治

1. 辨证分型

（1）肝郁气滞证。

【临床表现】少腹胀痛，善太息而口苦咽干，胸胁胀满，情绪郁闷或心烦易怒,白带稍多,阴道流血夹有瘀块,舌质稍暗或正常,苔薄白或微黄,脉弦或涩。

【中医治法】疏肝理气,解毒散结。

【常用方剂】逍遥散加减。

【经验方药】解郁散结汤,为黄智芬教授团队的临床经验方,由柴胡6 g、白术12 g、白芍15 g、当归10 g、土茯苓12 g、郁金12 g、枳壳12 g、桃仁12 g、芡实15 g、红花6 g、薏苡仁30 g、墨旱莲12 g组成。

【临证加减】肝郁化火,证见头晕、口苦、目赤者,加菊花15 g、珍珠母30 g、夏枯草10 g;纳少腹胀者,加炒麦芽15 g、鸡内金30 g;神疲乏力者,加黄芪30 g、党参12 g等。

（2）肝肾阴虚证。

【临床表现】阴道不规则出血,量多色红,头晕耳鸣,目眩口干,腰膝酸痛,手足心热,夜寐不安,便秘尿赤,舌质红,苔少,脉弦细或沉细。

【中医治法】滋补肝肾,解毒清热。

【常用方剂】知柏地黄丸加减。

【经验方药】滋阴固肾汤,为黄智芬教授团队的临床经验方,由知母10 g、黄柏10 g、熟地黄12 g、牡丹皮10 g、茯苓12 g、山茱萸10 g、泽泻12 g、山药20 g、女贞子15 g、墨旱莲15 g、藕节15 g、蒲黄10 g组成。

【临证加减】热象明显者,加用重楼12 g、山慈菇10 g等;少腹痛,痛如针刺,口干喜饮者,加鳖甲15 g、乳香6 g、没药6 g;胸闷心烦易怒者,加郁金12 g、柴胡12 g等。

（3）湿热瘀毒证。

【临床表现】白带多、色如米泔或黄或粉污、污浊腥臭,阴道流血、暗紫或有瘀块,少腹胀痛,脘闷,食欲缺乏,尿黄便干,舌质暗红,苔黄腻或白腻,脉滑数或弦滑。

【中医治法】清热利湿,解毒化瘀。

【常用方剂】四妙丸加减。

【经验方药】祛湿解毒汤,为黄智芬教授团队的临床经验方,由苍术12 g、黄柏10 g、牛膝12 g、薏苡仁30 g、土茯苓15 g、仙鹤草30 g、大小蓟各12 g、大黄 6 g、赤芍 12 g、延胡索 12 g、白花蛇舌草 20 g、白术 12 g 组成。

【临证加减】疼痛明显者，加三七 6 g、蒲黄 6 g；大便秘结者，加大黄 10 g、厚朴 12 g；阴道出血较多者，加血余炭 10 g、地榆炭 10 g、白及 12 g 等。

（4）脾肾阳虚证。

【临床表现】神疲乏力，腰酸膝冷，小腹坠胀，白带清稀而多，或阴道大量流血，腰酸背痛，四肢畏冷，纳少便溏，小便清长，舌质胖，舌苔白润，脉细弱。

【中医治法】温肾健脾，祛寒散结。

【常用方剂】附子理中丸加减。

【经验方药】温中补肾汤，为黄智芬教授团队的临床经验方，由炮附子 10 g、太子参 15 g、白术 12 g、炮干姜 9 g、炙甘草 6 g、大小蓟各 12 g、白芍 15 g、制香附 12 g、黄芪 30 g、杜仲 12 g、茯苓 12 g、薏苡仁 30 g 组成。

【临证加减】腰膝酸痛者，加桑寄生 15 g、续断 15 g；纳差腹胀者，加神曲 15 g、鸡内金 30 g 等。

2. 特色方药

中药治疗子宫颈癌放疗所致的局部反应效果显著。

症见：带下黄白、腥臭，阴部疼痛，黏膜粘连、萎缩，伴口干、口渴、五心烦热、大便干结、舌红少苔、脉数。

治法：养阴清热，解毒抗癌。

方药：生地黄 10 g、沙参 20 g、枸杞子 20 g、麦冬 15 g、川楝子 10 g、天花粉 20 g、苦参 15 g、金银花 20 g、蒲公英 15 g、浮萍 15 g。舌苔黄腻，湿热重者，加黄连 10 g、黄柏 10 g；大便干结者，加生大黄 10 g、玄参 10 g；阴伤重，潮热盗汗者，加龟甲 15 g（先煎）、鳖甲 20 g（先煎）、银柴胡 10 g。

四、应用举例

患者黄某某，女性，36 岁。2021 年 4 月 7 日因"反复阴道流血 2 周"到广西医科大学附属肿瘤医院妇瘤科就诊，完善相关检查后诊断为子宫颈小细胞神经内分泌癌ⅣB 期，没有根治术指征。于 2021 年 4 月 30 日至 2021 年 5 月

29 日给予白蛋白紫杉醇联合卡铂方案化疗 2 个周期后，于 2021 年 6 月 30 日行开腹右侧扩大宫旁切除术（LEEP 术）＋C2 型子宫切除术＋双侧附件切除术＋腹主动脉旁及盆腔淋巴结清扫术＋肝脏转移病灶切除术＋胆囊切除术。术后于 2021 年 7 月 10 日至 2021 年 8 月 31 日继续给予原方案化疗 3 个周期。2021 年 9 月 1 日复查 CT 提示双肺多发转移瘤较前增多、增大。2021 年 9 月 26 至 2021 年 11 月 20 日改换顺铂联合依托泊苷方案化疗 3 个周期，同时予口服盐酸安罗替尼胶囊治疗。

2022 年 2 月 14 日到广西医科大学附属肿瘤医院中医科复诊。症见：神疲，乏力，口干口苦，头晕，焦虑，入睡难，梦多，纳差，小便正常，大便不成形，舌质淡胖、有齿痕，苔薄白，脉沉细。

处方：参芪地黄汤。为黄智芬教授的临床经验方，由太子参 12 g、黄芪 30 g、生地黄 12 g、泽泻 12 g、土茯苓 12 g、山茱萸 10 g、郁金 12 g、枳壳 12 g、首乌藤 30 g、酸枣仁 12 g、乌药 12 g、女贞子 12 g、益智仁 12 g、柏子仁 12 g 组成。共 6 剂，颗粒剂，开水冲服，每日 2 次。

按语：黄智芬教授认为，化疗后患者气虚阴伤，脾困湿滞，抗病能力减弱，应用太子参、黄芪补中益气，泽泻、土茯苓利湿健脾，山茱萸、女贞子滋补肝肾，首乌藤、酸枣仁、柏子仁养血安神，乌药温肾散寒、理气止痛，益智仁温脾止泻、安神补脑。

患者服药后自觉睡眠好转，乏力症状减轻，故出院后继续服用此方。

五、子宫颈癌的针灸治疗

1. 放射性肠炎

针刺治疗子宫颈癌放疗导致的放射性肠炎属实证者，多采用泻法，以通调荡涤为治法；属虚证者多用补法以益太阴，调养气血，健运脾胃。急性期取曲池、合谷、足三里、三阴交、上巨虚、天枢、气海、中脘、照海、承山，缓解期取天枢、大肠俞、关元、中脘、上巨虚、足三里、章门、脾俞、胃俞等穴。针刺前暴露患者取穴位置，用棉签蘸取适量碘伏消毒皮肤，选用 0.25 mm × 40 mm 毫针，进针深度为 1 寸，留针 30 min，每周 5 次。急性期多采用泻法，以通调荡涤为治法；缓解期则以补为主，以滋养气血、健脾益肾为治法。其中天枢、大肠俞共奏健脾和胃、理气涤肠之功；章门、脾俞共用疏肝健脾、升清降浊；中脘、胃俞合而降逆利水、理气消满；关元、上巨虚、足三里等为滋补要穴，能健运中焦，补益气血。实证者取曲池、合谷能清肺经之热，肺与大肠相表里，肺热得清则肠热亦消；足三里、三阴交、上巨虚属脾胃之穴，用泻法可清运脾胃，疏肝行气利湿；天枢、气海、中脘则位居腹部，故能通腑泄气，运化肠腑之滞；照海、承山合用可滋阴益肾，宣通三焦之气机。

杨金洪等[4]用针刺治疗放射性直肠炎及放射性膀胱炎患者，结果发现近期治愈率高于药物对照组的近期治愈率，且疗程较对照组短，因此认为针刺治疗子宫颈癌放疗导致的肠炎效果明显。张早华[5]则对 44 例子宫颈癌放射性直肠炎患者进行针刺治疗，结果总有效率为 100%，且停针后 15 日未有复发者，表明针刺用于治疗子宫颈癌放疗导致的直肠炎效果显著。

2. 尿潴留

子宫颈癌是妇科常见的恶性肿瘤，手术是治疗早期子宫颈癌的主要方法之一，但术后易出现并发症，如膀胱麻痹导致的尿潴留，临床上可用针刺治疗，以调理膀胱，行气通闭。主穴取中极、膀胱俞、委阳、三阴交、阴陵泉等。针刺前暴露患者取穴位置，用棉签蘸取适量碘伏消毒皮肤，选用 0.25 mm × 40 mm 毫针，进针深度约 1 寸，行平补平泻法，留针 30 min，每周 5 次。其中膀胱俞为膀胱经背俞穴，中极为膀胱经之募穴，两穴合用属俞募配穴法，可调理膀胱气化功能，通利小便；委阳乃三焦下合穴，可通调三焦之气机；三阴交则属足三阴经之交会穴，能调理肝、脾、肾三脏，共助膀胱气化功能；阴陵泉可清利下焦湿热，通利小便。膀胱湿热者加委中、行间，肝郁气滞者配蠡沟、太冲，浊瘀阻塞者配膈俞、血海，肺热壅盛者加肺俞、尺泽，肾气亏虚者加肾俞、大钟，脾气虚弱者加脾俞、足三里，随症加减。

针刺治疗子宫颈癌放疗导致的尿潴留疗效确切。如叶需智等[6]选用中极、气海、关元、三阴交、足三里、阴陵泉等穴位进行针刺，观察子宫颈癌患者术后出现尿潴留的改善情况，结果表明，针刺治疗可明显改善子宫颈癌根治术后患者的膀胱功能，缩短导尿管留置时间，减少术后膀胱残余尿量。丁晓虹等[7]将 160 例子宫颈癌术后常规留置导尿管的患者随机分为治疗组和对照组，治疗组从术后 5 日起配合针刺治疗，结果治疗组拔管后的尿潴留率、残余尿量均低于对照组的，从而肯定了针刺的疗效。洪媚等[8]则将 50 例术后留置导尿管患者根据就诊顺序平均分为 2 组，对照组予以妇科术后留置导尿管常规处理，治疗组术后 7 日行针刺足三里、阴陵泉、关元等穴位，同时配合下腹部艾灸及双侧膀胱俞拔罐治疗，结果治疗组总有效率高于对照组。

六、子宫颈癌的中药外敷

中药外敷可以使药物通过皮肤黏膜、穴位渗入体内直达患处，从而达到消肿散结、攻邪外出的作用，用于治疗子宫颈癌效果显著。取明矾 60 g、白砒 45 g、雄黄 7.2 g、没药 3.6 g 等压制成型，辅以双紫粉（紫草 30 g、紫花地丁 30 g、重楼 30 g、黄柏 30 g、墨旱莲 30 g、冰片少许）外敷于宫颈口，使药物均匀地渗入宫颈组织，进而使局部组织凝固坏死，自行脱落，最终形成圆锥形筒状缺损。杨学志[9]用此方治疗早期子宫颈癌 243 例，有效率达 100%。

子宫颈癌根治术后出现淋巴囊肿者，中医多辨囊肿为瘀证，可用大黄、芒硝粉各 50 g 装入纱布袋中加热后外敷于腹部痛处或肿块处，效果良好。如兰菁[10]将 60 例子宫颈癌根治术后并发淋巴囊肿患者随机均分为观察组和对照组，两组均给予常规处理及治疗，观察组在此基础上加用大黄、芒硝外敷 2 周，结果观察组术后淋巴囊肿治疗总有效率明显高于对照组，并且术后盆腔积液量明显少于对照组，且总置管时间、囊肿消退时间均短于对照组，因此认为中药外敷治疗子宫颈癌根治术后淋巴囊肿疗效确切。侯克刚等[11]的临床研究也发现，对子宫颈癌术后盆腔淋巴囊肿患者给予大黄、芒硝外敷治疗，有助于缩短囊肿消退时间及术后引流时间，改善患者的症状，减少盆腔积液量，提高手术疗效。

七、子宫颈癌的中药灌肠

中药灌肠在临床中多用于子宫颈癌并发消化道转移，或子宫颈癌放化疗过程中出现消化系统并发症的患者。临床上根据辨证来灵活组方，使药物经直肠黏膜吸收后直达病所，可减少药物对胃肠黏膜的刺激。如兰菁[12]用凉血解毒方加减（白及 30 g，升麻 20 g，侧柏炭、当归、黄柏各 10 g）行低温保留灌肠，用于治疗 40 例子宫颈癌放疗导致直肠炎的患者，结果显示用此方灌肠能明显减轻子宫颈癌患者放射性直肠损伤的程度。方中白及性寒味苦，质黏而涩，有收敛止血、消肿生肌的功效；侧柏炭凉血止血；当归活血止痛、润肠通便；黄柏清热燥湿、滋阴降火、解毒敛湿；升麻发表透疹、升举阳气、清热解毒。全方有清热解毒、止血消肿、敛疮生肌、止血止痛之功效，用于治疗子宫颈癌放射性直肠损伤疗效确切。对于急性放射性直肠炎患者，王成双等[13]则用复方苦参注射液联合地塞米松灌肠治疗。王成双等认为，子宫颈癌放疗所致的急性放射性直肠炎可辨证为湿热毒郁结，而复方苦参注射液中的苦参、土茯苓等有清热利湿、凉血解毒、散结止痛等功效，故可以治疗放射性直肠炎，达到降低放射性直肠炎发生率的目的。

八、子宫颈癌的中药熏洗

中药熏洗是在中医理论指导下，将中药煎煮后，先用药液熏蒸，再用药液擦洗患处的一种外用方法。现代研究认为，该疗法可通过透皮吸收药物，促进局部血运及淋巴循环，从而起到改善代谢、加快机体恢复的作用。如对子宫颈癌放疗引起的外阴及肛门周围皮肤瘙痒的患者，赵平宗等[14]予中药组方（黄连 30 g、地肤子 30 g、紫草 15 g、黄柏 30 g、百部 30 g、蛇床子 30 g、防风 20 g、花椒 20 g、冰片 15 g）加水煎后取汁进行熏洗治疗。用时先熏后洗，每次坐浴 20 ～ 30 min。中药熏洗治疗 1 周后总有效率为 92.5%，对照组则用阴康洗液联合庆大霉素＋地塞米松外擦治疗，有效率为 75%。因此赵平宗等认为，此中药方熏洗能有效促进炎性渗出物吸收，可应用于治疗放疗引起的外阴瘙痒症。

参考文献

[1] 孙燕. 临床肿瘤学高级教程 [M]. 北京：中华医学电子音像出版社. 2017.

[2] 万德森. 临床肿瘤学 [M]. 4 版. 北京：科学出版社，2015.

[3] 郁仁存. 郁仁存治疗肿瘤临证经验集萃 [M]. 北京：科学出版社，2019.

[4] 杨金洪，陈桂平，郁美娟，等. 针刺治疗放射性直肠炎及放射性膀胱炎的临床研究 [J]. 中国针灸，1994（4）：9-10，61.

[5] 张早华. 针刺治疗子宫颈癌放射性直肠炎 44 例疗效观察 [J]. 中国针灸，1986（3）：18-19.

[6] 叶霈智，赵娜. 针刺对 107 例宫颈癌根治术后患者尿潴留的影响 [J]. 中医杂志，2014，55（18）：1575-1577.

[7] 丁晓虹，王潇，吕晓宇，等. 头体联合针刺与治脊疗法预防性治疗宫颈癌术后尿潴留的临床研究 [J]. 广州中医药大学学报，2015，32（6）：1031-1034.

[8] 洪媚，鲁才娟. 针灸治疗宫颈癌术后尿潴留疗效观察（英文）[J]. Journal of Acupuncture and Tuina Science，2015，13（3）：203-206.

[9] 杨学志."三品一条枪"治疗早期宫颈癌 243 例 [J]. 中西医结合妇产科情报资料，2005（2）：65.

[10] 兰菁. 大黄芒硝外敷治疗宫颈癌根治术后淋巴囊肿的临床观察 [J]. 湖南中医药大学学报，2016，36（5）：74-76.

[11] 侯克刚，茅菲，何姣燕，等. 大黄芒硝外敷治疗宫颈癌术后盆腔淋巴囊肿的临床研究 [J]. 中华中医药学刊，2020，38（6）：109-111.

[12] 兰菁. 凉血解毒方加减灌肠治疗宫颈癌放射性直肠炎的临床研究 [J]. 湖南中医药大学学报，2016，36（4）：64-66.

[13] 王成双，柳卜华，栾朝辉，等. 复方苦参注射液保留灌肠治疗宫颈癌急性放射性直肠炎的临床研究 [J]. 国际妇产科学杂志，2016，43（5）：542-543.

[14] 赵平宗, 刘薇, 魏林, 等 . 中药熏洗治疗宫颈癌放疗致外阴瘙痒 40 例 [J]. 中国中医急症, 2004, 13（4）: 249.

第四节　甲状腺癌

一、概述

　　甲状腺癌是最常见的一种内分泌恶性肿瘤, 与碘的摄取、雌激素分泌、环境等因素相关。本病好发于 40 ～ 50 岁人群, 女性多于男性, 其发病率在女性群体癌症发病率中位于第 3 位 [1]。在我国, 甲状腺癌好发于沿海地区。近些年来, 随着人们饮食习惯与生活方式的改变, 甲状腺癌的发病率不断升高, 并且具有很高的死亡率。据相关调查统计, 近 30 年来, 甲状腺癌发病率在全球多个国家和地区呈现持续快速上涨的趋势 [1]。2020 年全球新发甲状腺癌病例数大约为 58 万例, 发病率在所有癌症发病率中排第 11 位 [2]。预计 2030 年前后甲状腺癌将成为发病率位列第 4 的常见癌症。在我国, 甲状腺癌的平均发病率为 11.44/10 万。

　　中医将甲状腺癌相关症状归入"瘿瘤""石瘿""瘿病""瘿气""瘿囊""影袋""失荣""虚劳"等范畴。《说文解字》曰:"瘿, 颈瘤也, 从病婴音。"说明了"瘿"是一种环绕于喉的颈前疾病。《诸病源候论·瘿候》记载:"初作与瘿核相似, 而当颈下也, 皮宽不急, 垂捶捶然是也。"宋代陈无择所著《三因极一病证方论》中对瘿进行了分类:"坚硬不可移者, 名曰石瘿; 皮色不变, 即名肉瘿; 筋脉露结者, 名筋瘿; 赤脉交络者, 名血瘿; 随忧愁消长者, 名气瘿。"《外科正宗》中论述"五瘿":"筋骨呈露曰筋瘿, 赤脉交结曰血瘿, 皮色不变曰肉瘿, 随忧喜消长曰气瘿, 坚硬不可移曰石瘿, 此瘿之五名也。"可见中医对甲状腺癌早有认识。

二、病因病机

中医认为甲状腺癌的发生多与气滞、痰湿、瘀血、火毒有关。《诸病源候论》有"瘿者，由忧恚气结所生，亦曰饮沙水，沙随气入于脉，搏颈下而成之……诸山水黑土中，出泉流者，不可久居，常食令人作瘿病，动气增患"的记载。《济生方·瘿瘤论治》指出："夫瘿瘤者，多由喜怒不节，忧思过度，而成斯疾焉。大抵人之气血，循环一身，常欲无滞留之患，调摄失宜，气滞血凝，为瘿为瘤。"《医学入门·瘿瘤》记载："瘿……原因忧恚所生，故又曰瘿气，今之所谓影囊是也……总皆气血凝结成。惟忧恚耗伤心肺，故瘿多着颈项及肩。"《圣济总录·瘿瘤门》谓其为"妇人多有之，缘忧郁有甚于男子也"。可见，情志内伤、饮食不节、环境等是甲状腺癌的发病因素。明代陈实功于《外科正宗》中述："夫人生瘿瘤之症，非阴阳正气结肿，乃五脏瘀血、浊气、痰滞而成。"《外科大成》记载："夫瘿瘤者，由五脏邪火浊气，瘀血痰滞，各有所感而成。"

广州中医药大学彭万年教授认为石瘿病标为瘀血与痰湿凝结，而病本在脾肾阳气不足，虚实夹杂贯穿甲状腺癌的整个病理过程，且虚实相互影响、各有侧重[3]。中国中医科学院广安门医院张培宇教授认为甲状腺癌所具有的癌毒可视为"壅毒"，是由于气机失调所致痰湿瘀血凝结并具有火热之性的毒邪，即滞气、痰湿、瘀血、火热的结合[4]。黄智芬教授从临床实践中发现，甲状腺癌术后，癌毒虽去，然正气已伤，气血津液大伤，证多属虚实夹杂，在机体气阴两虚、气血不足甚或阴阳虚衰的基础上夹有气滞、痰凝、瘀毒内结。黄智芬教授认为，优甲乐治疗甲状腺癌术后会出现两种情况：一是太过，表现为甲亢证候；二是不及，表现为甲减证候，兼有癌瘤存在。久病多虚多瘀，以气阴两虚为主，虚实夹杂。故治疗上总体为益气养阴、清热散结为法，视病情变化而有所偏重。致病因素中应重视情志因素的影响，大多数患者会出现失眠，故处方中可加入酸枣仁、首乌藤等药物安神助眠。

三、中医辨证论治

（1）阴虚火旺证。

【临床表现】心悸多汗，失眠多梦，头晕头痛，急躁易怒，眼干目涩，四肢震颤，五心烦热，颜面泛红，腰膝酸软，恶心纳少，大便干燥，消瘦乏力，口干咽燥，月经不调，舌红少苔或剥苔或苔黄，脉细数或脉弦细数。

【中医治法】清热养阴，消症散结。

【常用方剂】六味地黄丸或一贯煎等加减。

【经验方药】参芪地黄汤，为黄智芬教授团队的临床经验方，由太子参12 g、黄芪30 g、熟地黄12 g、牡丹皮10 g、泽泻12 g、茯苓12 g、山茱萸10 g、山药18 g、夏枯草10 g、枳壳12 g、郁金12 g、首乌藤30 g、酸枣仁12 g组成。

【临证加减】腰膝酸软者，加枸杞子10 g、牛膝10 g；口干咽燥者，加石斛12 g；仍有肿瘤病灶者，加半枝莲20 g、蒲公英20 g。

（2）气阴两虚证。

【临床表现】心悸，自汗，浮肿，胸闷，气促，易伤风感冒，腰酸，不寐，耳鸣，消瘦，疲乏无力，食欲不振，胃脘饱胀，口干咽燥，手足心热，大便溏薄，舌质红或淡红，苔薄白，脉缓无力或结代或细或细数无力。

【中医治法】益气养阴，软坚散结。

【常用方剂】生脉饮加减。

【经验方药】黄智芬教授团队的临床经验方，由太子参12 g、五味子10 g、麦冬12 g、熟地黄12 g、牡丹皮10 g、泽泻12 g、茯苓12 g、山茱萸10 g、山药18 g、石斛10 g、枳壳12 g、郁金12 g、首乌藤30 g、酸枣仁12 g组成。

【临证加减】合并有感冒、咳嗽咽痒者，加蝉蜕10 g；腰酸者，加牛膝10 g；口干咽燥者，加芦根20 g、石斛12 g；胃脘饱胀者，加佛手12 g。

（3）痰瘀互结证。

【临床表现】颈部瘿瘤，质地坚硬，可有颈前刺痛，随吞咽上下移动受限或推之不动，可伴有胸闷痰多，肢体倦怠，胃纳不佳，或有颈前、两侧瘰疬丛生，舌质多紫暗或有斑点，苔多白腻，脉弦或湿。

【中医治法】理气化痰，化瘀散结。

【常用方剂】海藻玉壶汤加减。

【经验方药】黄智芬教授团队的临床经验方，由柴胡 10 g、白芍 15 g、昆布 10 g、海藻 10 g、法半夏 10 g、陈皮 6 g、土茯苓 12 g、丹参 10 g、枳壳 12 g、郁金 12 g、夏枯草 10 g 组成。

【临证加减】疼痛者，加延胡索 10 g；颈前、两侧瘰疬者，加皂角刺 10 g；胸闷痰多者，加瓜蒌 10 g；湿气重者，加豆蔻 10 g。

四、应用举例

患者易某，女，47 岁，2018 年 3 月 11 日初诊。患者诉 2017 年初体检发现左侧甲状腺结节，于 2017 年 3 月行"左侧甲状腺癌切除术"；术后病理检查提示：乳头状甲状腺癌；术后坚持每日服用优甲乐 2 片治疗，1 周前复查发现颈部淋巴结转移。刻下：乏力多汗、急躁易怒、五心烦热、腰膝酸软、入睡困难、口干、纳可、大便干燥、舌红、苔薄、脉弦细数。四诊合参，辨病属"瘿瘤"，辨证属阴虚火旺，治以清热养阴、消癥散结，予自拟临床经验方参芪地黄汤加减。药物组成：太子参 12 g、黄芪 30 g、熟地黄 12 g、牡丹皮 10 g、泽泻 12 g、茯苓 12 g、山茱萸 10 g、山药 18 g、夏枯草 10 g、枳壳 12 g、郁金 12 g、首乌藤 30 g、酸枣仁 12 g、石斛 10 g。共 14 剂，每日 1 剂，水煎服，早晚饭后温服。

2018 年 3 月 26 日二诊。患者诉多汗、五心烦热较前缓解，仍入睡困难、腰膝酸软、舌红、少苔、脉弦细数。予前方加牛膝 10 g，14 剂，煎服法同前。

2018 年 4 月 10 日三诊。患者诉睡眠较前明显改善，情绪较前和缓，腰膝酸软症状有所减轻，仍有舌红、苔薄、脉弦细数。效不更方，继守前方，续服 14 剂，煎服法同前。

按语：本案患者为绝经期女性，甲状腺癌术后，素体虚弱，加之长期失眠焦虑，耗伤阴血津液，导致肝肾阴虚。情志为病多与肝有关，女子以肝为先天，肝气郁结，故见急躁易怒、入睡困难。腰膝酸软、五心烦热均为肾阴虚表现，口干咽燥、舌红、苔薄、脉弦细数皆为阴虚火旺之象，治以清热养阴、消癥散结。参芪地黄汤是黄智芬教授经长期临床实践总结的经验方，方中黄芪、太子参益气健脾；熟地黄滋阴补肾，填精益髓；山茱萸补养肝肾，并能涩精，取"肝肾同源"之意；山药补益脾阴，亦能固肾。三药配合，肾、肝、脾三阴并补，是为"三补"。泽泻利湿而泄肾浊，并能减熟地黄之滋腻；茯苓淡渗脾湿，并助山药之健运；牡丹皮清泄虚热，并制山茱萸之温涩；枳壳配郁金，行气解郁；本案患者入睡困难，故加首乌藤、酸枣仁以清虚热，安神助眠，加石斛以养阴润燥，加夏枯草以清热解毒、散结。本案自拟参芪地黄汤，标本兼治，方证得对，故患者不适症状明显缓解，生活质量得以提高。

五、甲状腺癌的针灸治疗

中医外治法是中医药治疗的重要组成部分，包括针灸、耳穴、熏洗、敷贴等。患者出现甲状腺肿大明显或伴有结节时，可辨证选用中医外治法如外敷疗法进行辅助治疗。当出现甲状腺功能异常时，还可配合针灸等辅助治疗。

甲状腺癌术后出现咽痛、头晕头痛、咳痰、恶心、声音嘶哑等并发症，多与术中喉返神经损伤或术后积液、血肿有关，对此西医尚无良好治疗方法，而针刺可以有效缓解这些症状。

主穴：中脘、下脘、气海、关元、滑肉门、下脘下、商曲、气穴、天枢、上风湿点、天枢下穴。

操作：暴露患者腹部，常规皮肤消毒后，选用 0.25 mm×40 mm 毫针，留针 30 min，每周 5 次。

针灸通过刺激穴位起到了调和气血、疏通经络等作用，以达利喉开音、消肿散结的目的，因而能治疗以上诸症。气血不足者加脾俞、胃俞，气滞血瘀者加血海、膈俞，脾肾阳虚者加脾俞、命门，痰湿阻滞者加丰隆、阴陵泉，外感风热者加合谷、曲池，随症加减。下脘、中脘、气海、关元穴均位居脘腹，有理中焦、调升降、引气归元的作用，并且手太阴肺经起于中焦，所以兼有主肺气肃降的功能，故此方有治心肺、调脾胃、补肝肾的功能。滑肉门穴位于神阙之上，可治疗躯干上段及上肢的疾患，该穴可以通调气血经络，疏理经气使之上达于咽喉。下脘下穴对应咽喉部位，针刺该穴位可起到加强疗效的作用。腹部全息图的颈部从商曲穴处伸出，故治疗头颈部的疾病以商曲穴为主。同时商曲、气穴（脐下 3 寸，旁开 0.5 寸）属于足少阴肾经的经穴，商曲位于离廓，气穴位于坎廓，更能增强补脾肾的功效。上风湿点位于巽廓，主肝与中焦，刺之可起到疏肝的作用。天枢穴属于足阳明胃经的经穴，同时是大肠经的募穴，可治疗消化系统疾病。天枢下穴可加快肠蠕动，改善患者大便干的情况[5]。诸穴配合使用，可补益脾胃，疏肝理气，固护肾气，充实肺气，从而起到治疗甲状腺癌术后诸症的作用。

刘云霞等[6]取中脘、下脘、气海、关元、气旁（双侧）、气穴（双侧）、滑肉门（双侧）、大横（双侧）、商曲（双侧）、中脘下等穴，毫针直刺，施以补法，留针 30 min，并用红光灯照射患者腹部，每周治疗 5 次。诸穴相配，共奏补益脾胃、培土生金、固护肾气、充实肺气之功，进而可治疗甲状腺术后失音诸症。陈亮[7]则将 60 例甲状腺癌术后患者分为对照组和试验组各 30 例，两组均采用常规治疗基础上联合消岩汤内服治疗方案，试验组在对照组基础上联合针刺治疗，共治疗 2 个月。结果在控制机体甲状腺素水平、抑制患者炎性因子大量合成与释放方面，试验组均优于对照组，因此认为中医针刺法治疗甲状腺癌效果确切。

六、甲状腺癌的穴位敷贴

甲状腺癌术后出现恶心呕吐诸症，可用穴位敷贴治疗。选足三里、内关、中脘等穴，取高良姜 50 g、丁香 50 g、吴茱萸 30 g 打粉后加生姜汁调制成糊状敷贴于上穴。其中内关为手厥阴心包经之络穴，有调理三焦、畅达气机、降逆止呕的功能，中脘、足三里有扶正固本、调理脾胃、止呕降逆等功效，诸穴联合使用，可抑制中枢神经的兴奋，符合中医"内病外治"的理念，有止吐的效果。林昭等[8]为探讨穴位敷贴对甲状腺全麻术后患者恶心呕吐的影响，对 34 例甲状腺术后出现恶心呕吐诸症的患者进行穴位敷贴治疗，连续敷贴 24 h 后，结果总有效率达 94.3%，因此认为穴位敷贴可以有效降低甲状腺术后患者恶心呕吐的严重程度，值得进一步推广应用。刘心梅等[9]的临床研究也证实，敷贴足三里、中脘、内关等穴，不仅能有效预防甲状腺术后出现恶心呕吐现象，还能减轻患者恶心呕吐的程度，改善患者的治疗痛苦，且不会增加不良反应，安全性好。

七、甲状腺癌的耳穴贴压

腔镜下甲状腺癌根治术的患者在术后易出现多种并发症，老年患者尤为严重，其中恶心呕吐、认知功能障碍较为常见。可予耳穴压豆进行干预，能有效减轻患者的上述症状。耳穴贴压属于中医的一种特色疗法，通过刺激耳穴，可达到调理脏腑阴阳、调整气血、疏通经络的目的，具体可用神门、心、皮质下、交感、肾、额等耳穴[10]。取穴神门、心等可镇静宁心安神；取穴皮质下可健脑益髓、调节阴阳；取穴交感则可解痉止痛、温通气血，调节自主神经紊乱，使胃气下降；取穴肾、额可补肾填精、活血通络、益气健脑。诸耳穴合用，可以有效降低老年患者腔镜下甲状腺癌根治术后恶心呕吐的发生，并减轻认知功能的损害，提高睡眠质量，从而促进患者术后康复。江群等[11]将 62 例甲状腺癌根治术患者随机平均分为观察组和对照组，在麻醉诱导前 30 min 将磁珠贴压于观察组双侧耳穴，在对照组耳穴则粘贴外观相同的胶布。结果与对照组比较，观察组麻醉诱导前焦虑 VAS-A 评分降低，术中瑞芬太尼用量减少，并且在 T0 ～ T4 时间点方面，观察组 NRS 疼痛评分均低于对照组，从而得出结论：耳穴穴位刺激能降低甲状腺癌根治术患者的术前焦虑，减少术中麻醉药的用量，减轻术后疼痛，提高患者术后恢复质量，进而加速其康复进程。

参考文献

[1] VACCARELLA S，DAL MASO L，LAVERSANNE M，et al.The impact of diagnostic changes on the rise in thyroid cancer incidence：A population-based study in selected high-resource countries[J]. Thyroid, 2015, 25（10）：1127-1136.

[2] SUNG H，FERLAY J，SIE gEL R L，et al.Global cancer statistics 2020：GLOBOCAN estimates of incidence and mortality worldwide for 36 cancers in 185 countries[J]. CA：A Cancer Journal for Clinicians，2021，71（3）：209-249.

[3] 姜帅，彭万年.彭万年教授应用经验方改善石瘿患者临床症状验案 1 则 [J].浙江中医药大学学报，2012，36（10）：1082-1084.

[4] 戴云.张培宇主任中医治疗甲状腺癌的经验总结 [D].北京：北京中医药大学，2014.

[5] 郭麒竹，张红林.腹针治疗甲状腺癌术后迟发性声音嘶哑 1 例验案 [J].中国中医药现代远程教育，2021，19（18）：85-87.

[6] 刘云霞，杨媛.薄氏腹针治愈甲状腺癌术后失音 1 例 [J].中医杂志，2013，54（7）：630.

[7] 陈亮.针刺联合消岩汤治疗甲状腺癌术后临床观察 [J].光明中医，2020，35（19）：3103-3104.

[8] 林昭，陈碧贞，池闽川，等.柠檬联合穴位敷贴防治甲状腺全麻术后恶心呕吐的应用研究 [J].中国卫生标准管理，2017，8（20）：186-188.

[9] 刘心梅，王学智，吕芳.柠檬结合穴位敷贴防治甲状腺全麻术后恶心呕吐临床观察 [J].光明中医，2021，36（16）：2813-2816.

[10] 周静，刘玉姣，高园，等.耳穴压豆对老年腔镜下甲状腺癌根治术患者术后恶心呕吐、认知功能和睡眠质量的影响 [J].中国医药导报，2018，15（11）：151-153，172.

[11] 江群，莫云长，金丹，等.加速康复外科理念下穴位刺激对甲状腺癌根治术患者恢复质量的影响：随机对照研究 [J].中国针灸，2019，39（12）：1289-1293.

第五节　结直肠癌

一、概述

结直肠癌又称大肠癌，是指发生于结肠或直肠部位的恶性肿瘤，是临床上最常见的恶性肿瘤之一。根据 2020 年全球癌症数据库的报告，我国结直肠癌新发病例 56 万例，死亡病例 29 万例，在全部恶性肿瘤中分别位于第 2 位和第 5 位[1]，发病率和病死率均呈上升趋势。绝大多数结直肠癌是由腺瘤发展而来，是遗传、生活方式等因素共同作用的结果，其中老年人、吸烟、大量饮酒、高血脂、糖尿病等因素增加了结直肠癌的发病风险。

中医古籍中并没有关于大肠癌病名的记载，根据其临床表现分属于中医"肠癖""肠覃""泄泻""积聚""症瘕""肠风""下痢""脏毒""锁肛痔"等范畴。最早的描述见于《黄帝内经·灵枢·水胀》："肠覃如何？岐伯曰：寒气客于肠外，与卫气相搏，气不得荣，因有所系，癖而内着，恶气乃起，息肉乃生，其始生也，大如鸡卵，稍以益大，至其成如怀子之状，久者离岁，按之则坚，推之则移，月事以时行，此其候也。"《千金要方》云："人之善病肠中积者，何以候之？曰：皮薄而不泽，肉不坚而淖泽，如此则肠胃伤恶，恶则邪气留止积聚，乃作肠胃之积。"《太平圣惠方》中记载："大肠中久积风冷，中焦有虚热……风冷热毒，搏于大肠，大肠既虚，时时下血，故名肠风也。"《血证论》指出："脏毒者，肛门肿硬，疼痛流血，与痔漏相似。"《外科大成·痔漏篇》中指出其预后凶险："锁肛痔，肛门内外如竹节锁紧，形如海蜇，里急后重，便粪细而扁，时流臭水，此无治法。"

大肠癌的治疗以手术治疗辅以放化疗、靶向治疗等手段为主，近年来中医药在大肠癌治疗中的作用日益凸显。临床研究发现中医药能增强化疗的近期疗效，减少部分毒副反应，有效改善结直肠癌症状，提高患者生活质量，同时，在抑制肿瘤生长和转移方面具有一定优势[2]。

二、病因病机

中医认为大肠癌是由于正虚感邪、内伤饮食及情志失调引起的，以湿热、瘀毒蕴结于肠道，传导失司为基本病机，以排便习惯与粪便性状改变、腹痛、肛门坠痛、里急后重甚至腹内结块、消瘦为主要临床表现的一种恶性疾病。

《素问·评热病论》曰："邪之所凑，其气必虚。"《活法机要》云："壮人无积，虚人则有之。脾胃怯弱，气血两衰，四时有感，皆能成积。"因此正气亏虚是导致大肠癌发生不可或缺的因素。花宝金教授认为大肠癌的病机可概括为素体脾肾不足，正气亏虚，或过食肥甘厚味，或长期情志不畅，导致气机郁滞，肠腑湿热毒邪久留，或气滞血瘀，毒热内蕴，发为本病[3]。《医林改错》言："肚腹结块，必有形之血。"王昌俊教授认为肠癌形成与血瘀关系密切，不管是气虚气滞、湿热蕴结还是痰凝阻滞，发展的最后阶段便是"瘀"，肠癌的许多临床表现如肿块、便血、疼痛都与血瘀有关[4]。《丹溪心法》谓："痰之为物，随气升降，无处不到。""凡人身上中下有块者多是痰。"故前人认为痰、湿与大肠癌的发生有重要的联系。赖象权等[5]认为大肠癌发病的前提是痰浊内蕴，阻碍气机，日久化火，痰、气、火夹杂是产生大肠癌的重要病机。其中，痰为有形之邪，可有他邪夹杂，是形成大肠癌的重要物质基础。孙桂芝教授认为大肠癌病机多与湿浊有关，湿浊之物易留滞体内而为害，下注于大肠，影响肠腑正常功能、阻碍其气机升降，日久可使腑气不能正常通降，气机郁滞而化热、化火，变生癌毒而致病[6]。清代王肯堂则曰："又有生平性情暴急，纵食膏粱，或兼补术，蕴毒结于脏腑，火热流注肛门，结而为肿。"

三、中医辨证论治

1. 辨证分型

（1）湿热蕴毒证。

【临床表现】腹部阵痛，便中带血或黏液脓血便，里急后重，或大便干稀不调，肛门灼热，或有恶心、胸闷、口干、小便黄等症状，舌质红，苔黄腻，脉滑数。

【中医治法】清热利湿，化瘀解毒。

【常用方剂】槐角丸、黄连解毒汤等。

【经验方药】健脾消积汤[7]加减，为黄智芬教授的临床经验方，由党参（或太子参）15 g、白术 12 g、茯苓 12 g、甘草 6 g、陈皮 6 g、白花蛇舌草 15 g、薏苡仁 30 g、枳壳 12 g、黄芪 15 g、麦芽 10 g 组成[8]。

【临证加减】腹胀腹痛者，加砂仁 6 g（后下）、木香 9 g（后下）；恶心呕吐者，加半夏 12 g；便血者，加仙鹤草 30 g、三七粉 3 g（冲服）；小便黄短者，加车前草 12 g、白茅根 30 g 等。

（2）瘀毒内阻证。

【临床表现】腹部拒按，或腹内结块，里急后重，大便脓血、色紫暗、量多，烦热口渴，面色晦暗，或有肌肤甲错，舌质紫暗或有瘀点、瘀斑，脉涩。

【中医治法】活血祛瘀、行气止痛。

【常用方剂】膈下逐瘀汤、桃核承气汤等。

【经验方药】健脾化瘀汤[9] 加减，为黄智芬教授团队的临床经验方，由党参 15 ～ 30 g、白术 12 g、丹参 15 g、赤芍 12 g、陈皮 6 g、枳壳 12 g、白花蛇舌草 10 g 组成。

【临证加减】大便烂者，加苍术 12 g；腹胀痛者，加木香 9 g、延胡索 12 g；便秘者，加火麻仁 15 g 等。

（3）气血两虚证。

【临床表现】腹痛绵绵，或腹内结块，肛门重坠，大便带血，泄泻，面色苍白，唇甲不华，神疲肢倦，心悸气短，头晕目眩，形瘦纳少，苔薄白，舌质淡，脉沉细无力。

【中医治法】健脾益气，活血生血。

【常用方剂】八珍汤、十全大补汤等。

【经验方药】健脾扶正汤[10] 加减，为黄智芬教授团队的临床经验方，由黄芪 30 g、党参 15 g、白术 12 g、茯苓 12 g、陈皮 6 g、半夏 12 g、竹茹 9 g、薏苡仁 30 g、枳壳 12 g、女贞子 18 g、石斛 12 g、甘草 6 g 组成。

【临证加减】纳差者，加神曲 12 g、麦芽 15 g；腹胀痛者，加延胡索 12 g、木香 9 g（后下）；大便秘结者，加大黄 9 g（后下）；大便溏泄者，加芡实 30 g、石榴皮 12 g；便血者，加三七粉 3 g（冲服）；口干者，加天花粉 12 g、芦根 12 g 等。

（4）脾肾阳虚证。

【临床表现】腹痛喜温喜按，或腹内结块，下利清谷或五更泄泻，或见大便带血，面色苍白，少气无力，畏寒肢冷，腰酸膝冷，苔薄白，舌质淡胖有齿痕，脉沉细弱。

【中医治法】健脾温肾，补肾填精。

【常用方剂】大补元煎、金匮肾气丸等。

【经验方药】参芪扶阳汤，为黄智芬教授团队的临床经验方，由党参 20 g、黄芪 30 g、熟地黄 12 g、山茱萸 12 g、山药 10 g、淫羊藿 10 g、败酱草 15 g、女贞子 10 g、枸杞子 15 g、菟丝子 12 g 组成。

【临证加减】如下利清谷、腰酸膝冷之症突出，可配四神丸以温补脾肾、涩肠止泻，药用补骨脂 15 g、肉豆蔻 12 g、吴茱萸 6 g、五味子 12 g 等。

（5）肝肾阴虚证。

【临床表现】腹痛隐隐，或腹内结块，便秘，大便带血，腰膝酸软，头晕耳鸣，视物昏花，五心烦热，口咽干燥，盗汗，遗精，月经不调，形瘦纳差，舌红少苔，脉弦细数。

【中医治法】滋补肝肾，养阴生津。

【常用方剂】杞菊地黄丸、知柏地黄丸等。

【经验方药】参芪地黄汤，为黄智芬教授团队的临床经验方，由党参 20 g、黄芪 30 g、熟地黄 12 g、山茱萸 12 g、山药 10 g、泽泻 9 g、牡丹皮 9 g、茯苓 12 g、女贞子 10 g、枸杞子 15 g 组成。

【临证加减】便秘者，加柏子仁 12 g、火麻仁 15 g 以润肠通便；大便带血者，加三七粉 3 g（冲服）、茜草 12 g、仙鹤草 30 g 以化瘀止血；遗精者，加芡实 30 g、金樱子 12 g 以益肾固精；月经不调者，加香附 12 g、当归 9 g 以益气活血调经。

2. 特色方药

结直肠癌病因多样，病机复杂，有内虚学说、湿聚学说、热毒学说、气滞血瘀学说等。脾为后天之本，主运化，有升清举陷、统血的功能，为气血生化之源，以维持机体生命活动的进行。《活法机要》曰："壮人无积，虚则有之。"《医宗必读》曰："积之成也，正气不足，而后邪气踞之。"黄智芬教授认为肿瘤的生长、发展是体内正邪消长的过程，恶性肿瘤形成的根本原因是脾虚，因此健脾扶正法贯穿结直肠癌治疗的始终，并形成了以下多个行之有效的健脾扶正经验方。

（1）健脾扶正汤：黄芪 30 g、党参 15 g、白术 12 g、茯苓 12 g、陈皮 6 g、半夏 12 g、竹茹 9 g、薏苡仁 30 g、枳壳 12 g、女贞子 18 g、石斛 12 g、甘草 6 g。诸药合用具有益气健脾、理气和胃的功效。临床应用于中医辨证属脾胃气虚、湿毒内蕴型的肝癌、胃癌、食管癌、结直肠癌、胰腺癌等消化道肿瘤。

（2）健脾消积汤：太子参 30 g、黄芪 30 g、白术 10 g、茯苓 10 g、陈皮 6 g、麦芽 12 g、枳壳 12 g、青皮 9 g、莪术 10 g、薏苡仁 30 g、白花蛇舌草 12 g。诸药合用具有益气健脾、理气消积的功效。临床应用于中医辨证属脾胃气虚、毒瘀阻滞型的肝癌、胃癌、食管癌、结直肠癌、胰腺癌、恶性淋巴瘤、乳腺癌等。同时也广泛应用于癌症手术及放化疗、介入治疗出现的恶心呕吐、食欲不振、腹部胀满、腹痛、头晕、全身乏力、大便溏烂等体质虚弱证型。

（3）健脾化瘀汤：党参 20 g、白术 12 g、丹参 15 g、赤芍 12 g、陈皮 6 g、枳壳 12 g、白花蛇舌草 10 g。诸药合用具有益气健脾、化瘀散结的功效。临床应用于中医辨证属脾胃气虚、毒瘀蕴结型的肝癌、胃癌、食管癌、结直肠癌、胰腺癌等消化道肿瘤。

四、应用举例

患者陈某，女，58 岁。诊断：升结肠癌腹盆腔、肝转移术后化疗后（pT4N1M1，Ⅳ期、健全型 MMR）。2021 年 1 月行右半结肠切除术＋区域淋巴结清扫术＋双侧附件切除术＋盆腔巨大肿瘤切除术＋经腹壁植入式给药装置置入术。术后病理：（右半结肠）结肠管状腺癌，中分化。予顺铂联合卡培他滨方案化疗 7 周期。

2021 年 7 月 15 日初诊。症见：乏力，汗多，纳呆，手足掌指瘀斑、脱皮、麻木，虚烦不寐，大便溏烂，小便调，舌质淡紫边有瘀点，苔白腻，脉细涩。辨证：脾胃虚弱，毒瘀蕴结。治以健脾益气、活血解毒，予健脾化瘀汤加味。处方：党参 20 g、白术 12 g、丹参 15 g、赤芍 12 g、陈皮 6 g、枳壳 12 g、白花蛇舌草 10 g、黄芪 30 g、酸枣仁 15 g、三七粉 3 g（冲服）、茯苓 30 g、麦芽 30 g。共 30 剂，每日 1 剂，水煎服，早晚饭后温服。

2021年8月16日二诊。症见：乏力减轻，纳可，手足掌指肤色稍暗，麻木减轻，睡眠好转，大便成形，舌质暗淡，苔薄白，脉涩。处方：党参20 g、白术12 g、丹参15 g、赤芍12 g、陈皮6 g、枳壳12 g、白花蛇舌草10 g、黄芪30 g、酸枣仁15 g、三七粉3 g（冲服）、茯苓30 g、红花9 g。共30剂，每日1剂，水煎服，早晚饭后温服。

2021年9月19日三诊。症见：无乏力，纳可，偶汗出，手足掌指红润无指纹，睡眠一般，大便正常，舌质暗淡，苔薄，脉细。处方：党参20 g、白术12 g、丹参15 g、赤芍12 g、川芎9 g、当归9 g、白花蛇舌草10 g、黄芪30 g、酸枣仁15 g、三七粉3 g（冲服）、茯苓15 g、红花9 g。共30剂，每日1剂，水煎服，早晚饭后温服。

患者现病情稳定，一般情况好，近期复查CEA：2.45 ng/ mL；AFP：3.9 ng/ mL，CA125：6.1 U/ mL，CA15-3：8.9 U/ mL，CA19-9：22.7 U/ mL，继续按以上三诊方加减巩固治疗，预防复发和转移。

按语：黄智芬教授认为，本案例患者为晚期结肠癌患者，素体虚弱，手术后予顺铂联合卡培他滨方案化疗，导致脾胃虚弱，健运失常，气血生化乏源，故见乏力、汗多、纳呆、便溏、舌质淡、苔白腻、脉细；胃不和则卧不安，故见虚烦不寐；毒瘀蕴结致手足综合征，故见手足掌指瘀斑、脱皮、麻木，舌质紫边有瘀点，脉涩。初诊治以健脾益气，活血解毒，以健脾化瘀汤加味治疗。方中黄芪、党参补益中气，益卫固表，利水消肿，托毒生肌；陈皮、枳壳行气宽中，散结消痞；白术健脾益气，燥湿利水，止汗；茯苓宁心安神，渗湿败毒，抗癌；白花蛇舌草清热解毒，利湿消痰；丹参、赤芍、三七粉活血化瘀，行血止痛；酸枣仁养心益肝，安神敛汗；麦芽健脾开胃，行气消食。服药后，中州得补，脾健胃和，故乏力减轻，胃纳如常，睡眠好转。但患者瘀毒残存，故二诊去麦芽加红花以活血通经，散瘀止痛。三诊诸症好转，只是手足综合征瘀毒未清，故去陈皮、枳壳，加川芎以活血行气，加当归以祛风止痛。川芎辛温香燥，走而不守，既能行散，上行可达巅顶，又入血分，下行可达血海；当归补血活血、调经止痛、润燥滑肠。并嘱其长期续服上方，巩固疗效。本案自拟健脾化瘀汤，标本兼治，诸药合用，具有健脾化瘀、解毒散结之功效，起到一定抑癌、抗复发及增敏增效作用，可提高患者生活质量，延长生存期。

五、结直肠癌的针灸治疗

针灸应用于结直肠癌的手术、化疗、康复期治疗等方面，具有改善结直肠癌术后并发症、减轻化疗毒副反应、提高免疫功能及改善炎性微环境等作用[11]。

1. 改善术后并发症

主穴：天枢、大肠俞、足三里、阴陵泉、三阴交、中脘、关元、合谷、列缺、曲池等。

操作：暴露患者取穴位置，用棉签蘸取适量碘伏消毒皮肤后，选用 0.25 mm × 40 mm 毫针，进针深度为 0.5 ～ 1 寸，留针 30 min，每周 5 次。予平补平泻手法。肝气犯胃者配太冲、期门，痰饮内阻者配丰隆、公孙，脾胃虚弱者配脾俞、胃俞，随症加减。

其中足三里、阴陵泉分别为胃经、脾经合穴，三阴交同属脾经，三穴相伍具有调理脾胃、通经活络的功效，能有效改善患者的胃肠道功能。天枢为大肠经募穴，与大肠俞相配合为"俞募配穴"，能共治大肠本经疾病。中脘乃胃之募、腑之会，可理气和胃；关元属任脉，位于脐下，为小肠之募穴，两穴合用可运转腹部之气机。合谷为大肠经原穴，列缺为肺经络穴，两者"原络配伍"。曲池乃大肠经合穴，"合治内腑"，故能起到通调大肠本经的作用。诸穴合用，可减缓结直肠癌术后恶心呕吐、便秘等胃肠道副反应。佟宛云等[12]通过随机对照研究发现，针刺可以使患者肠鸣音恢复时间和首次排气时间明显缩短。Simon 等[13]的研究则发现，电针针刺在减少术后肠梗阻和促进术后肠活动恢复方面比无针刺或假针刺疗效显著。

2. 降低化疗毒副反用

针灸在降低结直肠癌化疗后出现的手足综合征、神经性疼痛等毒副反用方面有良好的作用。主穴取曲池、合谷、外关、神门、足三里、解溪、血海、三阴交、太冲、阳陵泉、悬钟等[14]。中医认为，早期化疗后（3 个月内）患者的手足综合征、神经性疼痛等毒副反应主要与手脚末端气血不畅、脉络瘀阻有关，应以行气活血、化瘀通络为治法，因此针灸重用心经、心包经、手足阳明经的穴位，加上局部取穴"八风""八邪"。化疗后期患者（化疗 6 个月以上）则以肝肾亏虚为主，当以滋补肝肾为治法，故针灸在全身调理的基础上重点选用肝经、肾经的穴位。如田艳萍等[15]研究发现，用针灸治疗奥沙利铂引起的神经毒性反应，患者生活质量改善率为 52.63%，而对照组的为 23.69%。崔光卫等[16]进一步探讨针刺缓解奥沙利铂所致周围神经毒性的机制，在大鼠造模后第 4 日起予以电针治疗足三里穴或假针刺治疗，每日 1 次，每次 30 min，连续治疗 5 日，结果发现电针可通过降低大鼠痛觉过敏和超敏反应，提高坐骨神经传导速度，从而缓解周围神经毒性。

3. 调节免疫功能及改善炎性微环境

在调节免疫功能、改善炎性微环境等方面，目前针刺选穴多集中于脾胃两经，主要取足三里、三阴交、合谷、太冲等穴。其中足三里调和气血，益气健脾，在多个方面均有效；三阴交作为足太阴脾经的经穴，有健脾益气作用，两穴配伍对改善免疫功能、降低炎症水平效果明显。合谷补气活血，太冲补血调血，相互为用，升降协调，阴阳顺接，亦对调节免疫功能疗效显著，正如《针灸大成》中记载："四关四穴，即两合谷、两太冲穴是也。"裴向东等[17]研究发现电针刺激以上穴位可减轻直肠癌根治术后患者的免疫抑制和炎性反应。赵昌林等[18]则发现，针灸可使 T 细胞亚群白细胞如 CD_3、CD_4、CD_8 和 NK 细胞的数量明显升高，从而提升结直肠癌患者的免疫功能。

六、结直肠癌的中药外敷

1. 减轻消化道反应

中药外敷是将药物炒热后贴敷于患者的患处如腹部，可有效缓解患者的恶心呕吐感，改善肠胃功能。如在结直肠癌手术前后，给予患者高良姜 50 g、丁香 50 g、吴茱萸 30 g 等中药外敷治疗，能减轻抗癌药物带来的不良反应，改善患者的消化功能。具体操作：将上药与 250 mg 粗盐放入煲汤锅中翻炒，直至冒热气并散发芳香，药物的温度控制在 80 ℃左右，将炒好的药物趁热放入棉布治疗袋，敷在患者的腹部并绑好，早晚各 1 次。如郑晔辉[19] 将 76 例结直肠癌患者随机分为观察组和对照组，对照组术后行临床常规治疗干预，观察组在给予常规治疗基础上加中药封包腹部外敷治疗。结果观察组术后肛门排气时间、肠鸣音恢复时间以及排便时间相比对照组均显著缩短，因此认为中药外敷治疗可有效缩短结直肠癌术后患者胃肠功能的恢复时间。

2. 减轻皮疹

对于结直肠癌患者化疗后出现的皮疹等毒副反应，用中药外敷进行治疗同样有效。如王圆圆等[20] 取马齿苋 15 g、花椒 9 g、苍术 9 g、防风 9 g、枳壳 9 g、芒硝 30 g、白矾 10 g、连翘 15 g、生侧柏叶 9 g、葱白 3 段等药物制成膏剂，从患者应用西妥昔单抗后出现皮疹即开始使用，将膏剂涂抹于皮疹部位，用量根据患者皮损面积而定，每日 2 ～ 5 次。方中马齿苋、生侧柏叶清热凉血、解毒；苍术健脾燥湿；芒硝外用可清热消肿、止痛；花椒外用可温阳燥湿、止痒；枳壳外用可疏风止痒，《药性论》言其"治遍身风疹"，《开宝本草》言其"主风痒麻痹"；防风乃"风中润剂"，可祛风胜湿，《本草纲目》言其可"治上焦风邪"；连翘清热散结；白矾燥湿解毒、止痒；葱白辛香通络，散风活血。诸药合用，共奏清热燥湿、疏风凉血、解毒散结之功，故能有效缓解西妥昔单抗引起的痤疮样皮疹患者的皮肤症状。

3. 解毒散结

蛤蟆拔毒法是苗医外治法治疗结直肠癌的独特秘法之一。将活体蛤蟆去除内部脏器后，调制成药液敷于患者病变表皮处，可吸毒外出、拔毒散结，具有"疗顽疾、起沉疴"之功效。此法利用蛤蟆本身之毒来驱逐致病之毒以达到驱除结直肠癌毒之功[21]。蛤蟆又名蟾蜍、岗保昂，性寒，有大毒，《食物本草》言其"治发背疔疮，一切肿毒"。现代药理研究则证实该药具备抗肿瘤、强心、镇痛等作用，可通过诱导细胞凋亡来抑制结直肠癌细胞的活力，从而达到治疗结直肠癌的目的[22]。

七、结直肠癌的中药灌肠

对于结直肠癌患者术后出现肠黏膜缺血、缺氧，导致黏膜通透性上升及肠道菌群紊乱，进而出现感染等症状，可用中药灌肠治疗。杨得振等[23]用莪黄汤（取莪术、昆布、大黄、薏苡仁各 20 g 煎煮取汁）保留灌肠治疗直肠癌术后患者，每日 2 次，分早晚进行，持续治疗 7 日。结果表明，莪黄汤保留灌肠治疗能调节结直肠癌术后患者肠道菌群，降低肠黏膜通透性，修复并保护肠黏膜屏障功能，减少感染等术后并发症。中药灌肠还可减少放射性肠炎的发生，如何信佳[24]发现，用青地合剂 200 mL 联合地塞米松保留灌肠对直肠癌新辅助放疗具有良好的减毒作用，能够显著降低急性放射性肠炎的发生。

参考文献

[1] SUNG H，FERLAY J，SIE gEL RL，et al.Global Cancer Statistics 2020：GLOBOCAN estimates of incidence and mortalityworldwide for 36 Cancers in 185 Countries[J].CA：A Cancer Journal for Clinicians，2021，71（3）：209-249.

[2] 董静波，李雁，翁国爱，等.化疗结合益气健脾法治疗大肠癌术后患者的临床研究 [J].中华中医药学刊，2011（1）：154-156.

[3] 秦英刚.花宝金教授治疗大肠癌经验 [J].中医学报，2013，28（2）：160-161.

[4] 黄旭晖，林举择.王昌俊教授中医辨治肠癌经验撷英 [J].现代医院，2017，17（11）：1699-1701.

[5] 赖象权，肖成.大肠癌从痰论治初探 [J].新中医，2012，44（3）：5-6.

[6] 顾恪波，王逊，何立丽，等.孙桂芝教授诊疗大肠肿瘤经验浅析 [J].天津中医药，2013，30（7）：388-390.

[7] 黄智芬.健脾消积汤 [J].广西中医药，2004，27（4）：32.

[8] 黄智芬，黎汉忠，刘俊波，等.健脾消积汤配合化疗治疗晚期大肠癌疗效观察 [J].现代中西医结合杂志，2005，14（10）：1281-1282.

[9] 黄智芬，黎汉忠，张作军，等.健脾化瘀汤配合化疗治疗晚期大肠癌 34 例临床观察 [J].中国中医药科技，2006，13（6）：431-432.

[10] 张丽娜，袁颖，黄智芬，等.健脾扶正汤对晚期结直肠癌患者生存质量的影响 [J].中医学报，2015，30（3）：313-315.

[11] 陈健慧，朱惠蓉，程悦蕾.针灸在结直肠癌治疗的应用研究进展 [J].环球中医药，2019，12（9）：1444-1448.

[12] 佟宛云，阿依古丽，徐乐.穴位针刺对直肠癌术后胃肠蠕动功能的影响 [J].中医药导报，2014，20（12）：39-41.

[13] SIMON S M N，WING W L，TONY W C M，et al.Electroacupuncture Reduces Duration of Postoperative Ileus After Laparoscopic Surgery for Colorectal Cancer[J].Gastroenterology，2013，144（2）：307-313.e1.

[14] 刘宇龙.针刺加通痹汤治疗化疗神经毒副反应疗效观察 [J].中医临床研究，2014，6（34）：36-37.

[15] 田艳萍，张莹，贾英杰.温针灸对奥沙利铂化疗后外周神经毒性的疗效观察 [J].天津中医药，2011，28（3）：212-213.

[16] 崔光卫，程怀锦，陈颢，等.电针对大鼠奥沙利铂所致周围神经毒性的缓解作用 [J].中华中医药杂志，2017，32（6）：2670-2672.

[17] 裴向东，周志东，徐国海.电针对腹腔镜直肠癌根治术患者免疫功能的影响 [J].中国针灸，2016，36（6）：613-616.

[18] 赵昌林，彭磷基，张子丽，等.针灸对结肠癌肝转移患者外周血 T 淋巴细胞亚群和 NK 细胞活性的影响 [J].中国针灸，2010，30（1）：10-12.

[19] 郑晔辉.中药封包外敷腹部对老年结直肠癌术后胃肠功能恢复的影响 [J].内蒙古中医药，2018，37（11）：93-94.

[20] 王圆圆，程培育，张青.祛毒软膏治疗西妥昔单抗所致痤疮样皮疹临床观察 [J].河北中医，2021，43（3）：426-429.

[21] 龚秋菊，李高，杨柱，等.基于苗医药驱"毒"理论探讨结直肠癌的防治 [J].
辽宁中医杂志，2022，49（1）：72-76.

[22] 张英，邱鹰昆，刘珂，等.中华大蟾蜍的研究进展 [J].中草药，2006（12）：
1905-1908.

[23] 杨得振，侯俊明，贾勇，等.莪黄汤保留灌肠对结直肠癌术后肠道菌群及
肠黏膜通透性的影响 [J].中医药导报，2018，24（10）：46-49.

[24] 何信佳.青地合剂并地塞米松保留灌肠对直肠癌放疗减毒作用 [J].青岛大
学学报（医学版），2020，56（1）：95-97.

第六节　淋巴瘤

一、概述

淋巴瘤是起源于淋巴系统的恶性肿瘤，根据瘤细胞分为霍奇金淋巴瘤（Hodgkin lymphoma，HL）和非霍奇金淋巴瘤（non-Hodgkin lymphoma，NHL）两类。据 2020 年 GLOBOCAN 报道，全球每年 HL 新发病例 83087 例，死亡病例 23376 例；NHL 新发病例 544352 例，死亡病例 259793 例；NHL 新发病例数居全部恶性肿瘤新发病例数的第 13 位，死亡率居第 12 位 [1]。我国淋巴瘤发病率低于欧美国家，但近些年我国淋巴瘤发病率呈明显上升趋势，年增长率为 3%～5%，且年轻患者逐渐增多。淋巴瘤发病率逐渐上升的原因，与饮食结构变化、人口老龄化、环境污染加剧、生活和工作压力增大等因素密切相关 [2]。淋巴瘤核心发病原因为免疫系统受到伤害，其他诱发因素包括物理、放射、化学、病毒感染等。

中医典籍中并无"淋巴瘤"病名的记载，淋巴瘤的诸多症状，可归属为"恶核""痰核""石疽""失荣"等范畴。如《灵枢·寒热篇》言："寒热瘰疬在于颈腋者，……此皆鼠瘘，寒热之毒气也，留于脉而不去者也。"《医宗金鉴·外科心法要诀》载："生于耳之前后及肩项。其证初起，状如痰核，

推之不动，坚硬如石，皮色如常，日渐长大……形体渐衰，肌肉消瘦，愈溃愈硬，色现紫斑，腐烂浸淫，渗流血水，疮口开大，胬肉高突，形状翻花。"中医药在治疗淋巴瘤上具有不可替代的独特优势，能减毒增效、改善症状，提高患者生活质量[3]，目前在临床上已得到广泛应用。

二、病因病机

对于淋巴瘤的病因病机，诸多学者认为是由于外感"六淫"、饮食不节、情志不遂、素体亏虚等多种因素作用于人体，在身体中形成气郁、痰凝、血瘀、湿毒等病理产物而发病[4]。《灵枢·百病始生》论及"湿气不行，凝血蕴里而不散，津液涩渗，著而不去，而积皆成矣"。《医宗必读》所载"积之成者，正气不足而后邪气踞之"，描述了淋巴瘤的重要致病因素是素体亏虚。《医宗金鉴·外科卷》记载："石疽生于颈项旁，坚硬如石色照常，肝郁凝结于经络，溃后法依瘰疬疮。"强调了肝气郁结是此病的重要发病原因。李全教授[5]提出该病以阳虚为主。先天禀赋不足，脏腑亏虚导致阳气不足，温煦推动无力，脾胃运化失司，气血生化乏源，四肢百骸失养，祛邪无力，外邪留滞，气血运行不畅，气滞血瘀，留滞经络，而生积聚。日久脾肾阳虚，无力运化水湿；痰湿阻滞气机，痰瘀互结，胶着不分，酝酿成毒，最终形成痰瘀毒结之候。朴炳奎[6]则认为本病以肺、脾、肾亏虚为本，痰、毒、瘀郁结为标。孙桂芝教授[7]在临床上总结出本病病因为正气不足，治疗时需注重扶正固本。对于淋巴瘤的认识，各家不尽相同，治疗手段也各式各样，但在临床中均取得较好的疗效。

三、中医辨证论治

1. 辨证分型

（1）气郁痰凝证。

【临床表现】颈项、耳下、腋下、腹股沟或胁下痞块，皮色不变，不痛不痒，发热盗汗，精神抑郁，烦躁易怒，胸腹满闷，两胁胀满，食欲不振，大便不调。舌质红，苔白腻或黄腻，脉弦或弦数。

【中医治法】疏肝解郁，化痰散结。

【常用方剂】柴胡疏肝散加减。

【经验方药】疏肝消瘰方，为黄智芬教授团队的临床经验方，由柴胡 15 g、郁金 10 g、香附 10 g、枳壳 10 g、玄参 20 g、山慈菇 10 g、莪术 15 g、白花蛇舌草 15 g、薏苡仁 20 g、党参 20 g、黄芪 30 g 组成。

【临证加减】纳差者，加鸡内金 3 g、麦芽 10 g 以健脾消食；气机郁滞较重者，加川楝子 15 g、青皮 15 g 以疏肝理气，止痛。

（2）寒痰凝滞证。

【临床表现】颈项、耳下、腋下或腹股沟有多个肿核，且肿核不痛不痒、皮色如常、坚硬如石，兼见面白少华，身体消瘦，形寒肢冷，筋脉拘急，神疲乏力，食欲明显减退，舌淡紫，苔白或腻，脉沉紧。

【中医治法】温化寒痰，解毒散结。

【常用方剂】小金丹加减。

【经验方药】化痰消症汤，为黄智芬教授团队的临床经验方，由熟地黄 30 g、麻黄 10 g、干姜 10 g、肉桂 5 g、白芥子 10 g、皂角刺 20 g、土鳖虫 5 g、全蝎 5 g、蜈蚣 5 g、党参 20 g、陈皮 10 g、茯苓 40 g 组成。

【临证加减】形寒肢冷者，加附子 10 g、桂枝 15 g、细辛 5 g 以温阳散寒；神疲乏力者，加生黄芪 40 g、当归 20 g 以益气养血。

（3）肝肾亏虚证。

【临床表现】颈项、耳下、腋下或腹股沟有多个肿核，且肿核质地坚硬，身体消瘦，五心烦热，腰酸膝软，潮热盗汗，眼睛干涩，视物模糊，咽干舌燥，头晕耳鸣，两胁作痛，月经失调，舌绛，苔少或苔薄黄，脉细数或沉细。

【中医治法】滋补肝肾，解毒散结。

【常用方剂】大补阴丸。

【经验方药】滋阴化积汤，为黄智芬教授团队的临床经验方，由党参 20 g、竹茹 10 g、麦冬 20 g、白花蛇舌草 20 g、夏枯草 20 g、茯苓 40 g、玄参 20 g、生地黄 20 g、熟地黄 20 g 组成。

【临证加减】五心烦热明显者，加淡竹叶 10 g、郁金 10 g 以养阴清热；腰膝酸软者,加菟丝子20 g、熟地黄量加倍以补肾强筋;咳嗽咳痰者,加白茅根20 g、鱼腥草15 g以止咳化痰。

（4）正虚邪恋证。

【临床表现】多处肿核已消或消及大半,肿核质硬不甚、不痛不痒,面色无华,消瘦脱形,语音低微,乏力倦怠,心悸气短,头晕目眩,恶风,自汗或盗汗,虚烦不眠,舌质淡或暗,苔少或滑,脉弱或细。

【中医治法】扶正托毒,调和营卫。

【常用方剂】八珍汤加减。

【经验方药】扶正祛邪解毒汤,为黄智芬教授团队的临床经验方,由黄芪30 g、党参20 g、白术10 g、陈皮10 g、茯苓10 g、薏苡仁30 g、半枝莲15 g、枳壳10 g、半夏15 g、甘草10 g、三棱10 g、桃仁10 g、莪术10 g、白花蛇舌草15 g组成。

【临证加减】口干烦渴者,加苏石斛10 g以生津止渴;大便难下者,加大黄5 g、黄芪40 g以益气通便;小便短者,加白茅根10 g、车前子10 g以清热利尿。

2. 特色方药

黄智芬教授在临床上治疗淋巴瘤时,以扶正祛邪为纲领,调和脏腑平衡,取得较好的疗效,以下以癌性腹泻为例。

淋巴瘤患者经放化疗后极易出现癌性腹泻症状,此类患者每日大便次数超过3次,便质稀薄带黏液甚至有脓血,给患者带来沉重的思想负担。临床上对于此类患者通常采用饮食和药物指导等保守治疗,但疗效甚微。中医认为,癌性腹泻属于"泄泻""下利"等范畴,其发病原因多为脾失健运,由湿而起,病位在脾,如《景岳全书·泄泻》曰:"泄泻之本,无不由于脾胃。"临床上针对常见的脾肾阳虚证型癌性腹泻患者,黄智芬教授主张以温肾补火法为主,方选临床经验方温肾泄浊汤,治之以火生土,脾肾得以温固则飧泄可愈。针对湿热泄泻时以清肠利湿为法,方选葛根黄芩黄连汤,以解表清里,升清止泻。

四、应用举例

患者覃某，女，38 岁，2020 年 9 月 13 日初诊。因发现鼻腔恶性淋巴瘤 1 年来诊。患者 2019 年 9 月发现鼻腔肿物，行病理检查提示：结外 NK/T 细胞淋巴瘤。至广西医科大学附属肿瘤医院行放化疗，评价为"完全缓解"。2020 年 3 月 10 日复发，行鼻咽镜检查提示：左侧声带新生物。继续放疗。

症见：咽痛，声哑，自觉乏力，全身皮肤见散在红白相间风团，口干口渴，纳差，寐尚可，二便调，舌红，苔少，脉沉细。

西医诊断：结外 NK/T 细胞淋巴瘤放化疗后。

中医诊断：恶核（正虚邪恋型）。以清咽利喉、凉血祛风、扶正抑癌为治法。予自拟经验方守正消瘤汤：黄芪 30 g、当归 10 g、炒白术 10 g、熟地黄 20 g、射干 10 g、党参 20 g、生地黄 20 g、牡丹皮 10 g、麦冬 15 g、赤芍 10 g、防风 10 g、地肤子 10 g、白花蛇舌草 30 g、浮萍 10 g、龟甲（先煎）10 g。共 7 剂，每日 1 剂，水煎服，早晚饭后温服。

二诊（2020 年 9 月 20 日）：患者诉咽痛较前明显好转，声音无嘶哑，全身皮肤无风团，自觉乏力，口干口渴，纳差，寐佳，舌淡红，苔薄白，脉沉细。在前方基础上，加鸡内金 10 g、天花粉 10 g、玄参 15 g，续服 14 剂，煎服法同前。

三诊（2020 年 10 月 04 日）：患者诉已无咽痛，精神尚可，无口干口渴，纳可，寐佳，二便调，舌淡红，苔薄白，脉沉细。复查腹部超声示轻度脂肪肝，生化正常。患者经治疗后病情稳定，效不更方，守原方续服 14 剂，煎服法同前。

按语：此案患者为鼻腔恶性淋巴瘤放化疗后。放疗灼伤黏膜，使咽喉局部充血、水肿，且损伤黏膜致腺体萎缩，不能分泌津液，从而导致患者咽干咽痛。属热灼津伤证，予清咽利喉、凉血祛风、扶正抑癌法，方选守正消瘤汤。守正消瘤汤是黄智芬教授经长期临床实践总结的经验方，方中黄芪、当归、炒白术、党参、熟地黄健脾益气；射干利咽；生地黄、牡丹皮、麦冬、赤芍养阴清热；防风、地肤子、浮萍解表祛风；白花蛇舌草、龟甲清热解毒，消肿散结。患者服药后二诊，热退邪去，故皮疹消失，咽部疼痛好转，但因患者仍有口干口渴、饮食不佳，故予鸡内金健脾消食，天花粉生津止渴，玄参滋阴清热。三诊时患者已无明显不适症状，继续予原方巩固治疗。

五、淋巴瘤的针灸治疗

针刺治疗淋巴瘤主要体现在缓解化疗后出现的消化道反应。

主穴：中脘、内关、公孙、关元、气海、天枢、合谷、足三里等。

操作：暴露患者取穴位置，用棉签蘸取适量碘伏对穴位皮肤进行消毒，选用 0.25 mm × 40 mm 毫针，进针深度为 0.5 ～ 1 寸，轻刺激方式提、插、捻、转，取平补平泻手法，当患者有酸胀感后留针 30 min。每日一次，每周治疗 5 日。气血不足者加脾俞、胃俞，气滞血瘀者加血海、膈俞，脾肾阳虚者加脾俞、命门，痰湿结聚者加丰隆、阴陵泉，发热者加合谷、曲池。

中脘为胃之募穴，具有理中焦、调节气机升降的作用；气海擅调理三焦气机；内关为止呕要穴兼能理气，与公孙合用可治疗心、胸、胃疾病；关元培肾固本，辅助针刺合谷、天枢可增强调理脾胃及和胃降逆之功效；足三里是足阳明胃经之合穴，能调节胃肠运动功能。诸穴合用，可调理中焦气机、培肾固本，降逆止呕，故能缓解淋巴瘤患者化疗后胃肠道反应。高瑞等[8]将 82 例淋巴瘤患者按照随机数表法平均分为观察组和对照组，对照组予昂丹司琼治疗，观察组在对照组基础上予联合针刺治疗，每日 1 次，连续治疗 5 日。结果观察组总有效率 92.7%，对照组总有效率 63.4%，与治疗前比较，观察组治疗后恶心程度、呕吐程度评分明显低于对照组。

六、淋巴瘤的穴位敷贴

淋巴瘤属中医"恶核"范畴，缘由患者情志不舒而致肝气郁结，津液留滞，聚而成痰，痰气交结于肝脾经络，日积月累，凝聚成块则为恶核。本病根本在于痰，诱发因素在于郁，痰郁互结，致气血凝滞。治宜解毒化痰，软坚散结。可取海藻 30 g、昆布 20 g、夏枯草 20 g、雄黄 6 g、沉香 6 g、冰片 6 g，打粉后加入生姜汁调制成糊状贴于颈百劳、脾俞、三阴交、丰隆、肝俞、气海等穴[9]，左右交替敷贴，每次 30 min，每日 2 次，至化疗周期全部结束。方中海藻和昆布有软坚散结之功，共为君药；夏枯草可清火散结；雄黄攻毒，燥湿祛痰；沉香行气止痛，降逆止呕；冰片开窍醒神，清热止痛。诸药合用可软坚散结，燥湿化痰，行气止痛，降逆止呕，清热解毒，不仅能有效消除患者症状，还能降低化疗的毒副作用。赵旻[10]用穴位敷贴治疗 52 例阴虚火旺证型非霍奇金淋巴瘤患者，将其分为对照组与观察组，对照组给予常规化疗，观察组给予牛角地黄汤联合穴位敷贴治疗。结果观察组患者中医证候疗效、减轻肿瘤药物毒副反应等方面明显优于对照组。

七、淋巴瘤的中药敷贴

当淋巴瘤出现在颈部时，大多会影响患者吞咽、言语等功能，可用中药外敷进行治疗。取黄柏 300 g、大黄 300 g、雄黄 250 g、赤芍 300 g、当归尾 300 g，打粉后均匀混合，每次取 100 g，以麻油调和，加热后外敷于颈部肿块处，并用消毒纺纱覆盖，每日 1 次，每次 4 ～ 6 h，14 日为 1 个疗程，可起到活血化瘀、消肿散结、止痛的作用[11]。方中黄柏性寒、味苦，具有清热燥湿、泻火解毒之功效；大黄专攻积滞，清利湿热，凉血祛瘀，泻火解毒；雄黄燥湿解毒，祛风杀虫，《神农本草经》言其"主寒热，鼠瘘，恶疮，疽痔，死肌，杀百虫毒"；赤芍、当归尾能活血化瘀、止痛。诸药合用，共奏清热解毒、散瘀通络、止痛之效。

参考文献

[1] SUNG H，FERLAY J，SIEGEL R L，et al.Global Cancer Statistics 2020：GLOBOCAN Estimates of Incidence and Mortality Worldwide for 36 Cancers in 185 Countries[J].CA：A Cancer Journal for Clinicians，2021，71（3）：209-249.

[2] 庹吉好，张敏，郑荣寿，等.2015 年中国恶性淋巴瘤发病与死亡分析 [J].中国肿瘤，2021，30（1）：35-40.

[3] 倪海雯，朱垚，郭立中.周仲瑛癌毒学说在恶性淋巴瘤中的运用 [J].安徽中医药大学学报，2017，36（5）：38-40.

[4] 王臻，周延峰.淋巴瘤的中医辨证分型和用药选择 [J].世界最新医学信息文摘，2019，19（43）：54-56.

[5] 孙月蒙，刘冬，张璇，等.李仝教授治疗恶性淋巴瘤经验拾遗 [J].现代中西医结合杂志，2020，29（15）：1645-1648.

[6] 朴炳奎.恶性淋巴瘤的中医诊治体会 [J].江苏中医药，2008（9）：5-6.

[7] 顾恪波，何立丽，张丽娜，等.孙桂芝辨治恶性淋巴瘤经验 [J].中华中医药杂志，2020，35（12）：6125-6128.

[8] 高瑞，裴淑莉，孟昭英.腹针配合针刺足三里对淋巴瘤患者化疗后胃肠副作用的影响 [J].中国疗养医学，2019，28（8）：861-863.

[9] 陈四明，刘仁权，谢辉，等.牛角地黄汤联合穴位敷贴治疗阴虚火旺型非霍奇金淋巴瘤 29 例 [J].湖南中医杂志，2020，36（7）：43-45.

[10] 赵旻.牛角地黄汤联合穴位敷贴治疗阴虚火旺证型非霍奇金淋巴瘤的临床观察 [J].四川中医，2017，35（11）：201-202.

[11] 黄和涛，谢智荣.四黄散加减外敷治疗恶性淋巴瘤验案举隅 [J].中国民间疗法，2014，22（10）：26.

第七节　卵巢癌

一、概述

卵巢癌是女性常见的恶性肿瘤之一，其发病率在妇科肿瘤发病率中排第 3 位。卵巢癌中 95% 左右属于上皮性卵巢癌[1]，在女性生殖系统肿瘤中死亡率最高。卵巢癌发病潜伏期长，缺乏早期的筛查手段，约 70% 患者就诊时已是晚期，错失了手术根治的机会，尽管部分患者有手术的机会，但术后复发率高达 70%[2]。2020 年全球新增 30 万例卵巢癌患者，卵巢癌死亡人数超过 19 万 [3]。导致卵巢癌变的因素较多，流行病学研究表明，在北欧、西欧及北美卵巢癌发病率最高，在亚洲印度、中国及日本最低，与遗传因素、激素水平、生殖情况、环境因素和生活方式有关，如工作压力过大、精神紧张、社会竞争激烈、接触芳香胺和芳香族碳氢化学物、孕产及妊娠累积数少、哺乳时间短、使用促排卵药物及避孕药物、有卵巢癌或乳腺癌家族史等均属于卵巢癌的发病因素[4]。

在中医药古籍中，多将卵巢癌症状归属于"石瘕""症瘕""积聚""肠覃"等范畴。《灵枢·水胀》是最早对卵巢肿瘤有记录的古籍："寒气客于肠外，与卫气相搏，气不得荣，因有所系，癖而内着，恶气乃起，瘜肉乃生。其始生也，大如鸡卵，稍以益大，至其成，如怀子之状，久者离岁，按之则坚，推之则移，月事以时下，此其候也。"《诸病源候论·症瘕病诸候》中记载"其病不动者，直名为症。若虽病有结症而可推移者，名为症瘕"，体内肿块坚硬成块、推揉不散、固定不移者为"症"，而推揉可移动者为"症瘕"。《医林改错》云："气无形不能结块，结块者，必有形之血也。" 卵巢癌多病程较长，病势较深，如《仁斋直指附遗方论》言："癌者上高下深，岩穴之状……毒根深藏。" 在临床中，中医药在肿瘤的治疗中具有增效减毒的作用，并且能够改善临床症状，提高机体免疫功能，疗效显著[5]。

二、病因病机

中医认为卵巢癌发病机制不外乎虚、毒、痰、瘀。虚是导致发病的内在因素，与卵巢癌发生和恶化密切相关，可用"积之成也，正气不足，而后邪气踞之"言之。《中藏经》言："积聚、症瘕、杂虫者，皆五脏六腑真气失而邪气并，遂乃生焉。"《灵枢·口问》篇曰："故邪之所在，皆为不足。"虚邪入侵，进而引起气血津液运行失常、阴阳失衡，因虚至实，出现阻滞气血、痰浊凝滞、瘀血内停，痰浊、血瘀、癌毒之间相互作用发为卵巢癌。卵巢癌的中医治疗以扶正祛邪为总则，刘松江教授[6]认为卵巢癌病程日久、病机复杂，常用芪桂消症方在辨证的基础上加减，以益气温阳，清化癌毒，化瘀消症，并注重调补脾胃。黄金昶教授[7]认为卵巢癌的病因病机为本虚标实，本虚者主要为肾气不足，标实者包括痰湿蕴结，气滞血瘀，肝经寒凝，热毒内结，治法主张温补肾气，温阳化湿，温经散寒，行气活血。黄智芬教授认为癌瘤的发生、发展与正气亏虚密切相关，正气不足表现在肿瘤疾病进程各个阶段，主张培扶机体正气以抑瘤消瘤；气血亏虚、肝肾不足则为卵巢癌发生恶化的主要内在因素，宜补益气血，滋补肝肾。

三、中医辨证论治

1. 辨证分型

（1）脾虚湿阻型。

【临床表现】小腹胀满，神疲乏力，少气懒言，胸脘痞闷，头身困重，纳呆泛恶，口黏不欲饮，肢体浮肿，小便短少，大便溏烂或泄泻，舌淡胖、边有齿痕，苔白厚腻，脉细缓或濡滑。

【中医治法】健脾益气，利湿消肿。

【常用方剂】六君子汤合五皮饮加减。

【经验方药】健脾扶正汤，为黄智芬教授团队的临床经验方，由黄芪 30 g、党参 20 g、白术 10 g、陈皮 10 g、茯苓 10 g、薏苡仁 30 g、半枝莲 15 g、枳壳 10 g、半夏 15 g、甘草 10 g、三棱 10 g、桃仁 10 g、莪术 10 g、白花蛇舌草 15 g 组成。

【临证加减】纳差者，加鸡内金 3 g、麦芽 10 g 以健脾消食；痰湿较重，见头重如裹、胸脘痞闷、食少便溏者，加苍术 10 g、藿香 5 g 等。

（2）湿热瘀毒型。

【临床表现】小腹包块固定不移、胀痛或刺痛，肌肤泛黄或甲错，肢体困倦，口苦或伴呕吐，小便短赤，大便黏腻，舌红，苔黄腻，舌下脉络曲张，脉弦涩而数。

【中医治法】清热祛湿，解毒化瘀。

【常用方剂】黄连解毒汤合莪术散加减。

【经验方药】蛭岩消积方，为黄智芬教授团队的临床经验方，由水蛭 5 ～ 10 g、岩黄连 15 g、莪术 15 g、柴胡 10 g、绞股蓝 10 g、白花蛇舌草 15 g、薏苡仁 20 g、党参 20 g、黄芪 30 g 组成。

【临证加减】若久病入络，可加全蝎 10 g、地龙 10 g、三棱 10 g 以破血通络而止痛；气机郁滞较重者，加川楝子 15 g、青皮 15 g 以疏肝理气而止痛。

（3）肝肾阴虚型。

【临床表现】小腹隐痛，头晕目眩，耳鸣，口干而燥，短气喘促，腰膝酸软，五心烦热，便血，失眠，小便短赤，大便干结，舌质红，苔少甚至无苔，脉细数无力。

【中医治法】滋补肝肾，消肿散结。

【常用方剂】六味地黄丸、一贯煎等。

【经验方药】参芪地黄汤，为黄智芬教授团队的临床经验方，由太子参12 g、黄芪30 g、生地黄12 g、牡丹皮12 g、泽泻12 g、土茯苓12 g、山茱萸10 g、郁金12 g、枳壳12 g、牛膝12 g组成。

【临证加减】阴虚较甚者，加黄精12 g、石斛15 g；兼有肾阳不足者，加淫羊藿12 g、菟丝子10 g；兼有血虚者，加当归12 g、女贞子15 g、墨旱莲15 g；失眠者，加首乌藤30 g、酸枣仁15 g、茯神15 g；饮食不化者，加山楂12 g、神曲20 g；疼痛较甚者，加延胡索15 g、白芍12 g；腹水、双下肢浮肿者，加茯苓皮20 g、半枝莲30 g。

（4）阳虚水泛型。

【临床表现】腹部胀满，面色㿠白，躯体浮肿，腰以下尤甚，腰膝酸软，小便不利，畏寒肢冷，舌淡胖，苔白，脉沉迟无力。

【中医治法】温肾化气，利水消肿。

【常用方剂】济生肾气丸、真武汤等。

【经验方药】芪附四苓散，为黄智芬教授团队的临床经验方，由黄芪30 g、附片12 g、白术12 g、薏苡仁30 g、土茯苓12 g、猪苓12 g、泽泻12 g、槟榔12 g、车前子12 g、牛膝12 g、山茱萸10 g组成。

【临证加减】兼有肾阴亏虚者，加左归丸以滋育肾阴；兼有脾虚不欲饮食者，加四君子汤15～20 g、神曲20 g、山楂15 g；伴瘀血阻络者，加丹参15 g、鸡血藤30 g；兼有中阳衰微者，加附子30 g、干姜15 g；兼水邪凌肺、肾不纳气，见气喘、汗出者，加红参15 g、蛤蚧12 g、五味子15 g、龙骨30 g、牡蛎30 g。

2.特色方药

目前，卵巢癌的标准治疗方案是肿瘤细胞减灭术结合辅助化疗。减灭术包括盆腔及腹主动脉旁淋巴结切除，术后大多数患者会出现不同程度的下肢淋巴水肿、盆腔积液。针对该症状目前的临床治疗效果有限，严重影响患者的生活质量。中医认为下肢淋巴水肿属"水肿"之"石水"范畴。黄智芬教授从多年的临床治疗及观察中总结出下肢淋巴水肿以气虚、血瘀、水湿为三大病理因素。术后出现肝肾亏损、经络损伤，气湿、血湿、水湿三者互结为其主要病机，本病属本虚标实之证。黄智芬教授在临床治疗上多选用补阳还五汤加减（黄芪30 g、泽兰12 g、牛膝12 g、赤芍12 g、丹参12 g、桃仁10 g、红花6 g、威灵仙15 g、川芎9 g、水蛭12 g、泽泻15 g、薏苡仁30 g、忍冬藤30 g、郁金12 g、当归10 g、生地黄12 g、葛根30 g），并结合丹参冻干粉注射液活血通络治疗，在缓解卵巢癌术后出现的下肢淋巴水肿症状方面取得较好的疗效。

四、应用举例

患者，梁某，女，61岁，2019年6月8日初诊。因小腹疼痛来诊。既往在外院确诊卵巢癌，行新辅助化疗2周期减灭术，择期行辅助化疗。症见：小腹疼痛隐隐，走动后容易气短乏力，伴有头晕耳鸣，腰膝酸软，失眠多梦，口干，饮水后口干症状一直未能缓解，小便短赤，大便干结，舌质红，苔少，脉细数无力。四诊合参，辨病属症瘕，辨证属肝肾阴虚型，治以滋补肝肾、消肿散结。予自拟临床经验方参芪地黄汤加减。药物组成：太子参12 g、黄芪30 g、生地黄12 g、黄精12 g、泽泻12 g、土茯苓12 g、半枝莲15 g、山茱萸10 g、升麻12 g、枳壳12 g、牛膝12 g、首乌藤30 g、酸枣仁15 g。共7剂，每日1剂，水煎服，早晚饭后温服。

2019年6月19日二诊。患者诉乏力、口干、头晕、腰膝酸软症状明显缓解，大小便基本正常，但入睡时间短、容易惊醒，舌质红，苔少，脉细数。在前方基础上，加当归15 g，并将土茯苓更换为茯神12 g，续服7剂，煎服法同前。

2019年6月28日三诊。患者诉睡眠质量明显提高，舌质红，苔白，脉细数。效不更方，守上方续服14剂，煎服法同前。

按语：本案患者为老年女性，素体肝肾亏虚，加之癌毒深居人体伤阴耗气，又经化疗药物、卵巢癌减灭术，机体元气进一步受损，暗耗精血，治以滋补肝肾、消肿散结为法，方选参芪地黄汤。参芪地黄汤是黄智芬教授团队经长期临床实践总结的经验方，方中黄芪、太子参扶正益气；生地黄、黄精、泽泻、山茱萸、牛膝滋阴养血，补益肝肾；半枝莲、土茯苓清热解毒，以祛癌毒之邪；升麻、枳壳行气通滞，升举清阳；首乌藤、酸枣仁养心安神，宁心定志。二诊患者服药后，精气得复，故乏力、口干、头晕、腰膝酸软等症状得以缓解，但因患者仍有精血亏虚，元神失养，故加当归以养心安神，加茯神以增强首乌藤、酸枣仁宁心安神之功。三诊诸症好转，嘱其续服上方，巩固疗效。

五、卵巢癌的针灸治疗

中医称卵巢癌为"症瘕""肠覃"等，属于正虚邪盛、阴阳欲绝的重症。卵巢癌患者的脾肾功能较弱，治以温补元阴、元阳为法。针灸治疗可以升阳益气，温补脾肾。

主穴：足三里、三阴交、肾俞、关元。

操作：暴露患者取穴位置，用棉签蘸取适量碘伏消毒皮肤后，选用0.25 mm×40 mm 毫针，进针深度为 0.5～1 寸，留针 30 min，每日 1 次，每周 5 次。采用平补平泻法。腹部胀痛者加支沟、阴陵泉[8]，腹水者加章门、期门、京门、云门、归来、中极、水道[9]，肺虚者加肺俞、膻中，脾虚者加脾俞、阴陵泉，肾虚者加肾俞、太溪。

肾俞固肾培元，滋补肾阴，主固护一身元气；关元温阳行气，大补元气；足三里为足阳明胃经合穴，可健运脾胃；三阴交为脾、肾、肝三经之交会穴，可利水排浊，补益肝、脾、肾三脏。诸穴合用，在调节脾胃的同时，还可以温补元阴、元阳，养血活血，温通经脉。朱红奇等[10]将 66 例晚期卵巢癌患者随机分为两组，每组各 33 例，对照组采用 TC 方案进行化疗，观察组在对照组基础上联合针灸进行治疗，治疗 6 周后，观察组有效率为 78.79%，对照组有效率为 57.58%。朱红奇等认为针灸能够疏肝健脾、理气散结，并可通调气血、温补肝肾以调整脾肾经气血，补益肾气，还可调整全身气机，增强人体的正气。宋洪杰[11]研究认为，运用针灸联合 TC 化疗治疗晚期卵巢癌患者，能够提升治疗效果，稳定患者免疫力，并且对化疗产生的毒副反应有较好的抑制效果。

六、卵巢癌的艾灸治疗

艾灸治疗卵巢癌主要用于缓解术后胃肠道反应、减少腹水、改善相关症状等。取穴中脘、关元、神阙、三阴交、足三里等，每日 1～2 次，每次 30 min。灸神阙可温阳散寒，温经逐痹，行气活血，扶阳培元，调整阴阳；足三里穴为足阳明胃经之合穴，具有健脾和胃、扶正培元的作用；三阴交穴可健脾补肾，益气除湿，调理冲任气血，现代研究认为艾灸三阴交穴具有改善免疫功能的作用，可有效提高患者血清 IgA 水平，改善其细胞免疫功能。张婷婷等[12]对卵巢癌术后患者的中脘、关元、足三里等穴进行艾灸，结果发现经艾灸治疗后的卵巢癌患者胃肠道功能恢复效果优于未使用艾灸者。徐林等[13]用艾条灸命门、脾俞、肾俞、神阙、关元、子宫、中脘、水分、气海、中极等穴，每穴灸 30 min，每日 1 次，持续 12 周后患者病情控制率为 96.7%，总体有效率为86.7%，因此认为艾灸联合温阳利水方可有效改善卵巢恶性肿瘤腹水患者的免疫功能，减少腹水量，降低患者化疗过程中不良反应发生率，提高患者生活质量。李红梅等[14]用艾灸气海、关元及足三里穴治疗晚期卵巢癌术后化疗患者出现的癌因性疲乏症状，结果发现艾灸可有效减轻卵巢癌化疗患者的疲乏程度，改善患者气虚症状。

七、卵巢癌的中药外敷

卵巢癌患者晚期大多伴随腹水。恶性腹水常引起腹胀、腹痛、恶心、胸闷、气促等症状，继发腹腔感染则会引发感染性休克等并发症，严重影响患者的生活质量。可通过中药外敷治疗此类症状。如王佛有等[15]取党参、黄芪各 30 g，茯苓、猪苓、白术、木瓜各 15 g，木香 10 g，大腹皮 15 g，打粉后制成穴位贴敷，用于治疗 20 例恶性腹水患者，结果发现中药穴位贴敷可改善患者的腹水情况及中医症候积分（$P < 0.01$）。许建新等[16]将 90 例晚期肿瘤恶性腹水患者随机分为对照组和治疗组，两组均予常规利尿、补充蛋白、腹腔穿刺放液等对症治疗，治疗组在此基础上加用中药外敷（将黄芪 50 g、牵牛子 50 g、桃仁 50 g、大腹皮 50 g、甘遂 40 g、莪术 40 g、细辛 20 g、丁香 20 g、乳香 30 g、没药 30 g 研

磨后加蜂蜜调制成糊状，敷于患者腹部），结果发现治疗组总有效率及中医症候积分均优于对照组（$P < 0.05$）。

对于卵巢癌静脉输注化疗药物后出现静脉损伤的患者，在进行化疗期间，可将湿润烧伤膏外敷于其穿刺静脉处，每日敷 2 h，可有效减轻化疗药物对患者静脉的损伤。湿润烧伤膏中含有黄连、黄柏、黄芩、地龙、罂粟壳等药物，具有清热解毒、促进创面修复的作用[17]。

八、卵巢癌的耳穴压豆治疗

卵巢癌患者由于心理因素、癌性疼痛、睡眠障碍、术后创伤、放化疗等多方面的刺激，常会伴随抑郁、焦虑等不良情绪，患者的生活质量受到影响，故应对肿瘤相关心理疾病给予足够的重视。针对此类患者可采用中医的耳穴压豆治疗。取肝、胆、心、肾、神门、皮质下等耳穴，以酒精棉球轻擦消毒皮肤；左手手指托持耳郭，右手用镊子夹取王不留行耳穴贴贴压在相应的穴位上，揉按 1～2 min。两耳交替贴压，每日贴压 3 次，隔 3 日换 1 次，连续治疗 4 周。临床研究已证实，耳穴压豆能够改善患者的疲乏、疼痛、睡眠障碍、食欲减退、恶心呕吐、情绪低落等症状，从而提高卵巢癌患者的生存质量。王洪久[18]用耳穴压豆治疗 40 例卵巢癌合并抑郁患者，连续治疗 4 周后，患者的焦虑、抑郁、睡眠及疼痛等症状均较治疗前有明显改善。

九、卵巢癌的足底穴位按摩

足部穴位反射区对人体的功能具有调节作用，可活血散瘀，疏经通络，调和阴阳。对卵巢癌患者而言，按摩刺激足部诸反射区，可调节其下丘脑-垂体-卵巢轴的功能，改善其内分泌，促进卵巢功能的康复[19]。用温水足浴 20 min后进行足底穴位按摩，取足底肾、肾上腺、膀胱、输尿管、尿道、腹腔神经丛、脑垂体、上腹部、腰椎、骶椎、尾骨等反射区，每个反射区按摩 1～2 min。

参考文献

[1] STEWART C，RALYEA C，LOCKWOOD S.Ovarian cancer：An integrated review[J]. Seminars in Oncology Nursing，2019，35（2）：151-156.

[2] 狄文，胡媛.卵巢癌的大数据研究 [J].中国实用妇科与产科杂志，2018，34（1）：18-20.

[3] KANDALAFT L E，ODUNSI K，COUKOS G.Immunotherapy in ovariancancer：are we there yet? [J]. Journal of Clinical Oncology，2019，37（27）：2460-2471.

[4] 杨建华，石一复.卵巢癌的病因流行病学研究进展 [J].国外医学.妇幼保健分册，2004，15（6）：382-384.

[5] 杨爽，沈影，韩凤娟.中医药对卵巢癌的治疗作用及研究进展 [J].辽宁中医杂志，2021，48（10）：202-207.

[6] 张俐佳，刘业，孙姮，等.刘松江运用芪桂消症方治疗卵巢癌经验 [J].辽宁中医杂志，2021，48（10）：21-24.

[7] 徐林，张巧丽，姜欣，等.黄金昶治疗卵巢癌的辨证思路及用药经验 [J].北京中医药，2018，37（12）：1149-1151.

[8] 任睿，周美英.理气汤联合针灸对卵巢癌术后患者胃肠功能恢复的影响 [J].新中医，2017，49（03）：71-73.

[9] 李睿，罗梓桓.针灸联合中药治疗卵巢癌恶性腹腔积液临床观察 [J].上海针灸杂志，2020，39（08）：1017-1021.

[10] 朱红奇，李虹霖.观察针灸联合 TC 方案化疗对晚期卵巢癌的疗效 [J].中西医结合心血管病电子杂志，2020，8（22）：144-145.

[11] 宋洪杰.观察针灸联合 TC 方案化疗对晚期卵巢癌的疗效 [J].实用妇科内分泌电子杂志，2021，8（16）：89-91.

[12] 张婷婷，张红梅，王艳春，等.艾灸联合中药热熨疗法对卵巢癌术后胃肠功能恢复的影响 [J].实用妇科内分泌电子杂志，2020，7（21）：41-42.

[13] 徐林，李睿，张巧丽.艾灸联合温阳利水方辅助治疗卵巢恶性肿瘤腹腔积液临床观察 [J].中国针灸，2019，39（12）：1294-1298.

[14] 李红梅，韩艳，刘新芸，等.艾灸护理对晚期卵巢癌术后化疗患者气虚型癌因性疲乏的护理效果 [J].临床医学研究与实践，2019，4（32）：163-165.

[15] 王佛有，李戈.实脾消水散穴位贴敷联合西药治疗恶性腹腔积液 20 例临床观察 [J].实用中医内科杂志，2019，33（2）：45-47.

[16] 许建新，王燕山，饶爱华，等.腹水消外敷治疗晚期肿瘤恶性腹水 90 例临床观察 [J].浙江中医杂志，2015，50（6）：416-417.

[17] 王琦，李玉花.用中医外治法对中晚期卵巢癌患者进行治疗的效果探讨 [J].当代医药论丛，2020，18（4）：182-183.

[18] 王洪久.耳穴压豆治疗卵巢癌患者肿瘤相关抑郁临床研究 [J].实用妇科内分泌杂志（电子版），2018，5（36）：134-136.

[19] 钟翠芳，黄丽红，何妙东，等.足部按摩对产后泌尿系统康复的研究 [J].中国妇幼保健，2003（9）：30-31.

第八节　脑瘤

一、概述

颅内肿瘤又称脑瘤，可分为原发性和继发性两大类，其中原发性颅内肿瘤占所有恶性肿瘤的 2%，可发生于脑组织、脑膜、脑神经、垂体、血管和残余胚胎组织等。颅内肿瘤可发生在任何年龄。我国颅内肿瘤的平均年发病率约为21/10 万，具有高发病率、高复发率、高病死率、低治愈率的特点。近年来，脑实质肿瘤发病率呈上升趋势。成人大多为脑胶质瘤、脑膜瘤、垂体瘤及听神经瘤等，儿童则多为小脑的星形细胞瘤、第四脑室的室管膜瘤、小脑中线的髓母细胞瘤、蝶鞍部的颅咽管瘤等。由于组织发生及病理特征不同，颅内肿瘤的良恶性和生物学行为也不一样。如星形细胞瘤成长较慢，囊性者预后较佳；多形性胶质细胞瘤生长较快，恶性程度高，预后极差，病程仅有数月；继发性颅内肿瘤多见于肿瘤晚期，可经血行转移而来，其原发癌多为肺癌、乳腺癌及肾癌。本章只阐述脑胶质瘤和脑膜瘤。

中医古籍中的一些叙述与颅内肿瘤疾病症状相似。如《灵枢·厥病篇》记载："真头痛，头痛甚，脑尽痛，手足寒至节，死不治。"《中藏经》记载："头目久痛，卒视不明者，死。"记录了颅内肿瘤压迫视神经的症状及疾病的预后。由于颅内肿瘤多呈膨胀性生长，在颅内占据一定空间，因此不论性质是良性还是恶性，都会引起颅内压升高，临床出现相应的症状。肿瘤压迫脑组织可损伤中枢神经，或引起局部的相应症状，甚至危及生命。

二、病因病机

中医认为脑瘤的发生与以下因素有关：

（1）肾精不足。脑为髓之海，肾主骨生髓，髓者以脑为主。先天禀赋不足，肾气不足，或久病势伤，伤及于肾，或"七情"内伤，肝郁脾虚，运化失常，后天损及先天，皆可致肾精亏虚，肾虚不充，髓海失养，日久则阴阳失调，代谢失常。如有外因所扰，则更易致阴阳紊乱，生化失常，癌毒内生而成脑瘤。

（2）感受外邪。射线、细菌、病毒及各种化学致癌物，皆归属"六淫"外邪范畴。外来邪毒侵袭脑髓，如肾气足，则外邪不能内侵或被消减；如正虚不能抗邪，则毒邪内踞，客于脑髓，与正气相搏，日久则肾气益虚，气血失和，阴阳失序，生化异常，致癌毒内生。《医宗必读》曰："积之成也，正气不足，而后邪气踞之。"《外台秘要》中云："病源积聚者，由阴阳不和，脏腑虚弱，受于风邪，搏于脏腑之气所为也。"脑瘤既成，日久结而成块，阻隔气机，清阳不升，浊气不降，风动痰扰，痰浊内结，气血运行受阻，痰浊蒙蔽，瘀阻脑络。如《灵枢·刺节真邪》所述，瘤的病机主要是由于"已有所结，气归之，津液留之，邪气中之，凝结日以易甚，连以聚居"。

三、中医辨证论治

1. 辨证分型

（1）肝阳上亢型。

【临床表现】面赤头晕，头痛剧烈，烦闷躁扰，恶心呕吐，口干口苦，肢体抽搐，步态不稳，尿赤，便秘，舌红，苔黄或黄腻，脉弦或滑。

【中医治法】平肝潜阳息风。

【常用方剂】天麻钩藤饮合镇肝息风汤。

【经验方药】天麻 15 g、石决明 30 g、钩藤 15 g、沙苑子 15 g、龙骨 20 g、牡蛎 30 g、菊花 20 g。

（2）痰热上扰型。

【临床表现】头痛昏蒙重坠，失眠，或有咯痰黄浊，舌红，苔黄厚或腻，脉象弦滑。

【中医治法】清热化痰开窍。

【常用方剂】温胆汤合涤痰汤加减。

【经验方药】胆南星 15 g、海浮石 15 g、白附子 10 g、半夏 15 g、海藻 15 g、牡蛎 30 g、石菖蒲 15 g。

（3）瘀血内阻型。

【临床表现】头痛如裂，口角歪斜，舌强不能语，四肢运动不利或肢体不遂，舌淡紫有瘀斑，苔白，脉涩。

【中医治法】活血化瘀通窍。

【常用方剂】通窍活血汤合补阳还五汤加减。

【经验方药】桃仁 12 g、莪术 10 g、赤芍 12 g、川芎 15 g、泽兰 12 g、延胡索 15 g、全蝎 10 g、蜈蚣 10 g。

（4）气血双亏型。

【临床表现】神疲乏力，面色苍白，头晕头重，眩晕耳鸣，四肢无力，恶心呕吐，舌质淡，苔白，脉细弱。

【中医治法】益气补血。

【常用方剂】八珍汤加减。

【经验方药】生黄芪 30 g、太子参 15 g、茯苓 15 g、白术 15 g、当归 12 g、生地黄 15 g、川芎 12 g、白芍 15 g、黄精 15 g、桑葚 15 g、益智仁 15 g、龟甲 12 g、鹿角胶 10 g（烊化）。

（5）肝肾阴亏型。

【临床表现】头晕目眩，健忘，耳鸣，心悸失眠，盗汗，腰膝酸软，舌红，少苔，脉细。

【中医治法】补肾填精，清肝养阴。

【常用方剂】左归丸合一贯煎加减。

【经验方药】熟地黄 15 g、山茱萸 12 g、川牛膝 15 g、知母 12 g、沙参 30 g、枸杞子 15 g、墨旱莲 15 g、女贞子 15 g。

（6）肝肾阴亏型。

【临床表现】头晕目眩，健忘，耳鸣，心悸失眠，盗汗，腰膝酸软，舌红，少苔，脉细。

【中医治法】补肾填精，清肝养阴。

【常用方剂】左归丸合一贯煎加减。

【经验方药】熟地黄 15 g、山茱萸 12 g、川牛膝 15 g、知母 12 g、沙参 30 g、枸杞子 15 g、墨旱莲 15 g、女贞子 15 g。

虽然本病证型分为 5 种，但临证上黄智芬教授并不拘泥于某一种。由于癌瘤是多种致病因素和多种病理产物共同作用、相互胶结的结果，因此在一个脑瘤患者身上可能有几种致病因素共存，合而为病，只是轻重不同。如肝肾虚于下，痰热扰于上；既有风痰，又挟瘀毒；久病气血双亏，同时痰湿内扰等。用药时则祛风、化痰、行瘀、解毒、补虚并用，既根据主证有主方、主药，又辅以次药、佐药，集数法于一方，综合调治。而辨证中尤其重视肝风的作用，故遣方用药时重用祛风通络药物，如天麻、蒺藜、钩藤等几乎每方必用。

2.特色方药

肿瘤引起的颅内高压往往为慢性，即随肿瘤的性质、大小、生长速度和部位，逐渐出现典型的高颅压三主征：头痛、呕吐、视神经盘水肿。西医通常采用手术、放疗、化疗等手段，若同时配合中医中药治疗则有望提高疗效。中医认为，久病多虚、多痰、多瘀，痰蒙清窍，瘀阻经络而致清阳不升。故治疗多从痰瘀着手，常选用涤痰汤、通窍活血汤等。

四、应用举例

患者邓某，男，45 岁，2019 年 3 月初诊。

病史：脑部胶质瘤术后复发 5 个月。

CT 检查示：左颞枕部巨大胶质瘤 7 cm×8 cm、6 cm×5 cm，瘤内液化、脑实质水肿，伴频发头痛、抽搐、呕吐，记忆力减退，舌质瘀暗，苔白，脉弦滑。证属肝肾阴虚，痰瘀互结，治宜搜风痰，散瘀结，补脾肾。

处方：龟甲胶（烊化）、钩藤、蒺藜、石菖蒲各 15 g，蜈蚣 3 条，地龙 10 g，生半夏、生天南星各 12 g，鹿角胶 6 g（烊化），浙贝母、薏苡仁各 30 g，全蝎、甘草各 6 g。每日 1 剂，水煎服。

加减服药 3 周后，患者自觉症状明显好转。坚持治疗半年后症状消失，恢复工作，至今已存活 5 年。

五、脑瘤的针灸治疗

取穴：头部取百会、上星、太阳、风池、攒竹、四白、廉泉、外金津、外玉液，上肢取外关、合谷、曲池，下肢取阳陵泉、阴陵泉、足三里、照海、申脉、太冲[1]。

操作：常规碘伏消毒，头面部采用 0.25 mm×30 mm 针刺。百会、上星捻转平补平泻；太阳针向目部，刺入 1 寸；攒竹针向睛明方向，刺入 0.3～0.5 寸；四白针尖进眶下孔，刺入 1 寸，以患者出现胀感为度；外金津、外玉液三棱针点刺放血；余面部穴位均浅刺，施捻转补法。远端穴位用 0.3 mm×30 mm 毫针直刺，合谷、太冲、照海、申脉、曲池、外关、阳陵泉施捻转泻法，其余穴位常规针刺，平补平泻法，留针 30 min。每日 1 次，14 日为 1 个疗程。

其中百会、上星醒脑开窍。太阳、攒竹、四白均为邻近取穴，旨在顺通眼部经脉气血。廉泉是任脉与阴维脉的交会穴，善治吞咽困难。针刺外金津、外玉液加廉泉并治舌咽麻木。合谷为手阳明大肠经之原穴，善治口面诸疾。外关为手少阳三焦经之络穴，通阳维脉，能治头面目之疾。曲池为手阳明大肠经合穴，阳明经上行头面，亦治面目之疾。阳陵泉乃筋之会，且为足少阳胆经之合穴；阴陵泉则为足太阴脾经之合穴，两穴均善治经筋病。足三里为足阳明胃经之合穴，胃经循行于眶下缘，可补脾健胃，化生气血，滋养脑络。照海为足少阴肾经之穴，又为八脉交会穴，通阴跷脉；申脉为足太阳膀胱经之穴，又为八脉交会穴，通阳跷脉，两穴相伍可治下肢诸疾。太冲为足厥阴肝经之原穴，肝开窍于目，故刺之能治目疾。

针刺治疗脑瘤选穴以手足阳明经、少阳经穴位为主。诸穴合用，上可治头面部疾病，中能调畅上肢之经络，下则补下肢之痿痹，故能治疗脑瘤所致之相关诸疾。失语者加廉泉、通里，面瘫者加地仓、阳白、翳风等。针刺得气后可接电针治疗仪，用连续波，刺激量以患者能耐受为度，每次留针 20 min。王亚丽等 [2] 用电针结合运动疗法治疗 30 例脑瘤术后偏瘫患者，连续治疗 10 日后有效率高达 96.67%，而单纯运动疗法有效率为 88%，因此认为脑瘤术后患者在拆线后应尽早运用电针疗法及运动疗法，以加快肢体肌力恢复，从而加快脑瘤术后的康复。艾宙等 [3] 认为，脑瘤所致的偏瘫患者多责之于脏腑气血阴阳失调，经络阻滞，经气不利，属中医学"中风""痿症"范畴，可用循经多穴不留针法治疗。循经依次取穴针刺，每穴进针后行提、插、捻、转手法，以平补平泻法，针刺得气后即出针。每日 1 次，10 次为 1 个疗程。经连续 1 ~ 5 个疗程治疗后患者的上下肢肌力恢复均有不同程度的提高。

六、脑瘤的穴位敷贴

穴位可反映脏腑及十二经脉的病变，脏腑经脉有变，相应的原穴部位往往会出现一定的反应。如刘莉莉等 [4] 的实验研究发现，脑瘤患者的原穴体表导电量变化结果显示，在脾、肝、胃、小肠 4 条经脉上左右原穴的电阻明显失衡，各组表里经穴位比较结果均呈表里失衡状态。因此用穴位敷贴治疗脑瘤患者时宜取相应经脉的原穴，如太白、冲阳、太冲、腕骨等，配合内关、足三里、中脘等止呕要穴，用高良姜方（取高良姜 50 g、丁香 50 g、吴茱萸 50 g 打粉，加生姜汁调制成糊状）贴于上述诸穴，可益肾健脾、温胃止呕，有效缓解脑瘤患者化疗所致的呕吐、恶心等消化道副作用。

参考文献

[1] 王莹, 郭琳.针刺治疗脑瘤术后视歧验案 1 则 [J].河北中医, 2014, 36（1）：82-83.

[2] 王亚丽, 徐秀萍, 常新华.电针结合运动疗法治疗脑瘤术后偏瘫 30 例临床观察 [J].中国运动医学杂志, 1999（3）：278-279.

[3] 艾宙, 杨廉, 徐江.循经多穴不留针治疗偏瘫 5 例 [J].上海针灸杂志, 1996, 15（3）：111.

[4] 刘莉莉, 赵百孝, 颉泽华, 等.脑瘤患者十二原穴体表导电量的变化与脏腑经络相关性观察 [J].中国中医基础医学杂志, 2009, 15（11）：857-860.

第九节　前列腺癌

一、概述

前列腺癌是发生于前列腺体的恶性肿瘤。我国前列腺癌发病率整体处于较低水平，但随着社会经济的发展、预期寿命的提高和生活方式的转变，前列腺癌发病率近些年上升趋势明显。前列腺癌的发病具有明显的地区差异性及年龄

相关性，城市高于农村，经济发达地区高于落后地区[1]。前列腺癌是雄激素依
赖性肿瘤，但几乎所有初始对内分泌治疗敏感的前列腺癌患者最终都将产生激
素抵抗，即对内分泌治疗无反应或内分泌治疗反而促使疾病发展，加上放化疗
的不良反应严重影响患者的生活质量，最终导致患者死亡[2]。现代医学在诊疗
前列腺癌方面尚存在诸多不足，现代中医药治疗策略认为，在前列腺癌的手术
后期、放疗期、内分泌治疗期和化疗期等不同阶段，中医药干预可从改善患者
尿失禁、减轻放化疗毒副反应、预防肿瘤复发转移、改善肿瘤相关并发症症状
和提高患者生活质量等方面入手，提升前列腺癌的治疗效果[3]。

二、病因病机

在中医药古籍中，虽既无"前列腺癌"之病名，亦无前列腺之脏腑，但有
与前列腺癌小便淋漓不尽、尿流中断、尿频尿急、排尿困难、前列腺硬结、会
阴疼痛等症状类似的记载。如《素问·气厥论》中记载："胞移热于膀胱，则
癃，溺血。"《灵枢·百病始生》曰："积之始生，得寒乃生，厥乃成积也。"
清代沈金鳌在《杂病源流犀烛》中描述，"血淋者，小腹硬，茎中痛欲死"，"闭
癃之异，究何如哉，新病为溺闭，点滴难通也，久病为溺癃，屡出而短少"。
从其症状上来讲，前列腺癌当属中医古籍中的"癃闭""血淋""劳淋"等范畴。

本病好发于老年男性，且随着年龄的增加，其发病率逐渐增高，正如《黄
帝内经》所言，"男子……二八肾气盛，天癸至……五八肾气衰……六八阳气
衰竭于上……七八肝气衰……八八天癸竭，精少，肾脏衰"，"肾藏精，主生殖，
开窍于前后二阴"，"肾有两脏也，其左为肾，右为命门。命门者，精神之所
舍也。男子以藏精，女子以系胞，其气与肾通"。前列腺居于下焦，为藏精之所，
属命门之肾，久病体虚，导致肾精、肾气亏虚及阴阳失调是前列腺癌发病的基础。
再者，前列腺位于下焦水湿代谢外出的必经之路，痰湿易滞，加之精府瘀血阻
闭溺窍，日久成疾，最终发展为前列腺癌。

三、中医辨证论治

1. 辨证分型

（1）痰湿蕴结证。

【临床表现】小便不畅，尿流变细或缓慢，尿频或淋漓不尽，或排尿无力、点滴而出甚至癃闭，面色少华，神疲乏力，舌淡苔腻、边有齿痕，脉沉或滑。痰湿蕴久化热可出现血尿等症状。

【中医治法】健脾补肾，祛痰利湿。

【常用方剂】薯蓣丸加减。

【经验方药】参麦地黄汤合二妙散加减，为黄智芬教授的临床经验方，由生地黄 12 g、党参 15 g、熟地黄 12 g、山药 12 g、枇杷叶 9 g、甘草 6 g、麦冬 9 g、泽泻 9 g、石斛 9 g、苍术 9 g、陈皮 6 g、黄柏 9 g 组成。

【临证加减】乏力、纳差者，重用黄芪、党参、生地黄、熟地黄、山药等以健脾补肾；小便淋漓不尽或呕吐明显者，加法半夏、茯苓等以祛痰利湿。

（2）气滞血瘀证。

【临床表现】小便点滴而下，或时而通畅，时而阻塞不通，会阴、少腹胀满疼痛，拒按，腰酸腿软，舌暗有瘀，苔薄，脉细或涩。

【中医治法】健脾补肾，化瘀散结。

【常用方剂】天台乌药散。

【经验方药】黄智芬教授的临床经验方，由桃仁 12 g、乌药 6 g、川楝子 9 g、红花 9 g、当归 6 g、生地黄 12 g、川芎 6 g、赤芍 9 g、牛膝 9 g、桔梗 9 g、柴胡 12 g、枳壳 9 g、甘草 6 g 组成。

【临证加减】下腹隐痛明显者，重用柴胡、乌药以行气疏肝，止痛；瘀血明显者，可酌加丹参、郁金、水蛭等以活血破瘀，消癥化滞。

（3）癌毒内蕴证。

【临床表现】小便频数，点滴而出，口干口苦，潮热汗出，腰膝酸软，耳鸣，舌质红，苔薄黄，脉数。此证多见于前列腺癌晚期或者脏腑、骨骼远处转移的前列腺癌患者。

【中医治法】滋补肝肾，泻火解毒。

【常用方剂】一贯煎加减。

【经验方药】参芪地黄汤加减，为黄智芬教授的临床经验方，由太子参20 g、黄芪30 g、熟地黄20 g、山药12 g、山茱萸12 g、牡丹皮10 g、泽泻10 g、茯苓10 g、白术15 g、当归6 g、益母草12 g组成。

【临证加减】有瘀血者，加桃仁、红花等；水肿甚者，重用茯苓、冬瓜皮、桑皮、白茅根等。

2. 特色用药

前列腺癌多发于老年男性。患者年老，肝肾不足，天癸竭，精少，肾脏衰。肾主骨生髓，肾精不足，髓无以生，则骨无所养，癌毒易乘虚入骨，故前列腺癌患者较易发生骨转移，因此治疗老年晚期前列腺癌，补肾固本为第一位。但是现代医学研究发现，前列腺癌的发生、发展和转归与患者体内的雄激素水平密切相关，因此黄智芬教授强调以清补为要，以补肾阴为主，药用女贞子、枸杞子、桑寄生、覆盆子等，避免使用鹿茸、附子等辛温大热壮阳之品，以及一些有类雄激素样作用的中药，如人参、冬虫夏草、淫羊藿、肉苁蓉等。女贞子和枸杞子是黄智芬教授治疗前列腺癌最常用药对之一，二者均能滋补肾阴，提高免疫力，同时亦具有抗癌的作用，可谓是一举两得，女贞子常用剂量为20 g，枸杞子常用剂量为15 g。此外，脾为后天之本，脾虚，后天之精则无以化生，使先天之精也难以充养，因此黄智芬教授在用补肾药的同时也常常与健脾药同用。考虑到前列腺癌易发生骨转移，故黄智芬教授常常在方药中加用补肾壮骨、填精益髓之品，如杜仲、补骨脂、骨碎补等，以未病先防，先安未受邪之地。

四、应用举例

患者陈某，男，69岁，2020年2月初诊。患者于2020年1月在广西医科大学附属肿瘤医院泌尿外科确诊为"前列腺癌并多发骨转移（pT3aN2M1，Ⅳ期）综合治疗后"，未行手术，予戈舍瑞林内分泌联合护骨治疗。既往有前列腺增生病史。症见：尿频尿急、腰膝酸软、潮热盗汗、食少纳呆、不寐、大便调、舌质红、少苔、脉细数。辨证为癌毒内蕴证。治以滋补肝肾，泻火解毒。黄智芬教授予参芪地黄汤加减。该方由太子参 20 g、黄芪 30 g、熟地黄 20 g、山药 12 g、山茱萸 12 g、牡丹皮 10 g、泽泻 10 g、茯苓 10 g、白术 15 g、当归 6 g、益母草 12 g、延胡索 15 g、鸡内金 10 g、砂仁 10 g 组成。共 15 剂，每日 1 剂，水煎，分 2 次早晚温服。

2020 年 3 月二诊。服药 2 周后，患者自述腰骶部疼痛、腰膝酸软、乏力、食少纳呆等症状均较前明显改善。调方：在上方的基础上加浮小麦 30 g、覆盆子 10 g、白花蛇舌草 30 g。共 30 剂，每日 1 剂，水煎，分两次早晚温服。

患者坚持中药联合内分泌治疗和护骨治疗，每月复诊调方，每 2 个月复查 1 次，疗效评估均稳定，服药近 2 年，患者自我感觉良好。

按语：前列腺癌早期常无明显症状，早期发现、早期诊断、早期治疗才能获得最佳疗效，因此，提倡中老年人定期进行体检和肿瘤筛查。现代医学治疗方法和手段虽然能够较好地控制前列腺癌的病情发展，但也有不少不良反应和后遗症，因此中西医结合治疗前列腺癌值得推广。上述前列腺癌病例，已是晚期前列腺癌患者，对于晚期前列腺癌老年患者，中医药辨证治疗更为重要。老年患者肝、脾、肾亏虚，痰、瘀、毒邪内蕴，故而应在健脾补肝肾的基础上，根据痰、瘀、毒的属性加用化痰、消瘀和解毒类药，以更好地控制病情。

五、前列腺癌的针灸治疗

对于前列腺癌术后出现尿失禁并发症者，可用针刺进行治疗。中医理论认为，前列腺癌术后患者正气亏虚，处于气虚血瘀状态，同时患者多年老体衰，肾气虚弱，下焦元气不固，膀胱对下元有失约制。本病责之于肾虚不固、膀胱失约，应用益气固元针法进行治疗[4]。操作：取膀胱经穴肾俞、关元俞、气海俞、次髎、会阳、秩边，取任脉及脾胃经穴气海、关元、外归来、曲骨、足三里、阴陵泉、三阴交、太冲，行平补平泻法，每天 1 次，每次留针 30 min。对于前列腺癌出现骨转移导致疼痛者，其中头颅疼痛选加百会、曲池，颈部疼痛加阴谷、颈椎、肩井，上肢疼痛加合谷、内关，腰椎疼痛加后溪、腰眼、足三里及阿是穴，髋部疼痛加委中、委阳，下肢疼痛加足三里、太溪、委中[5]。

益气固元针法中"益气"是指益脾胃之气和调动全身气机两个方面，"固元"是指固先天元气。以益气固元为要，辅以从阴引阳，故采用前后阴阳相配交替取穴。取穴原则：针刺膀胱经穴，可调畅膀胱气机，振奋机体阳气，从而改善机体水液代谢，且膀胱经和肾经互为表里，联系密切，故取穴常以足太阳膀胱经为主，培肾固本，补益元气。针刺任脉可推动气血运行，促进和提高机体修复功能，取脾胃经则能够补益脾胃之气，以滋固先天之元气。针刺时采用前后交替针刺取穴法，以协调机体的阴阳二气，使气血平衡，经脉畅通，从而调节脏腑的虚实盛衰，实现人体生理功能的正常运转。先天元气由肾中精气所化生，禀受于父母的生殖之精，先天元气易亏不长，需要脾胃化生的水谷之精的滋养补充，故而在治疗中要注重滋养脾胃之气以固元气，从而激发肾气功能，增强其固摄作用。肾气充足有序，全身之气才能运行正常，则脏腑气化功能、水液运行输布正常，使膀胱开阖有度，水道通畅。

宋楠楠等[6]用益气固元针法针刺治疗 20 例前列腺癌术后出现尿失禁患者以此作为试验组，对照组 20 例采用单纯盆底肌训练治疗，结果与单纯盆底肌训练治疗相比，益气固元针法针刺疗效更显著，且能明显改善患者尿失禁症状，缓解患者焦虑、抑郁等不良情绪，提高患者生活质量。卜凡优等[7]将 48 例腹腔镜下前列腺癌根治术后尿失禁患者分为试验组和对照组（每组 24 例），试验组采用针刺联合盆底肌训练疗法，对照组采用盆底肌训练法，结果两组组内治疗前后相比 1 h 尿垫试验漏尿量、ICIQ-SF 评分、24 h 尿失禁次数均有改善，并且试验组治疗后各项观察指标均显著低于对照组，总有效率、治愈率均显著高于对照组，因此认为针刺能够有效改善腹腔镜下前列腺癌根治术后患者尿失禁症状，促进尿控功能的恢复。

六、前列腺癌的火龙灸治疗

1. 尿失禁

前列腺癌术后出现尿失禁也可用火龙灸进行治疗。火龙灸是用热刺激的方式，结合艾叶和方药的温通走窜之性，通过温热刺激作用于经络腧穴，进而激发患者机体阳气，调和气血，起到开腠理、行气活血、通达经络、活血化瘀的功效，最终达到治疗疾病的目的。取腹部任脉诸穴：上脘、中脘、建里、下脘、水分、神阙、阴交、气海、石门、关元、中极。火龙灸方取生半夏 15 g、生川乌 12 g、生天南星 9 g、细辛 6 g、冰片 15 g、川芎 15 g、蒲黄 18 g、乳香 15 g、没药 15 g 等药材放入透明玻璃罐中，加入白酒浸泡，常温下浸泡 1 个月备用[8]。治疗时用药酒将方巾湿润后敷于任脉诸穴部位，并在方巾上铺满厚度约 1 cm 的经榨汁后的生姜渣，最后在其上面铺一层薄艾绒点燃。每周治疗 1 次，每次 30～60 min，4 次为 1 个疗程。

任脉起于胞中，男子胞为精室，对应前列腺。任脉为"阴脉之海"，与肝、脾、肾三脏有密切关系。若脏腑功能失调，则产生"瘀""痰""湿"等有形之物，聚集于胞中，导致前列腺增生甚至前列腺癌，故中医外治前列腺疾病多从任脉施治。灸中极、气海以益肾兴阳，生发阳气，使水湿得化；灸关元、石门以培补元气，行气利水，导赤通淋；灸神阙以培元固本，健运脾胃；灸上脘、中脘、下脘、建里以补脾和胃，利水消肿。

2. 尿潴留

火龙灸治疗前列腺癌尿潴留患者临床效果确切。杨友友等[9]采用火龙灸联合雄激素剥夺疗法治疗阳虚质前列腺癌伴下尿路症状患者，对照组予常规雄激素剥夺疗法治疗，观察组在此基础上加任脉火龙灸治疗 28 天，观察储尿期症状总评分、排尿期症状总评分和生活质量量表评分的变化情况，以及治疗前后最大尿流率、残余尿量、血清前列腺特异抗原等。结果提示火龙灸联合雄激素剥夺疗法治疗阳虚质前列腺癌伴下尿路症状，能明显改善患者的临床症状，疗效显著。

七、前列腺癌的穴位敷贴

1. 尿潴留

前列腺癌尿潴留患者可用穴位敷贴治疗。取黄柏、肉桂、丁香各 30 g 磨粉，并以白凡士林调和，制成 1 cm × 1 cm × 1 cm 的正方体状，外层以透气胶布固定贴于患者神阙、气海、关元、中极等穴位，4 h 后撕去[10]。方中黄柏主清热、燥湿通淋，肉桂补火助阳、温经通络，丁香温中暖肾，三者共用能起到补肾益气助阳的作用，从而缓解尿失禁症状。气海为气之海，关元为强壮要穴，培补肾阳，此二穴可以起到温补肾阳的作用。中极属膀胱经，又是任脉、足三阴经之交会穴，可通调三经之气以益肾、利尿、缩泉。穴位敷贴通过经络的传导起到温补肾气的作用，肾气充足则膀胱开阖有度，从而缓解尿失禁症状。

2. 癌性疼痛

穴位敷贴能缓解癌性疼痛。将吴茱萸 200 g 打粉后加姜汁调制成膏药，用无菌棉垫或纱布敷贴于患者关元穴、神阙穴，每日 1 ～ 2 次，每次 6 ～ 8 h。杜子媚等[11]将 100 例前列腺癌患者随机平均分为两组，对照组每日进行盆底肌功能锻炼，研究组在对照组基础上加用穴位敷贴联合腕踝针治疗，结果显示在缓解前列腺癌轻中度疼痛方面，穴位敷贴联合腕踝针止痛效果更理想，可有效降低癌性疼痛程度。

3. 消化道反应

前列腺癌患者术后发生胃肠功能紊乱者，临床上常用穴位敷贴以缓解症状。取双柏散（侧柏叶、大黄各 60 g，黄柏、泽兰、薄荷各 30 g）研细末，取开水与蜜糖各半，与药末共调煮为稠糊状，热敷脐部（神阙穴），每日上下午各 1 次，每次 40 ～ 60 min，连续敷贴 7 日。临床研究证实此方具有活血祛瘀、消肿止痛的功效[12]。如王志刚等[13]用双柏散进行穴位敷贴治疗 33 例腹腔镜前列腺癌根治术后出现腹胀、腹痛等胃肠道症状的患者，7 日后患者的肠鸣音恢复时间、

术后排气排便时间、腹胀腹痛缓解时间、平均住院时间等均较未行穴位敷贴者
要明显缩短。

参考文献

[1] 李星，曾晓勇.中国前列腺癌流行病学研究进展 [J].肿瘤防治研究，
    2021，48（1）：98-102.

[2] 叶定伟，朱一平.激素抵抗性前列腺癌的治疗选择 [J].现代泌尿外科杂，
    2011，16（1）：6-9.

[3] 王涛，李玉兵，求旦旦，等.前列腺癌的现代中医药治疗策略探讨 [J].广
    州中医药大学学报，2022，39（1）：207-213.

[4] 宋楠楠，林恩德，陆斌.陆斌主任运用"益气固元针法"治疗前列腺癌根
    治术后尿失禁经验浅析 [J].针灸临床杂志，2020，36（2）：80-83.

[5] 刘德果，陈其华，李博.益肾通癃汤联合中医外治对中老年前列腺癌骨转
    移临床疗效研究 [J].辽宁中医药大学学报，2021，23（4）：83-87.

[6] 宋楠楠，马继红，夏洪晨，等."益气固元"针法治疗前列腺癌根治术后
    尿失禁患者的临床观察 [J].世界科学技术 - 中医药现代化，2020，22（9）：
    3432-3436.

[7] 卜凡优，代雪双，张英羽，等.加速康复外科理念下针刺治疗腹腔镜下前
    列腺癌根治术后尿失禁的疗效观察 [J].中华腔镜泌尿外科杂志（电子版），
    2022，16（1）：31-34.

[8] 杨友友.火龙灸改善前列腺癌下尿路症状的临床研究 [D].广州：广州中医
    药大学，2019.

[9] 杨友友，陈娟，周春姣，等.火龙灸联合雄激素剥夺疗法治疗阳虚质前列
    腺癌下尿路症状的临床观察 [J].广州中医药大学学报，2020，37（12）：
    2375-2381.

[10] 程琼.穴位贴敷联合艾灸在前列腺根治术后尿失禁患者中的效果观察 [J].

临床医药文献电子杂志，2019，6（77）：17，19.

[11] 杜子媚，蒋学文，苏金英.穴位贴敷联合腕踝针治疗前列腺癌轻中度疼痛的临床护理分析 [J].实用临床护理学电子杂志，2020，5（11）：38.

[12] 欧阳伟珊，刘东辉，魏刚，等.双柏散各单味药有效部位抗炎镇痛祛瘀作用研究 [J].中药药理与临床，2011，27（2）：118-121.

[13] 王志刚，谢建兴.双柏散对前列腺癌根治术后胃肠道功能恢复的促进作用 [J].广州中医药大学学报，2018，35（2）：247-250.

第十节 软组织肉瘤

一、概述

软组织肉瘤是一类分型极为复杂的间叶源性恶性肿瘤，其恶性程度高，组织学亚型超过 70 种 [1]，根据来源分为纤维肉瘤、滑膜肉瘤、横纹肌肉瘤、平滑肌肉瘤、脂肪肉瘤、间皮瘤等。软组织肉瘤可发生于任何年龄段，以 20～50 岁为发病高峰年龄段；其发病率较低，约占成人恶性肿瘤的 1%，儿童恶性肿瘤的 15%；我国发病率约为 2.38/10 万例 [2]。软组织肉瘤多发于四肢、躯干和腹膜后等部位。现代医学治疗方法主要有手术、化疗、放疗、靶向治疗及免疫治疗等，尽管治疗方法众多，但其疗效仍不理想，复发率高，预后较差 [3]。

中医药古籍中并无"软组织肉瘤"这一病名，软组织肉瘤相关症状可归属于中医"肉瘤""石疽""失荣"等范畴。《外科正宗》中记载："肉瘤者，软若绵，硬似馒，皮色不变。"《医宗金鉴》曰："失荣耳旁及项肩，起如痰核不动坚，皮色如常日渐大，忧思怒郁火凝然。日久气衰形削瘦，愈溃愈硬现紫斑，腐烂浸淫流血水，疮口翻花治总难。"《诸病源候论》中有："此由寒气客于经络，与血气相搏，血涩结而成疽也。其寒毒偏多，则气结聚而皮厚，状如痤疖，坚如石，故谓之石疽也。"《灵枢·刺节真邪》根据病邪及病变部位的不同将其分类为骨蚀、筋瘤、肠瘤、骨疽、肉疽等。可见古代医家对此已有一定的认识。本病预后较差，《证治准绳》中有"瘤则有六，骨瘤、脂瘤、气瘤、肉瘤、脓瘤、血瘤，亦不可决溃，肉瘤尤不可治，治则杀人"的描述，《千金要方》曰："凡肉瘤勿治，治之杀人，慎之。"可见本病恶性程度较高，可危及生命。

二、病因病机

中医认为本病的发生与外感"六淫"、"七情"内伤、正气亏虚、寒凝痰瘀、毒结等因素有关。《灵枢·九针论第七十八》中有"四时八风之客于经络之中，为瘤病者也"的描述，认为其与外感六淫有关。《医学入门》中有"郁结伤脾，肌肉消薄，外邪搏而为肿，曰肉瘤"的描述，认为其与思虑伤脾，脾气亏虚，外邪乘虚而入有关。《外科正宗》中有"夫人生瘿瘤之症，非阴阳正气结肿，乃五脏瘀血浊气痰滞而成"的描述，认为其为寒凝血瘀痰结所致。《明医指掌》中指出："瘤则遍身体头面、手足，上下不拘其处，随气凝结于皮肤之间，日久结聚不散，累积而成。若人之元气循环周流，脉络清顺流通，焉有瘿瘤之患也，必因气滞痰凝，隧道中有所留止故也。"广东省名中医刘伟胜教授认为此病多因内伤"七情"耗损肝肾之阴，致脾胃运化功能失调，气血亏虚，痰瘀互结，久而成瘤[4]。河南省名中医蒋士卿教授认为软组织肉瘤其性属阴，为阴邪凝聚体内日久所致，治疗上以温阳法为基本大法，重用阳和汤为基本方加减治疗[5]。林丽珠教授认为肉瘤与"痰瘀相关"，用药以"祛瘀清热解毒""健脾化痰散结"[6]。

三、中医辨证论治

（1）肝肾阴虚证。

【临床表现】头痛，背痛，肿瘤局部灼痛，腰膝酸软，失眠盗汗，耳鸣，五心烦热，颜面泛红，大便干燥，消瘦乏力，舌苔薄黄，舌红少苔或剥苔或苔黄，脉细数或脉弦细数。

【中医治法】滋补肝肾，解毒散结。

【常用方剂】一贯煎、六味地黄汤等。

【经验方药】参芪地黄汤，为黄智芬教授团队的临床经验方，由太子参

12 g、黄芪 30 g、熟地黄 12 g、牡丹皮 10 g、泽泻 12 g、土茯苓 12 g、山茱萸 10 g、山药 18 g、半枝莲 20 g、首乌藤 30 g、酸枣仁 12 g 组成。

【临证加减】腰膝酸软者，加枸杞子 10 g、牛膝 10 g、杜仲 10 g；疼痛明显者，加芍药 20 g、甘草 6 g、延胡索 10 g；午后低热者，加地骨皮 10 g、百合 15 g。

（2）阴虚内热证。

【临床表现】口干舌燥，五心烦热，颜面泛红，大便干燥，舌红少苔，脉细数或脉弦细数。多见于放疗后。

【中医治法】养阴生津，消肿散结。

【常用方剂】甘露饮等。

【经验方药】黄智芬教授团队的临床经验方，由天冬 12 g、麦冬 12 g、熟地黄 12 g、生地黄 12 g、黄芩 6 g、茵陈 6 g、石斛 12 g、枇杷叶 12 g、芦根 20 g、夏枯草 12 g、白茅根 15 g、葛根 30 g、黄芪 30 g 组成。

【临证加减】睡眠差者，加酸枣仁 12 g；热象明显者，加菊花 15 g、桑叶 10 g。

（3）阳虚痰凝。

【临床表现】肢冷畏寒，入睡困难，纳呆，舌暗，苔白腻，舌下静脉瘀张，脉细或弦涩。

【中医治法】温补肾阳，化痰祛瘀。

【常用方剂】阳和汤等。

【经验方药】黄智芬教授团队的临床经验方，由熟地黄 30 g、鹿角胶（烊化）30 g、麻黄 10 g、炒白芥子 12 g、干姜 12 g、肉桂 10 g、甘草 6 g、半夏 9 g、浙贝母 12 g、白花蛇舌草 20 g、半枝莲 20 g、莪术 12 g、首乌藤 30 g 组成。

【临证加减】入睡困难者，加首乌藤 30 g、酸枣仁 12 g；腰膝酸软者，加肉苁蓉 12 g、淫羊藿 12 g；纳呆者，加神曲 10 g、厚朴 10 g。

四、应用举例

患者吴某某，女，51 岁，2021 年 11 月 1 日初诊。患者诉因腹痛于外院就诊，诊断为腹腔肉瘤，行手术治疗；术后半年复发；近 3 月以来，肢冷畏寒、小便清长、睡眠差、纳差、舌暗、苔白腻、舌下静脉瘀张、脉细。四诊合参，辨病属"肉瘤"，辨证为阳虚痰凝之证，治宜温补肾阳、化痰祛瘀。以自拟临床经验方汤加减，药物组成：熟地黄 30 g、鹿角胶（烊化）30 g、麻黄 10 g、炒白芥子 12 g、干姜 12 g、肉桂 10 g、甘草 6 g、半夏 9 g、浙贝母 12 g、白花蛇舌草 20 g、半枝莲 20 g、厚朴 10 g、莪术 12 g、首乌藤 30 g。共 30 剂，每日 1 剂，水煎服，早晚饭后温服。

2021 年 12 月 6 日二诊。患者诉怕冷程度明显减轻，睡眠较前改善，仍有舌暗、苔白腻、舌下静脉瘀张、脉细。效不更方，继守前方，续服 30 剂，煎服法同前。

按语：《黄帝内经》中有"年四十，而阳气自半也"的记载，《丹溪心法》曰"凡人身上中下有块者，多是痰"。脾气亏虚，水湿不运，痰浊内生，与痰凝、瘀血相互胶着，终成肿块。方中阳和汤为本方之主方，功在温补肾阳。半夏、浙贝母化痰散结，莪术化瘀散结。瘀滞日久又易化热成毒，故加白花蛇舌草及半枝莲以解毒抗癌，加首乌藤以安神助眠。

五、肉瘤的针灸治疗

中医认为本病是由毒邪和邪气侵入，积聚经络、筋骨之间而致，因此在治疗本病时以扶正化痰解毒为要。针刺可取百会、肾俞、足三里、上巨虚、下巨虚、丰隆、膻中。

操作：暴露患者取穴位置，用棉签蘸取适量碘伏消毒皮肤后，选用 0.3 mm×40 mm 毫针，进针深度为 0.5～1 寸，留针 30 min，每周 5 次。其中肾俞、足三里用补法，丰隆用泻法，其余穴位用平补平泻法。

其中百会位居巅顶，头为诸阳之会，可升举阳气，温通经络；膻中乃气之会穴，可行气活血，化痰消肿；足三里、上巨虚、下巨虚用补法以达健运脾胃之功；丰隆用泻法则可通经散结，化痰消瘀；肾俞能补益元气，培肾固本，与足阳明胃经相伍可发挥补益先后天的作用。诸穴合用以化痰散结，行气活血，补益脾肾，调整阴阳，从而达到治疗肉瘤的目的。气血不足者加脾俞、胃俞，瘀血阻滞者加血海、膈俞，脾肾阳虚者加脾俞、命门，痰湿结聚者加丰隆、阴陵泉，气郁痰阻者加太冲、内关，阴虚火旺者加太溪、照海，随症加减。

古代医家禁用针刺治疗肉瘤，因此针刺治疗肉瘤不是直接作用于肿瘤，而是作用于整个机体的神经－内分泌－免疫网络，通过活化免疫细胞释放细胞因子和活性物质，对免疫状态进行调节，使机体产生抗肿瘤的效应。方丹萍等[7]通过辨证论治，在中医基础理论的指导下，予针刺足三里、上巨虚、下巨虚、丰隆、外丘、阿是穴等治疗平滑肌肉瘤，连续治疗10天后患者的疼痛、下肢肿胀及肤温高等症状得到了明显缓解。李睿等[8]则用火针围刺治疗25例软组织肉瘤患者，经消毒后选取0.35 mm×40 mm毫针，用酒精灯将其烧至红色，随即迅速刺于软组织肉瘤边缘，针尖朝向软组织肉瘤的中心，针刺深度25～30 mm，留针30 min后取出。每天1次，10天为1个疗程，隔2～3天后进行下一疗程。结果总有效率为68%，且治疗后患者免疫细胞指标水平均高于治疗前。因此李睿等认为火针针刺治疗肉瘤具有生肌排脓、助阳补虚、消瘀散结等功效，可发挥抗炎、修复与促进血管再生、改善血液循环等作用，进而减轻患者的疼痛，缩小肉瘤病灶。

六、肉瘤的中药外敷

中药外敷治疗肉瘤效果显著。将黄柏30 g、黄芩30 g、大黄30 g、青黛15 g共研成末，用蜂蜜调匀制成通气膏，外敷于肉瘤患者肿胀部位，每天换1次。此法可起到清热解毒、化痰散结的作用，用于治疗肉瘤可缓解患者疼痛、胀闷等不适。如杨学颖[9]用上述中药贴敷治疗左下肢滑膜肉瘤患者，每天1次，治疗3周后患者左下肢的麻木胀感及疼痛不适感消失。

七、肉瘤的穴位敷贴

穴位贴敷治疗肉瘤主要用于缓解化疗导致的恶心、呕吐等副作用。将高良姜50 g、丁香50 g、吴茱萸30 g等打成粉，加姜汁调制成膏状，贴敷于患者大椎、中脘、曲池、内关、足三里等穴位，每次贴敷4 h，每天1换，诸药可共奏健脾和胃、降逆止吐之功效。如周爱春等[10]用穴位贴敷治疗43例骨肉瘤化疗后出现恶心、呕吐症状的患者，以此作为治疗组；对照组予以昂丹司琼注射液静滴。治疗从化疗当天开始至化疗结束后2天，共5天。治疗后临床观察结果发现，治疗组患者化疗后恶心、呕吐的发生例数和程度均明显低于对照组，表明穴位贴敷可有效减轻骨肉瘤患者化疗后出现的恶心、呕吐症状。

八、肉瘤的蜂针治疗

蜂针是以中医针灸理论为指导，以经络腧穴为基础，应用蜂毒作用于经络腧穴或患处局部，以达到防治疾病目的的方法。经过多年的发展，蜂针蜇刺已经上升为比较规范的蜂针经穴系列治疗方法，用于治疗多种疾病如类风湿性关节炎、风湿性关节炎、中风后遗症等。蜂针治疗肉瘤则是利用蜂毒具有的麻醉、镇痛、抗炎以及抗肿瘤细胞的作用，减轻肉瘤患者疼痛，缩小瘤体体积[11]。龙岳柳[12]将蜂针作用于患者肾俞、章门、中脘、秩边、志室、腰眼、环跳、关元、气海等穴，在这些穴位中交叉任选5穴，每穴各蜇1针，并且在每个肉瘤上呈三角形状蜇3针。隔1天治疗1次，半月为1个疗程。在蜇蜂针的同时口服蜂蜜，早晚2次，每次15 g。4个疗程后患者的瘤体较前明显缩小，并且相应的临床症状也得到明显缓解。

参考文献

[1] SBARAGLIA M，BELLAN E，DEITOS A P.The 2020 WHO classification of soft tissue tumours：news and perspectives[J]. Pathologica，2021，113（2）：70-84.

[2] 中国临床肿瘤学会指南工作委员会.中国临床肿瘤学会（CSCO）软组织肉瘤诊疗指南 2019[M].北京：人民卫生出版社，2019：148-150.

[3] 石远凯，郏博.软组织肉瘤治疗进展 [J].中国肿瘤临床，2014，41（24）：1556-1560.

[4] 赵越洋.刘伟胜教授中医辨证论治肉瘤经验点集 [J].时珍国医国药，2015，26（9）：2255-2256.

[5] 徐鑫，王赛，张孟哲，等.蒋士卿教授重用阳和汤治疗软组织肉瘤经验 [J].

中医学报，2016，31（3）：319-321.

[6] 黄子菁，孙玲玲，林丽珠.林丽珠治疗软组织肉瘤用药规律的数据挖掘研究 [J].广州中医药大学学报，2018，35（6）：1112-1116.

[7] 方丹萍，陈亮.中医外治结合调护胫骨平滑肌肉瘤 1 例 [J].中国医药指南，2017，15（23）：187.

[8] 李睿，蔡超，赵鹏程，等.火针围刺联合氩氦刀冷冻消融治疗软组织肉瘤临床观察 [J].上海针灸杂志，2019，38（8）：874-878.

[9] 杨学颖.痰毒化解汤并外治滑膜肉瘤一例 [J].中国疗养医学，2015，24（4）：440.

[10] 周爱春，刘云霞，陈丽娟，等.穴位贴敷防治骨肉瘤患者化疗后恶心呕吐 43 例 [J].浙江中医杂志，2018，53（12）：884-885.

[11] 王祖红，李雷，赵荣，等.蜂疗临床应用荟萃 [M].昆明：云南科技出版社，2019：34-41.

[12] 龙岳柳.蜂针疗法治愈"肉瘤"[J].蜜蜂杂志，2016，36（11）：12.

第十一节 乳腺癌

一、概述

乳腺癌是指发生于乳腺的恶性肿瘤，是乳腺导管上皮细胞在各种内外致癌因素的作用下失去正常特性而异常增生，以致超过自我修复限度而发生的疾病。2020 年全球癌症登记数据显示，乳腺癌已超过肺癌成为全球最常见的恶性肿瘤，在所有癌症中占比高达 11.7%。乳腺癌发病率和死亡率在全球大多数国家中排名第一，2020 年全球新发乳腺癌病例超过 226 万例，死亡病例约 68.5 万例。尽管中国乳腺癌发病率处于较低水平，但中国乳腺癌年新发病例数位居全球第一，约占全球乳腺癌病例的 18.4%，其次是美国（约占 11.8%）[1]。乳腺癌的致病因素包括月经初潮早、绝经晚、生育晚或不育、电离辐射、不健康的饮食习惯、不健康的生活方式、精神抑郁和过度紧张、内分泌平衡失调、某些药物及农药等。

中医很早就注意到了乳腺恶性肿瘤的存在。隋代巢元方《诸病源候论·石痈候》言："石痈之状，微强不甚大，不赤，微痛热，热自歇，是足阳明之脉，有下于乳者……谓之石痈。"北宋《圣济总录》载："乳痈大坚硬，赤紫色，衣不得近，痛不可忍。"这些描述非常类似炎性乳癌的表现。元代朱丹溪在《格致余论》中将乳腺癌称为"奶岩"，并提出了"乳子之母……浓味所酿"，"乳之子，膈有滞痰"导致乳生结核的理论。明清大量文献对乳腺癌进行论述，其中医病名也相对固定为"乳岩"。明代《普济方》详细描述了乳腺癌的自然病程："初结如桃核，渐次浸长至如拳如碗，坚硬如石，数年不愈，将来溃破，则如开石榴之状，又反转外皮，名审花奶。"并指出"年四十以下，间有可治者；五十以上，有此决死"，提示年轻患者预后相对较好。陈实功在《外科正宗》中论述男性乳腺癌："又男子乳节与妇人微异，女损肝胃，男损肝肾。"中医药防治乳腺癌效果确切，在乳腺癌全程全方位管理中发挥着重要作用。以整体观和辨证论治为核心思想的传统中医药与现代精准治疗结合可以发挥各自优势，扬长避短，目前已形成早期高危人群预防、急病期辅助治疗、早期巩固康复治疗、晚期维持治疗模式，在乳腺癌防治中发挥着重要作用[2]。

二、病因病机

现代医学所谓的乳腺癌符合中医古籍记载的"乳岩""奶岩""乳疳""石奶""乳癌"的范畴。查阅历代中医药学家对乳腺癌的辨证研究与论述可以看出，中医主流认为乳腺癌的主要病因病机是机体长期处于正气不足的状态下，加上外感邪气、气机运行不畅、热毒蕴结等多种因素综合导致的气血瘀滞、痰浊邪毒瘀阻、蕴毒成瘤等，最终导致了乳腺癌的产生和发展。上百年的中医学实践得出：气、血、阴虚为本，兼有血瘀、毒聚、痰凝、气滞等，是乳腺癌的基本病因病机[3]。

三、中医辨证论治

中医采用辨病与辨证相结合的诊断方式，根据乳腺癌的西医诊断标准进行诊断。因循古代，通过望、闻、问、切四诊，采用八纲辨证、脏腑辨证，辨明邪正盛衰、涉及脏腑，明确中医辨证分型，最后形成由西医病名和中医辨证分型组成的中西医结合诊断，指导临床实践[4]。

1. 辨证分型

（1）瘀滞湿邪痹阻。

【临床表现】乳腺癌术后上肢肿胀，活动不利，疼痛灼热，舌质淡红或淡暗有瘀，苔白，脉弦滑。

【中医治法】益气活血，利水消肿。

【常用方剂】四妙勇安汤加减（《验方新编》）[5]。

【经验方药】金银花 15 g、玄参 12 g、当归 12 g、黄芪 30 g、泽兰 15 g、泽泻 15 g、甘草 6 g。

【临证加减】气虚明显者，黄芪可用至 60 g（舌苔厚腻者慎用）；上肢肿胀难耐者，加桃仁 12 g、红花 6 g、车前子 10 g；疼痛灼热者，加连翘 12 g、蒲公英 15 g、牡丹皮 12 g。针刺和灸法可通过刺激腧穴达到活血化瘀、疏通经络的目的，在治疗乳腺癌术后患侧上肢淋巴水肿方面也有较好的疗效。另外，配合中药苏木 12 g、伸筋草 12 g、赤芍 15 g、川芎 12 g、大黄 6 g、丝瓜络 15 g、苍术 15 g、金银花 10 g、连翘 10 g、黄柏 10 g、鸡血藤 30 g、苦参 10 g 煎汤熏洗热敷亦可取得较好的临床疗效。

（2）脾虚痰湿。

【临床表现】乳腺癌化疗期间胸脘痞闷，恶心纳呆，呕吐痰涎，神疲乏力，食后腹胀，便溏，口渴少饮，头身困重，乳房可扪及结节，舌淡，苔白或腻，舌体胖大、边有齿痕，脉细弱。

【中医治法】健脾利湿，化痰散结。

【常用方剂】六君子汤加减（《妇人大全良方》）[6]。

【经验方药】党参 12 g、茯苓 15 g、白术 10 g、炙甘草 6 g、法半夏 10 g、陈皮 10 g、薏苡仁 30 g、浙贝母 10 g、瓜蒌 10 g、夏枯草 10 g、山慈菇 10 g、白花蛇舌草 10 g、半枝莲 10 g。

【临证加减】气滞不舒，嗳气太息者，加青皮 10 g、枳壳 15 g、八月札 10 g、香附 10 g；肢体浮肿沉胀者，加路路通 15 g、车前子 10 g、羌活 10 g、泽兰 12 g。

（3）气血两虚。

【临床表现】乳腺癌化疗后心悸气短，头晕目眩，失眠健忘，乏力，纳呆食少，面色无华，汗出肢冷，胸闷，四肢麻木，骨髓抑制，舌质淡，舌苔白，脉细弱无力。

【中医治法】益气补血，健脾养心。

【常用方剂】归脾汤加减。

【经验方药】白术 12 g、黄芪 30 g、党参 15 g、陈皮 6 g、熟地黄 12 g、川芎 10 g、酸枣仁 12 g、木香 6 g、大枣 10 g、生姜 10 g。

【临证加减】兼阳虚汗出肢冷者，加炮附子 10 g、鹿角胶 12 g、煅牡蛎 30 g；兼自汗盗汗、胸闷心烦者，加麦冬 12 g、五味子 10 g、丹参 12 g；肝功能异常者，酌加茵陈 6 g、五味子 10 g、田基黄 10 g、鸡骨草 15 g；四肢麻木者，加鸡血藤 30 g、桑枝 12 g、桂枝 10 g 等。

（4）瘀毒互结。

【临床表现】晚期乳腺癌乳房红肿疼痛，肤色紫暗，或溃破不收，乳头溢液、糜烂溃疡，甚至发热，胁肋胸部疼痛，口干渴，大便干结，小便短赤，舌绛有瘀斑，苔薄黄或厚黄，脉涩或弦数或沉弱。

【中医治法】化瘀解毒，软坚散结。

【常用方剂】西黄胶囊（丸）（《外科全生集》）[7]合龙蛇羊泉汤[8]。

【经验方药】乳香 10 g、没药 10 g、黄芪 30 g、牡丹皮 12 g、青皮 10 g、山慈菇 15 g、皂角刺 15 g、龙葵 15 g、白花蛇舌草 15 g、白英 10 g。

【临证加减】骨转移者，加透骨草 15 g、鹿衔草 15 g、骨碎补 15 g、桑寄生 12 g、黄芩 10 g；肝转移者，加鳖甲 15 g、八月札 10 g、凌霄花 6 g、鼠妇 3 g、枸杞子 15 g；肺转移者，加桔梗 15 g、麦冬 12 g、五味子 10 g、黄芩 9 g、僵蚕 6 g；脑转移者，加全蝎 3 g、蜈蚣 6 g、天南星 6 g、枸杞子 15 g、菊花 10 g；皮下转移破溃者，加金银花 15 g、蒲公英 15 g；淋巴转移者，常用浙贝母 12 g、生龙骨 30 g、生牡蛎 30 g、海藻 10 g、夏枯草 12 g、猫爪草 10 g 等。

2. 特色方药

乳腺癌的治疗模式有中医和西医两种。中医的作用机制是多靶点、多环节调节疾病过程中的病理和生理变化从而达到治疗疾病的目的，而西医手术、化疗、放疗、靶向治疗的手段主要是最大程度地消除肿瘤，近年来倾向于中医西医结合治疗。控制肿瘤，保持良好的生活质量，延长生命是肿瘤治疗的终极目标。黄智芬教授团队在多年的中西医结合临床实践中逐渐形成了特色治疗方药，在临床应用中疗效显著，现举例如下。

（1）对化疗减毒增效。治疗晚期乳腺癌，化疗是必不可少的手段之一。而晚期乳腺癌患者往往经过了多次的全身化疗，身体一般状况和免疫功能均受到不同程度的损伤，治疗过程中抗肿瘤和保护机体同等重要。因此，化疗及中医药治疗已成为绝大多数晚期恶性肿瘤最常用、最主要的治疗方法。扶正培本是防治乳腺癌的重要治则。健脾消积汤是黄智芬教授探索多年总结出的用于配合化疗治疗乳腺癌的有效方剂，具有补气养血、健脾和胃的作用。方中黄芪、太子参、白术、茯苓、薏苡仁、甘草益气健脾，燥湿和胃；枳壳、陈皮行痰消积，理气止痛；白花蛇舌草、莪术清热解毒，化瘀散结。现代药理研究证实，太子参、白术、茯苓、甘草健脾益气，可改善低下的免疫功能；黄芪具有增强机体免疫功能和抵抗力的作用，主要通过降低 TS 细胞数量和活性，调节巨噬细胞活性，促进中性粒细胞趋化作用从而达到增强机体细胞、体液免疫功能的目的，还可强心、利尿，减少有毒因子及氧自由基产生；枳壳行气宽中，可加强散结消痞作用，增强免疫功能，抑制肿瘤生长；薏苡仁含多糖体和薏苡酯，有增强机体免疫功能、抑制瘤细胞及抗病毒的作用；白花蛇舌草对小鼠和人有免疫调节作用，并可通过刺激机体的免疫系统抵抗肿瘤的生长和预防其他疾病的发生；莪术既可提高细胞免疫功能，又可直接杀伤肿瘤细胞。临床应用结果表明，健脾消积汤联合化疗治疗晚期乳腺癌可提高化疗的疗效，减少化疗引起的骨髓抑制，保护患者骨髓的功能和免疫功能，提高患者对化疗的耐受性，从而提高患者的生活质量，延长生存期。本方重视培扶机体正气，增强机体免疫力以达到抑瘤消瘤的目的。消瘤而不伤正，这是中药治疗晚期恶性肿瘤的优势，也是整个治疗要达到的最终目的^[9]。

（2）预防转移复发，促进机体康复。在巩固期与康复期，患者已经度过临床治疗期，西医的手术、放疗、化疗等治疗手段已经不再适用，而中医药方法可以通过进一步提高机体免疫功能，消除体内致癌的内环境异常，诱导残存肿瘤细胞的分化与凋亡，全面改善机体各器官功能，有效防止肿瘤复发和转移，巩固治疗期疗效，达到康复目的，充分体现了中医"治未病"的理念。黄智芬教授主张以益气补肾为法，多选用临床经验方参芪地黄汤加减。方中熟地黄、山茱萸、生山药、牡丹皮、泽泻和茯苓可滋肾养阴，兼益肝血、补脾阴、泻肾浊；太子参、黄芪可健脾益气，生津止渴；首乌藤、酸枣仁可养血安神；郁金、枳壳可活血行气、解郁。

四、应用举例

患者王某，女，58岁，2020年7月20日初诊。2017年体检时发现右乳小结节，大小约1.5 cm，至广西医科大学附属肿瘤医院乳腺外科行乳腺癌根治术。术后病理检查提示：右乳浸润性导管癌，ER（＋），PR（＋），HER2阳性，Ki-67高表达。术后予化疗、放疗及赫赛汀靶向治疗，并口服阿那曲唑进行内分泌治疗，定期复查，病情稳定。2020年7月20日患者至黄智芬教授门诊就诊。辅助检查：骨ECT检查提示骨质疏松症。症见：失眠、乏力、潮热、双下肢骨痛、腰痛、小便调、大便溏烂、舌暗红、苔薄白、脉弦细。四诊合参，辨病属乳癌，辨证属气阴两虚、精血亏虚，治以益气补阴、养血安神，以自拟临床经验方参芪地黄汤加减。药物组成：太子参30 g、黄芪30 g、熟地黄10 g、茯苓15 g、山茱萸10 g、牡丹皮10 g、枳壳12 g、郁金12 g、山药12 g、泽泻10 g、首乌藤30 g、酸枣仁12 g，共14剂，每日1剂，水煎服，早晚饭后温服。

2020年8月10日二诊。患者诉失眠、乏力、潮热、腰痛等症状有所改善，但仍有双下肢骨痛、大便溏烂、小便调、舌暗、苔薄白、脉弦细等症状。予前方基础上加芡实30 g、骨碎补15 g、杜仲15 g，续服14剂，煎服法同前。

2020年8月31日三诊。患者诉双下肢骨痛、大便溏烂、失眠、乏力、潮热、腰痛等症状得到缓解，精神佳，二便调，舌暗红，苔薄白，脉细。病情稳定，效不更方，嘱其守方，续服 14 剂，煎服法同前。

按语：本案患者为乳腺癌综合治疗后，历经手术、放疗、化疗、靶向治疗，病邪已祛，但体质虚弱，精气虚衰，累及脾肾，表现为气阴两虚，故症见失眠、乏力、潮热、双下肢骨痛、腰痛、大便溏烂，治以益气补阴、养血安神为法，方选参芪地黄汤加减。参芪地黄汤是黄智芬教授经长期临床实践总结的经验方，方中熟地黄、山茱萸、山药、牡丹皮、泽泻和茯苓可滋肾养阴，太子参、黄芪可健脾益气，首乌藤、酸枣仁可养血安神，郁金、枳壳可活血行气、解郁。二诊患者服药后，脾肾同补，安神养血，故失眠、乏力、潮热、腰痛等症状有所改善，患者仍有双下肢骨痛、大便溏烂症状，故予加芡实以健脾止泻，加骨碎补、杜仲以温肾补骨。三诊诸症好转，嘱其续服上方，巩固疗效。通过上述治疗，患者诸症悉减，精神转佳，生存质量得以提高，西医综合治疗后的副作用明显减轻。

五、乳腺癌的针灸治疗

针刺可用于治疗乳腺癌化疗后消化道反应、上肢淋巴结水肿、癌因性疲乏等症状。主穴取脾俞、胃俞、足三里、膻中、乳根、期门。操作：暴露患者取穴位置，用棉签蘸取适量碘伏消毒皮肤后，选用 0.25 mm×40 mm 毫针，进针深度为 0.5～1 寸，进针得气后，行平补平泻法，留针 30 min，每周 5 次。配合艾灸足三里，每次 1 h，每天 1 次。头晕乏力者配中脘、关元、气海、膈俞，失眠多梦者加刺神门、三阴交，腹胀便秘者加大肠俞，腹泻者加上巨虚、公孙，随症加减。其中膻中位于两乳之间，为气之会穴，能益气养血，理气开郁；乳根属足阳明经穴，期门乃足厥阴肝经穴，两穴位于乳下，既可补益气血，又能行气活血、畅通乳络；脾俞、胃俞、足三里属多气多血之足阳明经穴，乳房属胃经，合用可共奏健运脾胃、化滞消结之功。诸穴相伍可缓解乳腺癌患者的诸症。

1. 消化道反应

王瑜等[10]用针刺脾俞、胃俞、足三里配合艾灸足三里治疗 44 例乳腺癌化疗后出现消化道副反应的患者，结果针灸试验组患者的恶心、呕吐反应总有效控制率为 90.9%，与未行针灸的对照组的 63.7% 比较，差异有显著性意义。同时试验组患者自觉头晕、乏力、自汗、食欲差、睡眠差症状得到明显改善，表明实施针灸能够减轻乳腺癌化疗后患者胃肠道症状。

2. 淋巴结水肿

乳腺癌相关淋巴水肿以患侧上肢水肿、疼痛麻木为主要表现，病机主要为乳腺癌清扫术后肢体经络脉道受损，气血循行受阻，脉道瘀阻，津液溢于脉络之外，发为水肿。针灸治疗乳腺癌相关淋巴水肿具有一定优势，一方面可通过刺激相应穴位使闭塞的淋巴管再通；另一方面可引起横纹肌收缩，在收缩和挤压的作用下，肌肉组织中的淋巴管瓣膜再次打开并活跃，改变淋巴液淤滞状态，促进其流动，从而显著缓解患者上肢水肿症状[11]。针刺主要穴位取外关、曲池、足三里、肩髃和合谷。陈军等[12]通过针刺三阴交、阴陵泉、阿是穴、曲池、外关、合谷、肩髃、肩髎、肩贞、臂臑等穴治疗乳腺癌术后上肢水肿患者，结果发现与口服利尿剂相比，针刺能显著缩小乳腺癌术后上肢水肿患者患肢周径。Giron等[13]比较了针刺联合运动和常规运动对乳腺癌术后患者肢体功能障碍的疗效，发现针刺外关、曲池、足三里、肩髃和合谷等穴能显著缓解肢体疼痛、促进肢体功能恢复、减轻术后的上肢水肿等症状。

3. 癌因性疲乏

癌因性疲乏是肿瘤患者最常见的症状之一，与肿瘤本身和治疗相关，可归属于中医"虚劳"范畴，主因脏腑功能不足、气血阴阳虚损。针刺在治疗肿瘤相关癌性疲劳综合征方面疗效显著。如Molassiotis等[14]开展了一项针刺治疗乳腺癌癌因性疲乏的研究，共纳入302例乳腺癌患者，主要针刺穴位取足三里、三阴交、合谷、阳陵泉、阴陵泉等，结果显示针刺可以改善患者疲乏评分，是治疗乳腺癌癌因性疲乏的有效手段。从云等[15]通过针刺脾俞、肾俞、神门、太溪、太白、太渊等穴治疗乳腺癌癌性疲劳综合征，脾气虚弱者配中脘、章门，心肾不交者配太溪、内关，失眠多梦者配安眠，健忘者配印堂、水沟，头晕、注意力不集中者配四神聪、悬钟，肝气郁结者配太冲、膻中，毫针平补平泻，留针30 min。每天行针1次，治疗5天为1个疗程，每周治疗5次。4个疗程后患者的疲乏程度以及睡眠、情绪、体力状况等都得到显著改善。

六、乳腺癌的中药外敷

储真真教授[16]认为乳腺癌主要以局部属实、痰瘀毒结发为肿块为本，治以祛瘀消癖为法，可取天南星、浙贝母、山慈菇、牡蛎、姜黄各 30 g，五灵脂、没药、全蝎各 15 g，冰片 2 g，将诸药研末后，辅以蜂蜜与白酒各半调成糊状，外敷乳房局部肿块，每天 1 次，每次敷贴 8h。方中生天南星、浙贝母、山慈菇、牡蛎化痰软坚；姜黄、五灵脂行气祛瘀；没药散瘀消肿；全蝎攻毒散结；冰片具清热止痛、辛香宣通之力，可促进药液透皮吸收，有反佐之意。诸药合用，可共奏活血通络、消肿散结之效。

刘晓媚等[17]取侧柏叶、大黄各 60 g，黄柏、泽兰、薄荷各 30 g，将诸药研成细末，用开水、蜜糖各半调煮成稠糊状，热敷患处，每天 2 次，用于治疗乳腺癌术后上肢淋巴水肿患者。结果优良 13 例，良好 11 例，有效 26 例，总有效率为 88.24%，因此认为双柏散外敷加红外线照射治疗乳腺癌术后上肢水肿效果明显。程思等[18]则将 60 例乳腺癌术后上肢淋巴水肿患者随机平均分为对照组和治疗组，对照组行微波艾灸治疗，治疗组在对照组的基础上予中药外敷治疗。取泽兰、牵牛子各 20 g，黄芪、麻黄、桂枝、络石藤、三棱、莪术、艾叶、桑枝各 10 g，冰片 5 g，将诸药研末，湿敷于患肢水肿部位。治疗 10 天后，治疗组的总有效率高于对照组的，且患者患肢肿胀、疼痛、麻木、皮肤紧绷等症状的改善程度均优于对照组的。

七、乳腺癌的烫熨治疗

烫熨疗法治疗乳腺癌患者可用于缓解其癌性疼痛、淋巴结水肿等症状。刘军等[19]选用丁香 10 g、全蝎 16 g、肉桂 6 g、法半夏 9 g、香附 10 g、枳壳 10 g、薤白 15 g、生何首乌 6 g、路路通 15 g，加粗盐 200 g，混匀后装入棉布袋内，用微波炉高温加热（温度以不烫皮肤为宜）后，敷于乳腺癌患者局部疼痛部位，每天 2 次，每次 30 min。结果表明中药包烫熨治疗能提高乳腺癌骨转移疼痛患者疼痛缓解率，减少爆发痛次数，改善乳腺癌患者中医证候和功能状态评分，临床疗效明显。

周丽等[20]将100例乳腺癌术后上肢水肿的患者随机平均分为干预组和对照组，将木瓜45 g、玉竹240 g、川牛膝90 g、川芎60 g、独活30 g、防风60 g、蚕沙60 g、甘草30 g、桑寄生75 g、续断30 g、当归45 g、红花45 g、羌活30 g、白术90 g、大血藤180 g煎煮加热后装入袋子，对干预组患者肿胀的患肢进行熨烫，每天2次；对照组予静脉滴注血塞通配合指导进行功能锻炼。治疗15天后干预组的总有效率为90%，对照组的总有效率为72%，患肢周径变化及肢体康复情况干预组较对照组明显。

八、乳腺癌的穴位敷贴

穴位敷贴治疗乳腺癌患者可用于缓解其消化道反应、淋巴结水肿等症状。龚晶晶等[21]取吴茱萸20 g、白芥子10 g、丁香20 g打成粉末，用姜汁5 mL调成糊状，于化疗当天开始，分别用3M透明贴固定于乳腺癌患者的神阙穴及中脘穴，每天敷8 h。连敷5天后患者的恶心、呕吐、食欲减退情况得到明显改善，相比于单纯用帕洛诺司琼组疗效更佳。因此认为穴位敷贴可有效防治乳腺癌化疗导致的胃肠道反应，缓解患者不适，提高患者对化疗的耐受能力。

莫柳仙等[22]为探讨穴位敷贴治疗乳腺癌术后上肢淋巴水肿的临床效果，将100例乳腺癌术后上肢淋巴水肿患者平均分为两组，对照组行常规干预，观察组在对照组基础上采用一号散穴位敷贴治疗。结果观察组治疗4周后患肢与健肢水肿周径差值小于对照组，且肩关节的外展、内收、后伸、前屈活动角度均高于对照组，两组比较差异均有统计学意义。因此认为穴位敷贴治疗乳腺癌术后上肢淋巴水肿具有明显的临床效果。

九、乳腺癌的耳穴贴压

耳针疗法在乳腺癌治疗领域主要用于缓解患者恶心呕吐、失眠、疼痛、焦虑抑郁及促进术后康复等方面。胡力敏等[23]取用乳腺癌患者的耳郭神门、内分泌、心、肝、脾、肾、交感等穴位，将王不留行籽或磁珠丸贴于所取耳穴上按压，每天按压耳穴3～5次，每次按压50～100下，可达到补益心脾、交通心肾、促进睡眠的功效。徐静岚等[24]在药物（盐酸托烷司琼）预防基础上增加耳穴神门、胃、贲门、交感等埋豆联合内关埋针，结果对防治因化疗而引起的迟发型呕吐效果明显：第 2、3 天分别较第 1 天总有效率上升 3.34%、6.67%，且总有效率高于干预前。叶荆等[25]研究发现，采用耳针取心、神门、皮质下等耳穴进行刺激治疗乳腺癌患者，结果其疼痛评分优于唑来膦酸组、钙尔奇 D/ 法能组，表明用耳针不仅能够缓解患者的消化道反应，还可取得良好的镇痛效果。

参考文献

[1] SUNG H，FERLAY J，SIEGEL R L，et al.Global Cancer Statistics 2020：GLOBOCAN estimates of incidence and mortality worldwide for 36 cancers in 185 countries[J]. CA：A Cancer Journal for Clinicians，2021，71（3）：209-249.

[2] 卢雯平，卓至丽.乳腺癌的中医药防治现状及展望 [J]. 中国医药，2022，17（3）：321-325.

[3] 王鹏波，代云云，董涵，等.中医药干预乳腺癌治疗的研究进展 [J]. 中国实验方剂学杂志，2021，27（7）：235-243.

[4] 中国中西医结合学会肿瘤专业委员会，北京乳腺病防治学会中西医结合专业委员会，北京中西医慢病防治促进会乳腺癌整合防治全国专家委员会.乳腺癌中西医结合诊疗共识 [J]. 中国医学前沿杂志（电子版），2021，13（7）：44-64.

[5] 黄箫娜，吴政龙.四妙勇安汤加味治疗乳腺癌术后上肢水肿 30 例 [J]. 河南中医，2014，34（12）：2398-2399.

[6] 佚名.中医乳腺癌诊疗指南（草案）[R]. 重庆：2007 国际中医药肿瘤大会，2007.

[7] 千维娜，李治，李仁廷，等.西黄丸联合 TP 方案治疗中晚期乳腺癌效果

分析 [J]. 辽宁中医杂志，2020，47（6）：115-117.

[8] 骆震，张斌，林刚.洪善贻运用治癌方龙蛇羊泉汤经验介绍 [J].新中医，2020，52（9）：202-203.

[9] 黄智芬，刘俊波，陈强松，等.健脾消积汤联合化疗治疗晚期乳腺癌 30 例临床观察 [C] // 第十届全国中西医结合肿瘤学术大会，2006：311-312.

[10] 王瑜，蒙姗，莫小勤.针灸治疗乳腺癌术后化疗不良反应的临床观察 [J].中外妇儿健康，2011，19（4）：241-242.

[11] 黄梅，曹加伟，朱珠，等.针灸疗法在乳腺癌治疗中的应用现状分析 [J].针灸临床杂志，2016，32（4）：87-90.

[12] 陈军，裴春勤，邬晓敏，等.针刺疗法治疗乳腺癌术后上肢水肿 28 例 [J].浙江中医杂志，2016，51（12）：905.

[13] GIRON P S，HADDAD C A，LOPES DE A R S K，et al. Effectiveness of acupuncture in rehabilitation of physical and functional disorders of women undergoing breast cancer surgery[J]. Supportive care in cancer，2016，24（6）：2491-2496.

[14] MOLASSIOTIS A，BARDY J，FINNEGAN-JOHN J，et al.Acupuncture for cancer-related fatigue in patients with breast cancer：a pragmatic randomized controlled trial[J].Journal of Clinical Oncology：official journal of the American Society of Clinical Oncology，2012，30（36）：4470-6.

[15] 从云，夏黎明，许泽亚.自拟补脾益肾方联合针刺治疗脾肾亏虚型乳腺癌癌因性疲乏的临床疗效观察 [J].中医药临床杂志，2019，31（9）：1724-1727.

[16] 王历花，黄建祎，储真真，等.储真真运用中药内外同治乳腺癌经验 [J].中华中医药杂志，2020，35（10）：4979-4981.

[17] 刘晓媚，吴东南，雷红芳.双柏散外敷加红外线照射治疗乳腺癌术后上肢水肿 34 例 [J].河南中医，2013，33（12）：2140-2141.

[18] 程思，彭爽，陈皎皎，等.逐水散联合微波艾灸治疗乳腺癌术后上肢淋巴水肿的临床研究 [J].中国中医急症，2018，27（03）：442-445.

[19] 刘军，梁惠.填精益髓止痛方联合中药热罨包治疗乳腺癌骨转移疼痛的临床观察 [J].中医药导报，2020，26（16）：115-118.

[20] 周丽，马丽，周文忠.中药熨烫治疗乳腺癌术后上肢水肿的效果观察 [J].当代护士（下旬刊），2014（6）：108-109.

[21] 龚晶晶，郑茶凤，桂芬，等.穴位敷贴联合帕洛诺司琼对乳腺癌患者化疗后胃肠道反应的影响 [J].当代护士（下旬刊），2022，29（1）：97-99.

[22] 莫柳仙，李海霞，林卓婷.一号散穴位敷贴治疗乳腺癌术后上肢淋巴水肿的临床研究 [J].国际医药卫生导报，2021，27（22）：3508-3510.

[23] 胡力敏，张敏，朱明慧，等.耳穴贴压对乳腺癌患者术后睡眠质量和恢复质量的影响 [J].中国妇幼保健，2022，37（11）：1946-1949.

[24] 徐静岚，孔红武，杜晶晶，等.耳穴埋豆联合内关穴埋针防治乳腺癌化疗恶心呕吐的临床观察 [J].中华中医药杂志，2017，32（9）：4306-4308.

[25] 叶荆，王蓓，吕晓皑，等.耳针干预乳腺癌芳香化酶抑制剂所致肌肉骨关节疼痛的临床研究 [J].上海针灸杂志，2015，34（7）：642-646.

第十二节 肾癌

一、概述

肾癌是泌尿系统最常见的肿瘤之一，全球每年大约有 40 万人罹患肾脏恶性肿瘤，其中 17.5 万人死于此疾病 [1]。目前，对于早中期肾癌患者以手术治疗及特异性免疫治疗为主，对晚期肾癌患者则常采用以靶向和免疫治疗为主的全身治疗。中医药在肾癌的治疗中有其独特的优势与特色，包括术后调补，促进机体康复；直接杀伤肿瘤细胞，诱导细胞凋亡；减轻免疫治疗、放疗、化疗的毒副反应；改善临床症状，提高生活质量 [2]。

二、病因病机

肾癌应归属于古代中医文献中的"腰痛""肾积""血尿""症积"等范畴。肾者水脏，主津液，在调节体内水液代谢方面发挥着极为重要的作用。《诸病源候论》中记载："劳伤而生客热，血渗于胞故也，血得温而妄行，故因热流散，渗于胞而尿血也。"宋代陈无择在《三因极一病证方论》中记载："病者小便出血，多因心肾气结所致，或因忧劳、房事过度。"此外，在治疗腰痛方面，《证治汇补》指出："惟补肾为先，而后随邪之所见者以施治。"肾癌的病因病机，多是素体肾气不足，邪气自外乘之，以致水湿不化，湿毒内生，或外受湿热邪毒，结于腰府，日久气滞血瘀凝聚成积块。

三、中医辨证论治

1. 辨证分型

（1）脾肾不足证。

【临床表现】疲乏体弱，偶有低热，舌淡红，苔薄白，脉沉细或细滑。

【中医治法】健脾补肾，解毒通淋。

【常用方剂】六味地黄汤、四君子汤加减。

【经验方药】黄智芬教授的临床经验方，由党参 15 g、黄芪 20 g、白术 12 g、杜仲 12 g、补骨脂 12 g、黄精 12 g、山茱萸 15 g、赤芍 12 g、瞿麦 15 g、土茯苓 20 g、白花蛇舌草 30 g、薏苡仁 15 g 组成。

【临证加减】治疗此证关键在于预防复发和转移，首先必须提高患者免疫力，故黄智芬教授临床多选用黄芪、党参、白术以健脾扶正，并助以土茯苓、半枝莲、山慈菇等解毒通淋，以期获效。

（2）湿热瘀毒证。

【临床表现】血尿不止，腰痛加剧，腰部或腹部肿块日渐增大，伴有口渴，发热，纳呆食少，舌暗红，苔黄白，脉滑数。

【中医治法】清热利湿，活血解毒。

【常用方剂】小蓟饮子加减。

【经验方药】黄智芬教授的临床经验方,由太子参15 g、黄芪20 g、白芍10 g、黄柏10 g、知母10 g、金樱子10 g、覆盆子10 g、枸杞子15 g、煅牡蛎15 g、地龙10 g、红花10 g、萹蓄12 g、土茯苓20 g、白花蛇舌草30 g、延胡索10 g、甘草6 g组成。

【临证加减】此证多见于肾癌中晚期患者,多由湿热瘀毒及化疗、免疫治疗药物蕴结体内所致,故黄智芬教授临床多选用半枝莲、土茯苓、白花蛇舌草以清热解毒、抗癌,选用萹蓄、瞿麦以利湿通淋,选用仙鹤草以清热止血,选用延胡索以活血止痛,从而减轻患者症状,控制病情发展。

(3)气血不足证。

【临床表现】乏力气短,面色晦暗少华,消瘦,肿块日渐增大增多,口干,低热,心烦,疼痛,舌淡有瘀,苔白或黄白,脉细数。

【中医治法】补气养血,解毒散瘀。

【常用方剂】八珍汤加减。

【经验方药】黄智芬教授的临床经验方,由麦冬12 g、五味子12 g、黄芪15 g、党参15 g、生地黄12 g、山茱萸12 g、山药12 g、茯苓9 g、泽泻9 g、牡丹皮9 g、车前子12 g、白花蛇舌草30 g、半枝莲30 g、玄参15 g、僵蚕15 g、薏苡仁20 g组成。

【临证加减】此证多见于肾癌晚期恶病质患者。因患者气血大亏,无法耐受攻伐,故黄智芬教授多以补气、养血、扶正药物为主,佐以僵蚕散结,半枝莲、白花蛇舌草清热解毒,延胡索活血止痛。

2. 特色用药

肾癌的发病部位在肾,肾虚是发病的关键。黄智芬教授在治疗肾癌时以滋阴补肾、提高免疫为主,强调补虚是重点,方药以六味地黄汤为基础方,常加枸杞子、女贞子、补骨脂等滋补肝肾的药物。研究证实,免疫治疗对肾癌的发展有一定的抑制作用,而中医健脾补肾药对机体自身的细胞免疫、体液免疫同样有增强的作用。女贞子、枸杞子均能滋补肾阴,两药合用可提高患者的免疫功能，增强抗癌作用，同时又可保护肝肾功能及造血功能。山茱萸补益肝肾，偏重补肾阴，补骨脂温补脾肾，偏重补肾阳，且现代药理学研究已证实两药均具有抗肿瘤作用。

此外，对于肾癌血尿不止者，黄智芬教授常加用仙鹤草、白茅根、大蓟、小蓟等；对于腰膝酸软者，常加用川续断、狗脊、杜仲等；对于心烦失眠者，则加用首乌藤、炒酸枣仁、郁金等；对于癌痛明显者，则加用延胡索、徐长卿等。

四、应用举例

患者韦某某，女，51 岁，2021 年 8 月 30 日初诊（会诊）。

诊断：左肾透明细胞癌并全身多处转移（pT2aN1M1 Ⅳ期）综合治疗后。

病理诊断提示：（左肾）透明细胞性肾细胞癌，核二级。癌细胞免疫组化 PAX-8（＋），CD10（＋），Vimentin（＋），CAIX（＋），CK7（－），CD117（－），P504S（＋），TFE3（－），HMB45（－），Ki-67（＋15%）。

症见：神疲乏力，腰痛酸胀，时有尿血，腹部隐痛，纳差，舌质晦暗，苔滑腻，脉沉无力。

中医辨证为腰痛（湿热瘀毒证），以补肾健脾、清热利湿、解毒祛瘀为治则。黄智芬教授选方，以参芪地黄丸（汤）加减，由太子参 12 g、黄芪 30 g、熟地黄 12 g、牡丹皮 12 g、茯苓 12 g、山茱萸 10 g、泽泻 12 g、山药 30 g、牛膝 15 g、补骨脂 30 g、郁金 12 g、枳壳 12 g、延胡索 12 g、白花蛇舌草 30 g 组成。共 15 剂，每日 1 剂，水煎，分早晚两次温服。患者定期复诊，以上方为基础加减运用，经治疗诸证改善，继续巩固治疗。

按语：中医认为肾的地位十分重要，是治疗疾病和恢复健康的关键所在，所以治疗肾癌同样要以治肾为核心，即要以中医学肾的生理病理知识来指导治疗。另外，肾为先天之本，脾为后天之本，脾与肾两者常相互依赖，体现在先天与后天相互资生；脾主运化，依赖命火的温煦；肾主藏精，需脾精来补充。若肾气不足，脾失健运，先天、后天之本虚弱，无以生发营卫之气，气机循行无力，则邪毒、痰瘀、水湿之邪不能驱外，结聚腰府形成包块，而成肾癌，故黄智芬教授认为补肾健脾法为肾癌的常规治法之一。肾癌患者常伴有脾气虚的证候，肾癌晚期伴骨转移患者脾肾两虚的证候更为明显。无论是在肾癌的早期还是晚期，都应在补肾的同时兼顾健脾，双管齐下才可增强扶正祛邪的效果，从而提高免疫力，提高生活质量，延长生存期。诸多研究证实，以参芪地黄丸（汤）为代表的补肾健脾药物，具有显著的增强免疫力的作用，因此以补肾健脾药物治疗肾癌成为大多数医家的共识。临床上治疗肾癌应在补肾固本的基础上辅以清热解毒、凉血祛湿等治法，才能达到预期效果。

五、肾癌的针灸治疗

针刺作为传统中医外治疗法的重要组成部分，在我国已应用数千年，目前已被世界多个国家所接受，并作为重要的非药物疗法广泛应用于肿瘤的治疗中。在治疗肾恶性肿瘤时，针刺主要取穴为京门、肾俞、中极、膀胱俞、三阴交、太溪等。针刺操作前暴露患者取穴位置，用棉签蘸取适量碘伏消毒皮肤后，选用 0.25 mm × 40 mm 毫针，进针深度为 0.5 ～ 1 寸，留针 30 min，每周 5 次，用平补平泻法。气血不足者加脾俞、胃俞，血瘀者加血海、膈俞，脾肾阳虚者加脾俞、命门，下焦湿热者加委阳、阴陵泉，肾气不足者加水分、水道，随症加减。太溪为肾经之原穴，可滋补肺肾之阴，主治肾经诸疾；京门和肾俞、中极和膀胱俞分别是肾与膀胱经的俞募穴，合用为俞募配穴法，可清利下焦湿热，以助膀胱气化，通调肾与膀胱之气机，起到利尿消肿、行气止痛的作用；三阴交穴为足三阴经交会之处，通调肝、脾、肾三经之经气，可疏肝行气，健脾化湿，益肾利尿，化瘀通滞。

黄金昶[3] 的团队研究发现，中国传统的针刺疗法作用于肾癌患者，能够为肾恶性肿瘤化疗药物导航聚焦，减轻化疗导致的诸多副反应，从而造福肿瘤患者。田叶红等[4] 认为，在抗肾恶性肿瘤的综合治疗中，针刺疗法具有不容忽视的地位，通过针刺治疗，可明显减轻肿瘤患者手术、放疗和化疗的不良反应，缓解癌性疼痛，减轻肿瘤患者的临床症状，调节机体免疫力等，从而提高患者生活质量。

六、肾癌的中药外敷

中药外敷不仅可以缓解肾癌患者癌性疼痛，减轻腹痛、腹胀等消化道症状，还可以促进肠蠕动，使患者及早排气、排便。为减轻肾癌患者的癌性疼痛，管济生[5]将冰片 3 g、藤黄 3 g、麝香 0.3 g、生天南星 20 g 等研为细末，并加入酒、醋各半调成糊状，用热罨包涂布于患者腰区肿块处，敷至干则更换，起到温经散寒、活血止痛的疗效。为缓解肾癌患者骨转移出现的疼痛，楚鑫等[6]用麝香散（麝香、水蛭、草乌、重楼、三七、延胡索、细辛等）外敷于患者疼痛部位，每日 1 次，每次 3 ～ 4h，连续 20 天，并以烤灯加热帮助药力渗透，TDP 照射每次 30 min，结果表明经中药麝香散外敷后患者癌性疼痛可以得到明显缓解。

若肾癌患者出现排气、排便困难，可用中药外敷促进患者排便。万俐等[7]将 300 g 茴香炒热后用纱布包裹进行热敷，取中脘、神阙及天枢等穴为操作部位，每天 2 次，每次 30 min，结果经中药外敷的患者首次排气时间、腹胀消失时间均比未行外敷者的短，表明炒茴香热敷法可通过对患者穴位进行刺激，利用茴香的药效及热传导作用达到温经通络、活血行气的目的。曾白兰[8]认为中药外敷可以通过刺激毛细血管改善微循环，从而缓解腹胀并促进肠蠕动，使肾癌根治术后患者更快恢复排气、排便。

七、肾癌的穴位按摩

穴位按摩对肾癌的治疗主要起到辅助作用。通过穴位按摩可以促进早期无法下床活动的肾癌患者胃肠功能的恢复，减轻患者的术后应激，减少并发症，加速患者的康复，缩短患者的住院时间。谢翠等[9]对肾癌术后胃肠道功能减退患者给予穴位按摩等综合治疗，结果观察组的肠鸣音恢复时间、术后首次排便时间等均较对照组短。王卫红等[10]对肾癌患者进行按摩治疗，治疗时先嘱患者仰卧，在患者下腹部沿结肠行走的顺序推摩 5 min，再用环形摩法按摩 5 min，再用拇指分别点压中脘、天枢、足三里和三阴交各 5 min；然后嘱患者侧卧，用拇指端及指腹按摩梳理任脉、足阳明胃经及足太阳膀胱经，随后按压胃俞、肝俞、胆俞、脾俞及大肠俞，最后用掌推法沿脊柱两侧轻推 10 min。每次治疗时间约 45 min，间隔 6 h 后可重复 1 次。结果患者的消化道功能恢复时间明显缩短，因此王卫红等认为按摩可以起到温经通络、行气活血的功效，从而能治疗肾癌患者术后腹痛、腹胀等症状。

参考文献

[1] BRAY F，FERLAY J，SOERJOMATARAM I，et al.Global cancer statistics 2018：GLOBOCAN estimates of incidence and mortality worldwide for 36cancers in 185 countries[J]. CA：A Cancer Journal for Clinicians，2018，68（6）：394-424.

[2] 崔虎军.中医药治疗肾癌浅探 [J].实用中医内科杂志，2008，22（3）：39-40.

[3] 黄金昶.发挥针灸治疗肿瘤优势　促进中西医结合发展 [J].中国针灸，2018，38（10）：1123-1124.

[4] 田叶红，黄金昶.针灸治疗恶性肿瘤的最新临床运用进展 [J].针灸临床杂志，2014，30（10）：82-85.

[5] 管济生.晚期肾癌局部疼痛外敷方 [J].江苏中医杂志，1986（10）：32.

[6] 楚鑫，蒋运兰，廖天南，等.麝香散加味外敷对肾癌髋关节骨转移患者疼痛的影响研究 [J].四川中医，2018，36（10）：197-199.

[7] 万俐，白忠原，张轶庠，等.中医康抚辅以炒茴香热敷法在肾癌根治手术后的护理分析 [J].心电图杂志（电子版），2017，6（2）：239-240.

[8] 曾白兰.中医康抚辅以炒茴香热敷法在肾癌根治手术后护理研究 [J].辽宁中医药大学学报，2013，15（8）：256-257.

[9] 谢翠，赖丽莲.综合干预措施对肾癌术后患者胃肠道功能恢复的影响 [J].世界华人消化杂志，2015，23（14）：2328-2332.

[10] 王卫红，邹莉，姚红萍.足三里按摩和早期假食促进泌尿外科术后胃肠功

能恢复 [C] //中国中西医结合学会泌尿外科专业委员会第十四次全国学术
会议暨2016年广东省中西医结合学会泌尿外科专业委员会学术年会论文
集，2016：711.

第十三节　食管癌

一、概述

食管癌又称食道癌，是指食管上皮发生的恶性肿瘤，主要表现为吞咽食物
时伴有哽咽感、异物感、胸骨后疼痛以及吞咽困难，若发生转移或侵犯邻近器
官，可出现疼痛和被累及器官的相应不适。目前，中国的食管癌发病类型主要
以食管鳞状细胞癌为主，大约占食管癌病例的95.5%[1]。食管鳞状细胞癌的发
生发展多经历低级别上皮内瘤变、高级别上皮内瘤变及原位癌、浸润癌、转移
癌等阶段。食管癌的发病多与患者的饮食习惯、长期慢性炎症刺激以及遗传因
素等相关。进食过快、过烫等不良饮食习惯，吸烟，重度饮酒以及长期食用腌制、
霉变食品是食管癌明确的危险因素。

中医古籍中虽无关于"食管癌"病名的确切记载，但根据其临床表现，多
将其归类为"噎膈"范畴。噎膈的病因和临床表现早在古代文献中就有记载。《素
问》中有"食饮不下，膈塞不通，邪在胃脘"，"膈塞闭绝，上下不通，则暴
忧之病也"等相关论述。《诸病源候论》有"五噎"（气噎、忧噎、食噎、劳噎、
思噎）和"五膈"（忧膈、恚膈、气膈、寒膈、热膈）的记载。《景岳全书·杂
病谟·噎膈》则认为："噎膈一症，必以忧愁思虑，积劳积郁，或酒色过度，
损伤而成。"《太平圣惠方·第五十卷》曰："寒温失宜，食饮乖度，或恚怒
气逆，思虑伤心，致使阴阳不和，胸脑痞塞，故名膈气也。"近年来中医药在
食管癌病因病机、证候、治则治法等理论认识方面都取得了一定进展。无论是
在临床实践中，还是在实验研究中，中医药都能够对食管癌起到很好的治疗效
果，主要表现在对手术及放化疗的增效减毒作用、诱导食管癌细胞凋亡、调控

相关蛋白及癌相关基因、调节免疫机能以及减缓或阻断癌前病变进程等方面[2]。

二、病因病机

在病因方面，林丽珠[3]认为食管癌发病原因主要为情志、酒食、肾虚。周仲瑛[4]引入了"毒"的理念，认为"癌毒"是食管癌的根本致病因素，"癌毒"又分为"结毒"和"流毒"，其中"结毒"是痰、瘀等病理产物互相胶结，形成原发灶；"流毒"则是"癌毒"随机体的经络气血向全身其他各处转移，是形成转移灶的重要原因，由此解释了原发肿瘤形成和转移的病因病机。在病机方面，刘俊保[5]认为食管癌病机为本虚标实，本虚贯穿疾病全程；徐荷芬[6]认为津气亏损为食管癌的根本病机，痰凝、瘀血等是其外在条件。在病位上，刘华为[7]认为本病虽位于食管，但其病理上应当归属于脾胃。

三、中医辨证论治

1. 辨证分型

（1）痰气交阻证。

【临床表现】吞咽梗阻，泛吐清涎，梗阻时与情绪有关，头晕目眩，食欲不振，胸胁胀痛引及背肋，舌质暗红，苔薄黄腻，脉弦细而滑。

【中医治法】理气降逆，燥湿化痰。

【常用方剂】旋覆代赭汤（《金匮要略》）加减。

【经验方药】旋覆花9g、代赭石9g、太子参15g、姜半夏9g、柴胡9g、茯苓15g、透骨草3g、威灵仙12g。

【临证加减】大便溏薄、次数频者，加白扁豆15g、诃子9g；大便秘结者，加全瓜蒌12g、枳实12g；疼痛者，加延胡索10g，甚者加乳香6g、没药6g；咽痛者，加桔梗12g、枳壳12g；吞咽困难者，加鹅管石15g。

（2）津亏热结证。

【临床表现】吞咽困难，咽干痛，梗阻较重，胸背灼痛，唇焦舌燥，心烦不寐或烦躁盗汗，大便干涩，小便短赤，舌红少津或紫绛或裂纹，苔黄燥或黄腻，脉弦细。

【中医治法】清热解毒，养阴生津。

【常用方剂】增液汤（《温病条辨》）加减。

【经验方药】生地黄 12 g、玄参 12 g、麦冬 10 g、银柴胡 9 g、知母 12 g、金银花 10 g、山豆根 6 g、蜂房 3 g、丹参 12 g、牡丹皮 10 g。

【临证加减】大便秘结者，加全瓜蒌 12 g、制大黄 6 g；口干舌燥者，加南沙参 12 g、北沙参 12 g。

（3）痰瘀互结证。

【临床表现】食不能下，或食入易吐；黏涎较多，甚则滴水不入；胸膈疼痛，疼痛处固定不移；肌肤焦枯；大便坚硬；形体消瘦；舌有瘀斑或带青紫；苔腻；脉细涩或弦滑。

【中医治法】理气化痰，活血散瘀。

【常用方剂】二陈汤（《太平惠民和剂局方》）合桃红四物汤（《医宗金鉴》）加减。

【经验方药】党参 12 g、炒白术 12 g、广木香 6 g、青皮 6 g、白豆蔻 6 g、麦芽 12 g、厚朴 10 g、沉香 1 g、姜半夏 12 g、陈皮 10 g、桃仁 12 g、丹参 12 g、红花 6 g、当归 12 g、透骨草 3 g、蜂房 3 g。

【临证加减】嗳气频频者，加八月札 12 g、代赭石 9 g；呕吐反酸者，加川黄连 6 g、煅瓦楞子 15 g。

（4）气虚阳微证。

【临床表现】饮食不下，病日长久，面色苍白或萎黄，甚则滴水难进，或形寒气短，或胸背疼痛，或声音嘶哑，形体枯瘦，头晕心悸，咯吐清涎，舌苔薄白，舌质淡，脉搏细弱无力。

【中医治法】健脾益气，化痰祛瘀。

【常用方剂】八珍汤（《正体类要》）加减。

【经验方药】党参 15 g、炒白术 12 g、当归 12 g、白芍 12 g、黄芪 30 g、生地黄 12 g、玄参 12 g、丹参 15 g、生牡蛎 30 g、夏枯草 15 g、海藻 10 g、昆布 10 g。

【临证加减】畏寒怕冷者，加淫羊藿 10 g、肉苁蓉 10 g；头晕、面色不华者，加女贞子 12 g、制何首乌 10 g。

2. 特色方药

食管癌预后差，5 年生存率为 19%，而晚期食管癌的 5 年生存率仅为 0.9%[8]。因此食管癌在治疗领域仍面临严峻挑战，目前手术及放化疗是西医学治疗食管癌的主要干预方式。然而手术及放化疗所引起的并发症轻则影响患者的生活质量，重则危及生命。黄智芬教授团队主张中西医结合治疗，在将中医药应用于预防、减轻手术及放化疗等治疗食管癌所引起的并发症方面积累了丰富的经验，在提高食管癌患者的生活质量、延长生存期方面取得了较好的疗效。

（1）减轻食管癌术后胃肠功能紊乱。食管癌术后，可能因迷走神经损伤、胃上提至胸腔内使解剖位置改变，导致患者出现不同程度的胃肠功能紊乱[9]。其临床症状主要表现为腹泻、腹胀、食欲不振、嗳气、反酸等，大大降低了患者的生活质量。黄智芬教授认为，食管癌术后常出现脾胃气虚、气机失调、正虚邪实的病理状态，通常选用健脾扶正汤治疗，方中黄芪、党参、白术、茯苓、甘草益气健脾，燥湿和中；陈皮、半夏、枳壳、竹茹健脾理气，和胃止呕；薏苡仁健脾益胃，利湿消肿；女贞子、石斛补肾益胃，养阴生津。诸药合用具有益气健脾、理气和胃的功效。此外，选用艾灸、穴位敷贴（神阙穴、中脘穴、足三里穴、内关穴等）等中医外治法在减轻食管癌术后胃肠功能紊乱方面亦具有良好疗效。

（2）改善食管癌放疗后的放射性食管炎。在食管癌放疗过程中，高剂量射线照射食管，对食管相应部位造成损伤，易引发放射性食管炎。中医认为放疗多为热毒，耗伤气血阴精，根据其吞咽困难、食管干涩等临床表现，放射性食管炎的病机在于阴津亏虚、虚热内扰[10]。黄智芬教授主张以滋阴清热为法，适当配伍活血养血、解毒散结药物，多选用临床经验方甘露扶正汤[11]加减。方中天冬、麦冬养阴润肺，益胃生津；生地黄、熟地黄、女贞子、石斛益胃滋肾，兼清虚热；茵陈、芦根、黄芩清热祛湿，黄芩除中上二焦之热，配合枇杷叶清肺化痰，降逆止呕；枳壳利中上二焦之气，宽胸止痛；芦根、夏枯草清热解毒，消肿散结；酌加丹参、赤芍以活血养血。上方可减弱放疗热毒损伤，改善患者口干、乏力、黏膜损伤等症状。

（3）减轻食管癌化疗后不良反应。目前化疗仍为晚期食管癌的主要治疗手段，然而化疗药物的选择性低，在抑制、杀灭肿瘤细胞的同时，会不可避免地对机体正常组织细胞造成损害。其中以骨髓抑制最为常见和多发，会造成白细胞、红细胞、血小板减少，严重阻碍抗肿瘤治疗的完成，影响患者预后。《血证论·男女异同论》云："瘀血不行，则新血断无生理……盖瘀血去则新血已生，新血生而瘀血自去。"一定程度上揭示了瘀血阻滞和新血生成之间的辩证关系，表明新血的生成需要化除原有的瘀血。黄智芬教授主张以活血化瘀加扶正固本中药配合化疗治疗晚期食管癌，常选用血府逐瘀汤合四君子汤。方中以活血祛瘀之桃仁、红花、川芎、赤芍、牛膝为主，辅以柴胡、枳壳以疏肝理气，更佐以生地黄、当归养血活血；桔梗载药上行，牛膝引药下行，一升一降，使气血上下贯通；甘草调和诸药；党参、白术、茯苓益气健脾。活血化瘀加扶正固本中药对化疗药物有明显减毒作用，并能改善机体免疫功能，减轻患者痛苦，提高患者的生活质量，延长生存期[12]。

四、应用举例

患者胡某，男，53 岁，2020 年 3 月 16 日初诊。2019 年 11 月因胸骨后不适于广西医科大学附属肿瘤医院诊断为食管癌，行中段食管癌根治术，术后病理：鳞状细胞癌。因分期为 PT4N1M0，需行术后放化疗，遂于瘤床及淋巴结引流区行放疗，并予 PF 方案辅助化疗。复查 CT 提示：胸段食管癌术后改变，右侧胸腔胃。2020 年 3 月于黄智芬教授门诊就诊。症见：纳差、吞咽时疼痛、有烧灼感、咽干，唇焦舌燥，心烦不寐，大便干涩，小便短赤，舌红少津有裂纹，苔黄燥，脉弦细。四诊合参，辨病属噎膈，辨证属阴津亏虚，虚热内扰，治以滋阴清热，解毒散结。以黄智芬教授临床经验方甘露扶正汤加减，药物组成：天冬 12 g、麦冬 12 g、生地黄 10 g、熟地黄 10 g、女贞子 10 g、石斛 15 g、茵陈 6 g、黄芩 6 g、枇杷叶 10 g、枳壳 15 g、芦根 18 g、夏枯草 15 g、莪术 12 g、山楂 12 g。共 14 剂，每日 1 剂，水煎服，早晚饭后温服。

2020 年 3 月 30 日二诊。患者诉吞咽疼痛及烧灼感、大便干涩、小便短赤症状减轻，仍咽干，心烦不寐，舌红少津、有裂纹，苔干，脉弦细。守上方加竹叶 6 g、生牡蛎 30 g、蒲公英 12 g、生地黄加量至 15 g，续服 14 剂，煎服法同前。

2020 年 4 月 13 日三诊。患者诉吞咽疼痛及烧灼感大减，咽干减轻，心烦不寐缓解，舌质红，舌苔薄白，脉弦细。治疗有效而不更方，嘱其守方，续服 14 剂，煎服法同前。

按语：本案食管癌患者历经手术、放化疗后，胃肠功能紊乱，加之手术金刃之伤，损伤食管，放射线属热毒，必灼伤阴津，多重治疗下，体质由实转虚，正气耗伤，尤以阴津损耗为甚。故治以滋阴清热，解毒散结为法，以黄智芬教授临床经验方甘露扶正汤治之。方中天冬、麦冬养阴润肺，益胃生津；生地黄、熟地黄、女贞子、石斛益胃滋肾，兼清虚热；茵陈、芦根、黄芩清热祛湿，黄芩除中上二焦之热，配合枇杷叶清肺化痰，降逆止呕；枳壳利中上二焦之气，宽胸止痛；芦根、夏枯草清热解毒，消肿散结；加用莪术、山楂可活血化瘀，消食开胃。服用后可减弱放疗热毒损伤，改善患者食管黏膜损伤。二诊患者症状改善，但仍有虚热内扰心神，表现为咽干、心烦不寐，故加竹叶、生牡蛎以清心除烦、重镇安神，加蒲公英 12 g 以清热解毒，重用生地黄以清热凉血。三诊诸症好转，嘱其续服上方，巩固疗效。本案中西医互补，各取所长，既消除了肿瘤，又有效控制了不良反应，从而提高了患者的生活质量。

五、食管癌的针刺治疗

针刺在缓解食管癌患者的吞咽困难、呃逆等症状及术后身体机能的恢复方面有确切疗效。主要取天突、天容、少商、商阳、大椎、至阳、脾俞、大肠俞、内关、手三里、尺泽、膻中、中脘、气海、足三里、丰隆、阴陵泉、三阴交、公孙等穴[13]。操作：①用细三棱针点刺少商、商阳，使之出血 3 ～ 5 mL；②选大椎、至阳、脾俞、大肠俞等穴用刺络拔罐，拔出瘀血 3 ～ 10 mL；③取 0.35 mm × 75 mm 毫针刺天突穴，垂直进针后沿胸骨柄后向下直刺 2.5 寸，用爆发力搓针，使针感下传至胃脘，至咽喉出现不自主吞咽动作即出针；④选取 0.35 mm × 100 mm 毫针刺天容穴，快速刺入后慢推，至针尖达对侧天容穴，行快速小幅度捻转，有突然呛咳时出针，左右交替使用；⑤嘱患者平躺，余穴位用火针点刺后留针 30 min，行平补平泻法。每周 5 次。先在局部施以点刺放血，取重病必瘀、久病入络之意，以达"宛陈则除之"的目的。病在前而刺之后，病在胸而治之背，故刺络后在大椎、至阳、脾俞、大肠俞等穴进行重拔罐，用闪罐法拔之，反复闪拔 5 ～ 10 次，令出血量控制在 3 ～ 10 mL，以达祛风散寒、活血行气、拔毒散结、化瘀通络之功效。最后用火针点刺余下穴位，火针有较好的化瘀通络功效，是治疗沉疴痼疾的常用疗法。刺络、拔罐、火针合用，能起到益气化瘀、活血通络、柔肝熄风、降逆止吐的功效，以缓解食管癌患者吞咽困难、呃逆等不适。

吞咽困难、呃逆、声嘶、异物感等症状及胃肠功能障碍是食管癌患者术后及化疗后常见不良反应，临床上可通过针刺进行治疗。孙家宏等[14]通过针刺加特定电磁波治疗仪照射联合治疗食管癌食道梗阻患者，1 h 后出针，患者自觉外溢白沫减少，8 h 后可进食普通食物，疗效确切。李凌等[15]通过针刺膈俞、内关、足三里等穴位治疗食管癌放疗后患者呃逆不适，连续针刺 10 天后结果痊愈率为 44%，总有效率达 97%。刘文建等[16]运用针刺合穴配伍募穴（足三里、上巨虚、下巨虚、中脘、天枢等）治疗食管癌术后患者，于术后第一天开始针刺，每天一次，直至胃肠功能恢复，结果认为针刺可明显促进食管癌术后患者胃肠功能的恢复。

六、食管癌的艾灸治疗

艾灸疗法能够缓解患者消化道症状，增强机体的抗病能力和免疫功能，从而在食管癌的治疗中起到积极作用。吴淑华[17]根据子午流注理论，选择在辰时和戌时艾灸食管癌术后患者足三里、天枢等穴，每次艾灸 15 ～ 20 min，灸至局部稍有红晕为度，结果经艾灸治疗后患者的肠鸣音恢复时间及首次排气排便时间均较治疗前明显缩短，表明艾灸可促进食管癌术后患者胃肠功能恢复。严妍等[18]通过艾灸神阙、关元穴治疗食管癌便秘患者，每日 1 次，连续艾灸两周后观察患者的排便情况，结果表明艾灸可以缓解口服阿片类镇痛药导致的便秘。

艾灸能够促进食管癌术后及化疗后患者身体机能状态的恢复，并且在治疗骨髓抑制方面也有一定的临床效果。丁勤能等[19]的临床研究表明，艾灸神阙、中脘、足三里等穴能改善食管癌放疗后患者出现的骨髓抑制不良反应，减轻放疗对血红蛋白、血小板的损害，改善患者白细胞、红细胞水平和机体免疫力。雷宇新[20]通过艾灸神阙、中脘、关元、气海、天枢、足三里、涌泉等穴位治疗老年晚期肿瘤患者，结果治疗 1 个疗程后患者的 T 淋巴细胞亚群水平中的 CD_3、CD_4、NK 等细胞均显著高于治疗前，表明艾灸治疗能够提高老年晚期肿瘤患者的机体免疫力。付立萍等[21]将 128 例食管癌术后患者随机平均分为对照组和治疗组，两组均采用放疗治疗。治疗组增加艾灸治疗，具体内容：取中脘、足三里、神阙等穴位，充分暴露后以艾条温和灸，每次 15 min，每日 1 次。连续治疗 2 个疗程后评价患者的近期疗效和生活质量，随访观察 3 年后比较远期疗效和生活质量。结果治疗组有效率为 89.06%，对照组有效率为 71.85%，因此认为艾灸能够调理食管癌术后患者的身体，减轻患者临床不良反应，提高患者生活质量。

七、食管癌的穴位敷贴

穴位敷贴在食管癌治疗中主要应用于缓解吞咽困难和消化道症状、减轻癌性疼痛等方面。殷向怡[22]取当归、阿胶、白术、人参、川芎、丹参各 400 g，鸡内金、瓜蒌、鳖甲、皂角刺各 500 g，水蛭、全蝎、细辛各 600 g，透骨草 300 g，冰片、明矾各 100 g，麝香 10 g，共同研粉后制成膏药，将其敷贴于患者患处及天突、天容、膻中等穴位，每日 1 次，7 日为 1 个疗程。诸药合用起到清热解毒、软坚散结、化痰止痛的作用，能缓解食管癌患者食管堵塞、进食困难等症状，进而延长患者的生命。

为缓解食管癌患者的胃肠道反应，郭玉娟等[23]将枳壳 10 g、槟榔 10 g、香附 6 g、厚朴 6 g、木香 3 g、冰片 2 g 研粉后制成膏药，敷贴于患者神阙、中脘等穴位，同时配合艾灸足三里、三阴交等穴，每日治疗 1 次。结果表明艾灸能缩短食管癌患者术后首次排气排便时间，并缓解腹胀症状。邵惠敏等[24]取黄芪 20 g，半夏、生姜各 15 g，砂仁、乌药、旋覆花、吴茱萸各 10 g，丁香 9 g，研粉后制作成膏药，敷贴于患者中脘、内关、足三里等穴位，每天更换一次，可以防治化疗导致的胃肠道反应。周妮等[25]以生大黄粉 5 g 加适量白凡士林调成糊状，将其敷贴于患者脐部，并且配合隔盐灸热敷，有效治疗食管癌化疗后便秘。

针对食管癌出现癌性疼痛患者，莫雪强[26]用自制中药镇痛膏进行治疗。将镇痛膏敷贴于患者癌痛部位相应皮肤位置，每天一次，结果临床试验有效率达 82.5%。诸药相伍发挥温经通络、化瘀解毒、抗癌止痛的作用，故可用于治疗中晚期患者的癌症疼痛。

八、食管癌的耳穴贴压

耳穴压豆能缓解食管癌患者化疗后恶心、呕吐、呃逆等胃肠道反应。蒋璐[27]选择在患者胃、肝、脾、神门等耳穴进行埋豆按压治疗。用 75% 酒精耳内局部消毒后将耳穴贴置于穴位上，嘱患者每日于早、中、晚各按压一次，每次按压 5 min，力度以能够耐受为宜，用于治疗食管癌患者化疗后出现恶心、呃逆等消化道反应，效果显著。

耳穴贴压亦可用于缓解癌性疼痛。巩文花等[28]通过 Meta 分析发现，耳穴疗法配合药物治疗癌性疼痛优于单纯应用药物治疗。张玉荣[29]的临床研究证实，用细棒（如医用棉签）按压耳中穴（耳轮角中触探最敏感的痛点），可以缓解癌症带来的疼痛。操作时持细棍稍加用力按压此穴，可先压左侧耳中穴，如果按压效果不明显，可改为按压右侧耳中穴，大约 1 min 即可见效，2 ~ 3 min 疼痛明显缓解。

参考文献

[1] 毛友生，高树庚，王群，等.中国食管癌临床流行特征及外科治疗概况大数据分析 [J].中华肿瘤杂志，2020，42（3）：228-233.

[2] 郑玉玲，陈玉龙.中医药治疗食管癌的研究进展 [J].食管疾病，2020，2（1）：30-33.

[3] 李佳殷，杨秋晔，林丽珠.林丽珠辨治食管癌经验撷要 [J].辽宁中医杂志，

2016，43（10）：2064-2065.

[4]　郭海，皇玲玲，陈其文，等.运用"癌毒"理论治疗食管癌经验 [J].辽宁中医杂志，2013，40（8）：1548-1549.

[5]　孙严洁，刘丽娟.刘俊保治疗食管癌经验 [J].中医学报，2018，33（6）：935-938.

[6]　何世仪，钱峻，霍介格.徐荷芬教授治疗食管癌的临床经验 [J].时珍国医国药，2017，28（10）：2534-2536.

[7]　高安，刘华为.刘华为辨治食管癌经验探析 [J].时珍国医国药，2019，30（5）：1217-1218.

[8]　TESTA U，CASTELLI G，PELOSI E.Esophageal cancer：genomic and molecular characterization，stem cell compartment and clonal evolution[J]. Medicines（Basel），2017，4（3）：67.

[9]　樵小健，缑一杰，李刚，等.升降汤加减治疗食管癌术后胃肠功能紊乱临床研究 [J].新中医，2020，52（5）：37-39.

[10]　郭军辉，王园园，王新新，等.浅述食管癌术后及放化疗后并发症的中医药治疗 [J].中医肿瘤学杂志，2020，2（3）：94-98.

[11]　黄智芬.甘露扶正汤 [J].广西中医药，2006，29（3）：27-28.

[12]　黄智芬，施智严，罗勇，等.血府逐瘀汤加味配合 DF 方案治疗晚期食管癌 36 例临床观察 [C] // 第五次全国中西医结合血瘀证及活血化瘀研究学术大会，2001：218-219.

[13]　曹文忠，秦红静，代汝伟.多种针具针法组合治疗疑难病案 [J].四川中医，2013，31（1）：127-129.

[14]　孙家宏，吴梅.针刺治疗食道癌术后食道梗阻 1 则 [J].中国民间疗法，2017，25（3）：16.

[15]　李凌，张丽萍，付婷.针刺治疗食道癌放疗后呃逆 [J].针灸临床杂志，2001（3）：17.

[16]　刘文健，王浩，梁涛.合募配穴促进食管癌术后胃肠功能恢复 [J].中国肿瘤外科杂志，2016，8（5）：330-332.

[17] 吴淑华.择时艾灸足三里、天枢穴促进食管癌术后胃肠功能恢复的探讨 [J].光明中医，2015，30（4）：805-807.

[18] 严妍，程园园，任晓琴.艾灸对癌痛患者阿片类药物镇痛致便秘的疗效观察 [J].中医药临床杂志，2014，26（8）：785-786.

[19] 丁勤能，徐兰凤.艾灸减轻食管癌放疗患者毒副反应30例疗效观察 [J].南京中医药大学学报，2008（3）：160-162.

[20] 雷宇新.艾灸治疗老年晚期肿瘤患者癌因性疲乏的疗效 [J].中外医疗，2015，34（5）：159-160，172.

[21] 付立萍，张玉芬，张荣泽，等.食管癌患者术后采取艾灸调理对其近远期生活质量的临床观察 [J].陕西中医，2014，35（1）：77-79.

[22] 殷向怡.中医穴位贴敷治疗肿瘤的机理研究和临床应用 [J].世界最新医学信息文摘，2015，15（77）：104-105.

[23] 郭玉娟，郭晖，赵亭娴.穴位贴敷联合艾灸治疗食管癌术后腹胀的疗效观察 [J].医药前沿，2015，（23）：314-315.

[24] 邵惠敏，孙晓丽，孙惠芳.健脾止吐散穴位贴敷配合艾灸防治化疗致胃肠道反应64例 [J].中国民间疗法，2016，24（2）：40.

[25] 周妮，方伟虹.生大黄贴敷配合隔盐灸防治食管癌化疗患者便秘的临床研究 [J].世界最新医学信息文摘，2017，17（27）：155-156.

[26] 莫雪强.中药镇痛膏穴位贴敷治疗癌性疼痛的临床观察 [J].中国民间疗法，2015，23（3）：26-27.

[27] 蒋璐.耳穴埋豆联合穴位贴敷疗法防治肿瘤化疗所致恶心呕吐临床观察 [J].浙江中西医结合杂志，2017，27（3）：230-231.

[28] 巩文花，邹宇，王婧，等.基于 gRADE 系统的耳穴疗法治疗癌性疼痛的Meta 分析 [J].中国临床护理，2018，10（1）：5-11.

[29] 张玉荣.按压耳中穴治疗食管癌术后呃逆的临床护理分析 [J].吉林医学，2013，34（9）：1783.

第十四节　胃癌

一、概述

胃癌是源于胃黏膜上皮细胞的恶性肿瘤，是我国极常见的恶性肿瘤之一，男女性发病率之比约为 2 ：1。任何年龄均可发生，以 50 ～ 60 岁最多，30 岁以前较少见。胃癌是世界上主要的死亡原因之一，东亚国家每年大概有 100 万例新发胃癌病例，尤其是中国、日本和韩国，胃癌的新发病例均在逐年上升[1]。胃癌死亡率位居全球肿瘤死亡率的第 2 位，在中国则居消化道恶性肿瘤死亡率的首位[2]。

中医典籍中并无"胃癌"这一病名，但根据其临床表现可归为"噎膈""反胃""伏梁""症积"等范围[3]。胃主受纳，脾主运化，脾胃健固，则气血生化充足，气机调畅，从而痰湿无化生之源。胃主受纳障碍的胃部疾患是胃癌的表现之一，同时也可有脾虚症状的表现，脾胃共病，迁延日久而使脾肾俱损。脾胃之阳受损则化生水饮，表现为饮证。脾胃位于中焦，斡旋中州，调畅气机，脾胃发病则易出现气机痞塞、浊气压制清气。从一般胃病到胃癌需要十余年时间，病久多出现瘀证，而从消化系统肿瘤患者的舌质多为紫舌来看，胃癌患者体内有瘀。胃癌的治疗以手术切除为主要措施，辅以中医药治疗，中医药治疗贯穿整个治疗过程[4]，主要用于改善手术后并发症，减轻放化疗的不良反应，提高患者的生活质量。

二、病因病机

中医认为胃癌多由饮食不节，暴饮暴食，或饥饱无常所致，日久则胃气受损，日渐加重，逐步演化成胃癌。特别是喜欢吃如辣椒、海虾等辛辣刺激之物的同时又恣食雪糕等冰物，造成寒热错杂于胃，从而使胃脘胀痛频发。精神情志方面，如遇到一些突发之事，或生活压力过大，或欲太过而不得满足时，怒气积累，气机不畅，从而胃失和降，导致寒热胶结，夹瘀夹痰，相互错杂，最终结成肿块，固于胃脘成癌。胃癌也有因胃病不得及时诊治，或治疗不得法，旧邪加之新邪而形成寒热错杂于胃者。

胃癌的主要病机是寒热错杂、胃失和降，并贯穿于胃癌病程的始终。胃癌的总体病程，多数是因寒热胶结于胃日久不解而成，渐致脾阴阳两虚，最终导致肾之阴阳两虚。此外，也有少数证型是脾胃虚弱，或痰浊内阻，或胃阴亏虚，或与寒热胶结，或燥湿相济，病机变化无常，肝肾亏耗，心肺受累，终致五脏俱损，消耗殆尽[5]。

三、中医辨证论治

1. 辨证分型

（1）肝气犯胃证。

【临床表现】胃脘胀满，时时隐痛，窜及两肋，呃逆嗳气，吞酸嘈杂，舌淡红或暗红，苔薄白或薄黄，脉沉或弦。

【中医治法】疏肝理气，和胃降逆。

【常用方剂】柴胡疏肝散加减。

【经验方药】健脾消积方，为黄智芬教授的临床经验方，由太子参 30 g、黄芪 30 g、白术 10 g、茯苓 10 g、陈皮 5 g、麦芽 15 g、枳壳 10 g、青皮 10 g、莪术 10 g、薏苡仁 30 g、白花蛇舌草 15 g、甘草 5 g 组成。

【临证加减】肠燥便秘、腑气不通者，加瓜蒌仁 12 g、郁李仁 12 g、火麻仁 20 g。

（2）胃热伤阴证。

【临床表现】胃内灼热，口干欲饮，胃脘嘈杂，食后胃脘痛，五心烦热，大便干燥，食欲不振，舌红少苔或苔黄少津，脉弦细数。

【中医治法】清热养阴，润燥和胃。

【常用方剂】玉女煎加减。

【经验方药】麦门冬汤加减，由麦冬 30 g、半夏 12 g、甘草 9 g、人参 12 g、粳米 30 g、大枣 4 枚、玉竹 12 g、石斛 20 g 组成。

【临证加减】毒热较盛者，加蒲公英 15 g、白花蛇舌草 10 g、金银花 15 g、重楼 6 g 以清热解毒；兼痰气上逆，见恶心呕吐、唾吐痰涎者，去半夏，加知母 18 g、黄连 10 g；脘痛腹胀、气血不和者，加木香 12 g、大腹皮 10 g、延胡索 10 g。

（3）气滞血瘀证。

【临床表现】胃脘刺痛，心下痞硬，脘腹胀满，饥不欲食，呕吐宿食或呕吐物如赤豆汁，便血，肌肤甲错，舌紫暗，脉沉细涩。

【中医治法】理气活血，祛瘀止痛。

【常用方剂】失笑散或膈下逐瘀汤加减。

【经验方药】膈下逐瘀汤，由五灵脂 10 g、当归 12 g、川芎 15 g、桃仁 12 g、牡丹皮 10 g、赤芍 12 g、乌药 12 g、延胡索 10 g、甘草 10 g、香附 12 g、红花 10 g、枳壳 12 g 组成。

【临证加减】胃中灼热者，加蒲公英 10 g、栀子 12 g；伤及血分见呕血、黑便者，加白及 15 g、地榆 15 g。

（4）痰湿凝结证。

【临床表现】胸膈满闷，面黄虚胖，呕吐痰涎，腹胀便溏，痰核瘰疬，舌淡红，苔滑腻，脉滑。

【中医治法】健脾燥湿，化痰散结。

【常用方剂】二陈汤加减。

【经验方药】六君子汤，由姜半夏 12 g、陈皮 12 g、人参 12 g、白术 12 g、茯苓 12 g、炙甘草 9 g 组成。

【临证加减】偏气虚，见气短、乏力者，加黄芪 30 g、党参 12 g；痰阻偏盛，见呕吐、恶心频繁者，加生姜 15 g、藿香 12 g。

（5）脾胃虚寒证。

【临床表现】胃脘冷痛，喜温喜按，宿谷不化或泛吐清水，面色㿠白，肢冷神疲，便溏，浮肿，苔白滑或白腐，脉沉无力。

【中医治法】温中散寒，健脾和胃。

【常用方剂】附子理中汤加减。

【经验方药】理中汤合吴茱萸汤加减，由党参 12 g、白术 9 g、茯苓 12 g、高良姜 12 g、陈皮 9 g、姜半夏 12 g、熟附子 10 g、干姜 9 g、甘草 6 g、白芍 12 g、吴茱萸 9 g 组成。

【临证加减】大便滑脱，少气懒言者，加黄芪 30 g、人参 12 g、当归 12 g、升麻 12 g、柴胡 12 g。

（6）气血亏虚证。

【临床表现】全身乏力，心悸气短，头晕目眩，面色无华，腹部肿块或硬结，形体消瘦，虚烦不寐，自汗盗汗，舌淡苔白，脉细弱或虚大无力。

【中医治法】补气养血，化瘀散结。

【常用方剂】八珍汤。

【经验方药】十全大补汤，由熟地黄 20 g、白芍 10 g、当归 10 g、川芎 12 g、人参 10 g、黄芪 20 g、白术 12 g、茯苓 12 g、炙甘草 10 g、莪术 12 g、丹参 12 g、炒杏仁 10 g、陈皮 10 g、枸杞子 12 g、菟丝子 12 g 组成。

【临证加减】气虚见心悸少寐者，加珍珠母 10 g、炒枣仁 10 g；阴虚见口干者，加沙参 10 g、麦冬 15 g。

2. 特色方药

黄智芬教授认为胃癌的主要病机是寒热错杂、胃失和降，主张应用中医辛开苦降、寒热并用的理念治疗胃癌及其并发症，并在临床实践中取得了满意疗效。在临床上，寒和热往往不是同等的存在，可能出现热偏盛，也可能出现寒偏盛，特别是有些时候可能会出现真寒假热，或者真热假寒，这时候要对寒热胶结致癌论有一个总体把握，才可以避免失治误治。《灵枢·五变》中对寒热之邪造成的胃肠积聚有所论述："胃肠之间，寒温不次，邪气稍至，蓄积留止，大聚乃起。"半夏泻心汤是治疗胃癌该证型的首选方[6]。《金匮要略》说："呕而肠鸣，心下痞者，半夏泻心汤主之。"《伤寒论》说："伤寒五六日，呕而发热者……但满而不痛者，此为痞，柴胡不中与之，宜半夏泻心汤。"半夏泻心汤由半夏、黄连、黄芩、干姜、甘草、大枣、人参组成，具有调和肝脾、寒热平调、消痞散结之功效，主治寒热错杂之痞证，症见心下痞但满而不痛，或呕吐、肠鸣下利、舌苔腻而微黄，临床常用于治疗急慢性胃肠炎、慢性肝炎、早期肝硬化等属中气虚弱、寒热错杂者。此方所治之痞，是小柴胡汤误下损伤中阳，少阳邪热乘虚内陷所致，治疗以寒热平调、消痞散结为主。"心下"即胃脘，属脾胃病变。脾胃居于中焦，为阴阳升降之枢纽，中气虚弱，寒热错杂，故为痞证。脾气主升，胃气主降，升降失常，故见呕吐、肠鸣下利。方中半夏散结消痞、降逆止呕，故为君药；干姜温中散邪，黄芩、黄连苦寒，泻热消痞，故为臣药；人参、大枣甘温益气，补脾气，为佐药；甘草调和诸药，为使药。所谓的苦辛配伍法，治疗许多胃肠道疾病、发热性疾病，往往疗效显著，而黄连、黄芩配伍半夏、干姜的经验，正是半夏泻心汤的核心。

四、应用举例

患者王某，男，55 岁，2017 年 7 月 11 日初诊。40 天前在广西医科大学附属肿瘤医院行胃癌根治术，术后病理检查提示：病理分期 T2N0M0。患者病情稳定，拒绝化疗，欲服中药调理。症见：情绪不畅，腹痛，乏力，纳寐差，小便可，大便稀，面色红赤，口干夜甚，极易饥饿，胃脘隐痛，舌红少苔，脉细数。四诊合参，辨病属胃癌，辨证为胃阴虚证，治宜养阴益气、和胃止痛。方选麦门冬汤加减，药物组成：麦冬 30 g、半夏 12 g、甘草 9 g、人参 12 g、粳米 30 g、大枣 4 枚、玉竹 12 g、石斛 20 g，共 25 剂，每日 1 剂，冲服。

2020 年 8 月 7 日二诊。患者诉仍有腹痛，但较前改善，口干较前减轻，活动后自觉乏力减轻，小便可，大便仍不成形，舌脉如前。予前方基础上加山药20 g、鳖甲 10 g，共 30 剂，煎服法同前。

2020 年 9 月 11 日三诊。患者诉已无明显腹胀、腹痛，易饥饿减轻，睡前心情较为舒畅，二便调，大便稍不成形，稍有口干。嘱其守上方，共 30 剂，煎服法同前。

按语：本案患者为中老年男性，素体虚弱，加之癌毒长期蕴积于胃脘，致胃失其能，气机不畅，又经手术之后正气耗损严重，加之久病，日久伤阴伤气，故治以养阴益气、和胃止痛，方选麦门冬汤。麦门冬汤为治燥剂，具有清养肺胃、降逆下气之功效，主治：①虚热肺痿证，症见咳嗽气喘，咽喉不利，咯痰不爽，或咳唾涎沫，口干咽燥，手足心热，舌红少苔，脉虚数；②胃阴不足证，症见呕吐，纳少，呃逆，口渴咽干，舌红少苔，脉虚数。临床常用于治疗慢性支气管炎、支气管扩张、慢性咽喉炎、硅肺、肺结核等属肺胃阴虚、气火上逆者，亦用于治疗胃及十二指肠溃疡、慢性萎缩性胃炎、妊娠呕吐等属胃阴不足、气逆呕吐者。

本方所治虚热肺痿乃肺胃阴虚、气火上逆所致，病虽在肺，其源在胃。盖土为金母，胃主津液，胃津不足，则肺之阴津亏虚，终成肺胃阴虚之证。肺虚而肺所主肃降失职，则咳逆上气，肺伤而不布津，加之虚火灼津，则脾津不能上归于肺而聚生浊唾涎沫，随肺气上逆而咳出，且咳唾涎沫愈甚，则肺津损伤愈重，日久不止，终致肺痿。咽喉为肺胃之门户，肺胃阴伤，津不上承，则口干咽燥，虚热内盛，故见手足心热；胃阴不足，失和气逆，则见呕吐；舌红少苔、脉虚数为阴虚内热之佐证。治宜清养肺胃，降逆下气。方中重用麦冬为君，甘寒清润，既养肺胃之阴，又清肺胃虚热。人参益气生津为臣，佐以甘草、粳米、大枣益气养胃，合人参益胃生津，胃津充足，自能上归于肺，此即"培土生金"之法。肺胃阴虚，虚火上炎，气机逆上，灼津为涎，故半夏降逆下气，化其痰涎，虽属温燥之品，但用量轻，与麦冬配伍，则其燥性减而降逆之用存，且开胃行津以润肺，又使麦冬滋而不腻，相辅相成。甘草调和诸药，兼作使药。本案自拟麦门冬汤，标本兼治，方证得对，故患者不适症状明显缓解，生活质量得以提高。

五、胃癌的针刺治疗

胃癌是消化道常见的恶性肿瘤，多数胃癌患者在手术、放化疗后都会出现一定程度的胃肠道反应，包括腹部胀痛、恶心呕吐、便秘等，针刺治疗这类症状具有一定的优势。主穴取阑门、建里、气海、带脉、章门、梁门、石关、阴陵泉、三阴交等穴位[7]。操作时嘱患者仰卧，用75%酒精常规消毒穴位皮肤后，用0.35 mm×50 mm毫针刺入穴位后行提插捻转手法至得气，留针时间30 min，每日1次。气血不足者加脾俞、胃俞，血瘀停胃者加血海、膈俞，脾肾阳虚者加脾俞、命门，痰湿结聚者加丰隆、阴陵泉，肝气犯胃者加太冲、期门，随症加减。其中阑门穴为大小肠交会处，擅开中气，是治疗中焦疾病的要穴，可降胃中浊气，上升清气；建里、阴陵泉、三阴交属脾经，可助开通胃气，下降浊气；气海为生气之海，清气由此上升；带脉为活动周身气血之主穴；左章门是小肠部位，可治因小肠气分错乱导致的胃气不降；左梁门、右石关是为胃囊、胃下口部，凡胃中气分错乱，无论虚实，均须治之。诸穴相伍，可并调中气、引气归原，使上、中、下三焦通畅，周身表里气血平和，故令胃疾得治。

吴晓亮等[8]将 30 例胃癌手术患者随机平均分为治疗组和对照组，治疗组给予刺法治疗，对照组予常规治疗，在连续治疗一个疗程后，结果显示治疗组术后首次通气时间和首次进食时间较对照组显著缩短。钱昌林等[9]将 60 例胃癌术后患者用随机数字表法平均分为治疗组和对照组，治疗组采用针刺方案进行治疗，对照组予以一般处理，观察两组患者术后拔除胃管时间、肠鸣音恢复时间、术后首次排气时间等，结果显示治疗组的上述时间均短于对照组的，提示针刺方案应用于胃癌术后早期治疗，有利于恢复患者胃肠道功能和提高患者整体的生活质量。

针刺在胃癌患者的疼痛治疗中同样发挥着重要作用。王玲等[10]将 60 例胃癌根治术后患者随机平均分为药物麻醉组和针刺联合麻醉组，针刺穴位选择足三里、内关、合谷等，术中给予持续电刺激，结果显示针刺联合麻醉组的患者疼痛明显低于麻醉组，且吗啡用量明显减少，证明针刺用于缓解胃癌导致的疼痛疗效确切。范景宽[11]对 68 例胃癌疼痛患者根据疼痛等级进行分组治疗，针药组在三阶梯止痛的方案上给予针刺中脘、足三里、天枢、脾俞、肝俞、膈俞、丰隆等穴，对照组仅予以三阶梯止痛处理，结果针药组的止痛有效率达94.1%，显著优于对照组的 82.4%。

六、胃癌的穴位敷贴

胃癌术后功能性胃排空障碍是影响胃癌患者生存质量的重要问题之一，因此尽早恢复胃癌患者的胃肠道功能显得尤其重要，穴位敷贴在此方面的治疗已取得比较满意的疗效。蓝月英等[12]为探究穴位敷贴控制胃癌术后功能性胃排空障碍的临床效果，将 86 例胃癌术后患者平均分为对照组和观察组，对照组采用常规治疗方案，观察组在对照组基础上采用穴位敷贴干预。具体操作：取厚朴 12 g、枳壳 10 g、香附 10 g、肉桂 10 g、冰片 3 g 等药物打成粉剂后备用，每次治疗前将药物包在纱布袋中并分散包装到穴位敷贴内，将其敷贴于患者涌泉、足三里、神阙等穴，每天治疗 2 次，连续治疗 2 周。结果观察组的恶心、呕吐、腹痛、腹胀评分均低于对照组，证明穴位敷贴能够有效降低功能性胃排空障碍的发生率。高绥林[13]则将 3 g 生大黄加适量凡士林调成糊状，均匀调在纱布上，揉成毛豆大小，于术后第 1 天外敷患者神阙穴，每天 1 次，连续治疗 5 天，结果总有效率达 97.06%，明显高于未行穴位敷贴组的 76.47%。

七、胃癌的艾灸疗法

1. 艾灸

艾灸在胃癌新辅助化疗方面可以发挥一定的辅助作用。吴艳红等[14]回顾性分析 72 例胃癌伴幽门梗阻接受新辅助化疗的患者，根据患者是否规范进行艾灸治疗分为艾灸组与非艾灸组，其中艾灸组 29 例，非艾灸组 43 例。艾灸组在新辅助化疗前 1 天即开始行艾灸治疗：取穴中脘、双侧天枢、足三里等，每个穴位灸 15 min，每日 1 次。结果艾灸组在化疗后出现不良反应方面明显少于非艾灸组，证明艾灸治疗可以提高胃癌患者化疗的耐受性、降低不良反应的发生率。

2. 药物灸

治疗胃癌化疗后出现的骨髓抑制，可予隔姜灸进行治疗。王建楠等[15]取黄芪 30 g、当归 15 g、人参 9 g、白术 12 g、茯苓 15 g、炙甘草 10 g、鸡血藤 15 g、补骨脂 15 g、黄精 12 g、熟地黄 15 g，研粉后用鲜姜汁调成泥状，做成药饼；然后取适量艾绒，捏成圆形艾炷；选足三里、三阴交、血海、关元、神阙等穴，各穴放 1 块药饼，点燃艾炷放在药饼上施灸，连续灸至皮肤出现红晕但不起泡为度。每日 1 次，连续治疗 2 个疗程。方中黄芪、当归益气养血；人参、白术、茯苓、炙甘草取四君子汤之意，有益气健脾之效；鸡血藤活血补血；补骨脂温肾助阳；黄精、熟地黄补肾填精。全方共奏补脾、益气、养血之功。足三里穴是胃经的主要穴位之一，具有调理脾胃、补中益气、通经活络、扶正壮阳之功效；三阴交为足三阴经之交会穴，具有滋阴补血之功效；血海为足太阴脉气所发，气血归聚之处；关元为足三阴、任脉之会，为人身元气之根本；神阙乃胃肠盘曲汇聚之地，且与十二经络、奇经八脉紧密联系，尤其以胃肠道疾病治疗效果显著，诸穴合用，具有补气生血之功效。诸药粉借助艾灸的热力，使药效渗入肌腠直达腧穴，进而调动经气，刺激肝、脾、肾三脏协同完成益气生血之功，最终起到治疗骨髓抑制的作用。

3.灯火灸

灯火灸是用干燥的灯心草蘸香油或桐油，将其点燃至火苗旺时快速直接甩打在患者的疼痛部位或穴位，令痛处蓄积之毒邪因热力而化解，使经络通畅，气血流通，祛邪外出，进而缓解疼痛。此法用于治疗胃癌患者的疼痛有确切疗效[16]。刁本恕等[17]用灯火灸治疗胃癌症见疼痛的患者，选用上脘、中脘、下脘、肝俞、胆俞、胃俞、足三里、三阴交等腧穴进行每日点灸，治疗1周后患者疼痛得到明显缓解，饮食睡眠恢复正常，精神佳。

参考文献

[1] CARUSO R A，BELLOCCO R，PAGANO M，et al. Prognostic value of intratumoral neutrophils in advanced gastric carcinoma in a high-risk area in northern Italy[J]. Modern Pathology，2002，15（8）：831-7.

[2] 沙杰，李学良.早期胃癌内镜诊断进展[J].国际消化病杂志，2011，31（4）：209-212.

[3] 朱金霞，周思雨.浅析胃癌的中医药治疗[J].中医临床研究，2018，10（24）：107-108.

[4] 黄金昶.黄金昶肿瘤专科二十年心得[M].北京：中国中医药出版社，2012：33-36.

[5] 王三虎，中医抗癌临证新识[M].北京：人民卫生出版社，2009：148-154.

[6] 王三虎，安娜.经方各科临床新用与探索 [M].北京：科学技术文献出版社，1992：143.

[7] 刘淑刚，贾楠，安坤杰，等.针刺脏腑图穴位治疗腹部术后胃瘫20例观察 [J].临床合理用药杂志，2015，8（23）：174.

[8] 吴晓亮，缪丹，章程，等.盛氏傍针排刺法针刺上巨虚干预胃癌术后胃肠道功能恢复的临床效应评价 [J].中华中医药杂志，2020，35（10）：5291-5294.

[9] 钱昌林，刘骅，张捷，等.针刺下合穴促进胃癌术后功能恢复的临床研究 [J].上海针灸杂志，2017，36（9）：1044-1048.

[10] 王玲，王明山，马富国，等.经皮穴位电刺激超前镇痛对术后疼痛及吗啡不良反应的影响 [J].中国疼痛医学杂志，2009，15（3）：181-182.

[11] 范景宽.针刺配合外用中药辅助三阶止痛法治疗胃癌疼痛的临床观察 [J].辽宁中医杂志，2017，44（2）：371-372.

[12] 蓝月英，唐丽清，艾丽荣.整肠散穴位敷贴控制胃癌术后功能性胃排空障碍的效果 [J].中外医学研究，2021，19（9）：157-159.

[13] 高绥林.穴位敷贴联合保和汤治疗胃癌术后胃肠功能紊乱的临床效果 [J].临床医学研究与实践，2018，3（11）：129-130.

[14] 吴艳红，袁思成，吴震峰，等.胃癌伴幽门梗阻新辅助化疗耐受性影响因素与艾灸治疗干预的回顾性分析 [J].中国中医急症，2020，29（11）：1921-1925.

[15] 王建楠，张卫星，顾群浩，等.隔药灸对胃癌化疗期间骨髓抑制保护作用的临床观察 [J].中华中医药学刊，2014，32（12）：2922-2925.

[16] 黄惠勇，肖文明.浅述土家医的外治疗法及特色 [J].中医药导报，2015，21（3）：91-92.

[17] 徐丹，刁本恕.刁本恕内外合治胃癌放化疗后虚证的经验 [J].中医外治杂志，2018，27（2）：63-64.

第十五节　胰腺癌

一、概述

胰腺癌属于恶性程度极高的消化系统肿瘤，其中最常见的类型为胰腺导管腺癌。胰腺癌起病隐匿，早期无明显症状，超过 80% 患者确诊时已到了晚期阶段，预后不佳，生存期短，超过 95% 晚期患者生存期少于 5 年，致死率在恶性肿瘤中位列第 6[1]。胰腺癌的发病因素具有多重性、关联性，不良生活习惯（吸烟、暴饮暴食、缺乏锻炼、酗酒等）、家族遗传、职业暴露、其他慢性疾病（慢性胰腺炎、糖尿病、肥胖等）均为其诱发因素 [2]。

胰腺癌起初症状为腹部胀痛、消瘦，进而出现黄疸，腹中可触及包块，或伴有呕吐、大便困难、泄泻等。中医药古籍中并无"胰腺癌"的病名，胰腺癌的临床表现与古籍记载的"腹痛""黄疸""积聚""伏梁""症瘕"等症状相似，近代医家常将其纳入此类范畴。《素问·腹中论》中提及："帝曰：病有少腹盛，上下左右皆有根，此为何病？可治不？岐伯曰：病名曰伏梁。帝曰：伏梁何因而得之？岐伯曰：裹大脓血，居肠胃之外，不可治，治之每切，按之致死。帝曰：何以然？岐伯曰：此下则因阴，必下脓血，上则迫胃脘，生膈侠胃脘内痈。此久病也，难治。居脐上为逆，居脐下为从，勿动亟夺。"

中医药能够改善胰腺癌肿瘤微环境（TME），在控制胰腺癌的复发、进展及转移方面有特定作用 [3]。中医药治疗胰腺癌主要在提高患者生存质量、延长患者生存期、配合西医治疗增效减毒等方面具有突出优势 [4]。

二、病因病机

中医认为胰腺癌的发生发展与外感"六淫"、"七情"内伤、长期饮食不节、作息无度、他病传变等因素相关。其病机为以上多重因素关联作用于人体导致脾胃失调，肝胆失泄，产生湿、瘀、毒等病理产物，这些病理产物相互交结最终导致此病的产生，且至实至热，耗伤正气，形成虚实夹杂、缠绵难治之势。起初病位在胰，疾病发生与肝、胆、脾、胃、肾的关系密不可分。刘伟胜教授[5]认为胰腺癌的病机在于脾虚湿阻、瘀滞毒结、癌毒内陷，治以健脾祛湿、清热解毒、疏肝利胆为主，立法遣方重在祛邪。黄智芬教授[6]认为癌瘤的发生发展与正气的不足或虚衰密不可分，肿瘤患者不论在疾病进程中的哪一个阶段都不同程度地伴随着正气的偏虚，他主张重视培扶机体正气协同化疗抗癌消瘤，增强机体免疫力来达到抑瘤、消瘤的目的，消瘤而不伤正。《活法机要》云："壮人无积，虚人则有之。脾胃怯弱，气血两衰，四时有感，皆能成积。"《医宗必读·积聚》言："积之成也，正气不足，而后邪气踞之，如小人在朝，由君子之衰也。"皆指出正气亏虚是胰腺癌发生的根本原因。在正气亏虚基础上，"六淫"外邪、"七情"内伤、长期饮食不节等因素引发机体阴阳、气血失和，久积成病。

三、中医辨证论治

1. 辨证分型

（1）脾虚湿阻证。

【临床表现】上腹部胀痛不适，食少纳呆，进食后多有脘腹胀满不适，形体消瘦，小便短黄，大便溏数，舌质淡胖，舌边多有齿痕，苔白，脉细而滑。

【中医治法】益气健脾，燥湿消积。

【常用方剂】陈夏六君子汤、四君子汤合五皮饮等。

【经验方药】健脾消积方，为黄智芬教授的临床经验方，由太子参 30 g、黄芪 30 g、白术 10 g、茯苓 10 g、陈皮 5 g、麦芽 15 g、枳壳 10 g、青皮 10 g、莪术 10 g、薏苡仁 30 g、白花蛇舌草 15 g、甘草 5 g 组成。

【临证加减】胸胁胀痛者，加延胡索 10 g、白芍 15 g；腹部胀满者，加厚朴 10 g、枳实 12 g；痰湿较甚者，加皂角刺 15 g、白豆蔻 12 g（后下）；恶心欲吐者，加制干姜 10 g、竹茹 10 g；膈下积块明显者，加半枝莲 30 g，或白花蛇舌草 30 g；黄疸者，加茵陈 15 g、泽泻 15 g。

（2）气滞血瘀证。

【临床表现】膈下包块质地较硬、固定不移、胀痛或刺痛，体倦乏力，形体消瘦，面色黧黑，或肌肤甲错，纳谷减少，口干但欲漱口不欲咽，舌质紫暗或有瘀斑瘀点，脉弦涩或细涩。

【中医治法】活血祛瘀，消症，行气止痛。

【常用方剂】膈下逐瘀汤等。

【经验方药】蛭岩消积方，为黄智芬教授团队的临床经验方，由水蛭5～10 g、岩黄连15 g、莪术15 g、柴胡10 g、绞股蓝10 g、白花蛇舌草15 g、薏苡仁20 g、党参20 g、黄芪30 g组成。

【临证加减】久病入络者，加全蝎10 g、地龙10 g、三棱10 g以破血通络、止痛；气机郁滞较重者，加川楝子15 g、青皮15 g以疏肝理气、止痛。

（3）肝胆湿热证。

【临床表现】膈下触及包块，胸胁胀痛，睛目肌肤黄染，皮肤瘙痒，身热汗黏，肢体困倦，口苦或伴呕吐，小便短赤，大便不爽，舌红，苔黄腻，脉弦滑数。

【中医治法】清肝利胆，祛湿散结。

【常用方剂】黄连解毒汤合茵陈蒿汤、莪术散等。

【经验方药】由柴胡10 g、白芍20 g、莪术12 g、郁金12 g、枳壳12 g、白花蛇舌草15 g、半枝莲12 g、皂角刺12 g、茵陈12 g、麦芽30 g、薏苡仁30 g、白豆蔻9 g（后下）组成。

【临证加减】胸胁胀痛甚者，加延胡索12 g；口干者，加石斛15 g；黄疸甚者，加田基黄12 g；大便溏烂者，加苍术12 g；小便黄短者，加白茅根30 g；大便秘结者，加大黄6 g。

（4）气阴两虚证。

【临床表现】腹部隐痛，神疲乏力，气短懒言，腰膝酸软，五心烦热，咽干，面色萎黄，大便溏薄，小便量少，舌淡苔白，脉沉细而无力。

【中医治法】益气养阴，扶正祛邪。

【常用方剂】生脉散合沙参麦冬汤等。

【经验方药】参芪地黄汤，为黄智芬教授的临床经验方，由太子参12 g、黄芪30 g、生地黄12 g、牡丹皮12 g、泽泻12 g、土茯苓12 g、山茱萸10 g、郁金12 g、枳壳12 g、牛膝12 g组成。

【临证加减】气虚较甚者，加白术 15 g、茯苓 12 g；阴虚较甚者，加黄精 12 g、石斛 15 g；兼有肾阳不足者，加淫羊藿 12 g、菟丝子 10 g；兼有血虚者，加当归 12 g、女贞子 15 g、墨旱莲 15 g；失眠者，加首乌藤 30 g、酸枣仁 15 g、茯神 15 g；饮食不化者，加山楂 12 g、神曲 20 g；疼痛较甚者，加延胡索 15 g、白芍 12 g；腹水、双下肢水肿者，加五皮饮、半枝莲各 15 g。

2. 特色方药

胰腺癌病机虚实夹杂，症状变化多端。黄智芬教授在辨证论治基础上，重视机体正气在胰腺癌发病过程中的作用，主张应用中医扶正祛邪相结合的理念防治胰腺癌及其并发症，并在临床实践中取得了满意疗效，现以梗阻性黄疸和化疗后骨髓抑制的治疗为例。

（1）梗阻性黄疸。梗阻性黄疸为晚期胰腺癌患者常见并发症。胰腺癌病情发展过程中肝胆疏泄功能失调导致胆汁不能正常排泄，泛于机体，故表现出目黄、尿黄、肌肤黄染。目前西医常见治疗手段有护肝退黄、胆总管支架置入、胆汁外引流等，均以攻伐为主，整体治疗效果不佳，对人体伤害较大，费用高昂且易反复。中医认为梗阻性黄疸属"黄疸"范畴，《景岳全书·杂证谟·黄疸》曰："盖胆伤则胆气败，而胆液泄，固为此证。"梗阻性黄疸病因主要以内伤（脾胃虚弱、宿疾引发）为主，导致湿、毒、瘀交错互结，从而影响胆汁疏泄，本病属本虚标实之证。黄智芬教授主张以扶正培本为主，兼以攻伐。临床上针对常见的梗阻性黄疸，以益气养阴、疏肝利胆为法，通利二便使邪有出路。方选茵陈蒿汤合五苓散的同时，加用太子参、黄芪以益气养阴，加用柴胡、郁金以加强疏肝之效，加用车前草、白茅根以通利小便使邪有出路，同时配合黄智芬教授团队卢旭全的经验方潜龙退黄汤进行中医外治灌肠治疗。

（2）化疗后骨髓抑制。化疗，即化学药物治疗，是指利用化学药物阻止癌细胞的增殖、浸润、转移，直至最终杀灭癌细胞的一种治疗方式，但同时也抑制了骨髓造血功能。目前晚期胰腺癌的治疗以化疗为主。黄智芬教授认为化疗药物为有毒之邪，进入人体后势必会引起机体气血阴阳失调、脏腑元气亏虚，在治疗癌症的同时不可避免地会损耗人体气血，导致很多肿瘤患者化疗后出现不同程度的骨髓抑制，表现出气血两亏之证。针对化疗后出现的骨髓抑制，黄智芬教授主要以益气养血、扶正固本为基本治则，临床上常用自拟方（鸡血藤 30 g、黄芪 30 g、黄精 12 g、川芎 6 g、熟地黄 12 g、白芍 12 g、仙鹤草 30 g、女贞子 15 g、墨旱莲 12 g、石斛 12 g、白术 12 g、侧柏叶 12 g、太子参 12 g）治疗，能取得较为满意的疗效。

四、应用举例

患者李某，女，64 岁。2020 年 5 月 21 日因出现上腹部胀痛至外院就诊。行 CT 检查提示：胰头占位，考虑胰腺恶性病变的可能性较大，胆总管局部受压。肿瘤标志物 CA199 238ku/L，术中评估无法完全切除后取局部病理活检，病理提示：胰腺导管腺癌。评估患者无法耐受高强度联合化疗，予口服替吉奥维持治疗。2020 年 8 月 21 日，患者因腹部胀痛加重，伴肢体乏力、食欲下降，至广西医科大学附属肿瘤医院中医科黄智芬教授门诊就诊。腹部增强 CT 示：胰头恶性肿瘤，伴胆总管受压，与局部胃体分界不清。症见：腹部隐痛，神疲乏力，腰膝酸软，五心烦热，肌肤及睛目轻度黄染，双下肢轻度水肿，大便溏薄，小便量少而黄，舌红，苔薄微黄，脉细数而无力。四诊合参，辨病属伏梁，辨证属气阴两虚兼有湿热内蕴，治以益气养阴、清热利湿，予自拟临床经验方参芪地黄汤加减。药物组成：太子参 12 g、黄芪 30 g、生地黄 12 g、牡丹皮 12 g、泽泻 12 g、茯苓 12 g、山茱萸 10 g、茵陈 6 g、枳壳 12 g、牛膝 12 g、山楂 12 g、神曲 20 g、延胡索 15 g、半枝莲 20 g、白茅根 15 g。共 14 剂，每日 1 剂，水煎，早晚饭后温服。

2020 年 9 月 6 日二诊。患者仍有腹部隐痛、肌肤及睛目轻度黄染、双下肢轻度水肿症状，但已无神疲乏力、腰膝酸软、五心烦热症状，纳可，大便正常，小便短赤，舌淡，苔薄微黄，脉弦细。予前方基础上加白芍 15 g，半枝莲、白茅根、茵陈加量（半枝莲 30 g、白茅根 30 g、茵陈 12 g），将茯苓改为土茯苓 15 g，续服 14 剂，煎服法同前。

2020 年 9 月 22 日三诊。患者腹部隐痛、肌肤及睛目黄染、双下肢水肿症状消失，纳可，二便调，舌淡苔白，脉沉细。辅助检查：肿瘤标志物

CA199 78ku/L；腹部增强 CT 示：病灶较前略有缩小。效不更方，嘱其守方，续服 14 剂，煎服法同前。

按语：本案患者为老年女性，体质羸弱，素来气阴亏虚，加之病邪久居人体，伤津耗血。而化学药物损阳耗气，势必进一步损耗正气，使体质越发虚弱，故症见神疲乏力、腰膝酸软、五心烦热、双下肢轻度水肿、大便溏薄、舌红、苔薄微黄、脉细数而无力。癌毒郁结日久化热，湿热胶结，故见肌肤及睛目轻度黄染，小便量少而黄。治以益气养阴、清热利湿，方选参芪地黄汤加减。参芪地黄汤是黄智芬教授在长期临床实践中总结的经验方，方中太子参、黄芪益气养阴以扶正，为君药。生地黄养阴清热，山茱萸滋补肝肾以资先天，茯苓健脾以资后天之气，共为臣药。泽泻利湿排浊，以纠生地黄滋腻之弊，真阴得以复源；牡丹皮清泄虚热，制衡山茱萸偏温药性；牛膝补肝肾兼利尿止痛，共为臣药。癌毒久居人体，必然引起气血运行不畅，不通则痛，故予延胡索以活血散瘀兼理气止痛，予枳壳理气宽胸兼行滞消积，予山楂、神曲以消食化积，防止滋补之品伤胃；半枝莲具有清除癌毒之功，与茵陈、白茅根合用，共为佐药。全方共奏清热利胆、利尿退黄之效。二诊患者服药后精气得复，正胜邪退，故神疲乏力、腰膝酸软、五心烦热等症状好转，食欲及大便恢复正常，但因癌毒日久，湿热胶结甚重，仍有腹部隐痛、肌肤及睛目轻度黄染、双下肢轻度水肿症状，故予加大半枝莲、白茅根、茵陈药量，以土茯苓替换茯苓，以增强清热除湿、解毒祛邪之效；加白芍以养阴柔肝，从而缓解腹痛症状。三诊诸症好转，瘤体进一步缩小，嘱其续服上方，巩固疗效。本案自拟参芪地黄汤，扶正以祛邪，祛邪不伤正，标本同治，遣方用药得当，故患者不适症状明显改善，生活质量得以提高。

五、胰腺癌的针刺治疗

胰腺癌患者确诊时大多已为中晚期，患者主要的症状是疼痛和焦虑。临床上三阶梯止痛疗法难以如意，此时可通过介入针刺进行治疗[7]。选取胰俞、三焦俞、足三里、内关、中脘、天枢、关元等穴位，暴露患者取穴位置，用棉签蘸取适量碘伏消毒皮肤后，选用 0.25 mm × 40 mm 毫针，进针深度为 0.5～1 寸，用平补平泻法，留针 30 min，每周 5 次。气血亏虚者加脾俞、胃俞，气滞血瘀者加太冲、膈俞；脾肾阳虚者加脾俞、命门，湿热阻滞者加中渚、阴陵泉，脐周疼痛者配上巨虚，脐下疼痛者配下巨虚，少腹疼痛者配曲泉，随症加减。其中胰俞为经外奇穴，又名胃脘下俞，可健脾和胃，理气止痛。三焦俞能畅达三焦之气机，理气降逆，和胃止痛。足三里为胃的下合穴，可通调腑气，凡腹部疼痛，无论寒热，均可刺之。内关为手厥阴心包经络穴，又为八脉交会穴，通于阴维脉，"阴维为病苦心痛"，刺之可条达三焦气机，降逆止痛。中脘为胃之腑、募之会，位于脐上；天枢为大肠之募，位于脐旁；关元为小肠之募，位于脐下，三穴布于脐周，合用可运转腹部气机。诸穴合用能够疏通经络，调和气血，理气止痛，进而治疗胰腺癌所致的疼痛。

张维新等[8]为探讨针刺缓解胰腺癌患者疼痛及抑郁症的疗效，选取 45 例胰腺癌患者进行针刺治疗。取阿是、胰俞、三焦俞、足三里和阳陵泉等穴位，用平补平泻法，行针 20 min，每日 1 次，每周 5 次，治疗 1 周后进行疼痛评分和抑郁评分。结果与治疗前相比，治疗后患者的疼痛及抑郁评分均明显降低，提示针刺治疗胰腺癌疗效确切，可缓解胰腺癌患者的疼痛及焦虑情绪。杨霞等[9]治疗胰腺癌根治术后失眠、疼痛的患者，将 80 例患者平均分为试验组和对照组，对照组在临床医师指导下使用常规抗抑郁、止痛药物治疗；试验组在此基础上同时行针灸联合耳穴注射治疗，取三焦俞、胰俞、阳陵泉、足三里等穴位，每日 1 次，每周 5 次。结果试验组的匹兹堡睡眠质量指数评分、疼痛数字分级评分均明显小于对照组评分。

六、胰腺癌的中药外敷

中药外敷在治疗癌性疼痛方面具有确切疗效，且毒副作用小。李敏等[10]选取 60 例胰腺癌癌性疼痛患者随机平均分为治疗组和对照组。治疗组给予中药外敷治疗（取麝香 0.2 g，血竭 5 g，冰片 9 g，土鳖虫、乳香、没药各 15 g，山慈菇、黄药子、川乌、鸡血藤、延胡索、重楼各 30 g，混合研成细末，用凡士林剂调成糊状药膏，外敷于患者疼痛部位，每日 2 次，每次 4～8 h，干燥则换下）；对照组采用常规三阶梯止痛法治疗。研究结果显示，与对照组相比，治疗组具有起效快、止痛时间长等优势，并且治疗组患者的疼痛缓解程度优于对照组的。罗红梅[11]将 60 例胰腺癌癌性疼痛患者随机平均分为观察组与对照组，观察组给予中药内服联合外敷治疗，对照组采取西医常规止痛处理。连续治疗 3 个月后对比两组患者的临床疗效，结果显示观察组疼痛缓解总有效率为100%，对照组的为 80.0%，两组比较差异具有统计学意义（$P < 0.05$）；观察组的生活质量评分、生存时间等均优于对照组，因此认为中药外敷治疗胰腺癌癌性疼痛疗效显著。

七、胰腺癌的灸法

灸法具有疏通经络、调节气血、缓解疼痛的功效，能够通过调节神经递质水平来缓解胰腺癌患者的疼痛及抑郁等症状。钱朱萍等[12]用麝香灸缓解胰腺癌患者的疼痛及抑郁情绪。操作方法：将麝香做成圆锥状麝香绒；另取 3 mm 厚的生姜片，穿孔后放于足三里、三阴交、中脘等穴；将麝香绒放于姜片上，用打火机点燃麝香绒。若皮肤过于发烫，可将生姜片抬高再放下，待绒燃尽。每个穴位灸 5 次，每次约 30 min，每周治疗 2 次。麝香辛散温通、方向走窜，具有通经活血、止痛的功效；生姜可温中止痛、解表散寒。两者合用可疏通人体气血，使机体气血运行畅通，达到温补脾胃、扶阳驱寒、疏通经络、活血止痛的功效。研究结果证实麝香灸能够缓解胰腺癌患者的疼痛，抑制其抑郁情绪。

艾灸能缓解胰腺癌患者的腹胀不适症状。蔡岚等[13]将 40 例胰腺癌腹胀患者随机平均分为治疗组和对照组，治疗组给予艾灸神阙、中脘、足三里等穴位治疗，灸至皮肤灼热红晕为度，每穴灸 10 min，对照组仅予药物治疗。结果治疗组总有效率高达 95%，对照组总有效率为 75%。研究表明艾灸治疗胰腺癌腹胀疗效显著，并且艾灸具有安全、经济、简便、无副反应等优点。

八、胰腺癌的耳穴贴压

耳穴贴压治疗胰腺癌可用于止痛及缓解患者消化道反应。止痛时取神门、交感、胰胆、耳迷根等耳穴，用一次性 1 mL 注射器取 0.1 mL 哌替啶注射以上穴位，每次取一侧，双耳交替使用。其中耳穴神门可以提高大脑皮质的兴奋和抑制程度，是镇静止痛的首选穴位；交感与胰胆可以缓解内脏疼痛；耳迷根具有镇痛安神、消炎止痛的作用，是耳针麻醉的常用穴。如管钟洁[14]用耳穴注射哌替啶治疗晚期胰腺癌疼痛患者，取神门、耳迷根等耳穴，结果显示耳穴注射用于治疗胰腺癌疼痛疗效确切，具有用药量少、镇痛时间长等优点。

晚期胰腺癌患者发生呃逆多数为顽固性，治疗相对困难，临床上可采用耳穴治疗，大多取得较满意的效果。取耳中（膈）、神门、阿是穴等耳穴，操作时先以探棒寻找敏感点，然后用碘酊消毒局部皮肤后迅速用揿针压针，或用镊子夹住王不留行籽放置于穴位处，最后用一小块胶布粘贴固定好。留针时间不超过48 h，每2 h按压一次。如隆晓江[15]将王不留行籽埋于耳中、神门等耳穴，以治疗晚期胰腺癌患者的顽固性呃逆，结果显示显效15例，占57.7%；有效8例，占30.8%；总有效率88.5%。

参考文献

[1] ADISESHAIAH P P, CRIST R M, HOOK S S, et al.Nanomedicine strategies to overcome the pathophysiological barriers of pancreatic cancer[J]. Nature Reviews Clinical Oncology, 2016, 13（12）: 750-765.

[2] 杨欢, 王晓坤, 范金虎.中国胰腺癌流行病学、危险因素及筛查现况 [J]. 肿瘤防治研究, 2021, 48（10）: 909-915.

[3] 高宇, 马云飞, 陈宇晗, 等.胰腺癌肿瘤微环境的中医药治疗进展 [J]. 中华中医药杂志, 2021, 36（8）: 4799-4801.

[4] 庞博, 姜晓晨, 刘福栋, 等.胰腺癌中医药防治研究述评 [J].北京中医药, 2020, 39（8）: 795-799.

[5] 陈月, 邓宏, 黄杰, 等.刘伟胜教授辨治胰腺癌临证思路 [J].天津中医药, 2021, 38（2）: 180-184.

[6] 黄智芬, 施智严, 罗勇, 等.复方丹参液、654-2注射液治疗晚期胰腺癌疼痛 33 例临床观察 [C] //第五次全国中西医结合血瘀证及活血化瘀研究学术大会论文汇编, 2001: 214-215.

[7] 孙韬，左明焕.胰腺癌的中医研究进展 [J].北京中医药大学学报（中医临床版），2009，16（6）：44-46.

[8] 张维新，王晶超.中医针灸对缓解胰腺癌患者疼痛及抑郁症的效果研究 [J].世界最新医学信息文摘，2015，15（101）：29-30.

[9] 杨霞，马青，董倩倩，等.针刺联合耳穴注射对胰腺癌根治术后失眠、疼痛及生活质量的影响 [J].光明中医，2021，36（14）：2406-2408.

[10] 李敏，马岩.癌痛灵贴膏外用治疗胰腺癌癌性疼痛的疗效观察 [J].华西医学，2010，25（3）：604-606.

[11] 罗红梅.中药内服外敷治疗胰腺癌疼痛的临床观察 [J].湖北中医杂志，2015，37（3）：5-6.

[12] 钱朱萍，张翔，陈康海，等.麝香灸对缓解胰腺癌患者疼痛及抑郁情绪的价值分析 [J].癌症进展，2021，19（22）：2321-2324，2346.

[13] 蔡岚，李静.艾灸治疗胰腺肿瘤病人腹胀的疗效观察 [J].全科护理，2010，8（33）：3026-3027.

[14] 管钟洁.耳穴注射治疗胰腺癌疼痛案 [J].中国针灸，2001（1）：41.

[15] 隆晓江.耳穴埋籽治疗晚期胰腺癌所致的顽固性呃逆 [J].黑龙江医药，2009，22（6）：903-904.

第十六节　原发性肝癌

一、概述

原发性肝癌简称"肝癌"，是指发生于肝细胞或肝内胆管细胞的恶性肿瘤，是临床上最常见的恶性肿瘤之一。据 GLOBOCAN 2020 报道，全球肝癌的年新发病例数达 90.6 万例，居于恶性肿瘤的第 6 位；年死亡人数接近 83 万人，位居肿瘤相关死亡的第 3 位 [1]。中国是肝癌高发国家之一，肝癌发病人数占全球的 55%[2]。肝癌的发生是多因素、多步骤的复杂过程，流行病学和实验研究显示[3]，乙型和丙型肝炎病毒感染、黄曲霉素、饮水污染、酒精滥用、肝硬化以及亚硝酸类物质等都与肝癌发病相关。在我国，乙型肝炎病毒感染是肝癌的主要发病因素，黄曲霉素和饮水污染则可能是最主要的促癌因素。

中医药古籍中并无"原发性肝癌"或"肝癌"的病名，中医药领域开始使用上述病名始于当代，系现代中医直接借鉴西方医学的病名诊断而来。尽管如此，在我国浩如烟海的中医药古籍中，散在着大量关于"胁痛""积聚""症瘕""癖黄""鼓胀""肥气""痞气""肝积"等病证的描述，许多描述与当今肝癌的临床表现极为相似，对肝癌的认识和指导辨治有一定的参考价值。中医学认为，"癌"通"岩"，是指体内发现肿块，且肿块表面高低不平，质地坚硬，宛如岩石。《仁斋直指附遗方论·发癌方论》言："癌者上高下深，岩穴之状，颗颗累垂……毒根深藏，穿孔透里，男多发于腹，女多发于乳，或项或肩或臂。"《圣济总录·瘿瘤门》曰："瘤之为义，留滞而不去也……与瘿法同，但瘿有可针刺，而瘤慎不可破尔。"《难经·五十六难》记载："肝之积，名曰肥气。在左胁下，如覆杯，有头足，久不愈，令人发咳逆，疟，连岁不已。"中医药在防治肝癌的复发、转移及改善中晚期患者症状、缓解肝癌疼痛、提高患者生存质量、延长患者生存时间等方面具有明显的优势[4]，已经被广泛应用于肝癌治疗的各个阶段。

二、病因病机

中医认为肝癌的发生与外感湿热邪毒、长期饮食不节、饮酒过度、"七情"内伤或宿有旧疾等因素相关。其病机为上述致病因素导致肝、脾、肾等脏腑功能失调，脾失运化，气血津液运行失常，且病久及肾，致阴阳失衡，产生气滞、血瘀、痰凝、湿浊、毒聚等病理产物，这些病理产物相互搏结，蕴结于肝脏，日久渐积而形成肝癌[5]。对于肝癌的病因病机，各大医家有不同的认识。孙桂芝教授[6]认为肝癌的病机在于正虚于内，邪毒凝结，以益气活血、软坚散毒为主要治法。花宝金教授[7]认为肝癌发病主要是气机升降失调导致血瘀、痰浊逐渐形成毒邪所致。黄智芬教授[8]认为癌瘤的发生发展与正气不足或虚衰密不可分，肿瘤患者不论在疾病进程中的哪一个阶段都不同程度地伴随着正气的偏虚，主张重视培扶机体正气，增强免疫，协同化疗来达到抑瘤消瘤的目的，消瘤而不伤正。如《活法机要》云："壮人无积，虚人则有之。脾胃怯弱，气血两衰，四时有感，皆能成积。"《医宗必读·积聚》言："积之成也，正气不足，而后邪气踞之，如小人在朝，由君子之衰也。"皆指出正气亏虚是肝癌发生的根本原因。在正气亏虚基础上，"六淫"外邪、"七情"内伤、长期饮食不节等因素引发机体阴阳、气血失和，久积成病。

三、中医辨证论治

1. 辨证分型

（1）肝郁脾虚证。

【临床表现】上腹部或胸肋胀闷不适，善太息，食少纳呆，进食后多有脘腹胀满不适，形体消瘦，小便短黄，大便溏，舌质淡胖，舌边多有齿痕，苔白，脉弦细。

【中医治法】益气健脾，理气消积。

【常用方剂】逍遥散、柴胡疏肝散等。

【经验方药】健脾消积方，为黄智芬教授的临床经验方，由太子参30 g、黄芪30 g、白术10 g、茯苓10 g、陈皮5 g、麦芽15 g、枳壳10 g、青皮10 g、莪术10 g、薏苡仁30 g、白花蛇舌草15 g、甘草5 g组成。

【临证加减】肝区胀痛者，加郁金10～15 g、延胡索10 g；腹部胀满者，加厚朴10 g、砂仁10 g（后下）；泛恶或呕吐明显者，加制半夏10 g、竹茹10 g；胁下积块者，加牡蛎30 g（先煎）、鳖甲15 g；黄疸者，加茵陈15 g、泽泻15 g。

（2）气滞血瘀证。

【临床表现】上腹部积块质地较硬、固定不移、胀痛或刺痛，体倦乏力，形体消瘦，面色黧黑，或肌肤甲错，纳谷减少，口干但欲漱口不欲咽，面颈部见有赤丝红纹，舌质紫暗或有瘀斑瘀点，脉弦涩或细涩。

【中医治法】活血祛瘀，消症，行气止痛。

【常用方剂】膈下逐瘀汤等。

【经验方药】蛭岩消积方，为黄智芬教授团队的临床经验方，由水蛭5～10g、岩黄连15g、莪术15g、柴胡10g、绞股蓝10g、白花蛇舌草15g、薏苡仁20g、党参20g、黄芪30g组成。

【临证加减】久病入络者，可加全蝎10g、地龙10g、三棱10g以破血通络、止痛；气机郁滞较重者，加川楝子15g、青皮15g以疏肝理气、止痛。

（3）脾虚湿困证。

【临床表现】腹大胀满，神疲乏力，少气懒言，胸脘痞闷，头身困重，纳呆泛恶，口黏不欲饮，肢体浮肿，小便短少，大便溏烂或泄泻，舌淡胖，边有齿痕，苔白厚腻，脉细缓或濡滑。

【中医治法】健脾益气，利湿消肿，解毒化瘀。

【常用方剂】四君子汤合五皮饮等。

【经验方药】健脾扶正解毒汤，为黄智芬教授团队的临床经验方，由黄芪30g、党参20g、白术10g、陈皮10g、茯苓10g、薏苡仁30g、半枝莲15g、枳壳10g、半夏15g、甘草10g、三棱10g、桃仁10g、莪术10g、白花蛇舌草15g组成。

【临证加减】兼表证者，可加紫苏叶10g以解表宣肺；纳差者，加鸡内金3g、麦芽10g以健脾消食；痰湿较重，见头重如裹、胸脘痞闷、食少便溏者，加苍术10g、藿香5g。

（4）肝肾阴虚证。

【临床表现】肝区隐痛，腹大胀满，形似蛙腹，青筋暴露，四肢柴瘦，头晕目眩，耳鸣，口干而燥，短气喘促，腰膝酸软，五心烦热，或有上部呕血，口鼻出血，下部便血，失眠，不欲饮食，小便短赤，大便干结，舌质红，少苔甚至无苔，脉细数无力。

【中医治法】滋补肝肾，养阴生津，消肿散结。

【常用方剂】一贯煎、青蒿鳖甲汤等。

【经验方药】守正抑癌汤，为黄智芬教授团队的临床经验方，由党参20g、黄芪40g、麦冬10g、蝉蜕20g、夏枯草20g、柏子仁40g、茯苓40g、玄参20g、生地黄20g、熟地黄20g组成。

【临证加减】胁痛明显者，加郁金 15 g、延胡索 10 g 以行气活血、止痛；午后低热者，加地骨皮 10 g、百合 15 g 以清热养阴；纳差者，加炒谷芽、炒麦芽各 10 g，山楂 15 g 以健脾开胃。

2. 特色方药

肝癌病机纷繁驳杂，症状变化多端。黄智芬教授在辨证论治基础上，重视机体正气在肝癌发病过程中的作用，主张应用中医扶正祛邪相结合的理念防治肝癌及其并发症，并在临床实践中取得了满意疗效。现以癌性腹水、癌性发热及癌因性疲乏的治疗为例。

（1）癌性腹水。癌性腹水为晚期肝癌患者常见并发症，各种因素导致液体回流障碍以及渗出增多为其主要病理机制。目前西医常见治疗手段有药物利尿、腹穿置管引流、腹腔静脉分流、全身或腹腔内化疗等，但均以攻伐为主，整体治疗效果不佳，不良反应多，费用高昂且易复发。中医认为癌性腹水属"臌胀"范畴。《医门法律·胀病论》曰："胀病亦不外水裹、气结、血瘀。"臌胀以气滞、血瘀、水湿为三大病理因素，肝、脾、肾功能失调，导致气、血、水湿三者互结为其主要病机，本病属本虚标实之证。黄智芬教授主张以扶正培本为主，兼以攻伐。临床上针对常见的脾肾阳虚证癌性腹水患者，黄智芬教授主张以温补脾肾为治法，方选真武汤，温阳利水的同时，常加用香附、益母草以疏肝行气、活血化瘀，同时配合中医外治穴位贴敷治疗，选用本科室邱华博士研发的芫遂逐水膏进行辨证选穴贴敷。

（2）癌性发热。癌性发热亦是晚期肝癌患者常见并发症，同时也是肝癌介入治疗手段的常见不良反应。西医多采用对症治疗，即利用非甾体类解热镇痛药进行退热处理，但易发生消化道不良反应，且易反复。中医认为，癌性发热属内伤发热范畴，癌毒久蕴导致气血亏虚、脏腑功能失调、阴阳失衡是其主要病机，常表现为持续低热状态。黄智芬教授主张以益气养血为治法，适当配伍滋阴清虚热药物，多选用临床经验方守正抑癌汤。针对症见往来寒热、口苦、咽干等少阳病症者，以调达枢机、和解少阳为治法，多选用小柴胡汤。

（3）癌因性疲乏。癌因性疲乏是一种持续性的主观疲劳感觉，与癌症或癌症治疗相关，而与近期的活动无关，并且严重影响患者生活质量[9]。黄智芬教授认为，癌因性疲乏属中医"虚劳"范畴，因癌毒或治疗过程中的药毒致使机体气血阴阳失调，脏腑元气亏虚而形成，益气、扶正、固本是其治疗大法，故多选用临床经验方健脾消积汤或健脾扶正汤以益气健脾、理气消积。针对气阴两虚证的晚期肝癌患者，黄智芬教授主张应用参麦注射液以益气、养阴、生津。

四、应用举例

患者王某，女，48岁，2020年8月11日初诊。既往有慢性乙肝病史10余年，未系统治疗。2017年体检时发现肝内小结节，大小约1 cm，至广西医科大学附属肿瘤医院行肝脏活检术，术后病理检查提示：肝细胞肝癌，切缘阴性。术后定期复查，病情稳定。2019年因AFP升高，行腹部增强MRI，检查结果提示：考虑肝S8段小肝癌。同年8月至广西医科大学附属肿瘤医院行射频消融术，术后定期复查，病情稳定。2020年8月11日因腹胀、乏力、纳差，至黄智芬教授门诊就诊。腹部增强MRI提示：肝癌根治术后及射频消融术后改变。症见：情绪郁闷，腹胀，乏力，纳寐差，小便调，大便溏烂，舌暗红，苔薄白，脉弦细。四诊合参，辨病属肝积，辨证属肝郁脾虚，治以益气健脾、理气消积为法，以自拟临床经验方健脾消积汤加减。药物组成：太子参30 g、黄芪30 g、白术10 g、茯苓10 g、陈皮6 g、麦芽12 g、枳壳12 g、青皮9 g、莪术10 g、薏苡仁30 g、白花蛇舌草12 g、甘草6 g、郁金12 g。共14剂，每日1剂，水煎，早晚饭后温服。

2020年8月26日二诊。患者诉仍有虚烦不寐，但腹胀较前改善，食欲较前好转，活动后自觉乏力，小便调，大便已成形，舌暗，苔薄黄，脉弦涩。予前方基础上加柏子仁30 g、玄参15 g，麦芽加量至18 g，续服14剂，煎服法同前。

2020年9月11日三诊。患者诉已无明显腹胀，纳可，夜间可正常入睡，心情较为舒畅，二便调，舌暗红，苔薄白，脉涩。辅助检查：肝功能、肿瘤标志物及腹部增强MRI检查结果同前，病情稳定。效不更方，嘱其守方，续服14剂，煎服法同前。

按语：本案患者为绝经期女性，素体虚弱，精气虚衰，而癌毒长期蕴积于肝脏，使肝失疏泄，气机不畅，又经肝癌根治术及射频消融术之金刃之伤，正气耗损严重，加之久病，担忧焦虑，致使肝郁乘脾，故症见情绪郁闷、腹胀、乏力、纳差、虚烦不寐、大便溏等，治以益气健脾、理气消积为法，方选健脾消积汤。健脾消积汤是黄智芬教授在长期临床实践中总结的经验方，方中黄芪、太子参、白术、茯苓、薏苡仁、甘草益气健脾，燥湿和胃；枳壳、青皮、陈皮化痰消积，理气止痛；麦芽、莪术消食导滞，化瘀散结；白花蛇舌草清热解毒，消肿散结；郁金活血止痛，行气解郁。二诊患者服药后，中州得补，肝气得疏，故腹胀、乏力、纳差等症状好转，但因患者仍有虚烦不寐、乏力症状，故加柏子仁以养心安神，加玄参以滋阴清虚热，同时加大麦芽用量以健脾开胃。三诊诸症好转，嘱其续服上方，巩固疗效。本案自拟健脾消积汤，标本兼治，方证得对，故患者不适症状明显缓解，生活质量得以提高。

五、原发性肝癌的针刺治疗

针刺在治疗肝癌的过程中主要作为一种辅助治疗方式。在临床治疗中，针对肝癌术后患者及肝功能 Child-Pugh C 级的晚期肝癌患者，西医目前基本以支持治疗为主，因此进行单纯针刺的干预是能够使患者获益的[10]。研究认为针刺治疗肝癌主要有协同治疗、减毒增效、缓解疼痛等方面的作用。取穴：百会、四神聪、中脘、气海、天枢、期门、章门、京门、带脉、外关、阳陵泉、足三里、太冲、阴陵泉、太溪等。操作：暴露患者取穴位置，用棉签蘸取适量碘伏消毒皮肤后，选用 0.25 mm×40 mm 毫针，进针深度为 0.5～1 寸，留针 30 min，每周 5 次。用平补平泻法。配穴：内关、肝俞、支沟、公孙、痞根、肿块围刺，随症加减。选穴百会、四神聪以调节头面部气血，中脘、气海、天枢、期门、章门、京门、带脉以调节腹部气血阴阳及奇经八脉的经气，外关、阳陵泉、足三里、太冲、阴陵泉、太溪以调节脾胃肝胆三焦气血，又通过痞根、肿块围刺攻逐毒瘀，共奏扶正祛邪、消痞散结之功效。针灸肝癌经动脉化疗栓塞（TACE）术后呃逆患者，主穴取天突，配穴取中脘、太冲、天枢、内关、足三里；针对肝癌疼痛患者，针刺曲泉、曲池、中脘、内关、足三里及阳陵泉等穴位。

刘泽银等[11]用俞云切脉针灸联合中西医治疗30例肝癌患者，按照"金针补、银针泻"的经验，使用金银针进行补泻。连续治疗12周后，与不联合针灸相比，针刺治疗组在提高生存率、延长生存期、改善临床证候、稳定瘤体、改善患者体力状况等方面均优于对照组。因此认为针刺治疗具有减轻毒副作用、提高免疫功能、改善预后的作用，进而能达到延长生存期、稳定瘤体的目的。

临床研究证实针刺能够缓解肝癌导致的癌性疼痛，可以降低止痛药用量及不良反应，提高肝癌患者的生存质量。王北斗[12]通过针刺关元、三阴交、太冲、天枢、期门、血海、章门、足三里、丰隆、中府、合谷及委中等穴治疗肝癌中度疼痛患者，每天一次，连续治疗10天后用NRS疼痛量表进行评分，结果针刺组较单纯用曲马多组的止痛效果更佳。宿峰等[13]则针刺曲泉、曲池、中脘、内关、足三里、阳陵泉等穴，并配合艾灸足三里、关元、肝俞、心俞穴治疗晚期肝癌疼痛患者，治疗两周后比较两组患者的总有效率和NRS疼痛评分。结果表明针刺治疗总有效率显著高于药物治疗，在减轻疼痛方面针刺组亦较药物组更优。

肝脏是人体消化系统中最大的消化腺，因此肝癌患者会出现诸多消化道症状，而针灸在缓解消化道症状方面有一定优势。薛炜翔[14]研究证明，采用单纯针刺太冲、公孙、足三里、中脘、膻中、内关等穴治疗肝癌介入术后患者出现的顽固性呃逆有良效。郑伟莉[15]则应用针刺中脘、足三里、内关等穴联合平胃散治疗晚期肝癌化疗患者，结果证明针刺上述穴位能够减轻患者胃肠道反应的相关症状，其结果可能与针刺提高血清胃动素水平有关。

六、原发性肝癌的中药外敷

临床上用于缓解原发性肝癌癌性疼痛的方法很多，其中以药物三阶梯止痛法在临床中最为常用。但长期使用镇痛药物会引发多种不良反应，同时会增加患者对药物的依赖心理，镇痛效果会逐渐减弱。中药外敷在治疗癌性疼痛方面则具有止痛迅速、维持时间长等优点，将其应用于原发性肝癌癌性疼痛治疗中往往可以取得良好的效果。张茜等[16]用中药外敷治疗肝癌癌痛取得了比较满意的疗效。取半枝莲30 g，半边莲、七叶一枝花、连翘、炒栀子、皂角、赤芍、生地黄各 20 g，乳香、没药、生大黄、土鳖虫、山慈菇各 12 g，姜黄 6 g，混合打粉后加白醋调匀制成膏药，敷于患者疼痛部位，最后用纱布覆盖，外敷 4～6 h，每天一次。张茜认为半边莲、七叶一枝花、炒栀子能利水消肿，清热解毒；半枝莲则可清热利湿，消肿止痛；山慈菇、连翘、皂角可清热解毒，散结消肿；生大黄、土鳖虫、赤芍功善活血化瘀，消肿止痛；生地黄清热凉血，养阴生津；乳香、没药、姜黄等能行气破瘀，通经止痛，也具有良好的镇痛作用。全方共奏解毒散结、活血止痛、利湿消肿之效，正对肝癌疼痛的毒、瘀、湿特点，故用于临床能发挥其镇痛作用。

朱真真等[17]则在三阶梯止痛法的基础上加中药外敷治疗，探究其对原发性肝癌癌性疼痛患者的临床疗效。外敷中药选取半枝莲 30 g，半边莲 25 g，赤芍、生地黄各 20 g，山慈菇、七叶一枝花、皂角、生大黄、连翘、炒栀子各 15 g，乳香、没药各 12 g，土鳖虫 9 g，姜黄 6 g 等研磨成粉，加入适量白醋混合制作成膏药，敷于患者疼痛处，用无菌纱布覆盖 4～6 h，每天一次，连续治疗 2 周。结果认为在三阶梯止痛法基础上增加中药外敷，能有效降低原发性肝癌患者的致痛因子水平，减轻疼痛程度，改善血液流变学指标。

七、原发性肝癌的中药外涂

部分中医学者认为，寒凝、血瘀、痰结是癌性疼痛局部不通的病机关键，局部治疗癌性疼痛须以散寒、逐瘀、化痰为根本大法，因此癌性疼痛的外用药主要集中于功善逐瘀、通络、开窍的药物[18]。王凡星等[19]用生川乌、生草乌、川芎、乳香、没药、土鳖虫和冰片各 20 g 混合研末，投入 500 mL 75% 的酒精中，浸泡 1 周后去渣备用。每次取药液外涂于患者体表肝区疼痛部位，每天 4～6 次。结果治疗总有效率高达 90.5%，表明中药外涂可明显缓解患者的癌性疼痛。王凡星等认为，用中药外涂治疗肝癌癌性疼痛患者能取得较为满意的疗效，一方面有药物的直接作用，另一方面借助经络的传导作用，使药物发挥全身治疗作用，调节神经体液系统功能，提高痛阈，从而增强中药的止痛效果。杨万全等[20]借助中药酊剂的辛香走窜之性，把雪蟾酊剂（雪上一枝蒿、蟾酥、冰片按比例研粉浸泡于 75% 的酒精中，过滤制成酊剂）外涂于肝癌患者的疼痛部位，每天 3～4

次，通过局部渗透经络，使药物直达病灶，起到温经散寒、活血通络、止痛之功效，令患者的疼痛得到缓解。李佑民等[21]则用冰红酊剂（75% 酒精 1000 mL 加红花 60 g，浸泡 7 天；去渣后加冰片 90 g、蟾酥 40 g，再浸泡 7 天后分装）治疗 42 例肝癌疼痛患者，外涂于患者痛处，结果总有效率达 80.95%。

八、原发性肝癌的拔罐治疗

黄智芬教授认为，拔罐具有温经通络、祛湿散寒、行气活血、调和脏腑气机等功效，可用于治疗肝癌疼痛患者，以缓解其相关症状[22]。拔罐时主要取足三里、三阴交、期门、肝俞等穴位，患者取仰卧位，应用闪罐法，根据患者年龄及取穴部位选用不同口径的火罐，最后留罐 5 min，直至皮肤潮红充血为度。起罐时用手指把罐边缘的皮肤下压，待空气进入后轻轻拿下罐体，注意勿灼伤皮肤。每天 1 次，每周治疗 5 次。有皮肤溃烂、皮下出血者及体质弱者慎用。本疗法取肝俞穴，因为肝俞穴与脏腑部位接近，能够主治本脏腑疾病。拔罐可通过经络的循行迅速达到病所，起到疏通经络、通达脏腑、调整阴阳、调节全身气机的功能，从而能减轻癌症患者的痛苦。当肝癌患者出现发热症状时，针刺大椎穴放血后拔罐可以达到退热的效果。如胡佳娜等[23]研究发现，针刺肝癌患者的大椎穴后再拔罐治疗，放出适量瘀血，可以使纳入研究的 16 例肝癌癌性发热患者 1 h 内体温下降 0.5 ～ 1.3 ℃，证明大椎穴刺血拔罐治疗肝癌癌性发热有较好的临床疗效。

参考文献

[1] SUNG H，FERLAY J，SIEGEL R L，et al.Global Cancer Statistics 2020：GLOBOCAN Estimates of Incidence and Mortality：Worldwide for 36 Cancers in 185 Countries[J]. CA：A Cancer Journal for Clinicians，2021，71（3）：209-249.

[2] 中华预防医学会肝胆胰疾病预防与控制专业委员会，中国研究型医院学会

肝病专业委员会，中华医学会肝病学分会，等.原发性肝癌的分层筛查与监测指南（2020 版）[J].中华肿瘤杂志，2021，43（1）：60-77.

[3] 中华医学会肝病学分会.原发性肝癌二级预防共识（2021 年版）[J].临床肝胆病杂志，2021，37（3）：532-542.

[4] 钭梦媛，张国梁.中医药治疗原发性肝癌的切入点与难点 [J].临床肝胆病杂志，2021，37（9）：2016-2024.

[5] 国家重大疑难疾病（原发性肝癌）中西医临床协作组.原发性肝癌中西医结合诊疗专家共识 [J].中医药导报，2021，27（9）：101-107.

[6] 王靖思，孙桂芝，赵杰.孙桂芝"益气活血软坚解毒法"论治原发性肝癌经验介绍 [J].中华中医药杂志，2015，30（1）：112-114.

[7] 刘瑞，花宝金.花宝金运用气机升降理论治疗肝癌经验 [J].辽宁中医杂志，2014，41（12）：2552-2553.

[8] 黎汉忠，黄智芬，张作军，等.健脾消积汤治疗肝癌癌因性疲乏的临床疗效观察 [J].中医临床研究，2016，8（10）：18-20.

[9] 韩娜，于世英.NCCN 癌症相关性乏力临床指引（2006.1 版）[J].循证医学，2006（3）：175-188.

[10] 斯韬，宁雪坚，郑捷.针灸疗法在原发性肝癌治疗中的应用与展望 [J].中国中医药现代远程教育，2021，19（4）：204-208.

[11] 刘泽银，张海波，罗英，等.俞云切脉针灸治疗中晚期肝癌的疗效观察 [J].广州中医药大学学报，2018，35（1）：66-69.

[12] 王北斗.针灸联合盐酸曲马多治疗肝癌中度疼痛疗效观察 [J].现代临床医学，2017，43（4）：257-258.

[13] 宿峰，宿兆颜，杨文俊，等.针灸配合穴位注射治疗晚期肝癌疼痛的临床效果观察 [J].世界最新医学信息文摘，2019，19（40）：191，193.

[14] 薛炜翔.肝癌介入化疗后顽固性呃逆针刺疗效观察 [J].中国误诊学杂志，2011，11（13）：3061.

[15] 郑伟莉.针灸合平胃散治疗晚期肝癌化疗后胃肠道反应 [J].深圳中西医结合杂志，2019，29（12）：55-56.

[16] 张茜，闵彩云，施翠芬.中药外敷对肝癌患者癌性疼痛的效果研究 [J].中国中医药现代远程教育，2020，18（18）：76-78.

[17] 朱真真，李曼，陈丽芳，等.中药外敷对原发性肝癌癌性疼痛患者疼痛程度、致痛因子水平及血液流变学指标的影响 [J].医学理论与实践，2022，35（16）：2832-2834.

[18] 王院春，王希胜，李仁廷，等.乌香痛消膏外治癌性疼痛40 例 [J].山东中医杂志，2014，33（3）：188-189.

[19] 王凡星，朱宏锦，姜翠花，等.以痛为腧中药外涂结合针刺治疗肝癌疼痛42 例 [J].中国针灸，2010，30（7）：589-590.

[20] 杨万全，王恳，张镇，等.雪蟾酊剂改善癌性疼痛的临床研究 [J].四川中医，2017，35（02）：99-101.

[21] 李佑民，刘祖发.冰红酊剂外用治疗肝癌疼痛42 例 [J].中西医结合肝病杂志，1999，9（01）：44-45.

[22] 黄智芬，黎汉忠，张作军，等.拔罐治疗癌性疼痛30 例疗效观察 [J].上海针灸杂志，2006（8）：14-15.

[23] 胡佳娜，董惠娟.大椎穴放血治疗肝癌癌性发热 [J].第二军医大学学报，2001（5）：417.

第十七节　子宫内膜癌

一、概述

子宫内膜癌又称宫体癌，是指发生于子宫内膜的上皮性恶性肿瘤，占子宫体恶性肿瘤的 90%。子宫内膜癌是最常见的妇科恶性肿瘤，占女性恶性肿瘤的 6%。2005 年，子宫恶性肿瘤在美国女性最常见的恶性肿瘤中位列第 4，在肿瘤死因顺位中位列第 8；新发病例为 40880 例，死亡 7210 例。根据我国一份全国性调查资料显示，在我国女性生殖系统的肿瘤疾病排名中，子宫内膜癌居第 3

位[1]。过量雌激素的长期刺激是发生子宫内膜癌的重要危险因素。引起体内雌激素水平升高的危险因素：①不育或少育；②月经初潮早或绝经延迟；③垂体功能紊乱；④女性化卵巢疾病；⑤使用外源性雌激素；⑥使用抗雌激素药物。此外，过量摄入动物蛋白、脂肪及糖类等与子宫内膜癌的发生成正比。营养过剩可导致肥胖，而脂肪具有合成和储存雌激素的功能，使内源性雌激素升高，从而诱发子宫内膜癌。其他因素如遗传免疫缺陷、多发癌倾向、盆腔放射史等均被认为与子宫内膜癌的发生有关[2]。目前子宫内膜癌的治疗措施以手术、放化疗及激素治疗为主，然而放化疗及激素治疗存在明显的毒副作用，因此，中医药治疗子宫内膜癌成为研究热点。

在中医药古籍中并无"子宫内膜癌"之病名，根据其临床表现可归入中医"崩漏""五色带下""带下""石症""症瘕""经断复行"等疾病范畴。唐容川在《血证论》中指出："崩漏者，非经期而下血之谓也。"南宋陈自明《妇人大全良方》中明确指出："妇人症痞，由饮食失节，脾胃亏损，邪正相搏，积于腹中，牢固不动，故名曰瘕。"金元李东垣《兰室秘藏》云："妇人血崩，是肾水阴虚，不能镇守胞络相火，故血走而崩也。"明代李梴《医学入门》曰："凡非时血行，淋沥不断，谓之漏下；忽然暴下，若山崩然，谓之崩中。"清代唐宗海《血证论》曰："崩漏者，非经期下血之谓也。"

二、病因病机

中医认为子宫内膜癌的主要病机是肝肾阴虚，冲任二脉功能失调，或脾虚生湿，湿蕴化热，湿热注于胞宫，气滞血瘀，毒邪凝结，阻于胞宫[3]。对于子宫内膜癌的病因，中医古籍中亦有描述。隋代巢元方《诸病源候论》认为："带下病者，有劳伤血气，伤动冲任脉，致令血与秽液兼带而下也。"肝肾阴虚，冲任二脉功能失调，虚火上炎而灼伤脉络，经血离经而行，故见崩中漏下、赤白带下，以及脾虚水湿不化导致的诸症；湿浊蕴久化热，湿热与瘀毒瘀结于胞宫，则见下腹包块、经行色黑质稠。吴谦《医宗金鉴·妇科心法要诀》中认为五色带下多因"皆湿热所化"，又云："……更审其带久淋沥之物，或臭或腥秽，乃败血所化，是胞中病也，若似疮脓，则非瘀血所化，是内痈脓也。"

三、中医辨证论治

1. 辨证分型

（1）肝郁血热证。

【临床表现】阴道突然大出血或出血淋漓，血色鲜红，伴胸胁胀满，心烦易怒，口干口苦，小便赤黄，舌红，苔薄黄，脉弦数。

【中医治法】疏肝清热，凉血止血。

【常用方剂】丹栀逍遥散加减。

【经验方药】疏肝解郁汤，为黄智芬教授团队的临床经验方，由牡丹皮10 g、山栀子10 g、柴胡6 g、白术12 g、茯苓12 g、当归10 g、白芍15 g、大小蓟各12 g、墨旱莲15 g、郁金12 g、白茅根20 g、仙鹤草30 g组成。

【临证加减】胁痛者，加茵陈20 g、延胡索15 g、白芍15 g；发热者，加败酱草20 g、半枝莲15 g、金银花15 g。

（2）瘀毒内结证。

【临床表现】阴道不规则出血，血色紫黑且有血块，小腹可触及肿块，腹痛如针刺刀割，疼痛部位固定，舌质暗，有瘀点，脉涩。

【中医治法】活血化瘀，消癥止痛。

【常用方剂】少腹逐瘀汤加减。

【经验方药】桃红四物化瘀汤，为黄智芬教授团队的临床经验方，由当归10 g、川芎10 g、赤芍12 g、延胡索12 g、小茴香6 g、干姜6 g、蒲黄10 g、白芍12 g、桃仁12 g、红花10 g、白花蛇舌草20 g、郁金12 g组成。

【临证加减】纳差者，加鸡内金15 g、砂仁10 g；出血量多者，加血余炭15 g、仙鹤草30 g。

（3）湿热下注证。

【临床表现】阴道不规则出血，带下色黄赤，臭秽难闻，小腹坠痛，口黏口苦，纳呆腹胀，小便黄浊，大便不畅，舌质红，苔黄腻，脉滑数。

【中医治法】清热利湿，解毒化浊。

【常用方剂】黄连解毒汤合三妙散加减。

【经验方药】芩连解毒汤，为黄智芬教授团队的临床经验方，由黄连5 g、黄柏10 g、黄芩10 g、大黄5 g、土茯苓15 g、枳壳12 g、芡实15 g、大小蓟各12 g、白花蛇舌草20 g、蒲黄10 g、郁金12 g、延胡索12 g组成。

【临证加减】腹胀甚者，加乌药15 g、厚朴10 g；大便不通者，加广木香9 g、厚朴12 g；心烦易怒者，加柴胡15 g、栀子12 g、合欢花15 g。

（4）肾阴亏虚证。

【临床表现】阴道不规则流血，量多少不一，色鲜红，头晕目眩，耳鸣心悸，五心烦热，两颧红赤，腰膝酸软，舌红少苔，脉细数。

【中医治法】滋阴补肾，固阴止血。

【常用方剂】左归丸加减。

【经验方药】滋肾固本汤，为黄智芬教授团队的临床经验方，由熟地黄15 g、山茱萸10 g、山药20 g、菟丝子15 g、枸杞子12 g、川牛膝15 g、鹿角胶10 g、女贞子15 g、墨旱莲20 g、大小蓟各12 g、蒲黄10 g、牡丹皮10 g组成。

【临证加减】头晕耳鸣者，加当归10 g、石菖蒲10 g、桑寄生15 g、牡丹皮12 g；心烦不眠者，加酸枣仁20 g、合欢花10 g、黄连3 g；出血量多者，加仙鹤草30 g、黄芩炭12 g、茜草炭15 g。

2.特色方药

在肿瘤的姑息治疗中，世界卫生组织把癌性疼痛提到重要和优先解决的地位。疼痛是最常见的肿瘤相关症状之一，约1/4新诊断的恶性肿瘤患者、1/3正在接受治疗的肿瘤患者及3/4晚期肿瘤患者合并有疼痛。疼痛是癌症患者最为恐惧的症状之一。如果疼痛得不到缓解，将令患者感到不适，并极大地影响他们的活动能力及整体生活质量。目前癌痛治疗的药物主要有非阿片类止痛药、弱阿片类止痛药及强阿片类止痛药。临床实践表明，使用中药治疗肿瘤患者的疼痛也有一定的疗效。子宫内膜癌早期患者无明显的骨盆疼痛或者仅仅有轻微疼痛，疼痛多表现为下腹部酸胀不适，在宫腔出血较多或积有血块时，患者可感到阵发性疼痛，随积血或血块排出而减轻。晚期由于肿瘤侵犯或压迫盆腔神经丛造成持续性疼痛，且常较为剧烈。此外，合并有宫腔感染也可能造成疼痛。若临床症状以胀痛为主，可用香附、乌药以理气止痛；若以刺痛为主，可用益母草、当归、五灵脂、蒲黄以祛瘀止痛；若影像学检查提示有积液或积脓，可加用木通、车前子、川萆薢、茯苓皮以利水渗湿。

四、应用举例

患者孙某，因"阴道不规则流血"于 2015 年 6 月 18 日在广西医科大学附属肿瘤医院妇瘤科行"腹腔镜下全子宫＋双附件切除＋盆腔及腹主动脉旁淋巴结清扫＋肠粘连松解"术。术后病理提示子宫内膜复杂型非典型性增生，局部呈高分化子宫内膜样腺癌改变。术后诊断高分化子宫内膜样腺癌 Ia 期。患者同时患有乳腺癌，有放疗病史。2022 年 2 月 19 日到广西医科大学附属肿瘤医院中医科就诊，证见：心烦易怒，五心烦热，口苦咽干，失眠多梦，头晕，心悸，脱发，纳差，小便正常，大便干结，舌质暗红，苔厚腻，脉沉细弦。处方：健脾消积汤合酸枣仁汤加减。此为黄智芬教授的临床经验方，由太子参 12 g、白术 12 g、茯苓 12 g、陈皮 6 g、枳壳 12 g、郁金 12 g、石斛 12 g、首乌藤 30 g、酸枣仁 12 g、浮小麦 30 g、枸杞子 12 g、女贞子 12 g、丹参 12 g、牛膝 12 g、黄精 12 g 组成。共 6 剂，颗粒剂，开水冲服，每日 2 剂，分 2 次服。

按语：黄智芬教授认为患者为子宫内膜癌及乳腺癌双重癌症患者，经历手术、放疗后出现气阴两伤、脾胃失调，治疗当以益气养阴、调理脾胃、养血安神为法。方中太子参、白术、茯苓益气健脾，陈皮理气和胃，郁金、枳壳疏肝解郁，首乌藤、酸枣仁养血安神，枸杞子、黄精、女贞子、牛膝滋补肝肾，丹参活血，石斛、浮小麦养阴除烦。患者服药后自觉五心烦热症状减轻，睡眠好转，故予其出院时带 30 剂回家。

五、子宫内膜癌的针灸治疗

针刺内关、合谷、肾俞、足三里、三阴交等穴位，能缓解子宫内膜癌化疗患者胃肠道反应，提高机体免疫力。

操作：嘱患者仰卧，局部皮肤常规消毒，选用一次性 0.25 mm×40 mm

无菌针灸针，用速刺法进针，搓柄法行针，以右手拇指、食指、中指持针柄单向捻转，行平补平泻法，得气后留针 30 min。每天 1 次，每周 5 次。足三里为足阳明胃经要穴，能燥化脾湿，生发胃气，促使气血生化；三阴交为足三阴经的交会穴，能调补肝、脾、肾三经气血；内关为阴维穴，能宣通三焦气机，为止呕要穴；合谷属手阳明大肠经，能调理肠胃、宽中理气；肾俞属足太阳膀胱经，能温补肾阳。气血不足者配脾俞、胃俞，气滞血瘀者配血海、太冲，脾肾阳虚者配脾俞、命门，痰热蕴结者配内庭、阴陵泉，热毒结聚者配合谷、曲池。

邹艳芬[4]用单纯放化疗治疗子宫内膜癌，以此作为对照组；试验组则用针刺联合放化疗。于化疗当天行针灸治疗，每次 30 min，于针灸后 1 h 内行放射治疗，每周 5 次。比较两组患者治疗结束时肿瘤局部控制情况、缓解化疗后消化道反应、增强机体免疫力等情况，结果试验组均优于对照组。高行军等[5]将 60 例子宫内膜癌根治术后患者随机平均分为治疗组和对照组，对照组用化疗方案，治疗组在化疗基础上联合针刺内关、合谷、肾俞、足三里、三阴交穴进行治疗，结果治疗组治疗后白细胞介素 -6（IL-6）水平明显降低（$P < 0.05$），且显著低于对照组，表明针刺治疗子宫内膜癌能减轻患者炎症反应，提高机体免疫力。

六、子宫内膜癌的耳穴贴压

耳穴压豆可缓解癌性疼痛，并减轻化疗导致的消化道副反应[6]。

取患者交感、皮质下、神门等耳穴，于术前 1 天给予患者王不留行籽按压，每天 3 次，每次按压 3 ~ 5 min。其中交感穴为镇痛要穴，能起到宁心健脾、镇静止痛之功效，现代医学认为此穴能对自主神经功能产生调节作用，降低对迷走神经末梢的刺激程度进而缓解疼痛；皮质下穴可镇静止痛，现代医学研究证实，作用此穴，可对高级神经中枢产生确切调节作用，能抑制高级神经中枢反射，从而消除癌性疼痛的相关症状；取神门穴以安神和胃，通经散瘀，现代医学研究认为此穴有镇静、止呕等多重作用，对自主神经功能起到调节作用。三穴合用，左右交替按压，可促进人体气血运行，达到活血通络、调气止痛之功效，帮助患者减轻术后疼痛。陈润等[7]将 100 例癌性疼痛患者用随机数字表法平均分为对照组与研究组，对照组采用盐酸羟考酮缓释片治疗，研究组在对照组基础上增加交感、皮质下、神门等耳穴治疗。结果研究组疼痛缓解率高于对照组，两组疼痛爆发次数均少于治疗前，且治疗后研究组疼痛爆发次数少于对照组（$P < 0.05$），因此证明耳穴压豆可减轻癌性疼痛。

取患者耳部贲门、胃、脾、小肠、大肠等穴位进行耳穴压豆，用王不留行籽按压，每隔 4 h 按压一次，每次按压 3～5 min，可促进患者术后胃肠功能恢复。其中脾穴可调和脾胃、温中止呕；胃与贲门两穴相伍，具有调理中焦、健脾益气、和中降逆等功效；小肠、大肠两穴配伍，能疏通脏腑，顺气安神，导滞和中。诸耳穴合用，对双侧耳穴持续刺激，能切实调整中枢神经系统，达到止呕止吐等目的。千维娜等[8]将 80 例肿瘤患者按随机数字表法分为对照组和试验组各40 例，对照组予昂丹司琼注射液治疗，试验组在对照组基础上联合耳穴埋豆治疗，结果表明耳穴埋豆联合昂丹司琼可以起到减毒增效、止吐止呕的作用，是一种减缓消化道不良反应的有效措施。

七、子宫内膜癌的穴位埋线

治疗子宫内膜癌术后肠梗阻，可选用穴位埋线法。取穴：内关、大肠俞、天枢、上巨虚、丰隆、水道、足三里、中脘、气海、关元。操作：常规穴位消毒后，选用 7 号无菌注射针头作套管，将长 15 mm 的 3-0 医用 PgA 线从针头斜口插入针头，剩余 5 mm 留在针头外侧，快速透皮、舒张直刺进针，刺入腧穴 15 mm 行提插法得气后，缓慢将注射针头旋转退出，将线体植入穴位，最后将医用输液贴贴于穴孔处。每 2 周埋线 1 次。其中内关为八脉交会穴，可通肠和胃，宣通上下气机；用俞募配穴法取大肠俞和天枢，配以大肠的下合穴上巨虚，可通利肠道，化湿导滞；取胃经络穴丰隆，配合水道以祛湿行水，通利下焦湿热；足三里、中脘、气海、关元相伍则可调补气血，固本扶正。诸穴合用，共奏清热除湿、通肠导滞之效[9]。穴位埋线法是使线体在体内腧穴处软化、分解、液化，直至被吸收，运用刺血效应、针刺效应、留针及埋针效应等而达到治疗效果。如肖戈等[10]将 60 例癌症术后出现早期炎性肠梗阻患者随机均分为对照组（单纯西医常规治疗）和治疗组（西医常规治疗配合穴位埋线），连续治疗 5 天，结果治疗组在肠鸣音恢复时间、肛门恢复排气及排便时间、患者症状完全消失时间以及临床总疗效等方面均优于对照组，差异有统计学意义（$P < 0.05$），从而得出结论：穴位埋线能有效改善癌症术后早期炎性肠梗阻患者的临床症状及体征，加快炎症的消除，促进患者胃肠功能恢复。

参考文献

[1] 孙燕.临床肿瘤学高级教程 [M].北京：中华医学电子音像出版社，2017.

[2] 万德森.临床肿瘤学 [M].4 版.北京：科学出版社，2015.

[3] 郁仁存.郁仁存治疗肿瘤临证经验集萃 [M].北京：科学出版社，2019.

[4] 邹艳芬.针灸联合放化疗治疗子宫内膜癌的临床观察 [Z].湖北省：汉川市人民医院，2015.

[5] 高行军，辛玲歌，周晓俊，等."归芪升白胶囊"联合针刺治疗子宫内膜癌根治术后化疗患者 30 例临床研究 [J].江苏中医药，2020，52（3）：26-28.

[6] 孙家莉，万贵平，沈晓婷，等.子宫内膜癌合并结肠癌同时行根治术的中西医围术期护理 [J].实用妇科内分泌电子杂志，2015，2（6）：45-46.

[7] 陈润，曾睿芳，方平，等.耳穴压豆联合盐酸羟考酮缓释片对癌性疼痛患者疼痛爆发次数及 PPI 与 KPS 评分的影响 [J].西部医学，2021，33（11）：1683-1686.

[8] 千维娜，李治，李仁廷，等.耳穴埋豆联合五羟色胺受体拮抗剂在肿瘤化疗中的应用价值 [J].西部中医药，2022，35（3）：119-123.

[9] 刘鸿源，陈贵珍，许云祥.子宫内膜癌术后恶性肠梗阻案 [J].中国针灸，2020，40（6）：655-656.

[10] 肖戈.穴位埋线对结直肠癌术后早期炎性肠梗阻的临床研究 [D].长沙：湖南中医药大学，2016.

第二章　临床常用经验方

一、八珍汤加味

【方药组成】熟地黄 10 g、当归 10 g、白术 10 g、茯苓 12 g、川芎 9 g、白芍 12 g、党参 15 g、甘草 6 g、黄芪 30 g、女贞子 18 g、陈皮 6 g。

【功效】益气补血。

【主治】气血两虚证。症见：面色萎白或无华，头晕目眩，四肢倦怠，气短懒言，心悸怔忡，饮食减少，舌淡，苔薄白，脉细弱或虚大无力。

【辨证加减】纳差者，加麦芽 15 g、神曲 10 g；高血压者，加钩藤 10 g、牛膝 10 g；糖尿病者，加天花粉 15 g、葛根 18 g；恶心呕吐者，加半夏 12 g；淋巴结肿大者，加夏枯草 10 g；骨疼痛者，加骨碎补 30 g；腹胀者，加木香 9 g（后下）、枳壳 12 g；大便溏烂者，加苍术 12 g、厚朴 10 g；便血者，加三七粉 3 g（冲服）；腹痛者，加延胡索 12 g；口干者，加石斛 12 g；肾阳虚者，加淫羊藿 12 g；肾阴虚者，加女贞子 12 g、山茱萸 10 g。

【用法】每日 1 剂，清水煎至 200 mL，分早晚 2 次服。

【方义】八珍汤由四君子汤与四物汤合方而成，方中当归、川芎、白芍、熟地黄补血养阴；党参、白术、茯苓、甘草、陈皮健脾和胃，益气生血；黄芪补气生血以治其本；女贞子补肾益阴，调养冲任。诸药相合，共奏益气补血之效。

1. 现代药理研究

四君子汤可使脾虚证患者减退的免疫功能在体液免疫和细胞免疫方面明显提高，尤其是细胞免疫功能[1]。方中当归能增强巨噬细胞功能，升高白细胞和血小板[2]；熟地黄可提高细胞免疫功能[3]；黄芪有调节免疫作用，不仅对 T 细胞数量增加和淋巴细胞转化有促进作用，而且对细胞中病毒的复制有一定的抑制作用[4]；女贞子有明显增强机体免疫功能的作用，对环磷酰胺所致白细胞减少有显著治疗作用[5]。黄芪、女贞子的水提物和活性成分具有消除肿瘤患者过量的抑制性淋巴（Ts）细胞的活性，从而恢复其免疫功能的作用。研究还发现扶正中药能激活巨噬细胞的活性，促进干扰素的产生，并能保护和促进造血干细胞与白细胞介素-2 的协同作用[6]。因此八珍汤加减方药具有补益气血、健脾益肾功效。

2.临床应用

（1）中晚期乳腺癌。黄智芬教授[7]采用八珍汤加味配合化疗治疗中晚期乳腺癌，与单纯化疗进行对比，结果八珍汤加味配合化疗近期总缓解率（75.6%）、生活质量改善率（83.8%）、证候症状改善率（83.8%）均优于单纯化疗（48.2%、62.0%、8.3%），表明八珍汤加味在减轻化疗引起的骨髓抑制、改善症状、提高生活质量、延长生存期方面均有较好的疗效。

（2）晚期结直肠癌。黄智芬教授[8]运用八珍汤加味配合化疗治疗晚期大肠癌，发现八珍汤加味配合化疗能改善晚期结直肠癌患者中医证候疗效，提高患者生活质量，减轻毒副反应，表明八珍汤加味能增强机体抗病能力、改善临床症状、降低化疗药物毒性、维护患者的造血功能和免疫功能、提高患者生活质量及延长生存期。

（3）肿瘤化疗后白细胞减少症。中医认为化疗药物属于热毒之物，会耗气伤阴，使脏腑功能失调，尤其会使脾胃功能失调，气血两虚，正气耗损，从而导致各种症候，故治疗多以健脾、益气、养血为法。将复方八珍汤应用于恶性肿瘤化疗后骨髓抑制产生的继发性白细胞减少症临床治疗，整体有效率较高，疗效确切、安全，未见明显副反应及并发症，并且该方为传统中药复方，加工及服用方便，具有一定的临床优势[9]。

参考文献

[1] 许得盛，沈自尹，王文健，等.右归饮、四君汤、桃红四物汤调节肾、脾虚、血瘀证患者免疫功能的观察 [J]. 中国中西医结合杂志，1999，19（12）：

712-713.

[2] 黄泌.免疫药物学 [M].上海：上海科学技术出版社，1986：142-176.

[3] 陈可冀.抗衰老中药 [M].北京：中医古籍出版社，1989：19-283.

[4] 丁渊，焦杨文.黄芪合剂治疗巨细胞病毒感染孕妇 38 例 [J].中国中西医结合杂志，1999，19（7）：437.

[5] 骆和生.中药与免疫 [M].广州：广东科技出版社，1985：86-87.

[6] 孙燕.中医中药在肿瘤综合治疗中的应用 [J].中国中西医结合杂志，1997，17（6）：323-324.

[7] 黄智芬，韦劲松，施智严，等.八珍汤加味配合化疗治疗中晚期乳腺癌的研究 [J].现代中西医结合杂志，2003（11）：1123-1124，1126.

[8] 黄智芬，施智严，黎汉忠，等.八珍汤加味配合化疗治疗晚期大肠癌 31 例临床观察 [J].河北中医，2008，30（12）：1283-1285.

[9] 魏海梁，李京涛，闫曙光，等.八珍汤治疗恶性肿瘤化疗后白细胞减少症临床研究 [J].陕西中医，2018，39（11）：1508-1510.

二、四君子汤加味

【方药组成】党参 18 g、白术 12 g、茯苓 12 g、陈皮 6 g、麦芽 15 g、枳壳 12 g、白茅根 15～30 g、白花蛇舌草 12 g、黄芪 15 g、女贞子 12 g、甘草 6 g。

【功效】益气健脾。

【主治】脾胃气虚证。症见：面色萎白，语声低微，气短乏力，食少便溏，舌淡苔白，脉虚缓。

【辨证加减】黄疸者，加茵陈 12 g、金钱草 15 g；大便烂者，加苍术 12 g、薏苡仁 30 g；疼痛者，加延胡索 12 g、青皮 9 g；腹胀者，加大腹皮 12 g、砂仁 6 g（后下）；便血者，加三七粉 3 g（冲服）、仙鹤草 15 g；口苦者，加黄芩 10 g。

【用法】每日 1 剂，清水煎至 200 mL，分早晚 2 次服。

【方义】四君子汤重在健补脾胃之气，兼司运化之职，渗利湿浊。方中黄芪甘温，补中升阳，益卫固表；党参甘平，补中益气，生津养血；白术苦甘温，补气健脾，燥湿利尿；茯苓甘淡平，利水渗湿，健脾安神；枳壳、陈皮能增强健脾理气、利水渗湿之功；女贞子补肝肾阴；白花蛇舌草、白茅根清热解毒，利湿消痰；麦芽行气消积，和胃理气，止痛；甘草健脾益气，调和营卫。

1. 现代药理研究

黄芪的有效成分（多糖、酮类、皂苷类等）是良好的免疫调节剂，不仅能增强机体非特异性免疫功能，还可以调节细胞免疫和体液免疫，呈双向调节效应，改善免疫紊乱状态。体外试验表明黄芪可以增强巨噬细胞的吞噬功能，能增强自然杀伤细胞（NK）数量和活性，并可增强 T 淋巴细胞增殖和活性，促进 T 淋巴细胞转化，提高白细胞介素 -2（IL-2）、白细胞介素 -2 受体（IL-2R）、IL-6 和肿瘤坏死因子 - α（TNF- α）水平[1]。白花蛇舌草对小鼠和人有免疫调节作用，可通过刺激机体的免疫系统来抵抗肿瘤的生长和减少其他疾病的发生[2]。女贞子有明显增强机体免疫功能的作用，对环磷酰胺所致白细胞减少有显著治疗作用[3]。党参、甘草通过健脾益气可改善低下的免疫功能，使其恢复正常状态。白术不仅有利于平滑肌自发收缩，使胃黏膜溃疡受抑，还能够促进白细胞升高，进而提高机体抗病力。茯苓主要成分为茯苓酸，能够使消化道平滑肌松弛，增强免疫力，使胃酸分泌受抑[4]。总体来说，四君子汤能活化免疫器官 B 细胞、T 细胞，增加抗体数量，增强免疫能力[5]。

2. 临床应用

（1）原发性肝癌。黄智芬教授[6]运用四君子汤加味配合 CD₃AK 细胞液治疗中晚期肝癌，发现其能明显改善临床证候症状，具有良好的免疫调节作用，可延长患者生存期。

（2）防治癌前病变。恶性肿瘤发生是一个渐进式过程，一般都要经过由正常到癌前病变再发展为癌的过程。研究发现四君子汤及其加味方能够防治胃癌前病变，逆转由癌前病变向癌的转变，其作用机制可能与其调节 MCT4 和 CD147 过度表达，调节胃黏膜上皮微酸环境有关[7]。

（3）减轻化疗毒副作用。化疗药物在灭杀癌细胞的同时，也对患者的气血、脏腑造成损伤。研究表明将四君子汤及其加味方用于化疗患者的辅助治疗，能增强化疗药物的疗效，提高机体免疫力，减轻化疗药物的毒副作用，改善骨髓抑制，提高患者生存质量 [7]。

参考文献

[1]　何丽娜，吴亦伦，何素冰，等.黄芪协同诱生 IL-2 作用的研究 [J].安徽医学，1999，20（2）：8.

[2]　吴厚铭,黄胜余,劳霞飞,等.白花蛇舌草免疫多糖结构的研究 [J].有机化学，1992，12（4）：428-431.

[3]　骆和生.中药与免疫 [M].广州：广东科技出版社，1987：86-87.

[4]　梁顺娣.四君子汤辅治胃食管反流病临床观察 [J].实用中医药杂志，2022，38（12）：2107-2109.

[5]　吴军，赵凤鸣，王明艳，等.四君子汤、六味地黄丸对环磷酰胺所致小鼠免疫抑制的拮抗作用实验研究 [J].四川中医，2007，25（10）：12-14.

[6]　黄智芬，梁安民.CD₃AK 细胞液配合中药治疗原发性肝癌 35 例临床观察 [J].广西医学，2001（5）：1039-1041.

[7]　梁华，张君成，李奇玮，等.四君子汤及其加味方防治肿瘤的机制研究进展 [J].中医药学报，2022，50（1）：86-90.

三、白虎加人参汤加味

【方药组成】石膏 30～40 g（先煎）、知母 10 g、甘草 6 g、天花粉 15 g、太子参（焗）10 g、地骨皮 12 g、枳壳 12 g、麦芽 12 g、芦根 15 g、银柴胡 10 g、苍术 10 g。

【功效】清热，益气，生津。

【主治】气分热盛、气津两伤之证。

【辨证加减】大便秘结者，加大黄 6 g（后下）；寒热往来、胸胁苦满、口苦甚者，去银柴胡加柴胡 10 g、黄芩 10 g；黄疸者加茵陈 15 g、金钱草 18 g；小便黄短者加白茅根 30 g；盗汗者加浮小麦 30 g、山茱萸 10 g；乏力、倦怠、气短者加黄芪 30 g。

【用法】每日 1 剂，清水煎至 200 mL，分早晚 2 次服。

【方义】方中石膏甘寒，泻胃火而透肌热；知母苦寒以清泻肺胃之热，质润以滋胃燥，两药相配伍以增强清热除烦作用。甘草、芦根、天花粉益胃生津，清热解毒；苍术、麦芽、枳壳健脾祛湿，理气止痛；地骨皮、银柴胡清退虚热；太子参益气生津，扶助正气，固本培元。

1. 现代药理研究

肿瘤性发热的发热原因，以往认为与肿瘤细胞转换率增加、核蛋白代谢亢进有关。现代医学认为肿瘤性发热主要由肿瘤细胞自发地产生内源性致热源所致。1988 年，余润泉等曾报道 398 例不明原因长期发热的患者，有 81 例发热与肿瘤本身直接有关[1]。"邪之所凑，其气必虚"，肿瘤的形成被公认为是正气不足，而后邪气踞之所致。中医认为肿瘤性发热是阴阳气血虚损或气血痰湿郁滞，使癌毒内蓄，蕴而化热所致。临床与实验研究表明，补虚扶正方法能预防肿瘤的发生和发展，因此扶助正气、固本培元是治疗肿瘤性发热的根本大法之一。白虎加人参汤加味中诸药合用具有益气健脾、解毒透热之功。方中太子参所含有效成分总皂苷等可通过降低肺部血管通透性，有效减少炎性渗出，发挥显著抗炎作用；石膏可通过提高血液中钙离子浓度，促进巨噬细胞吞噬机体致热物质，从而有效降低体温，改善持续性高热症状，还可通过降低机体神经应激反应能力，进一步减轻骨骼肌兴奋性，达到抗炎、抗病毒、免疫促进等效果；知母中所含有效成分（皂苷）可通过抑制肝脏中肝糖原分解，限制机体能量合成，进而达到解热等目的，同时，知母还具有抑菌、提升机体免疫力等多重作用[2]。

2. 临床应用

（1）肿瘤性发热。黄智芬教授[3]采用白虎加人参汤加味治疗肿瘤性发热，与单纯用消炎痛栓治疗对比，结果发现白虎加人参汤加味治疗肿瘤性发热总有效率（83.3%）、退热平均起效时间（1.5 天）均优于消炎痛栓治疗（63.4%、3.5天）。表明白虎加人参汤具有益气健脾、解毒透热功效，并可扶正固本，增强人体抵抗力，有利于癌症患者的康复和提高疗效。

（2）中枢性高热。宾湘义[4]选择颅脑外伤引起的中枢性高热 29 例，用白虎加人参汤治疗，每日 1 剂，水煎 3 次取药液 450 mL，分早中晚 3 次服（意识障碍者鼻饲），5 天为 1 个疗程。以服药后患者每日体温维持在 36.0～37.5 ℃为显效，37.6 ℃～38.5 ℃为有效，结果显效 21 例，有效 7 例，无效 1 例，总有效率 96.55%。

（3）介入栓塞术后发热。黄献钟[5]选择中晚期肝癌患者 25 例，随机分为观察组 14 例和对照组 11 例。在应用导管经皮行肝动脉插管介入灌注化疗药物和栓塞术后，两组均给予常规预防感染 3 天，并进行补液、保肝、保护胃黏膜治疗，其中观察组在介入术后 5h 即予白虎加人参汤为主煎服，对照组给予对症治疗。结果两组发热程度数据分析（$P < 0.05$）和发热持续天数数据分析（$P < 0.01$）均提示两组间差别有显著意义，说明在缓解栓塞后发热症状方面，观察组加用白虎加人参汤后疗效明显优于对照组。

参考文献

[1] 包才兴.恶性肿瘤并发症 [M].北京：人民军医出版社，1996：197.

[2] 徐蕾蕾，刘许彦，杨业龙.白虎加人参汤辅治老年重症肺炎临床观察 [J].实用中医药杂志，2022，38（8）：1336-1338.

[3] 黄智芬.白虎加人参汤加味治疗肿瘤性发热 30 例疗效观察 [J].四川中医，2005，23（6）：41-42.

[4] 宾湘义.白虎加人参汤治疗中枢性高热 29 例 [J].中医研究，1999，12（1）：45-46.

[5] 黄献钟.白虎加人参汤在缓解肝癌介入栓塞术后发热症状疗效观察 [J].福

建中医药，2005，36（6）：6-7.

四、参芪泻白散加味

【方药组成】党参 30 g、黄芪 30 g、百合 12 g、桑白皮 12 g、地骨皮 12 g、杏仁 12 g、半夏 12 g、枇杷叶 12 g、芦根 18 g、瓜蒌壳 12 g、五味子 9 g。

【功效】补气益肺，养阴生津。

【主治】胸痛、胸闷、气短、咳嗽痰多、神疲乏力、纳少、口干、自汗或盗汗等气阴两虚或阴虚内热证型。

【辨证加减】咯血者，加仙鹤草 30 g、三七粉 3 g（冲服）；胸痛者，加延胡索 12 g、郁金 12 g；痰多而色黄者，加黄芩 10 g、川贝母粉 9 g（冲服）；大便秘结者，加大黄 6 g（后下）；大便溏烂者，加薏苡仁 30 g、苍术 12 g；发热者，加石膏 30 g（先煎）、知母 10 g。

【用法】每日 1 剂，清水煎至 200 mL，分早晚 2 次服。

【方义】方中黄芪为补气药，具有益气固表、利水消肿、托毒生肌等作用；党参补气益肺，生津养血，补中益气；五味子补肾养阴，敛肺生津，纳气定喘；桑白皮、地骨皮、枇杷叶、芦根清肺泻火，止咳化痰。名医李杲云："桑白皮，甘以固元气之不足而补虚，辛以泻肺气之有余而止咳。"杏仁降气止咳平喘；半夏化痰止咳；百合养阴润肺，清心安神。

1. 现代药理研究

党参、黄芪可增强机体免疫功能，提高巨噬细胞的吞噬功能和 T 淋巴细胞转化率，使红细胞、血红蛋白升高[1]。其中，黄芪具有增强机体免疫功能和抵抗力的作用，它主要通过降低 Ts 细胞数量和活性、调节巨噬细胞活性、促进中性粒细胞趋化作用而增强机体细胞免疫功能和体液免疫功能，还可强心、利尿，减少有毒因子及氧自由基产生[2]，对胃癌、结肠癌、肝癌、肺癌等肿瘤均有明显的抗癌作用，同时可增强免疫细胞对肿瘤细胞的杀伤活性。桑白皮丙酮提取物是通过提高气管一氧化氮（NO）含量、松弛支气管平滑肌而发挥镇咳、平喘作用。杏仁主要成分杏仁苷能抑制佐剂型炎症，增强巨噬细胞功能，具有调节免疫功能及缓解支气管平滑肌痉挛的作用[3]。五味子对癌细胞 DNA 合成有一定抑制作用，主治肺气不足的癌症。百合可调节免疫功能，防止环磷酰胺所致的白细胞减少症；百合煎剂对氨水引起的小鼠咳嗽有止咳作用，并能对抗组胺引起的哮喘。地骨皮对环磷酰胺所致的白细胞降低有显著的提高作用，具有免疫调节作用[4]。

2. 临床应用

（1）晚期非小细胞肺癌。黄智芬教授[5]采用参芪泻白散联合化疗治疗晚期非小细胞肺癌（治疗组），与单纯化疗（对照组）进行对比，结果治疗组改善率（86.7%）高于对照组改善率（63.7%）。表明参芪泻白散结合化疗治疗晚期非小细胞肺癌能改善患者临床症状、减轻不良反应、提高患者生活质量、延长生存期。

（2）放射性肺炎。黄智芬教授[6]将 60 例放射性肺炎患者随机平均分为治疗组和对照组，两组均应用双黄连（冻干粉）、丹参（冻干粉）治疗，治疗组加用参芪泻白散。结果近期疗效比较，治疗组的总有效率为 86.7%，优于对照组的 63.3%；胸片疗效比较，治疗组的总有效率为 80%，高于对照组的 60%。表明参芪泻白散结合双黄连、丹参冻干粉治疗放射性肺炎，能提高机体免疫力及降低中医症状积分，降低肿瘤转移和复发的概率，提高患者生活质量，延长生存期。

参考文献

[1]　危可筠，陈香美，张燕萍.肾乐胶囊治疗系膜增殖性肾炎临床疗效观察 [J]. 中国中西医结合杂志，2002，22（5）：341-344.

[2]　罗成群，周建大，贺全勇，等.中药合剂对特重度烧伤患者免疫功能的影响 [J].中国中西医结合杂志，2002，22（8）：594.

[3]　黄智芬，黎汉忠，刘俊波，等.参芪泻白散结合化疗治疗晚期非小细胞肺

癌 30 例 [C] // 2007 国际中医药肿瘤大会会刊，2007：326-328.

[4] 刘春安，彭明.抗癌中草药大辞典 [M].武汉：湖北科学技术出版社，1994：177-416，425-520.

[5] 桂海涛，韦劲松，黄智芬，等.参芪泻白散结合化疗对晚期非小细胞肺癌生存质量影响 [C] // 发挥中医优势，注重转化医学——2013 年全国中医肿瘤学术年会论文汇编，2013：149-152.

[6] 黄智芬，陆新岸，杨泽江，等.参芪泻白散结合双黄连、丹参（冻干）治疗放射性肺炎 30 例临床观察 [C] // 2011 年中华名中医论坛暨发挥中西医优势防治肿瘤高峰论坛论文集，2011：207-210.

五、柴芍四君子汤加味

【方药组成】柴胡 6～9 g、白芍 15～30 g、枳壳 12 g、太子参 15～30 g、白术 12 g、茯苓 12 g、甘草 6 g、延胡索 12 g、全蝎 6～9 g。

【功效】扶正固本，疏肝健脾，通络止痛。

【主治】脾虚腹痛、痛经、肝脾不和诸症。

【辨证加减】肝区痛者，加延胡索 10 g、郁金 10 g；腹胀者，加厚朴 10 g、麦芽 15 g；气虚者，加黄芪 15～30 g；下肢水肿、尿少者，加车前子 15 g。

【用法】每日 1 剂，清水煎至 200 mL，分早晚 2 次服。

【方义】方中柴胡疏肝解郁，理气通络。枳壳消积除痞，理气止痛。白芍、甘草为解腹痛专药，白芍养血柔肝、敛阴和营，甘草健脾益气、调和诸药，二者互相配合以缓急舒挛，和肝脾，止疼痛。太子参、白术、茯苓益气健脾，燥湿和胃。延胡索行气活血，理气止痛。全蝎解毒化瘀，通络止痛。

1. 现代药理研究

柴胡主要药理活性成分为柴胡皂苷，研究表明其主要通过促进内源性糖皮质激素分泌和释放而发挥抗炎作用，以及通过激活巨噬细胞和淋巴细胞功能，增强机体非特异性和特异性免疫反应，从而起到免疫调节作用[1]。白芍能改善大脑皮层的紊乱状态，调节自主神经功能，具有解痉、镇痛、消炎和双向调节免疫功能的作用[2]。枳壳具有引气宽中活血，补气扶正，加强散结消痞的作用，可增进免疫功能，抑制肿瘤生长。太子参、白术、茯苓、甘草健脾益气，可改善免疫功能。全蝎能活血化瘀、止痛、抗肿瘤，还能增强网状内皮系统的吞噬功能，提高机体的免疫力[3]。

2.临床应用

黄智芬教授[4]应用柴芍四君子汤结合西药治疗肝癌疼痛，以此作为治疗组；对照组单纯应用西药治疗。结果治疗组与对照组止痛总有效率分别为90%、63.3%；生活质量变化比较，治疗组与对照组提高稳定率分别为93.3%、60%。表明柴芍四君子汤具有扶正固本的作用，可达到疏肝健脾、通络止痛的目的，还可提高机体免疫功能，从而提高患者的生活质量，减轻中晚期肝癌患者的痛苦，延长生存期。

参考文献

[1] 梁云，崔若兰.柴胡皂苷及其同系物抗炎和免疫功能的研究进展 [J]. 中国中西医结合杂志，1998，18（7）：446-447.

[2] 周金黄，李晓玉，荣康泰.免疫药理学进展基础与临床 [M].北京：中国科学技术出版社，1993：5，18，134.

[3] 章梅，张仲海，夏天，等.四君子汤对脾虚患者血清可溶性细胞粘附分子 -1 水平和单核细胞功能的影响 [J]. 中国中西医结合杂志，1999，19（5）：270-272.

[4] 黄智芬，刘俊波，黎汉忠，等.柴芍四君子汤结合西药治疗肝癌疼痛 30 例疗效观察 [C] // 第二届国际中西医结合、中医肿瘤学术研讨会论文汇编，2004：511-514.

六、甘露饮加味

【方药组成】生地黄 12 g、熟地黄 12 g、黄芩 10 g、茵陈 9 g、枳壳 10 g、石斛 12 g、天冬 12 g、麦冬 15 g、枇杷叶 10 g、甘草 6 g。

【功效】健脾和胃，清热解毒，养阴活血。

【主治】胃中客热，牙宣口气，齿龈肿烂，时出脓血，目睑垂重，常欲合闭。

【辨证加减】发热者，加石膏 30 g（先煎）、知母 10 g；肿痛甚者，加金银花 12 g、芦根 12 g；出血者，加仙鹤草 15 g、白茅根 15 g；气虚甚者，加太子参 15 g、黄芪 15～30 g；舌质紫暗或有瘀斑者，加赤芍、莪术各 12 g；舌苔腻者，加藿香 10 g、白茅根 18 g；心烦不安、小便短赤者，加淡竹叶 10 g、木通 8 g；口臭、大便干结者，加大黄 12 g（后下）；颈淋巴结肿大者，加夏枯草 15 g。

【用法】每日 1 剂，清水煎至 300 mL，分早晚 2 次服。

【方义】足阳明胃为燥土，喜润而恶燥，喜降而恶升，故以二冬（天冬、麦冬）、二地（生地黄、熟地黄）、石斛、甘草之润补之，以枇杷叶、枳壳之降顺之，若用黄连、黄柏之苦则增其燥，若用黄芪、白术之补则虑其升即有湿热，故用一味黄芩以折之，一味茵陈以渗之足矣。全方具有滋阴生津、清热解毒、祛湿和中之功效。

1.现代药理研究

生地黄、熟地黄对环磷酰胺所致的小白鼠白细胞下降有一定的治疗作用，对血小板减少有促进回升作用，并对肾上腺皮质有影响，可抑制炎症反应，对人的淋巴母细胞转化有一定的促进作用[1]。麦冬养阴益胃，润肺清心；天冬养阴清热，润肺滋肾。两者均能改善体液免疫功能，对环磷酰胺所致小白鼠白细胞下降有改善趋势及治疗作用。甘草补脾益气，清热解毒，调和诸药，其所含甘草酸能增强细胞的解毒作用和抵抗能力，并有抗溃疡作用[2]。黄芩、茵陈、枇杷叶具有清热解毒、消炎的作用。枳壳、石斛具有养阴和胃、理气止痛的功效。

2. 临床应用

（1）放射性口腔炎。黄智芬教授[3]观察采用甘露饮治疗放射性口腔炎的临床疗效，结果显示甘露饮加放射治疗组的口腔黏膜反应为轻度占 64.29%（18/28），重度占 35.71%（10/28），而单纯放疗治疗组的口腔黏膜反应轻度占 27.27%（6/22），重度占 72.73%（16/22）。Ridit 分析表明，甘露饮能减轻放射性口腔黏膜反应（$u = 2.210$，$P < 0.05$）。

（2）口腔溃疡。黄智芬教授[4]采用甘露饮治疗化疗引起的口腔溃疡，结果与西药、西瓜霜治疗相比，甘露饮治疗总有效率为88%，平均治愈时间为（5.83±1.68）日，优于西药、西瓜霜治疗的总有效率66%、平均治愈时间（9.27±3.15）日。表明甘露饮具有健脾和胃、清热解毒、养阴活血的功效，是调整机体抗病能力、提高治疗口腔溃疡疗效的有效方法之一。

参考文献

[1] 李佩文，赵建成.恶性肿瘤并发症实用疗法 [M].北京：中国中医药出版社，1995：358.

[2] 骆和生.中药与免疫 [M].广州：广东科技出版社，1987：41-92.

[3] 谭志强，黄智芬，郑献敏.甘露饮防治放射性口腔炎的疗效观察 [J].广西中医药，2001（3）：15.

[4] 黄智芬，施智严，罗勇.甘露饮治疗化疗引致的口腔溃疡50例临床观察 [J].河北中医，2001（3）：198-199.

七、加味补阳还五汤

【方药组成】黄芪40 g，忍冬藤、鸡血藤各30 g，赤芍、水蛭、泽泻各12 g，当归尾、川芎、地龙各9 g，桃仁10 g，红花6 g，牛膝18 g。

【功效】补气，活血，通络。

【主治】气虚血瘀之中风。症见：半身不遂，口眼㖞斜，语言謇涩，口角流涎，小便频数或遗尿不禁，舌暗淡，苔白，脉缓无力。

【辨证加减】纳差者，加白术10 g、麦芽12 g；气虚者，加太子参30 g；下肢肿胀明显者，加赤小豆30 g、汉防己10 g；发热者，加石膏30 g（先煎）、知母9 g；大便干结者，加大黄6 g（后下）；小便黄者，加白茅根30 g。

【用法】每天1剂，清水煎至200～300 mL，分早晚2次服。

【方义】方中黄芪甘温，大补元气，使气旺而促血行，瘀去络通；当归尾活血通络而不伤血；赤芍、川芎活血补血；桃仁、红花活血化瘀；地龙、水蛭活血破血，疏通脉络；鸡血藤、忍冬藤养血通络，兼清郁热；泽泻淡渗利湿，消肿；牛膝引药下行，活血通络。

1. 现代药理研究

补阳还五汤有抗血小板聚集、扩张微血管、恢复血管壁弹性、加快血流速度及组织灌注等功效[1]，可以有效调控钙信号，抑制炎症反应，改善凝血功能，保护和促进受损神经的修复和血液循环。部分研究表明，补阳还五汤可较为有效地改善脊髓损伤情况，促进脊髓组织修复[2]。注射用丹参冻干粉具有活血化瘀、止痛的作用[3]，并且在静脉滴注后能改善全身及局部的血液循环，是临床常用的可改善血液流变性和调节血流瘀滞度的中成药。诸药合用，使血流通畅、瘀滞改善，具有更强的扩血管、抑制血小板凝集、溶栓和防止血栓形成的作用。

2. 临床应用

（1）恶性肿瘤并血栓性静脉炎。黄智芬教授[4]采用加味补阳还五汤联合注射用丹参冻干粉治疗恶性肿瘤并血栓性静脉炎，与采用注射用丹参冻干粉、肠溶阿司匹林片、双嘧达莫治疗进行对比，发现加味补阳还五汤联合注射用丹参冻干粉治疗总有效率（87.5%）、退热时间［（5.71±0.92）日］、止痛起效时间［（0.82±0.43）h］、消肿起效时间［（8.04±2.16）h］均优于注射用丹参冻干粉、肠溶阿司匹林片、双嘧达莫治疗，后者上述指标分别为60.0%、

（7.11±1.07）日、（11.0±0.62）h、（12.15±2.96）h，表明采用加味补阳还五汤联合注射用丹参冻干粉治疗恶性肿瘤并血栓性静脉炎疗效确切。

（2）脑梗死后遗症。补阳还五汤可改善脑循环及脑细胞代谢，增加脑血流量，有利于脑神经功能恢复，从而提升脑梗死后遗症患者日常生活能力和生活质量。胡杰等[5]研究发现，用补阳还五汤辅助治疗脑梗死后遗症，能够有效改善患者半身不遂等症状，使患者逐步恢复日常生活能力，生活质量也随之提高。

（3）中风偏瘫。在中风偏瘫的治疗中应用补阳还五汤联合针刺治疗，有利于减轻或消除炎症反应，促进患者神经功能恢复，改善临床症状，提升患者日常生活能力和总体疗效[6]。

参考文献

[1] 何熹延.活血化瘀法配伍治疗心脑血管病研究进展 [J].中西医结合杂志，1988，8（8）：507-510.

[2] 高鹏宇，潘汉升，王火福，等.补阳还五汤治疗骨伤科疾病及药理研究进展 [J].光明中医，2023，38（4）：782-785.

[3] 林建华，刘承煌，姚亚其，等.丹参改善食管、贲门癌患者术后甲皱微循环和血液流变性的观察 [J].中西医结合杂志，1988，8（9）：538-540.

[4] 黄智芬，刘俊波，施智严，等.加味补阳还五汤联合注射用丹参（冻干）治疗恶性肿瘤并血栓性静脉炎 32 例 [J].新中医，2006（10）：75-77.

[5] 胡杰，吴慧群，艾文伟，等.补阳还五汤辅治脑梗死后遗症临床观察 [J].实用中医药杂志，2022，38（12）：2141-2143.

[6] 吴铭，郑志娟，袁芳英，等.补阳还五汤联合针刺治疗中风偏瘫临床观察 [J].光明中医，2022，37（10）：1789-1792.

八、加味生脉散合牡蛎散

【方药组成】党参 20 g、五味子 10 g、麦冬 12 g、黄芪 30 g、浮小麦 30 g、麻黄根 9 g、白芍 18 g、山茱萸 10 g、地骨皮 12 g、牡蛎 15 g（先煎）。

【功效】益气固本，收敛止汗。

【主治】自汗盗汗。

【辨证加减】脾虚者，加白术 12 g、麦芽 15 g；血虚者，加鸡血藤 30 g、黄精 18 g；阴虚者，加石斛 12 g、生地黄 15 g；心悸失眠者，加酸枣仁 15 g、首乌藤 30 g；低热者，加银柴胡 9 g、知母 10 g；发热者，加石膏 30 g（先煎）、柴胡 10 g；便秘者，加大黄 6～9 g（后下）；便溏者，加薏苡仁 30 g、苍术 12 g；腹胀者，加木香 9 g（后下）、枳壳 12 g；恶心呕吐者，加半夏 12 g、竹茹 6 g；阳虚怕冷者，加熟附子 9 g（先煎）。

【用法】每日 1 剂，清水煎至 200 mL，分早晚 2 次服。

【方义】方中党参、黄芪益气健脾，扶正固本，益气实卫，固表止汗；麦冬清心火而生津液；白芍、五味子、山茱萸、牡蛎、浮小麦益阴潜阳，收敛止汗；地骨皮配牡蛎清热除烦而止汗；麻黄根配黄芪益气固卫，诸药相配共奏止汗之功。

1. 现代药理研究

黄芪、党参等补气药物能活化 T 淋巴细胞，增强巨噬细胞吞噬能力，提高机体免疫功能，还能调整机体细胞代谢，具有抗氧化作用，在一定程度上可抑制放化疗的骨髓性反应[1]。山茱萸能拮抗环磷酰胺引起的小白鼠白细胞下降，提高免疫抑制小鼠的免疫功能，增加巨噬细胞的吞噬功能。五味子对癌细胞 DNA 合成有一定抑制作用。白芍能促进淋巴细胞转化，抑制肿瘤生长，对细胞免疫及体液免疫有一定促进作用[2]。

2. 临床应用

黄智芬教授[3]运用加味生脉散合牡蛎散治疗肿瘤化疗后患者自汗盗汗，与单纯玉屏风散治疗对照观察，结果加味生脉散合牡蛎散治疗后痊愈率（53.3%）、总有效率（90.0%）均优于单纯玉屏风散治疗（26.7%、66.7%）。表明加味生脉散合牡蛎散具有益气固本、收敛止汗的功效，可治疗肿瘤化疗后自汗盗汗，能缩短病程，改善临床症状，提高患者生活质量。

参考文献

[1]　王刚，周朝娟.参芪扶正注射液辅助治疗放射性肺炎 22 例 [J].中国中西医结合杂志，2005，25（3）：274-275.

[2]　刘春安，彭明.抗癌中草药大辞典 [M].武汉：湖北科学技术出版社，1994：88，177，322.

[3]　黄智芬，陈强松，欧武，等.加味生脉散合牡蛎散治疗肿瘤化疗后自汗盗汗 30 例 [J].世界中医药，2009，4（1）：32-33.

九、健脾扶正汤加味

【方药组成】黄芪 30 g、党参 15 g、白术 12 g、茯苓 12 g、半夏 12 g、陈皮 6 g、竹茹 9 g、薏苡仁 30 g、女贞子 18 g、石斛 12 g、枳壳 12 g、甘草 6 g。

【功效】益气健脾，理气和胃。

【主治】脾胃虚弱。

【辨证加减】腹痛者，加木香 6 g（后下）、砂仁 6 g（后下）；纳差者，加麦芽 15 g、炒山楂 12 g；小便黄短者，加白茅根 30 g、车前子 10 g；黄疸者，加茵陈 12 g、田基黄 12 g；便血者，加三七粉 3 g（冲服）、仙鹤草 20 g；大便秘结者，加大黄 6 g（后下）。

【用法】每日 1 剂，清水煎至 200 mL，早晚各服 1 次。

【方义】方中黄芪甘温，补中升阳，益卫固表；党参甘平，补中益气，生津养血；白术苦甘温，补气健脾，燥湿利尿；茯苓甘淡平，利水渗湿，健脾安神；薏苡仁、枳壳、半夏、竹茹、陈皮均有健脾理气、利水渗湿之功效；女贞子补肝肾阴；石斛养阴清热，益胃生津。

1. 现代药理研究

黄芪所含皂苷、多糖、异黄酮类化合物、多种氨基酸等能降低化疗药物的肾毒性，对心肌细胞和骨髓造血功能有明显的保护作用[1]。黄芪多糖通过调节 NK 细胞和 NKT 细胞功能来促进体液细胞免疫应答，发挥免疫佐剂功能[2]。女贞子具有升高白细胞及血红蛋白，提高免疫力的作用。薏苡仁中的薏苡仁多糖是免疫调节活性成分，能显著拮抗环磷酰胺所致的白细胞数量减少，提高巨噬细胞的吞噬百分率和吞噬指数，促进淋巴细胞转化，改善红细胞和 T 淋巴细胞免疫功能[3]。鲜铁皮石斛多糖能提高 Lewis 肺癌小鼠 T 淋巴细胞转化功能、溶血素值和 NK 细胞活性，对肿瘤造成的免疫力低下可以起到很好的治疗作用，是一类很有价值的中药类免疫增强剂[4]。四君子汤能活化免疫器官 B 细胞、T 细胞，增加抗体数量，增强免疫能力[5]。

2. 临床应用

（1）晚期结直肠癌。黄智芬教授[6]采用健脾扶正汤配合化疗治疗晚期结直肠癌，与单纯化疗进行对比。结果发现健脾扶正汤配合化疗治疗在中医临床证候方面的改善率，生存质量量表 EORTC-QLQ-SF-36 调查问卷评价中躯体功能、情绪功能、角色功能、物理症状及整体状况方面均优于单纯化疗（$P < 0.05$），不良反应发生率低于单纯化疗（$P < 0.05$）。表明健脾扶正汤配合化疗可增强晚期结直肠癌患者机体免疫力，减轻化疗不良反应，提高生存质量，延长生存期。

（2）晚期胃癌。黄智芬教授[7]采用健脾扶正汤配合化疗治疗晚期胃癌与单纯化疗进行对比。结果发现健脾扶正汤配合化疗治疗后中医证候疗效总改善率（86.7%）优于单纯化疗（60.0%）；治疗后两组患者不良反应均有不同程度加重，但健脾扶正汤配合化疗组的不良反应程度明显低于单纯化疗组。表明健脾扶正汤治疗晚期胃癌能增强患者免疫功能，改善临床症状，减轻不良反应。

（3）晚期原发性肝癌。黄智芬教授[8]采用健脾扶正汤配合西医治疗晚期原发性肝癌，与单纯西医治疗进行对比。结果发现健脾扶正汤配合西医治疗后中医证候疗效改善率（83.3%）优于单纯西医治疗（60.0%），中医证候积分和卡氏评分均有改善，患者症状加重程度明显低于单纯西医治疗，CD_3、CD_4水平升高，CD_8下降，CD_4/CD_8比值提高，不良反应较低[9]。表明健脾扶正汤治疗晚期原发性肝癌可提高患者免疫功能及生活质量，延长生存期。

参考文献

[1] 邹雨荷，刘雪梅.黄芪注射液配合化疗对晚期非小细胞肺癌患者生存质量的影响 [J].中国中西医结合杂志，2003，23（10）：733-735.

[2] 谢红艳，张文伟，林丹义，等.黄芪多糖佐剂对脾脏 NK 细胞及 NKT 细胞的作用 [J].热带医学杂志，2013，13（6）：729-732.

[3] 杜萌，丁安伟，陈彦.薏苡仁化学成分及其防治肿瘤作用机制研究 [J].吉林中医药，2012，32（2）：195-198，201.

[4] 葛颖华，王杰，杨锋，等.鲜铁皮石斛多糖对 Lewis 肺癌小鼠免疫功能的影响 [J].浙江中医杂志，2014，49（4）：277-279.

[5] 吴军，赵凤鸣，王明艳，等.四君子汤、六味地黄汤对环磷酰胺致小鼠免疫抑制的拮抗作用实验研究 [J].四川中医，2007，25（10）：12-14.

[6] 张丽娜，袁颖，黄智芬，等.健脾扶正汤对晚期结直肠癌患者生存质量的影响 [J].中医学报，2015，30（3）：313-315.

[7] 向立洋，黄智芬，黎汉忠，等.健脾扶正汤对晚期胃癌患者生活质量的影响 [J].世界中西医结合杂志，2014，9（4）：412-415.

[8] 覃清清，韦劲松，黄智芬，等.健脾扶正汤对晚期原发性肝癌患者生活质量的影响 [J].中医学报，2013，28（5）：632-634.

[9] 许瑞琪，黄智芬，黎汉忠，等.健脾扶正汤对晚期原发性肝癌患者临床疗效及免疫功能的影响 [J].中西医结合肝病杂志，2013，23（2）：73-75.

十、健脾化瘀汤加味

【方药组成】党参 15 ～ 30 g、白术 12 g、黄芪 15 g、丹参 15 g、赤芍 12 g、陈皮 6 g、茯苓 10 g、甘草 5 g、薏苡仁 15 g、枳壳 12 g、白花蛇舌草 10 g。

【功效】健脾祛湿，行气活血。

【主治】脾虚瘀结。

【辨证加减】大便烂者，加苍术 12 g；腹胀痛者，加木香 9 g（后下）、延胡索 12 g；便秘者，加火麻仁 15 g。

【用法】每日 1 剂，清水煎至 200 mL，分早晚 2 次服。

【方义】方中党参、白术、茯苓、陈皮益气健脾，理气祛湿；黄芪补益中气，益卫固表，利水消肿，托毒生肌；枳壳行气宽中，补气扶正，加强散结消痞作用；白花蛇舌草清热解毒，利湿消痰；丹参、赤芍活血化瘀，行血止痛；薏苡仁健脾补肺，淡渗利湿。

1. 现代药理研究

党参、白术、茯苓通过健脾益气可将低下的免疫功能改善为正常状态，直接促进表现为特异性免疫淋巴细胞的分化、增殖增多，提高非特异免疫的 NK 细胞活性、中性粒细胞吞噬指数，同时还通过改善消化功能增加免疫球蛋白的产生等[1]。黄芪有调节免疫作用，不仅对 T 细胞数量增加和淋巴细胞转化有促进作用，而且对细胞中病毒的复制有一定的抑制作用[2]。方中诸药能提高和改善机体的物质代谢，促进蛋白的合成，增强机体免疫功能，有明显抑瘤作用[3]。诸药合用，具有健脾化痰、解毒散结之功效。临床表明本方具有一定抑癌、抗复发及增敏增效作用，可提高患者生活质量，延长生存期。

2. 临床应用

黄智芬教授[4]运用健脾化瘀汤配合化疗治疗晚期结直肠癌，结果显示治疗后临床证候改善率为 88.2%。表明健脾化瘀汤配合化疗可提高晚期结直肠癌患者机体免疫功能，改善患者临床症状，稳定癌灶。

参考文献

[1] 章梅，张仲海，夏天，等.四君子汤对脾虚患者血清可溶性细胞粘附分子 -1 水平和单核细胞功能的影响 [J].中国中西医结合杂志，1999，19（5）：270-272.

[2] 骆和生.中药与免疫 [M].广州：广东科技出版社，1987：86-87.

[3] 刘春安，彭明.抗癌中草药大辞典 [M].武汉：湖北科学技术出版社，1994：210，517.

[4] 黄智芬，黎汉忠，张作军，等.健脾化瘀汤配合化疗治疗晚期大肠癌 34 例临床观察 [J].中国中医药科技，2006（6）：431-432.

十一、健脾消积汤加味

【方药组成】太子参 18 g，黄芪、薏苡仁各 30 g，白术、郁金、枳壳各 12 g，茯苓、麦芽各 15 g，陈皮 9 g，莪术、青皮各 10 g，白花蛇舌草 20 g，甘草 6 g。

【功效】健脾益气，行气和胃。

【主治】脾胃气虚证。

【辨证加减】恶心呕吐者，加半夏 12 g、竹茹 9 g；白细胞下降者，加淫羊藿 12 g、女贞子 15 g；脱发者，加枸杞子 12 g、制何首乌 20 g。

【用法】每日 1 剂，清水煎至 200 mL，分早晚 2 次服。

【方义】太子参、白术、茯苓、甘草、黄芪健脾益气，燥湿和中；陈皮、青皮、枳壳、麦芽行气消积，和胃止吐，理气止痛；白花蛇舌草清热解毒，消肿散结；薏苡仁健脾益胃，利湿消肿；郁金、莪术活血化瘀，散结止痛。诸药合用，具有健脾益气、行气和胃的功效。

1. 现代药理研究

黄芪是一种疗效确切的扶正固本、增强免疫功能的药物，它对抗体形成细胞反应的双向调节可能是扶正固本的机制。黄芪通过增强巨噬细胞的吞噬作用来促进淋巴细胞的转化，诱导细胞产生干扰素，提高非特异性免疫功能，是一种无不良反应的免疫促进剂[1]。白术、太子参、茯苓能提高机体免疫力，提高外周血中 CD_3 及 CD_4 细胞水平，进而提高 NK 细胞活性及白细胞介素水平。白花蛇舌草对小鼠和人体有免疫调节作用，通过刺激机体的免疫系统抑制肿瘤的生长和其他疾病的发生。薏苡仁具有抑制和杀伤癌细胞的作用，同时能显著提高机体免疫功能，减轻放化疗不良反应，提高机体高能营养，并能对抗癌症的恶性病变。莪术有抑杀肿瘤和增强免疫力的双重作用。茯苓、莪术、陈皮合用，补中有泻，泻中有补，扶正祛邪两不偏废，既能扶助人体正气，提高机体的免疫功能，间接抑制肿瘤生长，又有直接的抗肿瘤作用[2]。

2. 临床应用

（1）肿瘤化疗不良反应。黄智芬教授[3]通过用健脾消积汤治疗肿瘤化疗不良反应，与单纯化疗治疗进行对比。结果发现健脾消积汤可提高免疫应激能力，提高机体免疫功能，保护骨髓，减轻不良反应，增加体重及增效减毒，从而提高患者生活质量。

（2）晚期原发性肝癌。黄智芬教授[4-5]采用健脾消积汤配合西药治疗晚期原发性肝癌，与单纯西医药治疗对比。结果发现健脾消积汤配合西药治疗后临床证候症状总改善率（90.0%）、生活质量变化总有效率（83.3%）、生存期大于 12 个月的生存率（63.3%）均显著高于单纯西医药治疗（63.3%、60.0%、36.7%）。表明健脾消积汤可提高晚期原发性肝癌患者的机体免疫功能，在一定程度上抑制肿瘤的生长，并且保护肝功能，具有"攻邪不伤正"的疗效，同时能缓解疼痛、改善肝功能，提高患者的体重及卡氏评分，改善临床症状，提高患者生活质量、延长生存期。

（3）晚期胃癌。黄智芬教授[6]采用健脾消积汤配合化疗治疗老年晚期胃癌患者，与单纯化疗进行对比。结果发现健脾消积汤配合化疗治疗后中医证候积分、生活质量积分和卡氏评分均有所改善，CD_3、CD_4、CD_8、CD_4/CD_8 水平较高，化疗药物毒性反应等不良反应显著减轻。表明健脾消积汤联合化疗治疗老年晚期胃癌可提高机体免疫功能，改善临床症状，减轻毒性等不良反应，提高患者生活质量，延长生存期。

（4）晚期结直肠癌。黄智芬教授[7-8]采用健脾消积汤配合化疗治疗晚期大肠癌与单纯西医化疗治疗对比，发现健脾消积汤配合化疗治疗晚期大肠癌总缓解率（35%）、临床证候症状改善率（81%）、生存质量改善率（77%）均高于单纯西医化疗治疗（17%、50%、53%），且健脾消积汤配合化疗治疗的毒副反应发生率明显小于单纯西医化疗治疗。表明健脾消积汤配合化疗可提高晚期大肠癌的机体免疫功能，提高患者生活质量，延长生存期。

（5）晚期乳腺癌。黄智芬教授[9]采用健脾消积汤联合化疗治疗晚期乳腺癌，与单纯化疗对比。结果发现健脾消积汤联合化疗治疗总有效率（70.0%）、疾病进展率（6.7%）、生活质量变化提高稳定率（83.3%）均优于单纯化疗（60.0%、26.7%、60.0%），毒副反应明显减轻。表明健脾消积汤能提高晚期乳腺癌患者的生活质量，延长生存期，减轻化疗引起的外周血白细胞下降，保护骨髓造血功能，并提高细胞免疫功能。

参考文献

[1] 戴令娟，侯杰，蔡后荣.中药和中西药结合治疗肺纤维化的实践研究 [J].中国中西医结合杂志，2004，24（2）：130-132.

[2] 朱国福，钱力兰，陈伟，等.钱氏消瘤口服液对胃癌细胞分化影响的研究 [J].湖南中医杂志，2002，18（4）：56-58.

[3] 黄智芬，黎汉忠，张作军，等.健脾消积汤治疗肿瘤化疗不良反应 30 例临床观察 [J].山东中医药大学学报，2009，33（6）：495-497.

[4] 黄智芬，黎汉忠，谭志强，等.健脾消积汤结合西药对晚期原发性肝癌患者生存质量的影响 [J].中西医结合肝病杂志，2008（3）：140-142.

[5] 黄智芬，黄其春，陈强松，等.健脾消积汤对晚期原发性肝癌生活质量及免疫功能的影响 [C]//第二十一届全国中西医结合消化系统疾病学术会议暨国家级中西医结合消化系统疾病新进展学习班论文汇编，2009：524-527.

[6] 黄智芬，卢旭全，袁颖，等.健脾消积汤联合化疗对老年晚期胃癌患者生活质量及免疫功能的影响 [C] // 第四届全国肿瘤阳光论坛暨中西医肿瘤创新国际高峰论坛论文集，2019：120-126.

[7] 黄智芬，黎汉忠，刘俊波，等.健脾消积汤配合化疗治疗晚期大肠癌疗效观察 [J].现代中西医结合杂志，2005（10）：1281-1282.

[8] 黄智芬，黎汉忠，张作军，等.健脾消积汤联合化疗对晚期大肠癌患者生活质量及免疫功能的影响 [J].安徽中医学院学报，2011，30（5）：26-29.

[9] 黄智芬，刘俊波，陈强松，等.健脾消积汤联合化疗治疗晚期乳腺癌 30 例临床观察 [C] // 第十届全国中西医结合肿瘤学术大会论文汇编，2006：325-327.

十二、六君子汤加味

【方药组成】党参 15 g、白术 12 g、茯苓 12 g、甘草 6 g、陈皮 6 g、半夏 12 g、竹茹 9 g、麦芽 12 g、麦冬 12 g、苍术 12 g、黄芪 15 ～ 30 g。

【功效】益气健脾，燥湿化痰。

【主治】脾胃气虚兼痰湿证。

【辨证加减】脾胃虚寒者，加吴茱萸 5 g、炮姜 15 g；脾肾阳虚者，加附子（制）、补骨脂各 10 g；呕吐严重者，加旋复花 10 g；胃脘痛甚者，加延胡索、川楝子各 10 g；气滞严重者，加厚朴 10 g、枳实 5 g。

【用法】每日 1 剂，清水煎至 200 mL，分早晚 2 次服。

【方义】方中以四君子汤（党参、白术、茯苓、甘草）益气健脾，脾气健运则气行湿化，以杜绝生痰之源。黄芪助原方健脾升清。重用白术，加用苍术，较四君子汤燥湿化痰之力益胜。半夏辛温而燥，为化湿痰之要药，并善降逆和胃、止呕。竹茹助半夏化痰止呕，麦冬养阴降逆而止呕，两药合用使诸药补而不燥。陈皮既可调理气机以除胸脘痞闷，又能止呕以降胃气，还能燥湿化痰以消湿聚之痰，正所谓"气顺而痰消"。

1. 现代药理研究

六君子汤不仅可以提高胃黏膜组织中表皮细胞生长因子、转化生长因子α含量，改善胃动素、生长抑素和胃泌素等胃肠激素水平，还可以通过扶植胃内正常菌群改善胃内微生态环境，从而有效阻止幽门螺杆菌在胃内的定居或增殖[1]。党参、白术、茯苓、甘草健脾益气，可将低下的免疫功能改善为正常状态，直接促进表现为特异性免疫淋巴细胞的分化、增殖增多，提高非特异免疫的 NK 细胞活性、中性粒细胞吞噬指数，同时还通过改善消化功能增加免疫球蛋白的产生等[2-3]。黄芪多糖有明显促进淋巴细胞分泌白细胞介素 -2 的能力，能增强 NK 细胞、巨噬细胞等的免疫杀伤作用[4]，可用于刺激机体免疫系统，抵抗肿瘤的生长及其他免疫相关疾病的发生。

2. 临床应用

（1）肿瘤化疗所致呕吐。黄智芬教授[5]采用六君子汤加味配合盐酸格拉司琼注射液防治肿瘤化疗所致呕吐，与单纯使用盐酸格拉司琼注射液防治对比。结果发现六君子汤加味配合盐酸格拉司琼注射液治疗后临床止呕效果、止呕缓解时间、临床症状改善情况均优于单纯使用盐酸格拉司琼注射液。表明六君子汤加味配合盐酸格拉司琼注射液可有效防治肿瘤化疗引起的呕吐反应。

（2）胃癌术后并发症。六君子汤可用于治疗胃癌术后出现的胃瘫综合征、倾倒综合征、疲劳综合征、抑郁症等并发症，促进胃癌术后患者康复。

参考文献

[1] 周恩慧，许二平，张楠，等.六君子汤治疗胃癌的临床疗效与作用机制的研究进展 [J/OL]. 中华中医药学刊：1-10[2023-03-08].

[2] 章梅，张仲海，夏天，等.四君子汤对脾虚患者血清可溶性细胞粘附分子 -1 水平和单核细胞功能的影响 [J]. 中国中西医结合杂志，1999，19（5）：

270-272.

[3] 许得盛，沈自尹，王文健，等.右归饮、四君子汤、桃红四物汤调节肾虚、脾虚、血瘀证患者免疫功能的观察 [J].中国中西医结合杂志，1999，19（12）：712-714.

[4] 储大同，林娟如.黄芪成分 F3 增强肿瘤和艾滋病患者 LAK 细胞细胞毒效应的研究 [J].中华肿瘤杂志，1994，16（3）：167-169.

[5] 黄智芬，黎汉忠，刘俊波，等.六君子汤加味合西药防治肿瘤化疗呕吐疗效观察 [J].广西中医药，2004（2）：19-20.

十三、木香顺气丸加味

【方药组成】木香 10 g（后下）、香附 10 g、厚朴 12 g、陈皮 6 g、青皮 9 g、枳壳 12 g、槟榔 10 g、苍术 12 g、砂仁 9 g（后下）、甘草 6 g。

【功效】行气化湿，健脾和胃。

【主治】湿浊中阻、脾胃不和之证。

【辨证加减】大便溏烂者，加薏苡仁 30 g、白扁豆 10 g；大便干结者，加大黄 6 g（后下）；小便黄短者，加白茅根 30 g、金钱草 15 g；黄疸、口苦者，加茵陈 10 g、黄芩 10 g；气虚者，加太子参 30 g。

【用法】每日 1 剂，清水煎至 200 mL，分早晚 2 次服。

【方义】方中木香、香附疏肝理气，和中止痛，为君药；厚朴、青皮行气燥湿、散结消积，枳壳、槟榔行气导滞、宽中，陈皮、砂仁理气化湿、和中，苍术燥湿健脾，共为臣药；甘草为使，调和诸药。全方配伍，共奏行气化湿、健脾和胃之功。

1. 现代药理研究

木香对胃肠有轻度刺激，能促进其蠕动及分泌，有促使胃排空的作用，是胃肠运动障碍性疾病的良药[1]。同时木香、厚朴对葡萄球菌、链球菌、大肠杆菌等分别具有不同程度的抗菌和抑菌作用[2]。枳壳可使胃肠运动收缩节律增强[3]。苍术具有抗炎、降血糖、抗缺氧、抗菌、抗病毒、保肝、保护消化系统和神经系统等作用[4]。砂仁具有一定的保护胃肠道、镇痛抗炎、抑制调节菌群、抗氧化、保肝、降血糖、抗肥胖和改善阿尔茨海默病的作用[5]。陈皮有抑制胃肠平滑肌、促进消化液分泌、利胆、松弛支气管平滑肌、抗休克等作用[6]。

2.临床应用

（1）晚期原发性肝癌肠胀气。黄智芬教授[7]利用木香顺气丸治疗晚期原发性肝癌肠胀气，与单纯西药治疗相对比。结果发现木香顺气丸能明显改善症状，缩短患者排气、排便时间，治疗有效率（88.6%）优于单纯西药治疗（60.5%）。表明木香顺气丸治疗晚期原发性肝癌肠胀气能促进胃肠蠕动，并能较快地使患者排气、排便，恢复患者肛门正常功能。

（2）放射性直肠炎。罗娟等[8]用加味木香顺气丸（木香、砂仁、香附、槟榔、陈皮、厚朴、枳壳、苍术、青皮、刺猬皮、地榆、槐花、甘草）治疗放射性直肠炎脾胃虚弱、湿浊中阻证患者，总有效率为93.3%，而对照组为63.3%。表明用加味木香顺气丸灌肠能有效地改善放射性直肠炎脾胃虚弱、湿浊中阻证患者的临床症状，减轻患者直肠黏膜炎症反应，促进患者直肠黏膜修复，提高患者生活质量。

（3）刘斯颖等[9]用木香顺气丸联合芒硝外敷治疗宫颈癌手术后，与常规疗法相比。结果观察组临床总有效率为95.35%，高于对照组的79.07%。表明子宫颈癌术后采用木香顺气丸联合芒硝外敷治疗效果较佳，可有效促进患者胃肠功能恢复，减轻患者腹胀程度，且未出现明显不良反应，有利于患者术后康复。

参考文献

[1] 薛开远，黎廷进，张志忠，等.小承气汤加减恢复术后肠功能的疗效观察[J].中国中西医结合杂志，1996，16（7）：435.

[2] 任宗仁，任飞.中西医结合治疗严重创伤恢复期并发胃肠功能障碍42例[J].中国中西医结合杂志，1998，18（6）：376.

[3] 尚坦之.中药学 [M].1 版.兰州：甘肃人民出版社，1981：294.

[4] 邓爱平，李颖，吴志涛，等.苍术化学成分和药理的研究进展 [J].中国中药杂志，2016，41（21）：3904-3913.

[5] 杨东生，张越，舒艳，等.砂仁化学成分及药理作用的研究进展 [J].广东化工，2022，49（8）：111-114.

[6] 王昌亚.对陈皮药理作用的探讨 [J].临床医药文献电子杂志，2020，7（15）：135.

[7] 黄智芬.木香顺气丸治疗晚期原发性肝癌肠胀气 44 例 [J].四川中医，2001（8）：32-33.

[8] 罗娟，何飞将，李璐，等.加味木香顺气丸灌肠治疗放射性直肠炎 30 例临床观察 [J].湖南中医杂志，2018，34（5）：68-69.

[9] 刘斯颖，杨岚，王丽峰.木香顺气丸联合芒硝外敷治疗宫颈癌术后胃肠功能障碍 43 例临床观察 [J].中国民族民间医药，2021，30（17）：99-101.

十四、脾约丸加味

【方药组成】火麻仁 15 g、白芍 15 g、枳实 10 g、大黄 6 ～ 9 g、厚朴 10 g、杏仁 10 g。

【功效】润肠泄热，行气通便。

【主治】肠胃燥热之脾约便秘证。

【辨证加减】气虚者，加太子参 15 g、黄芪 30 g；阴虚者，加麦冬 12 g、玄参 10 g；腹痛者，加木香 9 g、乌药 10 g；腹泻者，去大黄、火麻仁，加苍术 10 g、薏苡仁 30 g；口干者，加芦根 30 g。

【用法】每日 1 剂，清水煎至 200 mL，分早晚 2 次服。

【方义】本方所治之证多由胃有燥热、脾津不足所致，治疗以润肠泄热、行气通便为主。《伤寒论》称本证为"脾约"。成无己说："约者，约结之约，又约束也。经曰：……脾主为胃行其津液者也，今胃强脾弱，约束津液不得四布，但输膀胱，致小便数而大便硬，故曰其脾为约。"方中火麻仁性味甘平，质润多脂，功能为润肠通便，是为君药。杏仁上肃肺气，下润大肠；白芍养血敛阴，缓急止痛，为臣药。大黄、枳实、厚朴即小承气汤，轻下热结，以除胃肠燥热，为佐药。蜂蜜甘缓，既助火麻仁润肠通便，又可缓和小承气汤攻下之力，为使药。

1. 现代药理研究

大黄可刺激大肠增加其推进性蠕动，促进排便[1]，保护肠黏膜[2]，并通过排出细菌，抑制细菌的 DNA 合成[3]，减除肠道细菌，同时大黄、厚朴对葡萄球菌、链球菌、大肠杆菌等分别具有不同程度的抗菌和抑菌作用。故本方诸药合用，既能扶正，又可祛邪。脾约丸主要活性成分包括甘草醇、白芍苷、芦荟大黄素等。甘草醇是一类主要存在于苦杏仁等药物中的香豆素衍生物，具有抗肿瘤、免疫抑制、抗菌抗炎和保护神经等多种药理作用。白芍苷可以通过抑制机体炎症反应及过度的体液免疫，使机体中各腺体正常分泌，改善大便干硬等症状。同时甘草醇和白芍苷均具有治疗神经系统疾病的作用，两者通过调节酶活性起到缓解焦虑的作用。广泛分布在胃肠道中的 P 物质（SP）和血管活性肠肽（VIP），是胃肠运动调节中重要的兴奋性和抑制性胃肠肽。芦荟大黄素可能是通过增加肌间的神经丛 SP、VIP 的含量，而增强肠道动力，以达到缓解便秘症状的效果[4]。

2. 临床应用

黄智芬教授[5]采用脾约丸加味治疗癌性便秘，与应用金双歧（双歧三联活菌片）治疗进行对比。结果发现脾约丸加味治疗癌性便秘痊愈率（40%）、显效率（29.2%）、无效率（10.8%）、总有效率（89.2%）均优于金双歧治疗（9.8%、21.6%、37.3%、62.7%）；患者平均排便时间为（33.6±2.25）h，优于金双歧治疗后的（60.10±3.20）h。表明脾约丸加味治疗癌性便秘有明显改善作用，有利于癌症患者生存质量的提高。

参考文献

[1] 薛开远，黎廷进，张志忠，等.小承气汤加减恢复术后肠功能的疗效观察 [J].
中国中西医结合杂志，1996，16（7）：435.

[2] 陈德昌，景炳文，张翔宇，等.大黄对肠黏膜屏障的保护作用 [J].中国危
重病急救医学，1994，6：329.

[3] 赵琪，崔乃强，周文洛，等.寒下药物对致病大肠杆菌 DNA 合成的抑制
作用 [J].中国中西医结合外科杂志，1995，1（16）：366-368.

[4] 张家杰，史学文，王永茂.基于网络药理学探究麻子仁丸治疗功能性便秘
的作用机制 [J].现代消化及介入诊疗，2021，26（7）：858-862.

[5] 黄智芬，施智，严罗勇.脾约丸加减治疗癌性便秘 65 例临床观察 [J].湖南
中医杂志，2001（2）：11-12.

十五、清肺散结汤加味

【方药组成】黄芪 30 g、麦冬 12 g、桑白皮 12 g、地骨皮 12 g、半夏 12 g、
半枝莲 12 g、绞股蓝 12 g、杏仁 12 g、瓜蒌壳 12 g、黄芩 9 g、郁金 12 g、芦
根 15 g。

【功效】清肺散结，解毒化痰。

【主治】肺结节。

【辨证加减】恶心呕吐者，加竹茹 9 g；口干者，加天花粉 12 g、石斛 12 g；
胸痛者，加延胡索 12 g、枳壳 12 g；发热者，加石膏 30 g（先煎）、知母 10 g；
小便短黄者，加白茅根 15 g、车前子 10 g；便秘者，加大黄 6 g（后下）或火
麻仁 15 g（打碎）。

【用法】每日 1 剂，清水煎至 200 mL，分早晚 2 次饭后温服。

【方义】方中黄芪补中益气，健脾养肺；瓜蒌壳、杏仁、半夏、郁金宽胸
理气，燥湿化痰，降气润肺；桑白皮、地骨皮、芦根、麦冬、黄芩清肺泻火，
润肺止咳，平喘；半枝莲、绞股蓝清热解毒，化痰散结。

1. 现代药理研究

黄芪中的多糖成分，能增加网状内皮系统的吞噬功能，促进抗体形成，促进细胞转化，提高 NK 细胞的活性，从而增强机体免疫力。多项研究表明黄芪对胃癌、结肠癌、肝癌、肺癌等肿瘤均有明显的抗癌作用，同时可增强免疫细胞对肿瘤细胞的杀伤作用[1]。半枝莲可通过下调 VEGF、阻断内皮细胞迁移而抑制肿瘤血管生成，阻止肿瘤转移[2]。绞股蓝味苦性寒，清热解毒，止咳祛痰，具有抗肿瘤、提高免疫力、抗疲劳及镇痛作用，可治疗白细胞减少症[3]。地骨皮对物理性、化学性致痛均有明显的镇痛作用。半夏中提取的多糖具有较强的单核吞噬细胞系统激活活性，能增强单核吞噬细胞系统吞噬功能和分泌功能，抑制肿瘤的发生和增殖。瓜蒌壳具有镇咳、祛痰及抗肿瘤作用。桑白皮丙酮提取物是通过提高气管一氧化氮含量、松弛支气管平滑肌而起到镇咳平喘作用。杏仁主要成分杏仁苷能抑制炎症，增强巨噬细胞功能，具有调节免疫功能及缓解支气管平滑肌痉挛的作用[4]。

2. 临床应用

陆群英等[5]采用清肺散结汤配合化疗治疗晚期非小细胞肺癌，与单纯化疗进行对比。结果清肺散结汤配合化疗治疗总改善率（86.7%）优于单纯化疗（66.7%）。表明清肺散结汤配合化疗治疗晚期非小细胞肺癌能提高患者机体免疫功能，改善临床症状，减轻不良反应，提高患者生活质量，延长生存期。

参考文献

[1] 王润田，单保恩，李巧霞，等.黄芪提取物免疫调节活性的体外实验研究 [J].中国中西医结合杂志，2002，22（6）：453-456.

[2] 张妮娜，卜平，朱海杭，等.半枝莲抑制肿瘤血管生成的作用及其机制研究 [J].癌症，2005，24（12）：1459-1463.

[3] 刘春安，彭明.抗癌中草药大辞典 [M].武汉：湖北科学技术出版社，1994：796-798.

[4] 梅金喜.简明实用中药药理手册 [M].北京：人民卫生出版社，2012：90，109，121，123，129，134.

[5] 陆群英，刘俊波，杨红伟，等.清肺散结汤配合化疗治疗晚期非小细胞肺癌 30 例临床疗效观察 [J].中医临床研究，2016，8（24）：130-133.

十六、逍遥散加味

【方药组成】柴胡 6 g、当归 10 g、白芍 12 g、白术 12 g、茯苓 12 g、甘草 6 g、薄荷 8 g、煨姜 6 g。

【功效】疏肝解郁，养血健脾。

【主治】肝郁血虚脾弱证。症见：两胁作痛，头痛目眩，口燥咽干，神疲食少，或往来寒热，或月经不调，乳房胀痛，脉弦而虚。

【辨证加减】抑郁情绪明显者，加郁金 12 g、百合 12 g、浮小麦 30 g；夜寐乏安者，加首乌藤 30 g、酸枣仁 12 g；烦躁者，加牡丹皮 10 g、炒山栀子 12 g；食欲下降者，加麦芽 15 g、神曲 10 g；全身疼痛者，加延胡索 12 g；恶心呕吐者，加半夏 12 g、竹茹 9 g；大便秘结者，加大黄 6 g（后下）；大便溏泄者，加薏苡仁 30 g、芡实 10 g；气短乏力者，加太子参 15 g、黄芪 18 g。

【用法】每日 1 剂，清水煎至 200 mL，分早晚 2 次服。

【方义】方中当归甘辛苦温，补血和血，且芳香入脾，足以舒展脾气；白芍酸苦微寒，敛阴益脾，养血柔肝。两药并用，使血和则肝和，血充则肝柔，共为君药。木旺则土衰，肝病易传脾，故以茯苓、白术、甘草健脾益气，实土以御木侮，共为臣药。柴胡疏肝解郁，使肝木得以条达；薄荷少许，疏泄肝经郁热，疏其郁遏之气；煨姜温胃和中，又能辛散解郁，共为使药。诸药配伍，深合《素问·藏气法时论》"肝苦急，急食甘以缓之"，"脾欲缓，急食甘以缓之"，"肝欲散，急食辛以散之"之旨，务使血虚得养，脾虚得复，肝郁得疏，自然诸症自消，气血顺畅，故方以"逍遥"名之。

1. 现代药理研究

逍遥散通过 PI3K-AKT-Nrf2 信号通路、IGF-1Rβ/PI3K/Akt 通路、PI3K/AKT/mTOR 通路等产生抗抑郁作用[1]；可能通过上调海马 5-HT$_{1A}$ 受体、下调 5HT$_{2A}$ 受体、调节 5- 羟色胺摄取，发挥缓解抑郁症睡眠障碍的治疗效应[2]；可改善慢性束缚应激导致的肝郁脾虚证大鼠海马 CAI 区超微结构的损伤[3]。方中，当归所含当归多糖（APS）具有增强机体免疫功能的作用；白术中的白术多糖通过提高细胞钙离子水平促进细胞迁移和 E- 钙黏蛋白表达，以修复胃肠黏膜损伤；茯苓水提物通过抑制幽门螺杆菌增殖及其毒力因子脲酶活性，促进胃黏膜上皮细胞增殖，降低幽门螺杆菌感染胃部所引起的毒性反应；甘草所含多糖是通过调控 AKT-Mdm2-p53 通路以及提高 Bcl-2/Bax 比值保护胃黏膜细胞，并通过提高胃黏膜组织中 SOD、 gSH 含量和降低 MDA 含量在慢性萎缩性胃炎大鼠治疗中发挥抗氧化作用[1]。

2. 临床应用

（1）化疗后抑郁症。黄智芬教授[4]采用逍遥散结合心理暗示、行为干预对化疗后抑郁症患者进行治疗，与单纯心理暗示、行为干预治疗对比。结果逍遥散结合心理暗示、行为干预治疗后中医证候变化有效率（85.7%）高于单纯心理暗示、行为干预治疗（66.7%），能有效改善患者躯体功能、角色功能、认知功能、情绪功能、社会功能及疲劳、恶心呕吐、疼痛、食欲下降、睡眠紊乱、便秘腹泻等症状。表明逍遥散结合心理暗示、行为干预可改善化疗后抑郁症患者的临床症状，减轻不良反应，提高患者生活质量。

（2）乳腺癌。黄智芬教授[5]采用常规治疗加用逍遥散治疗乳腺癌，与常规疗法相比较。结果治疗组与对照组总缓解率分别为 68.7%、50%；治疗组与对照组临床证候变化总改善率分别为 87.5%、66.7%；生存质量比较，治疗组与对照组提高稳定率分别为 80.2%、62.4%；毒副反应比较，治疗组明显低于对照组（$P < 0.01$）。表明逍遥散扶正固本，对化疗药物有增效作用，可增加肿瘤的缓解率及改善临床症状，降低化疗药物的毒性反应，维护患者的造血功

能，使化疗能按期进行，从而达到治疗效果。

（3）甲状腺肿瘤术后。白龙等[6]用常规治疗加用逍遥散合海藻玉壶汤加减治疗甲状腺肿瘤术后气滞脾虚痰浊证患者，与常规治疗相比较。结果治疗组总有效率明显高于对照组；治疗组患者治疗后 FT_3、FT_4 水平均高于治疗前（$P < 0.05$），TSH、PCT、Tg 水平均低于治疗前（$P < 0.05$）；治疗组患者治疗后 FT_3、FT_4 水平均高于对照组（$P < 0.05$），TSH、PCT、Tg 水平均低于对照组（$P < 0.05$）；治疗组不良反应发生率明显低于对照组（$P < 0.01$）。表明逍遥散合海藻玉壶汤加减治疗甲状腺肿瘤术后气滞脾虚痰浊证患者有显著疗效，且安全性较高。

参考文献

[1] 李冀，王田，付强，等.基于疏肝养血健脾法之逍遥散的现代药理及临床研究进展 [J].长春中医药大学学报，2022，38（12）：1409-1414.

[2] 孔梅，邢长永，舒晓春.逍遥散干预抑郁症睡眠障碍模型大鼠海马 5-HT$_{1A}$ 受体，5-HT$_{2A}$ 受体的变化 [J].中国实验方剂学杂志，2010，16（14）：157-160.

[3] 梁媛，陈家旭，郭晓玲，等.逍遥散对肝郁脾虚证大鼠边缘系统神经元超微结构的影响 [J].中华中医药杂志，2009，24（5）：577-581.

[4] 黄智芬，桂海涛，陈强松，等.逍遥散结合心理暗示、行为干预对化疗抑郁症患者生活质量的影响 [J].中医学报，2015，30（9）：1244-1246.

[5] 黄智芬，黎汉忠，施智严，等.逍遥散化疗并用治疗乳腺癌 32 例分析 [J].中医药学刊，2003（6）：1001-1017，1015.

[6] 白龙，王歌，杨宇峰.逍遥散合海藻玉壶汤加减治疗甲状腺肿瘤术后的临床研究 [J].中医药导报，2019，25（22）：66-69.

十七、旋覆代赭汤加味

【方药组成】旋覆花 10 g、代赭石 30 g、半夏 12 g、甘草 6 g、生姜 3 片、柿蒂 30 g、麦冬 12 g、黄芪 30 g、太子参 30 g。

【功效】降逆化痰，益气和胃。

【主治】胃虚气逆痰阻证。症见：心下痞硬，噫气不除，或见纳差、呃逆、恶心，甚或呕吐，舌苔白腻，脉缓或滑。

【辨证加减】口干者，加芦根 15 g；咳嗽者，加枇杷叶 12 g；胃痛者，加砂仁 6 g；纳差者，加白术 10 g、麦芽 12 g。

【用法】每日 1 剂，清水煎至 300 mL，少量多次频服。

【方义】方中旋覆花味苦、辛、咸，性温，主降，善于下气消痰，降逆止噫，重用为君药。代赭石重坠降逆以止呃，下气消痰，为臣药。半夏祛痰散结，降逆和胃；生姜用量独重，和胃降逆以增代赭石止呕之力，并可宣散水气以助半夏祛痰之功；太子参、黄芪、甘草甘温益气，健脾养胃，以治中虚气弱之本；柿蒂降逆下气、和胃止呕，俱为佐药。甘草调和药性，兼作使药。诸药相合，标本兼治，共奏降逆化痰、益气和胃之功，使逆气得降，痰浊得消，中虚得复。

1. 现代药理研究

旋覆代赭汤有抗炎、明显改善食管括约肌松弛程度、保护食管黏膜完整性、改善食管黏膜损伤、增强胃动力、加快胃排空速度的作用[1]。旋覆花含黄酮类、蒲公英醇，常用于化痰止咳、降气止呕。代赭石主要成分是三氧化二铁及少量铝、镁、钙等化合物，有镇静止呕和止血的作用。黄芪具有提高机体免疫力的作用。

2. 临床应用

（1）晚期恶性肿瘤并顽固性呃逆。黄智芬教授[2]采用旋覆代赭汤加味治疗晚期恶性肿瘤并顽固性呃逆，与单纯西药治疗对比。结果旋覆代赭汤加味治疗晚期恶性肿瘤并顽固性呃逆中显效率 48.28%，有效率 37.93%，总有效率 86.21%，高于单纯西药治疗（16.67%、33.33%、50%）。表明旋覆代赭汤加味治疗晚期恶性肿瘤并顽固性呃逆具有非常显著的疗效。

（2）反流性食管炎。反流性食管炎是由于胃及（或）十二指肠内容物反流导致食管黏膜损伤所形成的一类慢性炎症性疾病，属于胃食管反流病。患者多有反酸、胸骨后灼痛甚至吞咽食物困难等症状，属中医学"反酸""噎膈"范畴。用旋覆代赭汤加减治疗属肝胃不和、肝胃郁热、气郁痰阻、痰湿内阻、脾胃虚弱等证型的胃食管反流性疾病见效佳。

参考文献

[1] 田硕,刘万里,苏坤涵,等.旋覆代赭汤临床应用研究进展[J].亚太传统医药,2021，17（7）：205-209.

[2] 黄智芬，黎汉忠，谭志强，等.旋覆代赭汤加味治疗晚期恶性肿瘤并顽固性呃逆的近期疗效[C]∥中国中医药学会建会20周年学术年会专辑（下），1999：282-283.

十八、血府逐瘀汤加味

【方药组成】柴胡 6 g、枳壳 12 g、当归 9 g、生地黄 12 g、桃仁 10 g、红花 6 g、桔梗 10 g、牛膝 10 g、赤芍 12 g、川芎 6 g、甘草 6 g。

【功效】活血化瘀，行气止痛。

【主治】胸中血瘀证。症见：胸痛，头痛，日久不愈，痛如针刺而有定处，或呃逆日久不止，或饮水即呛，干呕，或内热瞀闷，或心悸怔忡，失眠多梦，急躁易怒，入暮潮热，唇暗或两目暗黑，舌质暗红或有瘀斑、瘀点，脉涩或弦紧。

【辨证加减】胸骨疼痛者，加郁金 12 g、延胡索 12 g；口干者，加麦冬 12 g、天花粉 12 g；流涎多者，加半夏 12 g、益智仁 9 g；便秘者，加火麻仁 12 g 或大黄 6 g（后下）。

【用法】每日 1 剂，清水煎至 200 mL，分早晚 2 次服。

【方义】方中以活血祛瘀之桃仁、红花、川芎、赤芍、牛膝为主，辅以柴胡、枳壳、桔梗疏肝理气，更佐以生地黄、当归养血活血。桔梗载药上行，牛膝引药下行，一升一降，使气血上下贯通。甘草调和诸药，缓急止痛，具有活血化瘀、行气止痛之功效。活血与行气相伍，祛瘀与养血同施，升降兼顾，气血并调。

1. 现代药理研究

生地黄具有促进机体淋巴细胞的转化、增加 T 淋巴细胞数量的作用，并能增强网状内皮系统的吞噬功能。当归多糖与某些化学药联合应用，在疗效上显现协同作用，并能减轻化疗药物不良反应。赤芍能促进吞噬细胞的吞噬功能，提高癌细胞内环腺苷酸（cAMP）水平，具有抗炎、镇痛、解热的作用。枳壳行气宽中、活血、补气扶正，有加强散结消症、增进免疫功能、抑制肿瘤生长的作用。柴胡多糖能提高小鼠体液免疫功能和细胞免疫功能，并使免疫抑制状态有一定程度的恢复，具有帮助肿瘤患者恢复食欲的功效[1]。牛膝具有抗炎、镇痛及扩张血管、改善循环、促进炎症病变吸收等作用[2]，可提高机体免疫功能，激活小鼠巨噬细胞对细胞的吞噬能力；还可降低炎症区毛细血管的通透性，减少炎性渗出，改善局部组织的血液循环，促进炎性渗出物的吸收，抑制纤维细胞产生胶原，具有抗炎作用；同时对体液免疫和细胞免疫具有一定调节作用[3]。

2. 临床应用

（1）放射性食管炎。黄智芬教授[4]采用血府逐瘀汤治疗放射性食管炎，与单纯西药治疗进行对比。结果发现血府逐瘀汤治疗总有效率（81.2%）、平均治愈时间（15 日）、食量增加率（78.0%）、睡眠改善（84.4%）均优于单纯西药治疗（60.0%、32 日、50.0%、60.0%）。表明血府逐瘀汤具有扩张血管、改善循环、促进炎症吸收等作用，对体液免疫和细胞免疫有一定调节作用，可减轻患者痛苦、提高生活质量、延长生存期。

（2）缺血性脑卒中偏瘫。高会文等[5]研究发现血府逐瘀汤联合依达拉奉治疗缺血性脑卒中偏瘫，可降低患者血清 mmP-9、EPO、Hcy 水平，抑制血管损伤，改善颅内血流动力，进而提高患者神经功能及自理能力，疗效确切。

参考文献

[1] 刘春安，彭明.抗癌中草药大辞典 [M].武汉：湖北科学技术出版社，1994：307-825.

[2] 史玉芬，郑延彬.牛膝抗炎、抗菌的作用的研究 [J].中药通报，1998，13（7）：44-47.

[3] 张小玲，吴文清.活血逐瘀方治疗输卵管阻塞性不孕症 45 例 [J].中国中西医结合杂志，2000，20（1）：66-67.

[4] 黄智芬，刘俊波，黎汉忠，等.血府逐瘀汤治疗放射性食管炎 32 例 [J].中国中西医结合消化杂志，2006（3）：200-201.

[5] 高会文，霍琰梅，王巍，等.血府逐瘀汤辅助治疗缺血性脑卒中偏瘫临床效果 [J].辽宁中医杂志，2022，49（10）：110-113.

十九、异功散加味

【方药组成】黄芪、太子参各 30 g，白术、麦芽、苍术、茯苓各 15 g，甘草 6 g，陈皮 10 g，枳壳、白茅根各 12 g。

【功效】益气健脾，行气化滞。

【主治】脾胃气虚兼气滞证。症见：食欲不振，大便溏薄，胸脘痞闷不舒，或呕吐、泄泻等。

【辨证加减】黄疸、口苦者，加茵陈、泽泻各 12 g；尿少者，加泽泻、薏苡仁各 30 g；上消化道出血者，加仙鹤草 30 g、紫草 12 g、云南白药 1.5 g；腹胀者，加乌药 12 g；腹水者，加大腹皮 12 g、泽泻 15 g；呕吐者，加制半夏 10 g；舌苔白腻者，加藿香 10 g、砂仁 6 g；舌苔黄者，加茵陈 15 g、龙胆草 8 g。

【用法】水煎服，每日 1 剂，分 2 次服。

【方义】方中黄芪、太子参益气扶正，茯苓、白术、陈皮健脾助运化，苍术、枳壳理气，麦芽消食，甘草调和诸药，白茅根清热养阴。

1.现代药理研究

健脾理气中药具有提高机体免疫功能、增强机体抗病力的作用，有些补脾药甚至能直接抑制肿瘤细胞的增殖。吴万垠[1]发现健脾理气方能降低小鼠体内终致癌物的形成，杨维益[2]观察到健脾理气方药有增强小鼠肝细胞能量代谢的作用，李锦毅[3]以扶正健脾法治疗小鼠肝癌取得明显疗效。黄智芬教授团队[4]以益气健脾法为基础，采用异功散加减为主治疗晚期原发性肝癌，处方中选用的7味中药（白术、茯苓、黄芪、茵陈、仙鹤草、乌药、半夏）经动物实验证实均有直接抑制肿瘤细胞增殖或提高机体免疫力的作用。

2.临床应用

黄智芬教授[5]采用异功散加味合西药治疗Ⅲ期原发性肝癌，与单纯用西药治疗进行对比。结果发现异功散加味合西药治疗Ⅲ期原发性肝癌半年生存率（43%）、卡氏评分稳定率及提高率（78.6%）均优于单纯西药治疗（14%、50.0%）。表明益气健脾法可提高Ⅲ期原发性肝癌患者生活质量，延长生存时间。此法可提高机体细胞免疫功能，抑制肿瘤生长，改善症状，改善机体的全身状况，提高机体对肿瘤的耐受力，同时稳定瘤体。

参考文献

[1] 吴万垠.健脾理气方对 HBV 转基因小鼠肝脏 AFB-DNA 加成物水平影响 [J].中医杂志，1997，38（8）：498.

[2] 杨维益.健脾理气方药与能量代谢的关系 [J].北京中医药大学学报，1994，17（2）：64-66.

[3] 李锦毅.扶正健脾法对肝癌脾气虚证小鼠细胞周期干预及抗肿瘤作用的实验研究 [J].中医函授通讯，1998，17（6）：40-42.

[4] 刘春安，彭明.抗癌中草药大辞典 [M].武汉：湖北科学技术出版社，

1994：221-906.

[5] 谭志强，张作军，黄智芬.异功散加减为主治疗Ⅲ期原发性肝癌 28 例 [J].
四川中医，2000（11）：23-24.

二十、茵陈蒿汤加味

【方药组成】茵陈蒿 20 g、山栀子 12 g、大黄 9 g、郁金 12 g、麦芽 15 g、
枳壳 12 g、白茅根 30 g、甘草 6 g、赤芍 10 g。

【功效】清热利湿，退黄。

【主治】黄疸阳黄。症见：一身面目俱黄且黄色鲜明，发热，无汗或仅头
汗出，口渴欲饮，恶心呕吐，腹微满，小便短赤，大便不爽或秘结，舌红苔黄腻，
脉沉数或滑数有力。

【辨证加减】呕吐者，加半夏 12 g、陈皮 6 g；纳差者，加白术 12 g、神
曲 10 g；口苦者，加黄芩 9 g；大便溏烂者，加薏苡仁 30 g、苍术 12 g；腹痛者，
加延胡索 12 g。

【用法】每日 1 剂，清水煎至 200 mL，分早晚 2 次温服。

【方义】方中茵陈蒿清热利湿、退黄，既能发汗，又能利小便，能使郁结
在足阳明胃经和足太阴脾经的湿热得到清除，是治黄疸的要药；山栀子清肝泻
火，引导湿热随小便排出；大黄性味苦寒，通腑泄热，化瘀通经，凉血解毒，
助茵陈蒿使湿热之毒从大便而解，同时清热解毒、利湿化瘀以利胆退黄；郁金
解郁止痛，化瘀通络；枳壳宽胸行痰消积，理气止痛；白茅根清热解毒，利湿
退黄；赤芍凉血活血，化瘀通络；麦芽健脾和胃，消食导滞；甘草调胃和中，
以助祛邪。诸药合用共奏清热解毒、利湿化瘀功效。

1. 现代临床研究

茵陈蒿汤提取物对 D - 氨基半乳糖诱导的大鼠肝细胞损伤有保护作用[1]，对
增高的血清门冬氨酸氨基转移酶（AST）、丙氨酸氨基转移酶（ALT）活性有降低
作用[2]。大黄、山栀子对促炎症细胞因子如 TNF-α、IL-1、IL-6、IL-8、IL-12 的
表达、产生和释放均有抑制作用，对金黄色葡萄球菌、大肠杆菌和变形杆菌有杀

灭作用，还可恢复胃肠道动力和提升吸收功能，促进排出积粪、细菌和内毒素，从而减轻和避免内毒素血症。赤芍含有丰富的苷类化合物，其主要成分为赤芍总苷，除具有解痉、镇痛、抗菌、解热等药理作用外，还具有抑制血小板和红细胞聚集、抗血栓、抗动脉粥样硬化、保护肝脏和心脏及抗肿瘤作用，对体外培养肝细胞的 DNA 合成有明显的促进作用，对肝细胞再生和肝功能恢复有良好的影响[3]。

2. 临床应用

（1）化疗所致肝损害。黄智芬教授[4]采用茵陈蒿汤加味配合西药治疗抗肿瘤药物所致肝损害，与单纯西药治疗相对比。结果发现茵陈蒿汤配合西药治疗显效率（40.0%）、有效率（46.7%）、无效率（13.3%）、总有效率（86.7%）均优于单纯西药治疗（23.3%、36.7%、40.0%、60.0%）。充分体现中医药多靶点、多途径、多环节治疗综合作用，对提高患者生活质量及延长患者生存期有着十分重要的意义。

（2）调节血脂。茵陈蒿汤不仅可以抑制外源性胆固醇及甘油三酯的吸收，还可以降低内源性胆固醇的合成，从而改善机体脂质的代谢水平，加速胆固醇转运，防止脂质代谢紊乱对血管内皮细胞的伤害，预防动脉粥样硬化。茵陈蒿汤中的香豆素类化合物能扩张血管，降低肝组织中胆固醇含量；还可刺激血管内皮细胞释放一氧化氮，舒张血管平滑肌，修复内皮细胞；还可提高机体对胰岛素的敏感性，降低血糖[5]。

（3）保肝利胆。茵陈蒿汤对急慢性肝炎、肝硬化、药物中毒性肝损害、脂肪肝、胆石症、胆汁淤积症、癌术后黄疸、新生儿黄疸、胆囊炎等肝胆系疾病具有良好的临床疗效[5]。

参考文献

[1] 董自波，朱荃. 茵陈蒿汤保肝作用的有效成分分析 [J]. 中国中医药科技，2002，9（2）：91-92.

[2] 慕永平，刘平，龙爱华，等.CCl₄大鼠肝硬化成型阶段中医方证病机的研究 [J].中国中西医结合杂志，2006，26（4）：344-347.

[3] 吴静.赤芍的药理研究及抗肝纤维化临床应用近况 [J].中西医结合肝病杂志，2008，18（3）：189-191.

[4] 黄智芬，黎汉忠，谭志强，等.茵陈蒿汤加味治疗肿瘤化疗药物所致肝损害 30 例 [J].中西医结合肝病杂志，2011，21（1）：48-50.

[5] 李高辉，吕文良.简述茵陈蒿汤古今临床研究 [J].辽宁中医药大学学报，2020，22（7）：90-95.

二十一、枳实消痞丸加味

【方药组成】党参 15 g、白术 15 g、茯苓 10 g、枳实 12 g、厚朴 12 g、黄连 6 g、半夏 12 g、干姜 6 g、麦芽 12 g、甘草 6 g。

【功效】行气消痞，健脾和胃。

【主治】脾虚气滞，寒热互结证。症见：心下痞满，不欲饮食，倦怠乏力，舌苔腻而微黄，脉弦。

【辨证加减】大便溏烂者，加薏苡仁 30 g；大便干结者，加大黄 6 g（后下）；小便黄短者，加白茅根 30 g；黄疸、口苦者，加黄芩 10 g、茵陈 10 g；气虚者，加黄芪 30 g；纳差者，加白术 12 g、茯苓 12 g；腹胀者，加木香 9 g、莱菔子 10 g。

【用法】每日 1 剂，清水煎至 200 ℃，分早晚 2 次服。

【方义】方中枳实苦辛微寒，行气消痞，为君药；厚朴苦辛而温，行气除满，为臣药，两者合用，以增行气消痞、除满之效。黄连苦寒，清热燥湿而除痞，半夏辛温散结而和胃，少佐干姜辛热温中、祛寒，三味相伍，辛开苦降，平调寒热，共助枳实、厚朴行气开脾、除满之功。麦芽甘平，消食和胃；党参、白术、茯苓、甘草（四君子汤）益气健脾，祛湿和中，共为佐药。甘草还兼调药之用，亦为使药。

1.现代药理研究

枳实可兴奋胃肠平滑肌[1]，增强其运动收缩节律，以行气消痞；厚朴抗菌，解痉；半夏镇吐，祛痰；麦芽所含淀粉酶能促使淀粉消化；干姜刺激胃液分泌，兴奋肠管，促进消化；黄连抗多种细菌，扩张末梢血管而有解热作用；党参、白术可升高白细胞，增强免疫功能；白术、茯苓、甘草均有增强胃肠功能的作用。

2. 临床应用

（1）晚期结直肠癌肠胀气。黄智芬教授[2]采用枳实消痞丸治疗晚期结直肠癌肠胀气，与西医治疗比较。结果枳实消痞丸治疗晚期结直肠癌肠胀气总有效率为 86.8%，总改善率为 89.5%，均优于西医治疗（60.0%、53.3%）。表明枳实消痞丸可以明显改善由肿瘤本身所引起的临床症状并且提高患者生活质量。

（2）慢性萎缩性胃炎。姜翀[3]采用枳实消痞丸加减治疗慢性萎缩性胃炎（观察组），与常规治疗（对照组）比较。结果中医证候疗效总有效率观察组为 92.50%，对照组为 82.05%；胃镜疗效总有效率观察组为 90.00%，对照组为 79.49%。表明枳实消痞丸加减治疗慢性萎缩性胃炎效果较好。

（3）非酒精性脂肪肝。曹渊[4]采用枳实消痞丸治疗非酒精性脂肪肝（实验组），与常规治疗（对照组）比较。结果实验组综合治疗总有效率为 94.4%，与对照组的 69.4% 比较明显更高（$P < 0.05$）；两组治疗前 ALT、AST 及肝脾 CT 比值无明显差异（$P < 0.05$），治疗后各指标均有所改善（$P < 0.05$），而试验组的 ALT、AST 降低幅度及肝脾 CT 比值上升幅度明显更优（$P < 0.05$）。表明应用枳实消痞丸治疗脾虚气滞型非酒精性脂肪肝综合疗效显著，且有助于患者肝功能恢复，减轻脂肪肝病变程度，对延缓病情发展、促进患者康复具有积极意义。

参考文献

[1] 张红，孙明江，王凌.枳实的化学成分及药理作用研究进展 [J].中药材，2009（11）：1787-1790.

[2] 黄智芬，施智严，黎汉忠，等.枳实消痞丸治疗晚期大肠癌肠胀气 38 例 [J].世界中医药，2007（5）：291.

[3] 姜翀.枳实消痞丸加减治疗慢性萎缩性胃炎疗效观察[J].实用中医药杂志，2019，35（1）：21-22.

[4] 曹渊.非酒精性脂肪肝使用枳实消痞丸的临床研究[J].光明中医，2016，31（12）：1747-1749.

第三章　药膳食疗

第一节　概述

一、药膳的概念及作用

药膳学是在中医理论指导下，阐述、研究药膳的基础知识和实际应用，包括药膳的起源发展、基本理论、临床应用及其开发研究的一门学科，是中医学的一个分支学科。药膳是一类特殊的膳食，是在中医药理论指导下以药物和食物为原料，根据人体健康状况和药食同源之理，将适当的有药用功效的食品和中药配伍，运用各种烹调技术制成具有一定色、香、味、形和特定功效的食品，如粥类、汤羹类、饮食点心类、菜肴类、酒饮类等。这种食品具有预防和治疗疾病及保健的作用，其主要特点是将防治用药融入日常饮食中，既发挥药物的功能，又保留饮食的滋味和营养，比起普通食品更有营养、保健和治病作用。药膳是中国传统医药知识与食品烹调经验相结合的产物，寓医于食，既将药物作为食物，又将食物赋予药用，药借食力，食助药威，从而达到防病治病、保健强身、延年益寿之功效。

二、药膳的发展简史

药膳在我国已有几千年的历史。"药膳"之词，最早见于先秦两汉时期《后汉书·列女传》。《周礼·天官》记载，周朝宫廷医生分为食医、疾医、疡医、兽医四科，其中"食医"专司饮食、营养和卫生。《素问·脏气法时论》特别强调药治与食治相结合的重要性："毒药攻邪，五谷为养，五果为助，五畜为益，五菜为充，气味合而服之，以益精气。"《神农本草经》中收载药物365种，其中药用食物有50余种，包括米谷、菜蔬、虫鱼、禽、肉等"食药物"，并记录该类药物有"轻身延年"的功效。魏晋隋唐时期，孟诜《食疗本草》中收载食物药261种（动物、植物及矿物），孙思邈《千金方》曰："夫为医者，当须先洞病源，知其所犯，以治之，食疗不瘥，然后命药。"并设"食治"专篇，提出"食能排邪而安脏腑，悦神爽志以资血气。若能用食平疴、释情遣疾者，可谓良工"。北宋时期，御制《太平圣惠方》总结了药膳的作用，并列举了多种食疗药膳保健食品，如软食之粥、羹，硬食之索饼，饮料之酒、浆、茶、乳等，该书所载之食疗用方和食膳类型对后世食疗研究影响很大。元代忽思慧的《饮膳正要》收载常用食物 203 种，并详细介绍每种食物的性、味、有毒无毒及效用。在明清时期，著名医家李时珍的《本草纲目》中收载了大量食物并列举了许多食疗方，极大地丰富了药膳食疗保健的内容。卢如《食物本草》指出，"五谷乃天生养人之物"，"诸菜皆地产阴物，所以养阴，故宜食之……蔬有疏通之义焉，食之，则肠胃宜畅无壅滞之患"，其思想不仅丰富了食疗学、营养学的内涵，也大大推进了养生学的发展。近现代药膳研究方兴未艾，药膳层出不穷，如雨后春笋，药膳产品甚为丰富，药膳剂型名目繁多，药膳水平有所提高，辨证施膳和药膳机理研究、剂型均有所扩大和创新。

三、药膳的特点

药膳组成离不开药物与食物的有机组合。不同于普通膳食，药膳更具有食治、食养的饮食保健作用，其有整体观念、辨证施膳、顾护脾胃和方便服用的特点。

1. 整体观念

药膳是充分利用食物的营养性及药用功效，将两者有机结合烹饪制作而成，符合中国人定时、按餐进食的饮食习惯，既能补充机体营养，又兼防病治病的特殊膳食。因此，药膳是一种独具中国特色的膳食品，也是一种帮助人类保健养生与防病治病的独特方法。

药膳的组方遵循中医药学的基本理论，以人为本，注重整体调节，这也是药膳的重要特点。药膳组方不仅要求全面分析食性营养和药性功效的有机结合，更强调要将扶正与祛邪相结合，因人制宜，从整体调节体质、脏腑和气血机能，以维持或恢复机体阴阳的平衡，从而达到药膳治与养的双重功效。

2. 辨证施膳

中医药膳学对各种食物性能特点的认识，是以中药学"四气五味"理论为指导。配制药膳时，首先应熟知各种食物的食性特点，选择和疾病及体质相宜的食品与药物组合。食物的性能各有不同，两种以上食物搭配时，有些相互协调，有些则相互克制，不宜合用。因此，前人重视食性，认为"性能相使，食之无妨"，即食物性能相使，才可起到调治身体的作用。因此，选食时应注意药膳食性的宜忌理论，同时还要按照中医辨证论治的理论，遵循热者寒之、寒者热之、虚则补之、实则泻之等治法，辨证选食，合理配方。

3. 顾护脾胃

中医学认为脾胃为后天之本，只有脾胃功能正常，才能摄纳食物营养，进一步化生气、血、精、液，从而增强体质，维护机体健康。中医学中有关脾胃学说的理论，在药膳中得到广泛的重视和运用，这是药膳组方的特点之一。在选用药膳时，一方面要注意观察服用者的脾胃功能，以期达到最佳的功效；另一方面在应用滋补类膳方时，要注意密切观察服用者的脾胃功能，以防滋腻损伤脾胃功能。

4. 方便服用

药膳既继承了中国传统烹饪讲究色、香、味、形的特色，又重视防病治病与养生之效。调配药膳，多重视味美可口，可以甘味中药配制。必须选用其他性味的中药时，烹饪时可配以味佳的佐味调料，如糖、盐、姜、葱、味精等，以达到可口宜人、常食不厌的美食效果。药膳佐餐同服，或以药膳代餐，讲究剂型是否方便服用。药膳的剂型极为丰富，使用最多的是药膳菜肴、药粥、药酒等，另外还有药饭、药汤、药饼、药茶、药蛋等，现代食品工业也开发了一些饮料类、罐头类、蜜饯类等新型药膳食品，都具有方便服用的特点。

四、药膳的分类

古代文献中有关药膳的分类方法很多，如《食医心鉴》按疾病将药膳分为15 类，每类又各分粥、菜、酒等不同膳型；《遵生八笺》按加工工艺将药膳分为花泉类、汤品类、熟水类、果实面粉类等；《饮食辨录》按原料属性将药膳分为谷类、茶类等。现代通常按药膳功效或按药膳品种进行分类，更为实用。

1. 按药膳功效分类

以中医基本理论为依据，明确功效以便于辨证施膳，是临床常用的分类方法。

（1）解表类药膳：具有疏散表邪的作用，并兼有发表透疹的作用，适用于感受风寒或风热表邪者，亦可用于麻疹不透时。根据药膳性能不同，可分为三类。

发散风寒药膳：适用于感受风寒的表证。多由性味辛温、发散风寒之品组成，药食选用荆芥、生姜、麻黄等，药膳方如鲜葱白粥、麻黄豆豉粥等。

疏散风热药膳：适用于外感风热表证。多由性味辛凉、发散风热之品组成，药食常选薄荷、桑叶、菊花等，药膳方如薄荷粥、菊芎茶膏粥等。

扶正解表药膳：适用于虚寒感冒。多由补虚、解表之品组成，药膳方如人参薄荷饮、葱白香菇人乳汤等。

（2）清热类药膳：具有清泄实热病邪或清退虚热的作用。适用于里热实证和阴虚内热证。根据药膳性能，可分为四类。

清热解暑药膳：适用于盛夏感暑所致的暑病。多由清热解暑、解暑益气、解暑利湿、解暑解表之品组成，药食常选荷叶、藿香、苦瓜等，药膳方如翠衣凉茶、竹叶粥等。

清热解毒药膳：适用于瘟疫、温毒或疮疡疔毒等热深毒生之证。多由清热泻火、清热解毒之品组成，药食常选绿豆、金银花、连翘等，药膳方如绿豆粥、银翘甘草露等。

清热泻火药膳：适用于热邪偏盛于某一脏腑而产生的火热证。多由清泄肺胃火热、清心利尿、清热止痢之品组成，药食常选石膏、马齿苋、苦瓜等，药膳方如生石膏粥、鲜马齿苋粥等。

清退虚热药膳：适用于热病后期邪热未尽，阴液已伤，热留阴分，或肝肾阴虚所致的虚热证。多由滋阴透热之品组成，药食常选鳖甲、地骨皮、生地黄等，药膳方如青蒿鳖甲粥、双母蒸甲鱼等。

（3）通便类药膳：具有通利大便、排除积滞的作用，由通便的药物与食物组成，主要适用于里实证的便秘。药食常选番泻叶、火麻仁、蜂蜜等，药膳方如紫苏麻仁粥、番泻叶茶等。

（4）温里祛寒类药膳：分为温脏祛寒药膳与温经散寒药膳两类。温脏祛寒药膳具有温暖脏腑、驱散寒邪的作用，常选用附子、干姜、小茴香、吴茱萸等，药膳方如干姜花椒粥、姜桂羊肉汤等；温经散寒药膳具有温通经脉、驱散寒邪的作用，常选用当归、桂枝、羊肉等，药膳方如茴香小雀酒、砂锅羊头等。

（5）祛风湿类药膳：具有祛风胜湿、通络止痛的作用，适用于感受风寒湿邪所致的痹症、麻木等病症。多由辛散温通之品组成，药食常选羌活、白花蛇、酒等，药膳方如白花蛇酒、独活壮骨鸡等。

（6）利水祛湿类药膳：具有利水消肿、利湿退黄、利水通淋等作用，适用于水湿内停所致的水肿、鼓胀，湿热熏蒸所致的黄疸，湿热下注所致的淋证等。根据药膳性能，可分为三类。

利水渗湿药膳：适用于水湿内停所致的水肿、小便不利证[1]。多由利水消肿之品组成，药食常选茯苓、薏苡仁、鸭肉等，药膳方如五苓粥、青鸭羹等。

利水通淋药膳：适用于温热下注所致的淋证。多由利水通淋之品组成，药食常选滑石、薏苡仁、青小豆等，药膳方如青小豆粥、芥菜鸡蛋汤等。

利湿退黄药膳：适用于肝胆湿热所致的黄疸。多由利湿退黄之品组成，药食常选茵陈蒿、栀子、鲫鱼等，药膳方如茵陈蒿炖鲫鱼、金钱草鲤鱼汤等。

（7）化痰止咳平喘类药膳：具有止咳、化痰、平喘的作用，适用于以咳嗽、痰多、气喘为主的各种病症。根据药膳性能，可分为两类。

化痰止咳药膳：适用于咳嗽咯痰症。多由理气化咳之品组成，药食常选半夏、陈皮、萝卜子等，药膳方如宁嗽粥、二母二冬膏等。

平喘药膳：适用于气喘证。多由降逆平喘之品组成，药食常选苏子、白果、鸭肉等，药膳方如杏苏粥、白果豆腐汤等。

（8）健脾消食解酒类药膳：具有健脾、消食、化滞、解酒的作用，适用于脾失健运或伤食所致的饮食积滞之证及酒醉之证。根据药膳性能，可分为三类。

消食化滞药膳：适用于食积证。多由消食化积、行气导滞之品组成，药食常选山楂、麦芽、鸡内金等，药膳方如桂皮山楂饮、山楂导滞糕等。

健脾消食药膳：适用于脾虚食积证。多由健脾养胃、消食化积之品组成，药食常选山药、白术、猪肚等，药膳方如消食内金粥、健脾茶等。

解酒醒酒药膳：适用于饮酒过度或不胜酒力，胃失和降，酒毒上犯清窍所致的酒醉证。多由解酒毒、降胃气、祛湿热之品组成，药食常选葛花、橘子、白醋等，药酒方如八珍醒酒汤、橘皮醒酒汤等。

（9）理气类药膳：具有调理和疏通气机的作用，适用于各种气滞、气逆、气郁的病证。根据药膳性能，可分为两类。

行气药膳：适用于气滞证。多由疏肝理气、解郁散结、行气调中之品组成，药食常选橘皮、佛手、胡萝卜等，药膳方如佛手露、胡萝卜炒陈皮瘦肉丝等。

降气药膳：适用于胃气上逆证。多由和胃降逆之品组成，药食常选丁香、竹茹、生姜等，药膳方如丁香柿蒂粥、芦根沙参柿霜粥等。

（10）理血类药膳：具有活血化瘀或止血的作用，适用于血瘀证及出血诸证。根据药膳性能，可分为两类。

活血化瘀药膳：适用于血瘀证[2]。多由行血活血之品组成，药食常选桃仁、益母草、酒等，药膳方如活血茶叶蛋、神验酒煎散等。

止血药膳：适用于血溢出脉外之出血证。多由止血之品组成，药食常选白茅根、木耳、三七等，药膳方如土大黄蒸肉饼、木耳芝麻茶等。

（11）安神类药膳：具有安神镇静的作用，适用于各种因素所致心神不宁如心悸、失眠等症状。药食常选百合、酸枣仁、浮小麦、五味子等，药膳方如酸枣仁粥、甘草浮小麦大枣汤等。

（12）平肝潜阳类药膳：具有平肝潜阳、熄风等作用，或兼有滋阴作用，适用于肝阳上亢及阳亢动风的眩晕、发痉等证。多由平肝熄风、补阴或清肝之品组成，药食常选天麻、钩藤、芹菜等，药膳方如天麻猪脑羹、钩藤蜜饮、菊花肉丝等。

（13）固涩类药膳：具有固涩的作用，适用于人体液态分泌物或排泄物失摄的各种病证。根据药膳性能，可分为四类。

固表止汗药膳：适用于卫虚不固之自汗，或阴虚有热之盗汗。多由补气固表、收敛止汗之品组成，药食常选黄芪、浮小麦、母鸡等，药膳方如参麦止汗茶、麻鸡敛汗汤等。

涩肠止泻药膳：适用于脾肾虚弱之泻痢日久、滑脱不禁等病证。多由固肠止泻、温补脾肾之品组成，药食常选乌梅、莲子肉、粳米等，药膳方如乌梅粥、芡实蒸蛋羹等。

涩精止遗药膳：适用于肾虚失藏、精关不固之遗精滑泄，或肾虚不摄、膀胱失约之遗尿、尿频等病证。多由益肾固涩之品组成，药食常选山茱萸、益智仁、猪小肚等，药膳方如益智桑蛸炖猪脬、山茱萸粥等。

固崩止带药膳：适用于妇女肝、肾、脾不足，冲任失固所致的月经过多，甚则崩漏不止，或带下过多，缠绵不绝等。多由收敛固涩、健脾益肾之品组成，药食常选白果、乌贼骨、乌骨鸡等，药膳方如果莲炖乌鸡、乌贼骨清蒸鸡块等。

（14）补益类药膳：具有调补人体气血阴阳的作用。根据药膳性能，可分为六类。

补气药膳：适用于气虚证。多由补益脾肺、补肾（气）固摄之品组成。补益脾肺的药食常选人参、党参、黄芪、猪肺、猪胃、猪肠、鸡肉等，补肾（气）固摄的药食常选胡桃仁、益智仁、鸽肉、猪肾、猪膀胱等。药膳方如人参粥、阳春白雪糕、黄芪蒸鸡等。

补血药膳：适用于血虚证。多由补血、健脾益肾之品组成，药食常选当归、大枣、阿胶及多种动物肝脏（如猪肝、鸡肝）、动物血、肉类等，药膳方如首乌鸡蛋汤、当归苁蓉猪血羹、太白鸭、糯米阿胶粥等。

气血双补药膳：适用于气血两虚证。常合用上述补气类、补血类药食之品，药膳方如归芪汤、五圆鸽子、归参炖母鸡等。

补阴药膳：适用于阴虚证。多由补阴之品组成，药食常选熟地黄、龟甲、鳖甲、海参、猪肉、鸭肉等，药膳方如补髓汤、二冬膏、玉竹沙参焖老鸭、二母鱼等。

补阳药膳：适用于阳虚证[3]。多由补阳之品组成，药食常选补骨脂、猪肾、狗肉、羊肉、狗鞭等，药膳方如苁蓉羊肉粥、双鞭壮阳汤、淫羊藿酒、黄狗肉湿补方等。

阴阳双补药膳：适用于阴阳两虚的病证。常合用上述补阴类、补阳类药食之品，药膳方如龟羊汤、枸杞羊肾粥、虫草纯野鸭、乾坤蒸狗等。

2. 按药膳品种分类

以烹饪制作后的成品形态特点为依据，可将药膳分为五类。

（1）菜肴类：以日常食物为主，适量选配中药，烹饪成各种菜肴，进餐服食。其食品原料包括肉、蛋、水产、蔬菜等，其烹饪方式以煨、炖、炒、蒸、炸、烤等为主，是具有色、香、味、形、效特色的药膳品种，也是应用最为普遍的药膳品种。如归芪蒸鸡、太白鸭等。

（2）粥食类：以日常食用的主粮或杂粮为主料或辅料，适量选配中药，加水煮制成粥，以粥代餐服食。其食品原料以粳米、糯米、小米、玉米、大麦、小麦等为主[4]，烹饪制作简便易行，又易于消化吸收，尤宜于老年人、病后康复患者的调养，也是民间比较常用的药膳品种。如补虚正气粥、菊花粥等。

（3）糕点蜜饯类：以粮食或果品为主料，适量选配中药，研制成细粉或煎取药汁，再加糖、蜜拌匀，按糕点、蜜饯的制作方法加工而成。多佐餐服食，或作点心零食。制作需要一定的设备条件，工艺较为繁杂，一般多为食品企业批量生产，民间亦有手工古法制作。这类药膳便于保存，也方便服食。如阳春白雪糕、瓜蒌知母饼等。

（4）饮料类：以药食相合，制作成液态或半液态的饮料，多佐餐饮用。其食品原料有由鲜品榨汁而成，亦有由干品浸泡、煎煮、蒸馏取汁而成，再配合中药加工制作而成药酒、药茶、药露、果蔬汁及浓缩液等种类，其中应用最多的是药酒。药酒如养生酒，药茶如桑菊浙贝茶，药露如银翘甘草露，果蔬汁如鲜藕柏叶汁，浓缩液如山楂麦芽膏等。

（5）其他类：除了上述常用药膳品种，还有一些其他的品种，如米面食品制作成的茯苓包子、山药面、八宝饭等，罐头食品如桂圆八宝粥、虫草鸭子罐头等，干粉冲剂如芝麻核桃糊等。

五、药膳的应用原则

中医药膳具有防病治病与养生强体的功效，应用时也应遵循以下原则，才能恰到好处。

1. 辨证辨体施膳

辨证辨体施膳是以中医辨证辨体施治理论为指导的施膳原则。其内涵侧重在祛邪与扶正两大方面。

（1）因病制宜，调配药膳（偏祛邪）。应用药膳防病治病时，应当选择与病性相符的食物和药物进行组方，调配药膳，遵循中医"热者寒之""寒者热之"等辨证论治的基本方法。如热证疾病，多选用寒凉类食物与药物相配；寒证疾病，多选用温热类食物与药物相配。选择食物与药物组合时，要选择功效相似的食物与药物，同性相助，取其加强协同作用，并注重祛邪和调整机能，以便更好地达到食疗的效果。不同的疾病，反映在人体的表现也不同，而且个体上又存在许多差异，因此应用药膳防治疾病时，必须因病制宜，辨证施膳。

（2）因体制宜，调配药膳（偏扶正）。应用药膳防病治病，特别是用于养生强体时，应当选择与体质相符的食物与药物进行组方，调配药膳。遵循中医"虚则补之""实则泻之""形不足者补之以味"等辨证论治的理论，以及中医体质学说的基本理论，注重调整体质，平衡阴阳，扶助正气，以达到康复强体之目的。如阳虚体质（偏阴质）多选用温补类的食物与药物相配，阴虚体质（偏阳质）多选用滋补类的食物与药物相配，中性体质（阴阳平和质）多选用平补类的食物与药物相配，等等。由此可见，注重体质，因体制宜，调配药膳，也是辨证施膳的重要环节和原则。

2."三因"制宜

"三因"即因人、因时、因地。"三因"制宜是中医治则理论的重要内容之一，应用药膳也深受此治则理论的影响。

（1）因人制宜。根据性别男女、年龄老幼、体质壮衰、病情的虚实变化等不同，在应用药膳时，应充分考虑到个体差异，灵活组方施膳。

（2）因地制宜。中国幅员广阔，由于地理位置和气候、温度、湿度的差异，存在较大的地域差异。一般而言，西北地区地势高而多寒冷，宜多选温热药膳；东南地区地势低而多温热，宜多选寒凉药膳。如西北人多嗜羊肉，广东沿海民众喜饮凉茶，都反映了地域差异造就的饮食习惯差异。因此，调配药膳也应因地制宜，灵活应用。

（3）因时制宜。基于对气象物候、自然节律的认识，古人将一年分设四季和二十四个节气，不同的时段具有不同的特点。四时的气候变化，会对人体产生一定的影响，故药膳的应用也受此认识论的影响，讲究天人合一，顺应四时。特别是在药膳养生强体方面，更为推重"冬令进补"的习俗，这与"冬主收藏"的经典理论密切相关。因此，因时制宜调配药膳，也是一项重要的原则。

3.调配得宜

应用药膳防病治病及养生强体，需要一个过程，缓见其功。而其中药膳剂型的调配尤为重要，除了菜肴、药粥多以现备现制外，其他的剂型大多经一次制备，便可服用较长时间，更为方便。不同做法各有优点，如菜肴花色品种多，口味丰富，而药粥制作简便，易于消化。因此，应用药膳时，可以根据个人饮食习惯、病情的需要等因素，选择不同的制备方法。

4.勿犯禁忌

中医学理论中，食物与药物都有一些禁忌要求。

药物方面，主要是中药配伍禁忌的"十八反""十九畏"，不宜配伍应用。其次是妇女妊娠用药方面，前人提出了一些用药禁忌，以防影响胎儿，发生堕胎、流产等不良后果，如芫花、三棱、莪术、麝香等。选配药膳时，仍当遵循这些中药配伍禁忌，勿犯禁忌。

食物方面，药膳选料时也有两种禁忌要求。一是食性与病性、体质不相宜的食物，不应选用。如热证不宜选用温热类食物，肝阳上亢者禁食肥甘辛辣的食物，阳虚体质不宜食用寒凉食物等。民间习称忌口，仍当借鉴参考，以免影响药膳的效果。二是食性之间（或食性与药性之间）相克者不宜配用。中医古籍中记载了一些食物具有相互克制的作用，若同时服用，会产生不良反应，世袭相传，列为食禁，如服用人参时不宜食白萝卜、牛乳忌酸味食品、葱忌蜂蜜、鳖肉忌苋菜、螃蟹忌柿子等。这些古人的认识，虽未完全得到现代科学研究的证实，但药膳选食时，也当引以为戒，以免发生不良反应[5]。

5. 规律定时

药膳作为一种特殊的膳食，是与人的一日三餐相结合开展的，因此要养成定时进膳的好习惯。良好的起居饮食习惯是人类顺应自然而形成的，是人与自然和谐统一的体现，遵循此规律亦能发挥药膳的最佳效用。特别是一些老年病、慢性病，在应用药膳时，如果服食一餐停隔数餐，缺少饮食调养的正常规律，势必会影响药膳的效果。

参考文献

[1]　李晓凯,顾坤,梁慕文,等.薏苡仁化学成分及药理作用研究进展[J].中草药, 2020, 51（21）：13.

[2]　綦向军,陈雪妍,方彩珊,等.基于数据挖掘的瘀血质药膳方组方规律[J]. 中国老年学杂志, 2021, 41（21）：4.

[3]　綦向军,陈雪妍,陈月梅,等.阳虚质药膳方组方规律分析[J].中国老年学杂志, 2021, 41（23）：5.

[4]　龚海英,陈涤平.谷物养生理论源流探析[J].中国中医基础医学杂志,

2021，27（3）：3.

[5] 王治梅，曲倩倩，李永安.药膳术语英汉对照与应用研究：评《中国药膳（中英文对照）》[J].食品工业，2021，42（1）：1.

第二节　中医药膳食疗养生在临床中的应用

一、药膳与食疗养生的发展现状

药膳起源于人类早期自发地利用食物的药性。《淮南子》描写了神农"尝百草之滋味，水泉之甘苦，令民知所辟就。当此之时，一日而遇七十毒"，表明远古时代的人们开始分辨有毒和无毒的食物，同时人们也发现有的食物不仅可以果腹，还有治疗疾病的作用，此即"药食同源"的起源。唐代孙思邈在《千金要方》中设"食治"专篇，他特别强调医者掌握食疗的重要性："夫为医者，当须先洞晓病源，知其所犯，以食治之，食疗不愈，然后命药。"自此，药膳方始成为一种专门的学问。此后，伴随《食疗本草》《饮膳正要》等专著的刊行，药膳学逐渐成为体系较为完整，内容较为丰富，实践性较强的交叉学科。

药膳食疗学是以继承和发掘我国的中医药理论、营养和烹饪等相关学科为基础，并加以丰富与提高，使之形成理论化、系统化和科学化，适应人们消费和养生保健需要的极具养生特色的独特学科。随着现代医学由生物模式向生物、心理、社会和环境相结合模式的转变，药膳食疗"治未病"的重要性逐渐显现出来。国内外专家、学者从多个层面和角度对药膳食疗开展了研究，对中医药古籍中的药膳方进行了收集整理，探讨了风湿病如何辨证药膳，糖尿病药膳的物质基础，药膳食疗在癌症治疗中的应用等。

我国药膳食疗理论的形成是一个漫长而又不断丰富完善的发展过程。新中国成立后，中医药的发展受到重视，国家与各省市均开设有不同层次的中医药类的学校，其中不少学校还开设了中医药膳课程。从事中医药学教学的部分学者与教授也撰写了许多药膳食疗类的著作，如叶橘泉 1973 年所著《食物中药与便方》，书中对"药食兼用"的食物与中药做了详细的介绍，并一一列出适应的药膳配方，对国家卫生部拟定《既是食品又是药品的物品名单》起到参考作用。叶锦先 1976 年所著《实用食物疗法》，此书赠至各省市图书馆，对中医药膳食疗的教学起到最为直接的作用。改革开放后，有关药食同源的作品相继问世，给养生学科带来新的理论支撑，例如翁维健教授 1982 年编著的《食补与食疗》，彭铭泉教授 1985 年所著的《中国药膳学》，均为药食同源理论与药膳学科的发展开创了新的局面。

2014 年 8 月 6 日，北京中医养生文化旅游产品新闻发布会上，北京市旅游委与北京市中医管理局联合相关企业精心设计的 7 条"中医养生文化旅游线路"中，就包括与饮食文化结合的药膳餐厅。2015 年 6 月 30 日，国务院新闻办公室举行的《中国居民营养与慢性病状况报告（2015）》发布会上，在"大力开展中医养生保健服务"意见中，也提到要"开展膳食、药膳的食疗"。

虽然药膳食疗的研究与推广在我国已取得一定的成果，但也存在一定的问题。首先，药膳知识的科普力度不够，民众对药膳的了解不全面，再加上药膳企业偏重销售，许多人在不分体质、未做辨证的情况下盲目用药，往往达不到改善症状的效果。其次，药膳产业管理体系不够完善。国家对药膳行业尚无明确的管理职能部门，缺少针对药膳行业科学、安全、统一的质量标准和监管条例，这导致市场上出现一些夸大疗效、欺骗民众的现象。更值得我们关注的是，近几十年来，药膳食疗虽然在民间广泛使用，但受现代医学的影响，其在医院临床上的应用越来越少，很多中医院都没有利用自身优势来开展药膳食疗的临床应用工作。

二、药膳与食疗养生的内在联系与区别

药膳与食疗既有区别，又有联系，二者的范围界定常被人们混淆。食疗是研究养生保健、防病治病、强身健体、延年益寿的，本身不加药物，因此，食疗应属应用营养学的范畴。药膳是在传统食疗的基础上，将食物与中药结合在一起，充分利用食物的营养性和中药的功效性能，通过食品的加工、烹调方法，制成具有色、香、味、形的特色食品，既提供营养，又含药治效能，具有养生

保健、防病治病等功效。药膳形式多样，包括菜类、酒类、粥类、饮类、茶类、汤类等。因此，确切地说，药膳属于中医学的表现剂型，这种剂型表现为食物的包容性及形式的多样性。其实，药膳未病先防的思想与现代医学坚持以人为本、预防为主的原则高度契合，其动态平衡的特点与现代营养学的食饮有节、膳食平衡等原则相一致，这些原则对药膳食疗的应用也有极其重要的指导意义。

三、四季药膳食疗的临床应用

1. 春季药膳食疗的应用

（1）季节气候及致病特点：春季阳气升发，万物萌芽，宜保护体内阳气，应选用治养阳气的食物或药物，以养肝、护肝为主。春季在脏属肝，肝主疏泄，具有通达气机、发泄壅滞的功能，关系到人体气机的调畅；同时，肝主疏泄的功能还直接影响到人的精神情志、气血运行、胆汁分泌等。肝还具有藏血的作用，能养筋荣、郁爪濡目。若肝主疏泄的功能不足，则会影响到情志，使人郁郁不乐、多疑善虑；影响到脾胃，则会出现食少、腹胀、嗳气等症状；影响到气血运行，可见胸胁刺痛、月经失调等。若疏泄功能太过，肝气过旺，则会出现急躁、气怒、头痛、失眠多梦、耳鸣甚至中风等。南方春季阴雨连绵，湿气困脾，宜食健脾运湿的药膳，不宜食用羊肉、狗肉、鹌鹑、炒花生、炒瓜子、海鱼、虾、蟹、冷饮、苦瓜、芥菜、浓茶、咖啡，不宜食用过多酸湿收敛的食物或药物，如乌梅、酸梅、柠檬等。唐代孙思邈说："春七十二日，省酸增甘，以养脾气。"

（2）常用食物与药物：胡萝卜、韭菜、银耳、木耳（黑白）、牛乳、芹菜、香椿叶、小白菜、荸荠、菠菜、莴笋、黄瓜、茄子、枸杞叶、荠菜、豆芽、豌豆苗、鸭血、牛肉、黄鳝、猪肚、鲫鱼、南瓜、扁豆、西洋参、山药、黄芪、大枣、蜂蜜、防风、香橼、菊花、玫瑰花、龙眼肉、枸杞子、何首乌、黄精、桑葚、佛手、夏枯草。南方地区适当加用党参、太子参、薏苡仁、茯苓、茵陈、鸡骨草、溪黄草等。

（3）常用药膳方剂：芎芷鱼头汤、葱豉豆腐汤、天麻炖鸡汤、枸杞蒸蛋、虫草炖鸡、玄参猪肝汤、天麻蒸猪脑、黄芪白术粥、桑菊薄竹汤、茵陈溪黄草炖猪排骨、淮扁茯苓炖瘦肉、辛夷花煲鸡蛋汤、百合粳米粥、砂仁白术猪肚汤、芫荽豆腐鱼头汤、上汤枸杞叶、香椿叶猪肝汤、黑白木耳猪心汤、杞菊茶、紫菜薄荷粥、防风白术粥、山药葡萄干粥、香椿叶拌排骨汤、洋葱白术粥、菠菜猪血汤或猪肝汤。

2.夏季药膳食疗的应用

（1）季节气候及致病特点：夏季暑邪盛行，又有湿邪的重着黏滞，人们易出现暑热、胸痞、身重、苔腻、脉濡等湿邪中阻症状，宜以解暑利湿及养阴益气为主。夏季在脏属心，心主血脉，主神志，五脏六腑之大主。在生理上，心主神明，主血脉，对人体的精神、思维、情感及脏腑、气血、津液活动具有重要作用，上述功能是否正常发挥，全赖心之阳气运行是否正常。心阳旺盛，则血液运行有力、神志清晰、思维敏捷等。在病理上，若心阳不足，则血液运行无力，脉道失充，故出现失眠、健忘等；若心阳过剩，则可见面红，甚至出现吐血、衄血或发狂等症状。暑热之邪易伤气阴，故心阴亏虚、气血不足；暑热易耗气伤津，故出现口干、头晕、乏力、心悸及津气欲脱等危重症状。应避免过食生冷、寒凉食物，以免伤及脾阳，出现消化系统疾病；慎食辛辣温热以及油腻煎炸之品，以免出现脾受湿困、运化不佳症状。

（2）常用食物或药物：绿豆、苦瓜、苦菜、番茄、柠檬、草莓、乌梅、葡萄、山楂、菠萝、杧果、猕猴桃、萝卜、橘子、丝瓜、薏苡仁、莲子、麦冬、赤小豆、木瓜、菊花、金银花、罗汉果、车前草、白茅根、土茯苓、薄荷、冬瓜、砂仁、荷叶、山药、太子参、木棉花、西洋参、黑豆、芝麻、白果、糙米、陈皮、豌豆、雷公根、苋菜、田螺等。

（3）常用药膳方剂：丝瓜瘦肉汤、冬瓜鱼头汤、绿豆百合汤、海带绿豆汤（粥）、扁豆赤小豆粥、藿香薏米粥、绿豆薏米粥、苦瓜黄豆煲排骨汤、土茯苓蝎子煲水律蛇、柠檬饮、荷叶粥、车前草赤小豆煲猪肚、清补凉煲老鸭、麦冬芦根排骨汤、雪耳炖木瓜、银花甘草饮、菊花枸杞茶、乌梅山楂茶、藿香佩兰茶、荷豆香瓜饮、赤小豆薏苡仁粥、冬瓜薏米粥、苦瓜排骨煲鱼头、百合银耳莲子羹、芦根荷叶粳米粥、茅根绿豆饮、鸡丁炒豌豆、桔梗红豆粥、土茯苓龟汤、三鲜苦瓜汤、苦瓜鲫鱼汤、雷公根瘦肉汤、田螺鸡骨草汤。

3.秋季药膳的应用

（1）季节气候及致病特点：秋季阴气渐长，万物成熟，应以滋阴润燥、养肺平补为主。秋季在脏属肺，肺为娇脏，喜清肃濡润而恶燥，具有主气、司呼吸、主通调水道、朝百脉、主治节等作用，对人体的呼吸、水液代谢、血液运行等功能活动具有重要作用。在病理上，外界燥邪多由口鼻而入，最易伤肺耗津，致肺失津润，宣降失常，从而出现咽干口渴、干咳少痰、痰黏难咯、痰中带血、大便燥结等燥邪伤肺的病证，宜多食甘润养阴之品，以及蔬菜、瓜果类食物，慎食辛辣煎烤之物，以免伤及机体阴液。

（2）常用食物及药物：银耳、梨、柿子、苹果、石榴、葡萄、柚子、枇杷、花生、菱角、豆腐、白萝卜、番茄、茭白、丝瓜、黑木耳、猪肺、菌类、甲鱼、百合、龙眼肉、冬虫夏草、杏仁、麦冬、天冬、玉竹、沙参、黄精、山药、大枣、石斛、白果、坚果、板栗、知母、沙参、贝母、枸杞子、桑葚、猕猴桃、罗汉果等。

（3）常用药膳方剂：玉竹瘦肉汤、番茄豆腐鱼头汤、银耳沙参鸡蛋汤、沙参麦冬炖瘦肉、冰糖银耳汤、杏仁萝卜猪肺汤、川贝桔梗煲猪肺汤、百合玉竹鲜淮山炖甲鱼、川贝秋梨膏、百果炖雪梨、川贝炖雪梨、百合玉竹汤、银耳白果粥、玉竹西洋参炖土鸡、莲子百合煲瘦肉、猪肺杏仁汤、虫草花百合猪肺汤、百合二冬膏、麦冬沙参甲鱼汤、板栗枸杞汤、红菌排骨汤、山药枸杞苦瓜汤、红薯百合青豆粥。

4.冬季药膳食疗的应用

（1）季节气候及致病特点：冬季天气寒冷，寒邪为阴邪，主收引，易伤阳气，寒性凝滞，主痛，故人们常周身寒冷，疼痛不适，宜以甘润养阴、温补助阳、平补肺肾为主。冬季在脏属肾，肾主藏精，与冬之闭藏的特性相似，肾精为生之元，是人体各种生理活动的物质基础，人体五脏六腑、四肢百骸等都有赖于肾精的滋养；肾主水，调节人体水液代谢，通过气化作用将有濡润作用的津液蒸腾，布散全身；肾主藏元阴、元阳，为人体阴阳根本所在。而若肾主藏精、主水的功能失常，就会出现一系列肾阴、肾阳亏损及水液代谢失调的病证，如生殖机能减退、精神疲乏、腰膝酸冷、小便清长、遗精、失眠多梦等。身体阳气过盛，口舌干燥、面颊潮红、手足心热者不宜盲目滋补，宜食用温补滋养之品，慎食寒凉及过于辛燥之物，以免伤阳或滋生内燥等。

（2）常用食物及药物：羊肉、牛肉、狗肉、虾仁、猪血、糯米、韭菜、甲鱼、松子、核桃仁、板栗、人参、黄芪、芝麻、何首乌、桑葚、海马、海参、海龙、龙眼肉、大枣、山药、阿胶、鹿茸、肉苁蓉、驴肉、巴戟天、锁阳、冬虫夏草、益智仁、菟丝子、杜仲、牛膝、白果、坚果、兔肉、鸡肉、藕、莲子、黄鳝、动物内脏等。

（3）常用药膳方剂：当归生姜羊肉汤、羊肾杜仲汤、当归牛尾汤、怀牛膝猪尾龙骨汤、巴戟炖猪大肠、干姜牛肉粥、姜汁牛奶饮、红糖生姜饮、蜜糖牛奶饮、阿胶鹿茸炖甲鱼、山药羊肉汤、枸杞土鸡猪肚煲、巴戟天炖狗肉、水律蛇煲狗肉、甘草玉桂羊肉汤、韭菜松子炒虾仁、当归熟地焖羊肉、枸杞板栗焖兔肉、糖辣椒藕、栗子黄鳝煲、糯米蒸鸡肉丁、红皮花生炖骨髓汤、荷叶排骨糯米饭、黄花菜木耳汤。

四、辨体质药膳食疗养生的临床应用

体质，即机体素质，指人体秉承先天遗传，受后天多种因素影响所形成的，与自然社会环境相适应的，功能和形态上相对稳定的固有特性与状态。人的体质会随着个体成长、发育和衰老过程以及环境因素的影响而变化。中医学将人体体质分为平和、气虚、阴虚、阳虚、血虚、痰湿、湿热、气郁、血瘀、特禀等十种不同的体质。体质具有个体的差异性与群体性的趋向性，前者使人群有"体"可辨，后者使体质有"类"可分，此十种体质临床既有单一出现者，也有相兼而见者。因为人体的体质具有相对稳定、动态可变的特点，这就使得"施膳调体"成为可能。

由于体质的不同，人体对环境的适应性、对疾病的易感性、对治疗的反应性以及临床症状和体征都存在一定的差异，药膳食疗的应用也因此不同。两种或两种以上体质相兼出现者，施膳食疗则宜分清轻重缓急兼而调之。

1. 平和体质

（1）平和体质特征：平和体质者阴阳气血调和，以体态适中、面色红润、精力充沛、对自然环境和社会环境适应能力较强为主要特征。其舌质淡红，舌苔薄白，脉象平缓有力，平素患病较少，即使患病康复也较快。虽然平和体质是一种健康体质类型，但是如果恣情嗜饮，不注意节制饮食，将转化为偏颇体质。

（2）药膳食疗应用特点：平和体质者的药膳食疗重在维护平和，烹调方法可以多式多样，药膳食材本不必太过局限，但应注意避免选用大热大寒、过补过浮之品，应适当调养气血。药膳材料选用大枣、玉竹、百合、枸杞子、山药、莲子、芡实、乌鸡、龙眼肉、黄精、太子参、薏苡仁等。常用药膳如龙眼莲子粥、枸杞大枣粥、黄精炖瘦肉、韭菜炒墨鱼、香椿叶拌豆腐、莲子百合冰糖饮、五行粥（黑糯米、红豆、白芝麻、绿豆、玉米各少许等量）等。

2. 气虚体质

（1）气虚体质特征：气虚体质者平素身体虚弱，肌肉不壮，以身常汗出、气短懒言、语言低怯、肢体疲乏等气虚表现为主要特征。其舌质淡，舌苔薄白，脉缓弱无力。因其不耐风、寒、湿邪，故易患感冒，病后康复缓慢。气虚体质是由肺、脾、肾三脏功能相对不足所引起，可见脱肛、子宫脱垂、胃下垂等症状。

（2）药膳食疗应用特点：气虚体质者的施膳总原则是益气健脾，药物食材宜选择既具有补气作用，又容易消化之品，忌用辛香耗气之品。药膳材料选用大枣、大米、小米、糯米、小麦、红薯、马铃薯、豆腐、胡萝卜、乳鸽、西洋参、牛肉、鹌鹑蛋、海参等。常用药膳如参芪羊肉汤、莲子猪肚汤、黄芪百合炖母鸡、西洋参水鸭肉汤、大枣百合羊心汤、黄芪枸杞黄鳝汤、糯米山药粥、海参淡菜羊肉汤、牛肉大枣粥等。

3. 血瘀体质

（1）血瘀体质特征：血瘀体质者胖瘦均见，瘦人居多。以皮肤、唇舌色晦暗，易出现瘀斑，易患病等为主要特征，其舌紫，有瘀点瘀斑，脉涩或细涩。临床易患西医心血管疾病、脑卒中、肿瘤、痛经、月经不调等疾病。

（2）药膳食疗应用特点：血瘀体质者的施膳总原则是活血化瘀，疏肝解郁。药物食材的选择宜行气活血，忌酸涩壅滞之品。药膳材料选用当归、桃仁、红花、丹参、川芎、三七、山楂、佛手、黑豆、郁金、莪术、月季花、玫瑰花、油菜、桃子、木槿花、栗子、醋、葡萄酒、海带、紫菜、黑木耳、红糖、白萝卜、胡萝卜、蛋、地榆、刀豆子、续断、牛膝、海藻、藕、绿茶、五加皮、黄豆、香菇、橘红等。常用药膳如黑豆红花汤、山楂木耳汤、紫菜蛋花汤、海带绿豆汤、红花栗子乌鸡汤、三七乌鸡汤、黑豆紫菜粥、山楂栗子白果羹、莲藕粳米红糖粥等。

4.阳虚体质

（1）阳虚体质特征：阳虚体质者多形体白胖，肌肉松软，以畏寒怕冷、手足不温、喜温热饮食、耐夏不耐冬等虚寒表现为主要特征。其舌质淡而胖嫩，舌边有齿痕，舌苔润，脉沉细迟无力。发病多为寒证，易患痰饮、肿胀、泄泻、带下等病证。患者常见阳痿遗精、子宫寒冷不孕、痛经、夜尿多、小便失禁等症状。

（2）药膳食疗应用特点：阳虚体质者的施膳总原则是温脾养肾，助阳化湿。药物食材的选择宜温热补益，忌寒凉生冷之品。药膳材料常选益智仁、姜、黄芪、党参、山药、花椒、桂皮、茴香、羊肉、牛肉、狗肉、驴肉、鹿肉、鸡肉、龙眼肉、荔枝、龙眼、韭菜、辣椒、黄豆芽、栗子、核桃仁、榴梿、淫羊藿、仙茅、巴戟天、肉苁蓉、羊肾、猪肾、鸽蛋（肉）、菟丝子、蛤蚧、西洋参、补骨脂、锁阳、熟地黄、黄精、葱、蒜、芥末等。常用药膳如当归羊肉汤、核桃人参汤、狗肉水蛇汤、虫草花炖乌鸡、肉苁蓉枸杞羊肾汤、韭菜炒虾仁、锁阳红糖饮、巴戟枸杞炖驴肉、黄精炖鹿肉、韭菜炒鸡蛋、鸽肉杞子芡精汤、驴肉党参玉竹汤、猪脚黄芪当归汤等。

5.阴虚体质

（1）阴虚体质特征：阴虚体质者体型瘦长，皮肤干皱，以性情急躁、手足心热、口燥咽干、大便干结、耐冬不耐夏等虚热表现为主要特征，其舌质红，舌苔少，脉细数。发病多为热证，易出现咽痛干咳、口舌生疮、失眠多梦、月经量少、闭经等症状。

（2）药膳食疗应用特点：阴虚体质者的施膳总原则是补益肝肾，养阴降火，安定神志。忌辛香温燥之品。药膳材料常选百合、沙参、玉竹、麦冬、桑葚、石斛、枸杞子、海参、黄精、银耳、龟、鳖、鸭肉、猪瘦肉、螃蟹、牡蛎、绿豆、冬瓜、丝瓜、苦瓜、黄瓜、藕、梨、西瓜、石榴、芝麻、白扁豆、枇杷、芹菜、芦笋、苹果、罗汉果、胡萝卜、甘蔗等。在烹调方法上，以红烧、焖、蒸、炖、煮、熬为主，不用油炸、煎炒、烧烤等方法，少放花椒、桂皮、胡椒、茴香、辣椒、姜、蒜等调料。戒烟、酒。常用药膳如麦门冬粥、秋梨川贝膏、百合莲子粥、银耳白果汤、黄精鸡蛋汤、红烧甲鱼、甲鱼枸杞玉竹汤、桑葚枸杞猪肝粥、海参山药粥、莲子鸭肉汤、冬瓜薏米玉竹汤、桑葚桂圆粥等。

6. 血虚体质

（1）血虚体质特征：血虚体质者体型胖瘦均见，以面色苍白无华或萎黄，口唇、指（趾）甲色淡，头晕眼花等血虚表现为主要特征。平素心悸失眠，气短懒言，易于疲劳，精神萎靡，手足容易麻木，女性月经延后、量少色淡或闭经，舌质淡，苔白，舌边有齿印，脉细弱，性格大多沉静或内向，不耐风寒，患病后容易虚实夹杂或转化为虚证。

（2）药膳食疗应用特点：血虚体质者的施膳总原则是养血补血，补养脾胃。药物食材的选择上宜选用养血补血之品，忌食油腻食物及烈性白酒，忌饮浓茶。药膳材料选用龙眼肉、黑芝麻、阿胶、白芍、当归、何首乌、熟地黄、桑葚、黄精、豆腐、荔枝、黑木耳、枸杞子、黑米、黑枣、猪肉、牛肉（肝）、羊肝、猪肝、海参、鲍鱼、乌鸡、菠菜、番茄、黄鳝、黄豆、红皮花生、鹅肝、鸭蛋、鱼类。常用药膳如十全大补汤、八珍汤、当归补血汤、归脾汤、花生桂圆红枣汤、黄精海参汤、枸杞羊肝汤、枸杞大枣茶、黑木耳大枣粥、猪肝黄芪大枣汤、海参粥等。

7. 痰湿体质

（1）痰湿体质特征：痰湿体质者形体多肥胖，腹部肥满松软，以面部皮肤油腻、汗多黏腻、身重困倦、喜食肥甘甜腻、对梅雨季节及湿重环境适应能力差为主要特征。其舌质胖，苔白腻，脉滑或脉数。临床易患西医心血管疾病、脑卒中、肥胖症、糖尿病，中医带下病、闭经、不孕、产后缺乳等疾病。性格偏温和、稳重，遇到矛盾善于忍耐。

（2）药膳食疗应用特点：痰湿体质者的施膳总原则是燥湿化痰。药物食材的选择宜清淡，忌肥甘油腻之品。药膳材料选用白术、苍术、薏苡仁、荷叶、茯苓、赤小豆、生山楂、冬瓜、黄瓜、萝卜、香菇、海藻、海带、姜、葱、蒜、芥末、白扁豆、梨、百部、紫菜、砂仁、杏仁、白果、枇杷等。常用药膳如海带薏米汤、紫菜萝卜汤、冬瓜薏米汤、萝卜豆腐汤、杏仁白果粥、荷叶山楂茶、杏仁雪梨饮、甘草桔梗茶、冬瓜薏米煲排骨汤、白果芡实粥、马蹄麦冬饮等。应少吃猪蹄、禽皮、巧克力，避免进食夜宵。

8. 湿热体质

（1）湿热体质特征：湿热体质者形体中等或偏瘦，对湿热交蒸的气候较难适应，以面垢油光、易生痤疮粉刺、口苦口干、大便不爽等湿热表现为主要特征。其舌苔黄腻，脉滑数。易患疮疖、黄疸、热淋、带下等疾病。容易烦躁发怒或郁闷。

（2）药膳食疗应用特点：湿热体质者的施膳总原则是祛湿清热，疏肝利胆。药物食材的选择宜清淡，忌肥甘甜品以及辛辣刺激之品。药膳材料选用薏苡仁、茯苓、泽泻、茵陈、赤小豆、冬瓜、黄瓜、西瓜、萝卜、泥鳅鱼、豆制品、藕、玉米、芥菜、绿茶、土茯苓、木棉花、苦瓜、茵陈、乌骨草、溪黄草、车前草、绿豆、莲子、空心菜、白茅根、雷公根、猪小肚等。常用药膳如冬瓜薏米汤、茵陈乌骨草排骨汤、木棉花土茯苓煲猪腱、泥鳅炖豆腐汤、绿豆薏米粥、赤小豆芡实粥、雷公根瘦肉汤、冬瓜豆腐汤等。

9. 气郁体质

（1）气郁体质特征：气郁体质者性格孤僻，情绪不稳定，敏感多虑，偏执多疑，以忧心忡忡、郁郁不乐、多愁善感、失眠多梦、食欲不振、嗳气呃逆、过度焦虑等为主要特征。其舌苔薄白，脉弦。临床易患西医神经衰弱、抑郁症、更年期综合征、乳腺增生、甲状腺结节或甲亢，中医百合病、月经不调等。对精神刺激适应能力较差，不适应阴雨天等阴冷、潮湿天气。

（2）药膳食疗应用特点：气郁体质者的施膳总原则是疏肝理气，解郁活血。药物食材的选择宜辛散轻宣，忌壅滞碍气之品。药膳材料选用小麦、莲子、山楂、乌梅、柑橘、金橘、柠檬、玫瑰花、橙子、月季花、代代花、合欢花、佛手花、茉莉花、萝卜、黄花菜、海带、百合、高粱、青皮、郁金、橘皮、荞麦、陈皮、鸡肝、猪肝、川芎、当归、柴胡等。常用药膳如橘皮粥、山楂百合粥、佛手甲鱼汤、菊花鸡肝汤、合欢花猪肝汤、月季花鸡蛋汤、玫瑰花代代花茶、黄花菜瘦肉汤、茉莉花瘦肉汤等。

10. 特禀体质

（1）特禀体质特征：特禀体质者素禀不耐异气之邪（指过敏原），其体型无特殊，或有畸形，或有先天性缺陷，以对外界环境适应能力差、易对药物或花粉等过敏、患有遗传性疾病为主要特征。过敏体质者易患哮喘、荨麻疹、花粉症及药物过敏等。高血压、糖尿病、精神病、癌症与家族的先天禀赋、体质遗传密切相关。遗传性疾病如血友病、唐氏综合征、"五迟"（立迟、行迟、发迟、齿迟、语迟）、"五软"（头软、项软、手足软、肌肉软、口软）、解颅、胎惊等。心理特征随禀质不同情况各异。

（2）药膳食疗应用特点：特禀体质者的施膳总原则是益气固表，养血消风。药物食材的选择宜益气平和，忌辛辣刺激之品。药膳材料选用黄芪、党参、山药、莲子、薏苡仁、防风、荆芥、红花、大枣、大米、小米、小麦、茯苓、苋菜、香菇、冬瓜、黄瓜、萝卜、绿豆等。常用药膳如黄芪白术防风粥（固表粥）、党参小米粥、红花大枣汤、山药莲子汤、薏苡仁茯苓粥、冬瓜黄芪汤、苋菜猪瘦肉汤、香菇山药汤、莲子桂圆百合汤等。

（3）注意事项：应避免荞麦、蚕豆、虾蟹、白扁豆、牛肉、鹅肉、茄子、浓茶及辛辣之品，避免肥甘油腻食物，避免接触如尘螨、花粉、油漆等各种致敏物质，以减少发作机会。

五、小结

药膳食疗学是在中医药理论指导下，研究食物的性能、配伍、制作和食法以及食物与健康的关系，并利用食物来维护健康、防治疾病的一门学科。四季药膳养生有一定的季节特点，春季宜养肝护肝；夏季宜清心火祛湿，健脾祛湿；秋季宜滋阴润燥，养阴平补；冬季宜温肾助阳。南方春季阴雨连绵，湿气困脾，宜食健脾运湿的药膳。四季不仅要根据季节用膳，还要结合个人体质等因素合理选择膳食。

正确地辨别体质有利于养生保健。认识自己的体质，对于好发的疾病可以早做预防，甚至推迟或彻底消除疾病的发生。中医很重视体质，任何药膳食疗如果没有依照个人体质进行，就可能导致虚不受补，反而会愈补愈糟糕。个人体质不同，身体素质亦有很大的差别，在考虑药膳食疗养生方案的时候，应当根据不同体质的特殊需要"辨体施养"，选择与体质相适应的方法来调养才能达到较好的效果。

随着人们养生理念的树立与加强，药膳食疗中的中医养生理论越来越受到关注，甚至影响着人们的日常膳食习惯。随着社会的发展，药膳食疗的优势、特色与现代医学的结合将为人们提供更为科学的养生保健模式。我们的祖先早在《黄帝内经》中就提出了系统的膳食养生思想，现代医学研究已逐渐证明了这些理论的科学性，因此我们可以继承学习，并利用其思想指导养生实践，使其服务于人类，最终实现"尽其天年，度百岁乃去"的目标。

第三节　癌症患者的药膳食疗与养生保健

一、饮食与癌症

饮食决定健康，科学饮食才能强身健体、延年益寿。过去人们为了能填饱肚子卖尽苦力，容易营养不良，而现在人们生活富裕，吃喝不愁，为了能吃出花样挖空心思，结果却得了"富贵病"。因此健康饮食现在已成为一门学问。

人从生下来，五脏气血就在不停地消耗，因此需要不停地补充营养，这就是"益"，益就是被补充的阴阳气血，可使机体维持生命平衡。因此，在饮食养生方面，应该坚信一个特别重要的原则：食补细无声，养命无尽功。

人的一生中有约四成的概率患癌，在癌症高发且已成为赶不走的"新常态"的今天，防癌抗癌刻不容缓。医学研究证明，至少35%的癌症与饮食有密切关系，所以正确的饮食对防癌抗癌非常重要。那么有没有最佳抗癌食物呢？有些食物如红薯、玉米、芹菜等虽然含有天然的抗癌成分，但对于癌症只能起到辅助治疗作用，不能根治。不过，提高免疫力的食物，如红菌、香菇、蘑菇、芦笋等可以起到一定防癌抗癌的作用。此外，软坚散结的食物，如木耳、海带、海藻、紫菜等，可以起到延缓肿瘤生长速度，减小肿瘤体积的作用，从而可以辅助治疗癌症。

饥饿疗法能饿死癌细胞吗？不能。因为维持身体正常运转需要营养，若营养摄入不足，会导致患者身体免疫力下降，且癌细胞会消耗机体营养，容易引起机体营养不良，进而导致消瘦、体质虚弱等，不利于对抗癌症。

临床中癌症患者多虚，身体较差，疾病所带来的心理和生理上的痛苦经常折磨着癌症患者。癌症所带来的一些并发症同样困扰着癌症患者，同时癌症的治疗也并非一个短暂的过程，许多患者在恶性肿瘤治疗后需要经历长时间的恢复过程。长期的治疗，定期的复查，这些都给患者带来了许多的不便。癌症的种种影响都会给癌症患者及其家人带来心理、生理上的压力。这些问题会使患者的康复过程延长，对患者产生许多不利影响。想要便捷地减轻此类痛苦，药膳食疗是很好的方法。

自古以来我国就有用食物来强身健体和治疗疾病的传统。《黄帝内经》中明确指出："五谷为养，五果为助，五畜为益，五菜为充，气味合而服之，以补精益气。"明示了食物是人体精气生化之源，同时饮食疗法又是一种防病治病的重要手段。中医食疗，即饮食疗法，也就是药膳疗法，是在中医理论指导下，通过食物的营养成分或其他成分作用于机体，有目的地调整食品构成，注意食品宜忌与环境、气候的关系，合理地摄取食物，从而达到调和气血、平衡阴阳、防治疾病、增强健康和益寿延年的目的。这一中医特色疗法可以帮助缓解癌症所带来的痛苦，有利于患者的康复，同时减轻患者的心理压力。药膳食疗将治疗融入日常生活中，从日常必需的食物入手，用极低的时间成本和金钱成本帮助癌症患者恢复身体健康，增强正气，抵御邪气，帮助减轻癌症带来的痛苦，以及缓解临床抗肿瘤治疗的副作用，从而提高癌症患者生命质量，让癌症患者能有一个更好的人生。

二、癌症患者药膳食疗的基本原则

统计发现，在过去 30 多年中，中国患癌人数增加了 20%，相当于每分钟就有 6 个人被诊断出癌症。虽然身边患癌的人越来越多，但是很多人对癌症的了解却还停留在过去，仍将癌症与死亡画上等号。事实上，1/3 的癌症是可以治愈的，1/3 的癌症是可以预防的，即使剩下的那 1/3，通过现代医疗手段，以及改变不良生活习惯，也可以提高患者生活质量，从而实现带瘤生存。

人体每天都需要食物供应身体运转所需的营养，摄入均衡的营养，才能对身体系统各器官各自供其所需，不至于加重它们的负荷，影响生理活动的正常运行，自然也就没有为癌症细胞提供滋养的温室。

药膳食疗并非无限度地补充营养，而是必须遵循一定的原则。其原则大体有四：一要注意饮食卫生，防止病从口入；二是饮食有节，既不可过饱，也不可过饥，食量适中，并食有定时，方能达到养生防病的目的；三要平衡膳食，即食不可偏，要合理搭配，营养全面；四要因时、因地、因人制宜，根据不同情况，不同体质，合理调节饮食营养。这些原则对于指导药膳食疗是十分重要的。《千金要方》说："凡欲治疗，先以食疗，即食疗不愈，后乃用药尔。"民间也有"药补不如食补"的俗语。中医饮食是调理的学问，西医饮食是营养的学问。中医饮食疗法是中华文化的瑰宝之一，是我国饮食文化的重要组成部分。

药膳食疗的具体原则有以下 10 点。

1. 食物多样化

注意食物多样化，以植物性食物为主。植物性食物应占每餐的 2/3 以上，应含有新鲜的蔬菜、水果、豆类和粗粮等。

2. 多吃淀粉类食物

每天吃 600 ～ 800 g 各种谷类、豆类、植物根茎类，加工手段越简单越好。要限制精制糖的摄入。食物中的淀粉有预防结肠癌和直肠癌的作用，高纤维饮食可预防结肠癌、直肠癌、乳腺癌、胰腺癌的发生。

3. 多吃蔬菜、水果

坚持每天吃 400 ～ 800 g 蔬菜、水果，种类在 5 种或 5 种以上。但目前不少市售的蔬菜、水果存在一定农药残留，吃之前注意要清洗干净。

4. 不吃或少吃不新鲜食物

（1）霉变食品。米、麦、豆、花生、玉米等食品易受潮霉变，被霉菌污染后会产生致癌毒素——黄曲霉毒素。

（2）熏制食品。熏肉、熏肝、熏鱼、熏蛋、熏豆腐干等含苯并芘致癌物，常食易患食管癌、胃癌和乳腺癌等。

（3）腌制食品。咸鱼产生的二甲基亚硝酸盐，在人体内可转化为致癌物质二甲基亚硝酸胺，虾酱、咸蛋、咸菜、腊肠、火腿同样含有致癌物质，故应尽量少吃。

（4）隔夜熟白菜和酸菜。这些菜会产生亚硝酸盐，在体内会转化为致癌物质亚硝酸胺。

（5）反复烧开的水：反复烧开的水含亚硝酸盐，进入人体后易生成致癌物质亚硝酸胺。

5. 不吃或少吃油炸、烧烤食物

（1）烧烤食物。如烤牛肉、烤鸭、烤全羊肉、烧鹅、烤乳猪、烤羊肉串等，含有强致癌物质，不宜多吃。

（2）油炸食品。油炸食品可因高温产生致癌物质多环芳烃化合物。如咖啡烧焦后，苯并芘会增加 20 倍。而油煎饼、臭豆腐、煎炸芋头、油条、锅巴等，多数是使用重复多次的油制作，更易产生致癌物。

6. 少吃饱和脂肪

尤其要少吃肉类和乳制品中的饱和脂肪。限制或杜绝乳制品，不吃加工肉类。

7. 减少红肉摄入量

红肉会增加患结直肠癌的风险，每天的摄入量应少于 90 g，最好用鱼和家禽替代红肉。同时要限制高脂饮食，特别是限制动物脂肪的摄入。

8. 少盐

建议每人每天吃盐不超 5 g。烹调时还要注意隐性盐的存在，比如味精、酱油、酱料、调味包中的盐，需要控制用量。

9. 少吸烟饮酒

据统计，有 1/3 的癌症和吸烟有关，如肺癌、食管癌、胃癌、膀胱癌等。饮酒每天不宜超过一杯（相当于 250 mL 啤酒、100 mL 红酒或 25 mL 白酒），经常饮酒会增加患口腔癌、咽喉癌、食管癌等的风险。

10.避免体重过重

适当控制热量的摄入，避免肥胖。体重超过正常标准的人，有近半数易患癌症。

三、癌症患者药膳食疗建议

癌症，像"横行霸道"的螃蟹一样，伸展着可怕的"爪子"，不断吞噬人体的组织和器官。直到今天，人们仍然无法找到确切的证据来解释癌症的起因与过程，也仍未找到治疗癌症最有效的方法。但不可否认的是，食疗是预防癌症有效的方法之一。正确应用食疗，不仅能为身体提供必需的营养，还能遏制癌细胞生长，让患者带病生存，给生命带来希望。医学研究也证实，合理调配饮食可以全面改善患者营养状态，使其更好地接受手术治疗或化疗、放疗，从而延长生命甚至康复。

中医自古就有"药食同源"的说法，很多药材既是药物，又是食物，如大枣、灵芝、枸杞子、人参、西洋参、芦荟、冬虫夏草、金银花、三七、百合、菊花、玉竹、黄芪等，很多注重养生的人在日常饮食中也会经常用到。药食两用中药可以做茶饮、药膳粥、药膳汤和药膳膏等，既可以补充营养，又可起到防癌抗癌的作用。

饮食以患者喜好为原则。俗话说，"食无定味，适口者珍"，中医认为胃以喜为补，所以饮食不应过分限制，这也忌口，那也不能吃，会使患者无所适从，食性索然，从而使营养摄取受到影响，于患者康复有害无益。保持良好的进食环境和气氛，进食时心情要愉快，不忧虑，不生气。心情舒畅可增进食欲，有助于食物消化吸收，有利于营养的摄取和健康的恢复，这也就是"心宽体胖"的道理所在。但饮食的一些基本禁忌原则还是要遵循的，如浮肿者少盐、糖尿病者少糖等。

四、常见防癌食物

许多常见的食物都有一定的防癌作用，因此我们可以通过日常的饮食调节来降低患癌症的概率。

1. 谷薯类食物

（1）玉米：性平，味甘淡，具有益肺宁心、健脾开胃、防癌、降胆固醇、健脑、平肝利胆、泄热利尿、止血降压、延缓衰老的功效。玉米含谷胱甘肽，能使致癌物失去活性并通过消化道排出体外，缩短致癌物在肠内停留的时间，抑制癌细胞形成和生长。

（2）薏苡仁（又名薏米）：性凉，味甘淡，具有利水渗湿、抗癌、解热镇静、镇痛、抑制骨骼肌收缩、健脾止泻、除痹、排脓、养颜健肤等功效。

（3）糙米：性平味甘，具有加速血液循环、消除烦躁、促进肠道有益菌繁殖、加速肠道蠕动、软化粪便、降血脂等功效。糙米粥能增强体质，对抗癌症，保持大肠清洁，阻止细胞癌变。

（4）红薯：性温平，味甘。红薯富含膳食纤维，具有阻止糖分转化脂肪的特殊功能，对人体器官黏膜有特殊保护作用。红薯中提取的黄酮类化合物，能有效抑制乳腺癌和结肠癌的发生。红薯能提高消化器官的功能，滋补肝肾，有效治疗肝炎和黄疸。红薯作为主食，可弥补大米、白面营养单一的缺陷，经常食用可提高身体免疫力。

（5）黄豆：性平味甘，具有健脾益气、宽中润燥、补血、降低胆固醇、利尿、抗癌之效。黄豆中含有抑胰酶，对糖尿病、心脏病患者有效。黄豆含有的异黄酮具有降血压的作用，还可调节人脑的认知能力；还可调节更年期妇女体内的激素水平，缓解更年期综合征。

（6）刀豆（又名芸豆、四季豆）：性平味甘，富含蛋白质、氨基酸、维生素、粗纤维等营养成分，具有温中下气、利肠胃、益肾、补元气等功效。刀豆蛋白A能促进癌细胞凋亡，刀豆粥或刀豆饮能补肾抗癌，促使癌细胞凋亡，促使癌细胞恢复正常状态。对男性中多发的前列腺癌具有抑制作用。刀豆中钙的含量特别高，且容易被人体吸收和利用，能起到良好的补钙作用，还有利于骨质疏松的恢复。

2. 蔬菜类食物

（1）番茄：性寒，味甘、微酸，具有止血、降压、利尿、健胃消食、生津止渴、清热解毒、凉血平肝等功效。由于番茄中维生素 A、维生素 C 的比例合适，因此常吃可增强血管功能，预防血管老化。番茄中的类黄酮，具有降低毛细血管的通透性和防止其破裂的作用，还有预防血管硬化的特殊功效，可预防子宫颈癌、膀胱癌、胰腺癌、前列腺癌、乳腺癌等疾病。另外，还可以美容护肤和治愈口疮（口含番茄汁，使其接触创面，每次数分钟，每日数次，效果显著）。人体自由基会导致细胞被氧化，进而使变异的细胞增多，出现癌变，而番茄中的番茄红素具有抗氧化作用，可以清除具有氧化作用的自由基，从而达到预防癌症的目的。并且番茄红素对细胞生长具有调节作用，能够促进具有防癌和抗癌作用的物质的分泌，激活淋巴细胞对癌细胞的溶解吞噬作用，起到调节免疫力的作用。

（2）西兰花（又名花椰菜）：性平味甘，具有助消化、增食欲、爽喉、润肺、止咳、生津止渴的作用。富含维生素，可增强内脏解毒能力；富含钙质及维生素 K，能防治骨质疏松，促进生长发育，提高机体免疫力，预防感冒等，可减少乳腺癌、结直肠癌及胃癌等癌症的患病率，减少心脏病与中风的危险；富含膳食纤维，能消除肠道垃圾，降低胆固醇水平，控制血脂；富含叶黄素，能预防老年性黄斑变化和白内障等眼睛疾病。

（3）菠菜：性平味甘，具有养血止血、滋阴润燥、通利肠胃、保胎等功效。其所含铁能够有效防治血管疾病；所含叶酸有利于胎儿大脑神经的发育，孕妇多吃可防止胎儿畸形；所含维生素 A 可有效防治夜盲症；所含胡萝卜素，有抗氧化作用和其他生物活性，能抑制致癌物形成，预防癌症的发生；所含叶绿素，能分解人体内的致癌物，从而起到预防直肠癌等多种消化系统癌症的作用；富含维生素 C，可提高机体免疫功能，对抗和消灭癌细胞，并可通过促进干扰素的合成，抑制癌细胞和致癌病毒，阻止外来致癌物在体内的合成，有效预防喉癌、食管癌、胃癌、肝癌和子宫颈癌的发生；菠菜叶有一种类胰岛素的物质，可以维持餐后血糖的稳定，对 2 型糖尿病患者维持血糖稳定有一定的帮助；富含大量膳食纤维，可促进肠道蠕动，利于排便，对于痔疮、便秘有很好的辅助治疗作用。

（4）茄子：性寒味甘，入脾经、胃经、大肠经，具有凉血化瘀、清热清肝、宽肠降压的功效。茄子含龙葵碱，能抑制消化系统癌细胞的增殖，尤其对胃癌、直肠癌有很好的疗效。现代药理研究发现，含有龙葵碱的复方制剂对癌细胞的增殖有明显的抑制作用。茄子所含的花色苷为一种紫色色素成分，是黄酮类的一种，它的抗氧化、抗癌作用越来越受到科学界关注。茄子富含维生素 P，可增强毛细血管弹性，降低毛细血管的脆性及渗透性，对高血压、动脉硬化、出血性皮肤紫斑病患者益处很大。

（5）胡萝卜：性平味甘，具有润燥明目、降压强心、健脾化滞、抗癌、抗炎、抗过敏等功效。胡萝卜中存在的胡萝卜素是一种重要的抗氧化剂，能调整细胞信号传导，抑制癌细胞增殖，诱导癌细胞分化及凋亡，抑制致癌物形成，预防癌症的发生。在癌症患者接受化疗时，胡萝卜素能降低化疗副作用。化疗药物在杀死癌细胞的同时，会使正常的细胞突变，而胡萝卜素有抗突变作用，可以减轻化疗药物的毒副反应。胡萝卜素进入人体后，大约 50% 可转变成纯维生素 A，可补肝明目，治疗夜盲症及软骨病，可保持头发光泽、皮肤柔软，促进脑组织新陈代谢，增强记忆力。

（6）苦瓜：性寒味苦，具有清暑除烦、清热消暑、解毒、明目、降低血糖、补肾健脾、益气壮阳、提高抗体免疫力的功效。苦瓜皂苷可以间接对肿瘤细胞产生毒性和抑制作用。苦瓜中的活性成分 α-苦瓜素和 β-苦瓜素具有抗淋巴白血病、抗膀胱癌、抗皮肤癌和抗淋巴瘤等功能。苦瓜及苦瓜子提取物具有抗氧化和抗衰老的作用。苦瓜含有三萜类、甾类、苷类和类胰岛素多肽等活性成分，具有良好的控制血糖的作用，对糖尿病有辅助疗效。

（7）南瓜：性平味甘，具有润肺益气、化痰、消炎止痛、降低血糖、驱虫解毒、止喘、美容护肤的功效。南瓜所富含的黄体素具有广泛的抗癌效果，特别对肺癌、子宫癌、乳腺癌、皮肤癌和结直肠癌，具有良好的抑制效果。南瓜含有精氨酸，能增强免疫功能，消除自由基，具有抗氧化及抗炎性反应功能，能降低癌症的发生率。南瓜富含维生素 C，具有很强的抗氧化作用，能抑制脂肪过氧化，减少自由基对细胞膜的损伤，达到预防癌症的作用，此外，还能防止亚硝酸盐在消化道中转变成致癌物质亚硝胺，从而预防食管癌和胃癌。南瓜含有丰富的果胶，能吸附和消除体内细菌毒素和其他有害物质，起到解毒作用，还可以保护胃肠道黏膜免受粗糙食品刺激，促进溃疡愈合。南瓜含有丰富的钴，钴是人体胰岛细胞所必需的微量元素，对控制血糖、防治糖尿病有特殊疗效。

（8）洋葱：性温味辛，具有散寒、健胃、发汗、祛痰、杀菌、降血脂、降血压、降血糖、抗癌的功效。常食洋葱可以稳定血压，降低血管脆性，保护人体动脉血管。洋葱中的机硫化物，有较强的杀菌抗炎作用，还可降血压、降血脂，防止动脉硬化、增强免疫力等。洋葱含有硒，硒是一种强抗氧化剂，能消除体内各种自由基，还能合成谷胱甘肽过氧化酶，抑制致癌物的活力，还能参与解毒。洋葱含有栎皮黄素，栎皮黄素是一种天然抗癌物，能阻止细胞变异和生长。洋葱气味辛辣，能刺激胃肠及消化腺分泌，增进食欲。

（9）黑木耳：性平味甘，具有益气补血、排毒解毒、清胃涤肠、凝血止血等功效，对痔疮有显著疗效，对胆结石、肾结石、膀胱结石等内源性异物有比较显著的化解功能，还可防止血液凝固，有助于减少动脉硬化症，经常食用可预防脑出血、心肌梗死等致命性疾病的发生。黑木耳含木耳多糖，木耳多糖是从木耳实体中分离得到的一种多糖成分，可调节人体的免疫力，起到预防癌症的作用。黑木耳富含膳食纤维和植物胶原，能促进胃肠蠕动，加速肠道脂肪食物的排泄，可以起到预防直肠癌及其他消化系统癌症的作用。黑木耳含丰富的铁质，可补血养颜，预防贫血症。黑木耳含有维生素 K，可减少血液凝结，预防血栓。黑木耳所含的磷脂成分能分解胆固醇和甘油三酯，使血液循环顺畅。

（10）银耳：性平，味甘淡，具有滋阴润燥、益气养胃等功效。银耳所含银耳多糖是有效的抗癌成分，可通过增强机体免疫功能，间接抑制癌细胞的生长和扩散。有实验证实，银耳中的多糖能提高白血病患者淋巴细胞转化率，是重要的免疫增强剂。银耳富含硒，能提高肝的解毒能力，增强机体抗癌能力，还能增强癌症患者对放疗、化疗的耐受力。银耳富含膳食纤维，可减少脂肪吸收。银耳富含的维生素 D 可防止钙的流失，预防老年性骨质疏松症。

（11）香菇：性平味甘，具有化痰理气、养胃和中、透疹解毒功效。香菇所含香菇多糖是具有特殊生理活性的物质，也是香菇中最有效的活性成分，它能抑制癌细胞活性和增强人体免疫功能，被认为是 T 淋巴细胞的特异性免疫佐剂，能增强对抗原刺激的免疫反应，使 T 淋巴细胞功能得以恢复，有效抗癌。香菇含有核糖核酸，可产生抗癌的干扰素，起到预防癌症的作用。香菇含有硒，能有效清除体内的自由基，增强人体免疫功能，预防胃癌、食管癌等多种消化系统疾病。香菇素可促进食欲，有效改善食欲缺乏症。香菇富含膳食纤维，能促进胃肠蠕动，防止便秘。

（12）芦笋：性平味甘，具有补虚、抗癌、减肥的功效。芦笋含有天门冬酰胺，能有效抑制癌细胞生长，尤其对急性淋巴细胞白血病患者的细胞的脱氢酶有一定的抑制作用。芦笋富含锌、铜、铁、锰、硒和铬等微量元素，其中，硒能阻断致癌物的合成及代谢活化，抑制细胞增殖，诱导细胞凋亡，达到抗癌的作用；铬可以调节血液中脂肪与糖分的浓度，促进细胞对葡萄糖的利用，从而调节血糖。芦笋中叶酸含量较多，孕期常食用有助于胎儿大脑发育。

（13）海带：性寒味咸，具有软坚、化痰、清热、降血压的功效，可防治夜盲症。海带所含海带多糖，能通过激活巨噬细胞，抑制癌细胞增殖并杀死癌细胞，也可通过抑制癌血管生成而抑制癌细胞生长，还可直接抑制癌细胞生长。血液酸化是导致癌变的因素之一，而海带中的碘能阻止血液酸化，阻断癌症发生，尤其是乳腺癌等。海带富含不饱和脂肪酸、膳食纤维、钙，能清除附着在血管壁上的胆固醇，降低血脂。购买干海带时会发现海带外表覆盖着一层类似白霜的物质，其实那是重要的营养成分——甘露醇，甘露醇具有降压、利尿和消肿的作用，在解酒、减肥方面也有一定的效果，所以在买海带时选择白霜多的较好。

第四节 药膳在各类肿瘤治疗中的应用

一、鼻咽癌药膳食疗

护理是患者治疗康复过程中必不可少的阶段，合理、科学的护理及药膳食疗在延长患者生命的同时，还能提高患者的生存质量。鼻咽癌患者多采取放疗，相对于手术治疗，放疗后护理及药膳食疗主要以减轻副反应为目标。

鼻咽癌患者宜补充的营养素如动物肝脏、鸡肉、牛奶、木耳、粗粮、大豆及豆制品所含的 B 族维生素，动物心脏、骨骼、肾中富含的钼，粗粮、花生、蘑菇、鸡蛋及乳制品中富含的铬等。

1.润燥生津类

鼻咽癌缘由外邪侵袭肺胃，内蕴不解，郁而化热，火毒耗伤阴液，故见口干咽燥，口渴喜饮；肺络失养，肺气不和，故见干咳少痰；且肺开窍于鼻，肺热上迫，损伤血络，故见鼻咽及口咽黏膜干燥充血。若虚热内生郁于胃，不能和降，则纳食欠佳。舌红而干、少苔或无苔、脉细数皆为肺胃热灼阴伤之表现。治疗当以滋阴清热为主。

（1）胖大海雪梨饮。

【组成】胖大海 15 g，雪梨 1 个，冰糖适量。

【制法】将雪梨去皮切块，胖大海洗净后泡水备用。将雪梨煮制 10 min，煮至软烂后加入胖大海、冰糖搅拌，焖放至温热即可服用。

【功效】清热润肺，生津利咽。适用于鼻咽癌患者咽喉干燥疼痛、干咳等症状。

【按语】胖大海是常用的清利咽喉之药，其味甘性寒，归肺经、大肠经，具有清热润肺、利咽开音之功效，适用于肺中郁热所致的咽喉干痛、声音嘶哑。雪梨同样为滋阴润肺之佳品，具有生津润燥、清热化痰之功效。《本草通玄》中记载雪梨有"生者清六腑之热，熟者滋五脏之阴"之功效，能滋养肺胃之阴。两者合用，能改善鼻咽癌热结壅滞所致的口渴咽痛、胸闷、咳嗽等不适。

（2）葛根银耳鸽蛋。

【组成】泡发银耳 150 g，葛根 20 g，鸽蛋 20 g，白糖适量。

【制法】将鸽蛋冷水下锅，煮熟剥壳后，再与葛根、银耳一同放入锅中煮制 45 min，最后加入白糖调味即可。

【功效】滋养肺胃，生津止渴。适用于鼻咽癌患者口渴咽干、头晕乏力、气短、食欲不振等症状。

【按语】银耳具有润肺养胃、生津润燥之功效，适用于肺阴亏耗、肺虚久咳、干咳无痰、痰中带血、口渴等症状。鸽蛋有补肾益气、润燥养血之功效，《保健药膳》记载鸽蛋炖银耳能润肺和胃，补肾益气，适用于肺肾阴虚所致的气短、头晕乏力。葛根同样具有生津止渴之功效，并且能够鼓舞脾胃清阳之气上升，使津液上乘，从而改善阴津不足所致的口干口渴症状。研究发现，葛根中的葛根素可通过促进细胞内氧化应激机制，抑制 CNE-1 细胞增殖，诱导细胞凋亡，从而发挥抗鼻咽癌的作用[1]。

（3）玉竹牛蒡瘦肉汤。

【组成】牛蒡子 10 g，玉竹 10 g，猪瘦肉 250 g。

【制法】将猪肉洗净切片，与其他用料一同放入锅内，大火烧开后，转小火煮 1 h 即可。

【功效】滋养肺胃，滋阴润燥。适用于鼻咽癌患者咽干疼痛、干咳、咯血、食欲不振等症状。

【按语】玉竹味甘性寒，归肺经、胃经，甘能养肺胃之阴，寒能清肺胃之热，具有养阴润燥、生津止咳之功效，如《广西中药志》记载玉竹"养阴清肺润燥。治阴虚，多汗，燥咳，肺痿。"能够治疗肺胃津液不足所致的干咳、咯血、声音嘶哑、咽干口渴、食欲不振等症状。牛蒡子可治疗热毒内结所致咽喉干燥疼痛，如《主治秘要》所记载，能够"润肺散气"，散肺中之热，润肺中之阴而治疗咽干肿痛。并且研究发现，牛蒡子中所含的牛蒡子苷元具有抑制肿瘤的功效，其可通过阻滞细胞周期，介导瘤细胞凋亡，从而抑制鼻咽癌 5-8F 细胞裸鼠移植瘤的生长[2]。

（4）百合玉竹雪梨汤。

【组成】百合 20 g，玉竹 15 g，雪梨 2 个，冰糖适量。

【制法】将百合、玉竹洗净备用，再将雪梨洗净切块，将三者同放入锅中，加适量水，大火煮开，调入冰糖后小火煮 40 min 即可，饮汤吃梨。

【功效】滋阴润肠，清热化痰。

【按语】百合味甘性寒，归心经、肺经，具有养阴润肺、清心安神的功效。现代药理学研究表明，百合含有多糖、甾醇、甾体皂苷及生物碱等多种化学成分，具有抗炎、镇静、抗抑郁、降血糖等多重药理作用[3]。其中，百合多糖可增强肿瘤细胞的免疫力从而发挥抗肿瘤的作用，百合甾体皂苷元也具有良好的抗肿瘤效果，百合生物碱及甲醇能抑制人肺癌细胞 A549 体外增殖。玉竹具有养阴润燥、生津止渴之功效。玉竹提取物 B（EB-PAOA）对肿瘤细胞株 CEM 的增殖具有显著的抑制作用，并能诱导促进 CEM 的分化，对 CEM 的逆转具有一定的作用。另据报道 EB-PAOA 对体外培养的结肠癌 CL-187 细胞株的抑制作用显著，对 S_{180} 腹腔移植的荷瘤鼠可延长其存活期，这都说明 EB-PAOA 具有显著的抑瘤效果[4]。雪梨味甘性寒，具生津润燥、清热化痰、养血生肌之功效。

（5）银耳木耳白果粥。

【组成】银耳 10 g，木耳 10 g，白果 10 g，粳米适量。

【制法】将粳米洗净浸泡 1 h，银耳和木耳浸泡后切碎，白果去籽备用。将粳米放锅中，加适量水煮到八成熟，再将银耳、木耳、白果放入锅中共煮成粥，调味即可。

【功效】补肝益肾，健脾开胃。

【按语】银耳有强精补肾、滋阴润肺、生津止咳、清润益胃、补气和血、强心壮身、补脑提神、嫩肤美容、延年益寿、抗癌之功效，不但能增强机体抗肿瘤的能力，还能增强肿瘤患者对放疗、化疗的耐受力。木耳味甘性平，有补气养血、润肺止咳的作用，其所含木耳多糖可提高机体免疫力。白果味甘，微苦、涩，性平，有毒，入肺经、肾经，具有敛肺定喘、止带缩尿的功效。《本草纲目》记载："白果熟食温肺益气，定喘嗽，缩小便，止白浊；生食降痰，消毒杀虫。"粳米味甘性平，归脾经、胃经、肺经，具有补气生津、健脾止泻的功效。

（6）菊花麦冬红茶饮。

【组成】菊花、麦冬各 30 g，冰糖适量。

【制法】将菊花、麦冬洗净，加水煮沸，代茶饮。可适量加入马蹄汁、梨汁、甘蔗汁、草莓汁、西瓜汁、百香果汁、藕汁等产品，有助于滋阴润燥，改善口干咽干症状。

【功效】养阴清热，润肺醒脑。适用于肺胃阴虚之津少口渴、干咳咯血、心阴不足之心悸易惊及热病后期热伤津液等症状。

【按语】菊花味辛、甘、苦，性微寒，归肺经、肝经，具有疏散风热、平肝明目、清热解毒的功效。麦冬味甘、微苦，性微寒，归心经、肺经、胃经，具有养阴生津、润肺止咳之效。

2. 益气补血类

此类药膳适用于鼻咽癌气血亏损证型患者。此证型患者病情日久，或治疗过程中耗伤正气，气血失养，故见头晕目眩，面色苍白或萎黄，头发脱落；气血不养鼻咽，故见咽干，鼻干少津或涕中带血；气血虚弱而不能养心，则见心悸怔忡，失眠多梦。舌质淡或暗、少津、脉细无力皆为气血不足之象。治疗宜益气补血，健脾养心。

（1）苹果桂圆汁。

【组成】苹果 500 g，桂圆 20 g。

【制法】将苹果洗净，切块备用。将桂圆洗净与苹果一同入锅，加适量水，大火煮沸，转小火熬煮 1 h。

【功效】补中益气，养血安神。适用于气血不足所致的面色萎黄、鼻咽干燥、乏力、心悸失眠等症状。

【按语】苹果味甘性凉，具有生津润燥之功效，能够治疗鼻咽干燥不适症状。唐代食疗学家孟诜指出苹果"主补中焦诸不足气，和脾"，《千金·食治》记载其能"益心气"，《滇南本草图说》言其能"治脾虚火盛，补中益气"，表明了苹果具有补益心脾、益气补血之功效。现代药理学研究发现，苹果多糖可明显抑制人鼻咽癌 CNE-2 细胞的增殖，诱导其凋亡，可能通过线粒体和死亡受体途径发挥抗鼻咽癌的作用[5]。桂圆则功善补益心脾、养血安神，适用于心脾两虚、气血不足之健忘失眠、面色萎黄等症状。两者同用，有助于气血津液恢复，使周身得到滋养，且口味极佳，适合长期饮用。

（2）灵芝金针菇汤。

【组成】金针菇 300 g，灵芝 30 g，鲜汤适量，植物油、酱油、盐、味精、白糖等调料适量。

【制法】将金针菇去根洗净，切成段，灵芝剪碎备用。锅热后放油烧热，下灵芝炒出香味，再下金针菇翻炒几下，放酱油、盐、鲜汤，加盖煮制 45 min，最后加白糖、味精，用水淀粉勾芡，淋上香油炒匀即成。

【功效】益气健脾，扶正抗癌。适用于鼻咽癌患者长期治疗后体质虚弱，免疫功能不足所出现的头晕、气短、虚劳咳喘等症状。

【按语】灵芝具有补气安神之功效，能入心经，补心血，安心神，治疗气血不足之失眠、心神不宁、健忘等症；又能补肺气，改善虚劳短气状态，且鼻咽为肺之门户，补肺气有利于促进鼻咽部病症的恢复。灵芝的抗肿瘤功效源于其提取物灵芝三萜，灵芝三萜具有抑制肿瘤生长、增强免疫功能的双重作用[6]，可用于鼻咽癌的治疗。

（3）归芪米饭。

【组成】当归 10 g，黄芪 20 g，大米 250 g，白糖适量。

【制法】将当归、黄芪加水煎煮取汁，加入白糖调味成药汁备用。将大米淘洗干净后加入药汁，煮熟即可。

【功效】益气养血，扶正抗癌。适用于气血不足导致的头晕目眩、神疲乏力、四肢无力等症状。

【按语】黄芪乃补气升阳、生津养血之佳品，适用于气血两虚所致的面色萎黄、神疲体倦，常与当归同用治疗气血两虚之疾病。基于网络药理学的发现指出，黄芪 - 当归药对及其有效活性成分除了能够增强机体免疫功能，提气补血，还有抑制肿瘤细胞增殖并诱导其凋亡的作用[7]。在鼻咽癌放疗同时连用黄芪多糖，可以显著抑制鼻咽癌 CNE-1 细胞的迁移和侵袭，诱导癌细胞凋亡[8]，有助于减轻鼻咽癌治疗后的副作用。

3. 健脾和胃类

此类药膳适用于鼻咽癌属脾胃失调证型患者。此证型患者久病，或治疗后胃气受损，影响脾胃功能所致。脾胃损伤，运化失常，故见食欲不振、恶心、大便稀溏；脾气不运，气机升降失常，故见腹胀腹痛、胸脘痞满；脾虚清阳不升，故见头晕；水液代谢不利，痰饮内生，故见恶心、呕吐酸水。舌质淡、苔白厚、脉细弱皆为脾胃失调之表现，治疗宜健脾和胃，理气化痰。

（1）生姜川椒饮。

【组成】生姜 10 g，川椒粉 3 g，陈皮 6 g，红糖 10 g。

【制法】将生姜、陈皮洗净切碎，与川椒粉同放入砂锅，加适量水，用中火煎煮 45 min，调入红糖，待其溶化后，取汁即成。

【功效】温胃散寒，降逆止吐。适用于脾胃阳气受损而出现的恶心呕吐、脘腹冷痛、头晕乏力等症状。

【按语】鲜品生姜味辛，能温胃散寒，温中降逆，适用于寒犯中焦之胃脘冷痛、恶心呕吐。川椒粉即花椒粉，入脾经、胃经，长于温中燥湿，散寒止痛，止呕止泻，临床常用于治疗中焦寒盛、脘腹冷痛、呕吐、泄泻等症。二者配伍，并佐以行气健脾、和胃止呕的陈皮，对寒性恶心、呕吐症者有较好的治疗效果。

（2）茯苓扁豆粥。

【组成】茯苓 30 g，白扁豆 20 g，大米 100 g。

【制法】先将茯苓、白扁豆先冷水浸泡 30 min 备用，再将大米淘洗干净后与茯苓、白扁豆一同放入锅中熬煮至浓稠即可。

【功效】健脾和胃，利水消肿。适用于脾虚痰浊内生之水肿、恶心呕吐、食欲欠佳、大便溏薄等症状。

【按语】茯苓善于渗泄水湿，能使湿无所聚，痰无由生，从而改善饮停于胃而出现的恶心呕吐症状。并且研究发现，茯苓中的茯苓酸可能通过抑制PI3K/AKT 信号通路，实现抑制鼻咽癌 CNE2 细胞增殖的效应，从而达到抗肿瘤效果[9]。白扁豆具有健脾化湿之功效，且具有补脾而不滋腻，芳香化湿而不燥烈的特点，能够治疗脾虚湿滞所致的食少便溏、胸闷腹胀。

（3）芡实米糕。

【组成】芡实 30 g，山药 30 g，茯苓 30 g，白术 20 g，薏苡仁 20 g，太子参 10 g，米粉 500 g。

【制法】将上六味药研成粉末，与米粉一同搅拌均匀，稍加水湿润，取小块放入圆形模具中压实后，上锅蒸 15 min 即可。也可直接用开水调成糊食用。

【功效】健脾化湿，止泻。适用于鼻咽癌脾虚所致的食欲不振、恶心欲吐、大便溏泄等症状。

【按语】本药膳均以健脾化湿类中药为主，主要用于脾虚湿浊内生所导致的症状，其中芡实能补脾止泻，适用于脾虚湿盛所致的泻下不止；山药能补脾气，改善脾气不足所致的消瘦乏力、食少便溏；太子参、白术则善于健脾补气，能助脾运化；薏苡仁、茯苓长于利湿。诸药合用对于脾虚不运、湿浊内生之症状有良好效果。

4. 滋肾固本类

此类药膳适用于鼻咽癌属肾精亏虚证型患者。肾为脏腑之本，肾中藏先天之精滋养后天，又受五脏之精气而藏之，肾精又化为肾阴与肾阳，为脏腑之本。若患者长期受热毒损伤，或肺肾阴虚日久，易伤及肾精。肾精亏虚，则一身脏腑功能减弱，故出现形体消瘦、眩晕耳鸣、听力下降、精神萎靡等症状；若肾中之阴损伤，则见口舌干燥、咽干欲饮、腰酸膝软、遗精滑泄、五心烦热或午后潮热。舌红少苔或无苔，脉细弱或细数，皆为肾精亏虚之象。治疗宜补肾固本，滋阴降火。

（1）五味红枣蜜露。

【组成】五味子 30 g，红枣 20 g，蜂蜜 200 g。

【制法】将五味子、红枣洗净放入锅内，加清水 3000 mL，文火煮至 500 mL，去药渣后放入瓷盆内，加入蜂蜜，文火隔开水炖 1 h，冷却后即可食用。

【功效】滋阴补肾，益气养血。适用于鼻咽癌口渴心烦、潮热汗出、精神萎靡、失眠等症状。

【按语】五味子能够补益心肾，治疗阴血亏损之虚烦失眠，并且能够益气生津，治疗阴津损伤之口渴，如《名医别录》指出其能"养五脏，除热，生阴中肌"，养脏腑之阴，清脏腑虚烦。五味子提取物可逆转鼻咽癌细胞的上皮间质转化过程，减弱肿瘤细胞的耐药性，提升化疗敏感性[10]，有助于鼻咽癌的治疗。蜂蜜则具有补中润燥之功效，《本草纲目》中记载其能"和营卫，润脏腑，通三焦，调脾胃"，其滋补濡润之功效，有助于濡养脏腑之阴。红枣具有补中益气、养血安神之功效。三者合用，能使气血充足，津液得养。

（2）洋参枸杞炖甲鱼。

【组成】西洋参30 g，枸杞子30 g，甲鱼500 g，生姜、料酒、盐、麻油各适量。

【制法】将西洋参切片后用纱布包装；枸杞子洗净备用；甲鱼去内脏后切块，予生姜、料酒腌制去腥。将三者放入锅内，加适量水，炖煮1 h，去药渣，调味即成。

【功效】滋阴生津，补气生血。适用于鼻咽癌见口舌干燥、咽干欲饮以及乏力倦怠、形体消瘦等症状。

【按语】枸杞子能滋补肝肾，长于滋肾精、补肝血，《本草经疏》言其"为肝肾真阴不足，劳乏内热补益之要药"，《药性论》指出其"能补益精诸不足"，适用于肝肾阴虚所致的腰膝酸软、头晕目眩症状，并且还具有一定的抗肿瘤作用。研究发现，枸杞子提取物枸杞皂苷，能够通过下调促癌基因表达，抑制鼻咽癌 CNE-2 细胞增殖、侵袭，促使其凋亡[11]。西洋参长于益气滋阴，适用于口渴心烦、体倦少气等症状。甲鱼同样长于滋阴，具有滋养强壮之作用。诸药合用，共同发挥补肾滋阴、益气养血之作用。

（3）黄精炖鸭。

【组成】黄精50 g，鸭1只（约1500 g），葱、姜、料酒、盐等调料适量。

【制法】将黄精洗净切片，鸭处理干净后切块焯水备用。锅内放入适量清水，将所有食材放入，大火煮开，转小火煮制1 h后调味即可。

【功效】补肾益精，补中益气。适用于鼻咽癌见眩晕、腰酸、乏力、消瘦等症状。

【按语】黄精具补气养阴、益肾之功效，既能补脾胃之气阴亏虚从而改善乏力、口干等症状（如《卢氏药物配合阐述》中指出其能"充肌肉，壮筋膜。因质黏而生脾液"，表明其有补脾、生肌肉之作用），又能够补益肾精（如《滇南本草》记载其能"补虚添精"，《本草纲目》言其"补诸虚，止寒热，填精髓"），可治疗精血不足所致的头晕、腰酸、虚烦口渴等症状。黄精多糖能够通过增强免疫力发挥抗肿瘤作用[12]。

参考文献

[1] 赵琳，巩楠，常会敏.葛根素对人鼻咽癌 CNE-1 细胞增殖、凋亡的影响及机制研究 [J]. 空军医学杂志，2021，37（5）：406-409.

[2] 黄栋栋，卢睿，何双八.牛蒡子苷元抑制鼻咽癌 5-8F 细胞裸鼠移植瘤生长及其分子机制研究 [J]. 中国耳鼻咽喉头颈外科，2020，27（9）：503-506.

[3] 余婷，杨柱，龙奉玺，等.基于网络药理学探讨黄精 – 百合药对抗癌作用的机制 [J]. 中国实验方剂学杂志，2020，26（5）：168-177.

[4] 刘华钢，梁秋云，黄慧学.天然抗肿瘤药物的研究进展 [J]. 时珍国医国药，2007（8）：1971-1973.

[5] 余巧，郭晓静，何馨，等.苹果多糖抑制人鼻咽癌 CNE-2 细胞增殖并诱导其凋亡 [J]. 细胞与分子免疫学杂志，2019，35（7）：631-636.

[6] 王松，王玲玲，阿依恒·曲库尔汗.灵芝三萜对鼻咽癌小鼠免疫功能及 T 细胞亚群分化的影响 [J]. 中医药导报，2021，27（9）：6-10.

[7] 陆璐，杨兵，唐东昕.基于网络药理学探讨"黄芪 - 当归"药对防治肿瘤疾病的物质基础及作用机制研究 [J]. 贵州中医药大学学报，2021，43（5）：30-36.

[8] 张树聪，蔡治祥，王学涛，等.黄芪多糖对人鼻咽癌 CNE-1 细胞的放疗增敏及上皮间质转化的作用 [J]. 中国实验方剂学杂志，2020，26（20）：59-66.

[9] 程博，范婧莹，刘洁，等.茯苓抗鼻咽癌的物质基础及潜在机制的网络药

理学分析与验证 [J]. 湖南中医药大学学报，2021，41（9）：1381-1388.

[10] 华毛，刘浩明，张莉，等. 五味子素通过调控鼻咽癌细胞上皮间质转化过程影响其化疗敏感性的作用研究 [J]. 世界中西医结合杂志，2021，16（11）：2018-2022.

[11] 胡鹏刚，张昌明. 枸杞皂苷通过调控 Suv39H1/JAK2/STAT3 通路对鼻咽癌细胞增殖、侵袭和凋亡的影响 [J]. 现代检验医学杂志，2021，36（6）：27-33，40.

[12] LONG T，LIU Z，SHANG J，et al. Polygonatum sibiricum polysaccharides play anti-cancer effect through TLR4-MAPK/NF-κB signaling pathways[J]. International Journal of Biological Macromolecules，2018，111：813-821.

二、肺癌药膳食疗

肺癌患者因消化系统的吸收能力下降，故宜吃些清淡、细软、易消化的食物为身体补充营养。肺癌患者经过手术或放化疗后，肺功能减弱，常感呼吸困难、干咳等，应多食化痰止咳的食物，如梨、莲子、百合、白萝卜、枇杷等。放疗后，肺癌患者津液大伤，应多吃清热、润肺、生津的食物，如莲藕、百合、银耳、莲米、茼蒿、冬瓜、鱼腥草、玉竹、马蹄。

1. 滋阴润肺类

肺为娇脏，易受邪而犯病，其喜润恶燥，邪毒伤肺，积聚于内，易于化热，灼伤肺阴，故患者出现阴虚内热之象，主要表现为咳嗽无痰或少痰，或痰中带血，伴见口干、胸痛、低热、盗汗，以及心烦失眠等不适，舌质红或红绛，苔少，脉细数。治疗当以滋阴润肺为法，洽和肺性，有利于肺中津液滋润，减轻肺部邪热。

（1）蜂蜜猕猴桃。

【组成】猕猴桃 500 g，蜂蜜 200 g。

【制法】将猕猴桃洗净，去皮切片，放入沸水中烫 5 ～ 10 min 至果肉变软，捞出沥干水分，放凉后放入瓶中，倒入蜂蜜浸泡即可。

【功效】滋阴润肺，生津。适用于因肺癌导致阴液亏虚所见口渴、干咳无痰、心烦等症状。

【按语】猕猴桃味酸、甘，性微寒，酸甘能化阴，性寒能清热，故其具有生津润燥、解热除烦之功效，清肺热，润肺燥。研究发现，猕猴桃中的提取物可以显著阻碍肺癌 H1299 细胞增殖，每天吃一个猕猴桃能够保护淋巴细胞免受DNA 碱基氧化，达到抗氧化损伤的效果[1]。蜂蜜则具有较好的滋润作用，长期以来是治疗肺燥热咳嗽之佳品。

（2）百合银耳莲子羹。

【组成】百合 30 g，银耳 30 g，莲子 15 g，冰糖 40 g。

【制法】将银耳泡发，百合、莲子浸泡 30 min 备用。锅中加适量水，放入备好的食材，用小火炖煮至黏稠，加入冰糖融化，趁热服用即可。

【功效】滋阴润肺，清心除烦。适用于肺癌烦躁不安、失眠、口干、咳嗽、痰中带血等症状。

【按语】百合能入心经、肺经，润肺止咳，清心安神，可用于治疗肺燥阴虚之咳嗽咯血，以及热病伤阴之虚烦不寐等症。银耳则具有养阴润燥、益胃生津的作用，与百合相配，可加强润燥之功效。莲子则能养心安神、清热，与百合共同发挥清心除烦之功效。研究发现，百合中的多糖具有明显的抗肿瘤作用，并且能够参与免疫调节，提高免疫功能[2]。莲子中的甲基莲心碱通过抑制P13k/Akt/mTOR 信号通路和活性氧 ROS 介导途径诱导人肺癌细胞 A549 自噬凋亡[3]。三者合用，能使抗癌之功效进一步加强。

（3）橄榄萝卜汤。

【组成】橄榄 350 g，白萝卜 500 g，食盐少许。

【制法】将橄榄、白萝卜洗净，放入砂锅中，加入适量水，大火烧沸，转小火煮 30 min，加入食盐略煮即可。服用时，吃萝卜饮汤汁，并嚼食橄榄，缓缓咽下。

【功效】清肺利咽，生津止渴。适用于口干口渴、咽喉肿痛、声音嘶哑等症状。

【按语】橄榄又名青果，味甘、酸，性平，具有清热解毒、利咽化痰、生津止渴之功效，对肺癌治疗后出现的口干心烦、咽喉疼痛、声音嘶哑、咳嗽咯血等症状有较好的治疗效果。白萝卜味辛、甘，性凉，具有化痰热、消积滞、解毒、宽中、下气之功效。研究表明，白萝卜具有抗癌作用，其提取物萝卜硫素能诱导多种肿瘤细胞凋亡和细胞周期阻滞[4]，与橄榄配伍煮汤，其清肺化痰功效更加显著，作用温和而持久，尤其适合中老年肺癌患者经治疗后并发出现的痰热咳嗽、口渴咽干等症。

（4）桑杏炖猪肺汤。

【组成】冬桑叶 6 g，南北杏仁 6 颗，猪肺 150 g，生姜 2 片，蜜枣 2 粒，食用油、姜、葱、食盐适量。

【制法】将猪肺洗净（用清水对着肺喉冲洗，冲至发胀后放出水，如此重复几次，直到洗净为止），切片备用。起锅烧油，用适量姜葱爆炒猪肺，炒至水干捞起。将冬桑叶、南北杏仁、猪肺、姜片、蜜枣一同倒进砂锅，加适量水，煮好后加入食盐调味即可。

【功效】缓解感冒，润肺止咳。

【按语】桑叶味苦、甘，性寒，具有疏散风热、清肺润燥、平肝明目、凉血止血之功效。桑叶能预防癌症细胞生成，提高人体免疫力，主要功能成分类黄酮、DNJ、桑素、γ-氨基丁酸及维生素，能抑制染色体突变和基因突变[5]。杏仁性微温，味苦，归肺经、大肠经，具有降气、止咳平喘、润肠通便的功效。猪肺味甘性平，有补肺润燥的作用，适用于肺虚咳嗽、久咳、咯血。生姜味辛，性微温，归肺经、脾经、胃经，具有散寒解表、降逆止呕、化痰止咳、解鱼蟹毒之功效。蜜枣味甘性平，入脾经、胃经，有补益脾胃、滋养阴血、养心安神、缓和药性的功效。

（5）银耳百合雪梨汤。

【组成】雪梨 2 个，银耳 100 g，干百合 20 g，枸杞子 10 g，冰糖适量。

【制法】将雪梨洗净，去皮和核，切小块备用；干百合用温水泡软备用；枸杞子洗净备用；银耳泡胀，撕小朵备用。将银耳放进锅内，加入适量水，大火烧开，然后改小火炖煮至银耳软烂，再放入百合、枸杞子、冰糖和雪梨块，加盖继续用小火慢炖，直到梨块软烂时关火即可。

【功效】润肺止咳，养阴生津。

【按语】雪梨味甘微酸，性凉，入肺经、胃经，具有润肺清燥、止咳化痰、养血生肌的作用。银耳有养阴润燥、益胃生津之效，其所含银耳多糖对肿瘤有较好的抑制作用。百合润肺止咳，清心安神。枸杞子味甘性平，归肝经、肾经，具有滋补肝肾、益精明目的功效。现代药理学研究发现，枸杞多糖可以抑制人肝癌细胞 HepG2、胃癌细胞 SGC-7901 及白血病细胞 K562 的增殖，表明其可以通过抑制肿瘤细胞生长来发挥抗肿瘤作用[6]。

（6）丝瓜杏仁汤。

【组成】丝瓜（鲜）100 g，杏仁 15 g，百合 30 g。

【制法】将丝瓜洗净切块，与杏仁、百合一起放入锅中，加水煮汤，调味即可。

【功效】止咳化痰，润肺生津。

【按语】丝瓜味甘性凉，入肝经、胃经，有清热化痰、止咳的作用。丝瓜中含有丝瓜多酚，研究表明，多酚类化合物具有抗肿瘤作用，且对正常细胞无不良反应，适合开发为天然抗肿瘤药物[7]。杏仁具有止咳平喘、润肺清火的功效，加之百合进一步养阴润肺，三者共同发挥止咳化痰、润肺生津作用。

（7）田七花罗汉果炖老鸭。

【组成】田七花 20 g，罗汉果 1 颗，老鸭半只。

【制法】将田七花、罗汉果洗净，老鸭处理干净后切块，将所有食材全部放入锅中，加清水 6 碗煲汤，调味食用。

【功效】滋阴补肺，止咳润燥。

【按语】田七花又叫三七花，味甘性凉，有清热、平肝、降压的作用。现代药理学研究发现，其根和花中的皂苷具有抗肿瘤细胞诱导的血小板聚集能力，具有潜在的抗肿瘤血行转移能力[8]。罗汉果性凉味甘，归肺经、大肠经，有清宣肺气、润肺化痰、利咽开音的作用。研究表明，罗汉果醇可通过调节 p21、B 淋巴细胞瘤 -2 基因的表达来诱导细胞凋亡和周期阻滞，从而促进肺癌 A549 细胞的凋亡[9]。鸭肉具有滋五脏之阴、清虚劳之热、补血行水、养胃生津、止咳等作用。

2. 健脾化痰类

此类药膳适用于脾虚痰湿型肺癌患者。痰多源于脾气虚弱，水湿运化不及，久之而成痰湿，聚集于肺部而成痰液，影响肺气宣降，故患者表现为咳嗽痰多、色白，脘腹满闷，气短乏力，舌淡，苔白厚、边有齿痕，脉濡或滑。治疗当选健脾益气的方药以补益肺气，从痰液生成的源头进行治疗，从而减轻患者肺虚脾弱证候。

（1）黄芪灵芝鸡汤。

【组成】黄芪 30 g，灵芝 15 g，鸡肉 300 g，生姜 15 g。

【制法】将鸡肉洗净，去除血水，与黄芪、灵芝、生姜一同放入砂锅，加入适量清水，用中小火熬煮 45 min 即可。

【功效】益气健脾，止咳化痰。适用于肺癌见咳嗽痰多、胸闷气短、乏力、不思饮食等症状。

【按语】黄芪补肺脾之气，可健脾祛湿、化痰，适用于脾虚湿滞所导致的痰液增多。灵芝能够补益肺肾之气，止咳平喘，与黄芪同用，可治疗肺虚咳喘。灵芝中所提取的三萜类化合物有较强的抗癌作用，对肺癌 A549、子宫颈癌 Hela、胃癌 MKN45 细胞敏感性较好，并且能够促进放化疗后机体的恢复，是良好的肿瘤预防和治疗药物[10]。鸡肉甘温，能补虚暖胃。整方肺脾同补，使肺脾之气足而祛痰止咳。

（2）板栗杏仁白果羹。

【组成】板栗 300 g，白果 10 g，杏仁 10 g，冰糖适量。

【制法】将板栗、白果、杏仁蒸熟，再与冰糖一起放入锅中，加入适量清水炖煮 20 min 即可。

【功效】健脾益胃，敛肺定喘。适用于肺气虚弱、脾胃不足所导致的气短喘促、痰多难咳、神疲乏力等症状。

【按语】板栗是营养丰富的坚果类食品，具有健脾养胃、补肾养血的功效；白果则是敛肺定喘之佳品，可用于治疗咳喘气逆兼有痰浊内蕴的症状；加之杏仁能进一步敛降肺气、化痰止咳。三者相配合，共同发挥补气、降气、化痰止咳的功效，且味道鲜甜宜人，患者容易接受。

（3）芦笋香菇猪肉面。

【组成】鲜芦笋 50 g，干香菇 10 g，猪肉 100 g，面条 200 g，姜、蒜及调料适量。

【制法】将干香菇用开水泡发后切丝备用；鲜芦笋洗净后切丝焯水，捞出放凉备用；猪肉切丝备用。起锅烧油，加入姜蒜末炒香后，放入猪肉翻炒至变色，加入芦笋、香菇翻炒出香味，倒入清水煮至沸腾，下入面条煮熟，加入适量调料，倒入碗中即可。

【功效】健脾开胃，消食祛痰。适用于食欲不振、脘腹胀闷、饭后痰多等症状。

【按语】芦笋开胃健脾、健运脾胃，能使食物及时为脾胃所消化，不至于积滞而生痰邪，还能够温肺祛痰，清除肺中痰浊，并且芦笋中的有效成分能够直接抑制肿瘤细胞的生长，多食用可以提高人体免疫力，达到预防肿瘤的效果[11]。香菇味道鲜美，具有补虚及健脾开胃功效，并且为抗癌食用菌，其提取物香菇多糖已作为肿瘤患者的辅助治疗。

3. 行气活血类

肺癌久病则生痰浊，痰阻气机易郁滞肺气，故见胸闷、咯痰不爽。气不行则血亦不能受其推动而成瘀，痰气瘀血凝结于气道之中，致使肺中脉络受损，故见咳嗽胸痛、咳吐痰血。瘀血有型，阻滞于局部固定不移，则胸痛如针刺。或郁久化热，致咯血不止、痰中带血、唇甲紫暗、舌暗或见瘀斑、苔白腻、脉细涩或弦。故该类食疗方主要作用于肺中积聚的痰气瘀血，使肺中之气通畅，使肺中之血得消，旨在行气活血，化瘀止痛。

（1）参红橘皮汤。

【组成】党参 20 g，红花 12 g，橘皮 10 g，生姜 10 g。

【制法】将橘皮洗净烘干、捣碎，党参洗净，再将所有材料共同放入锅中，加入适量清水，大火煮开后，转小火煮 30 min。

【功效】益气温阳，行气活血。适用于肺寒咳嗽、怕冷、乏力、痰中带血等症状。

【按语】党参补益肺脾，可治疗肺脾虚弱所导致的倦怠乏力、咳嗽气短，补气使气旺则血行。红花、橘皮共同发挥活血行气之功效。生姜性温，温肺散寒，气得温则行，能加强行气活血之功效，并有化痰之功效，可散痰浊之结聚。

（2）西兰花猪肉煲。

【组成】西兰花 30 g，猪腱肉 400 g，香葱 2 根，紫苏子 10 g，胡萝卜、洋葱丁及调料适量。

【制法】将西兰花洗净，掰成小朵；胡萝卜去皮，切段；猪腱肉洗净切块备用。起锅烧油，放入所有食材翻炒，上色后加入适量清水，大火煮沸，放适量调味料，继续煮 30 min 即可食用。

【功效】化痰祛瘀，行气止痛。适用于咳嗽、痰中带血、胸痛、胸闷气紧等症状。

【按语】西兰花有很好的活血功能，可抗血小板聚集，促进血液循环，并且西兰花中所含的硫代葡萄糖甙能降低肺癌、胃肠道癌、前列腺癌的患病风险 [12]。肺癌患者痰瘀阻滞，气机不畅，而紫苏子能降气化痰，止咳平喘，使肺气通调、痰浊得化，再加上香葱与洋葱皆为辛温行散之品，能助行气之功。诸物相配，达到化痰祛瘀、行气止痛之功效。

（3）枇杷莲藕粥。

【组成】枇杷叶 15 g，鲜藕汁 20 g，粳米 100 g，冰糖少许。

【制法】将枇杷叶用纱布包好放入锅中，加水充分煎煮后，去渣留浓汁，再加入粳米共煮，粥成后加入冰糖及藕汁搅拌均匀即可。

【功效】清肺化痰，止咳降气。适用于肺中气血阻滞，日久化热，肺热内蕴致肺气不降之咳嗽痰多、胸闷，以及肺中瘀血，肺热蕴结之咯血不止、痰中带血等症状。

【按语】枇杷叶具有清肺和胃、降气化痰之功效，《本草再新》中指出其能"清肺气，降肺火，止咳化痰，止吐血衄血，治痈痿热毒"。莲藕具有收敛止血、凉血化瘀之功效，如《日用本草》谓之"清热除烦，凡呕血、吐血、瘀血、败血，一切血症宜食之"，适用于肺热内蕴、瘀血内阻之咯血不止。两者合用，共同发挥清热降气、化瘀止血之功效，可减轻气血阻滞之胸闷、咯血等症状。

4.益气养阴类

肺癌晚期患者，正气在与邪气的抗争中不断衰竭，故患者以消瘦乏力为主要表现，但又因癌毒热邪的存在，故阴津仍旧不断消耗，损伤肺络，患者伴见口渴、咽干咽痛、咳嗽痰少、咳声低微、气息喘促、神疲乏力、面色㿠白、形体消瘦、恶风、多汗、舌质红、脉细弱等气阴两虚表现。对该类患者常采用益气养阴之法，益气以助扶正抗邪，养阴以消热毒之侵。

（1）西洋参百合山药鱼腥草汤。

【组成】西洋参片 10 g，百合 30 g（浸泡水），山药 40 g（浸泡水），红枣（去核）10 枚，生姜 3 片，鱼腥草 50 g（浸泡水），葱花、盐等适量。

【制法】将鱼腥草洗净放入砂锅中，加矿泉水 3000 mL，煮沸后转小火再煮 20 min，滤渣留汁。将其他材料倒入鱼腥草液中，用大火煮沸，再改用小火煮熟透，放入盐、少许葱花调味即可。

【功效】益气健脾，润肺止咳，抗癌防癌。适用于气阴两虚型肺癌。

【按语】西洋参益气健脾、养阴润燥，百合补益肺阴、润肺止咳，山药健脾补气，鱼腥草清热解毒、化痰止咳，红枣、生姜合用调和营卫、养血和中。全方共奏益气健脾、润肺止咳之效，对气阴两虚型肺癌具有较好的辅助治疗作用。

（2）天冬茅根猪肺汤。

【组成】天冬 20 g，白茅根 30 g，新鲜猪肺 500 g，葱、姜、黄酒及调味料适量。

【制法】将白茅根、天冬洗净，放入纱布袋中备用。将猪肺放入清水中浸泡，猪肺呈白色后捞出控水，再放入沸水锅中焯烫，并加葱结、姜片、黄酒，撇去浮沫。待猪肺煮烂后，捞出切成小块，转入煨炖的砂锅，将药袋与猪肺一同煨煮，至猪肺熟烂，加盐、味精、五香粉拌匀，淋入香油即成。

【功效】养血益气，清肺止血。适用于气阴两虚型肺癌见咯血或痰中带血丝等症状。

【按语】天冬味甘、苦，性寒，具有养阴清火、生津润燥之效，对肺热叶焦、肺叶痿弱、咯血咳嗽等症尤为有效。白茅根味甘性寒，善于凉血止血、清热利尿，适用于血热妄行之出血证，有清热、凉血、止血之功。并且研究发现，白茅根及其提取物具有显著的抗肿瘤作用，可阻滞细胞周期和诱导细胞凋亡，抑制细胞恶性增殖[13]。猪肺味甘性平，归肺经，具有补肺止咳、止血的功效，可用于治疗肺虚咳嗽、风寒久咳、嗽血肺损、吐血等病症。以上三味烹饪成药膳佳肴，尤为肺癌患者所喜食，共奏养阴清肺、凉血止血之效，对肺癌咯血或痰中带血丝者有较好的辅助治疗作用。

（3）芦根橄榄饮。

【组成】鲜芦根 50 g，橄榄 30 g，红枣 30 g，葱白 7 根。

【制法】以上材料加水浸泡 20 min 后，再煮制 45 min，去渣取汁，代茶频饮。

【功效】益气生津，清热利咽。适用于肺癌咽喉干痛、烦渴、神疲乏力等症状。

【按语】橄榄即青果，味酸、甘，性平，归肺经、胃经，具有生津利咽之功效，《本草再新》谓其：“平肝开胃，润肺滋阴，消痰理气，止咳嗽，治吐血。”适用于肺胃热盛、灼伤津液所致口干咽燥。芦根同样生津止渴，清热泻火，能减轻患者热灼津伤之口渴等不适。并且研究发现，芦根可通过诱导凋亡和激活自噬两种分子作用共同抑制非小细胞肺癌 A549 细胞增殖[14]，具有一定的抗肺癌作用。红枣益气养血，能改善机体气血不足之乏力困倦等症状。诸药合用，使气津同补，从而益气、生津、除烦。

（4）冬凌草参鸡汤。

【组成】冬凌草 15 g，西洋参 20 g，童子鸡 300 g，葱、姜、料酒等调料适量。

【制法】将冬凌草、西洋参、红枣放入药煲加水浸泡 20 min；童子鸡处理干净后切块，焯水备用。将各料及鸡肉共同放入砂锅内炖煮 2 h，加入适量调料即可。

【功效】益气养阴，清热生津。适用于肺癌患病日久津气耗伤之乏力、消瘦、咽喉干燥、口干口渴等症状。

【按语】冬凌草性质寒凉，具有清热解毒、滋阴润燥之功效，能清除肺内余留的热毒，适用于肺热津伤之口渴、咽痛、咳嗽、咳痰等症状，与西洋参相配，加强其生津清热之功。并且研究发现，冬凌草甲素能诱导肺癌 A549 细胞同时发生凋亡和自噬，抑制细胞增殖，延缓肿瘤进展。[15] 西洋参具有气阴同补之功效，既补肺气，又养肺阴，可改善患者神疲乏力、咳嗽无力、痰少质黏、咽干口渴等不适。

参考文献

[1] BREVIK A，GAIVÃO I，MEDIN T，et al. Supplementation of a western diet with golden kiwifruits（*Actinidia chinensis var.*' Hort 16A'：）effects on biomarkers of oxidation damage and antioxidant protection[J]. Nutrition Journal，2011，10：54.

[2] 弥曼，李汾，任利君，等.百合多糖的分离纯化及抗肿瘤作用 [J]. 西安交通大学学报（医学版），2009，30（2）：177-180.

[3] POORNIMA P，WENG C F，PADMA V V. Neferine from Nelumbo nucifera induces autophagy through the inhibition of PI3K/Akt/mTOR pathway and ROS hyper generation in A549 cells[J]. Food Chemistry，2013，141（4）：3598-3605.

[4] BRIONES-HERRERA A，EUGENIO-PÉREZ D，REYES-OCAMPO J G，et al. New highlights on the health-improving effects of sulforaphane[J]. Food Funct，2018，9（5）：2589-2606.

[5] 张映.桑叶活性成分及抗肿瘤作用研究进展 [J]. 时珍国医国药，2014，25（9）：2223-2224.

[6] 汪明金，龙玲.枸杞多糖的提取、纯化、结构鉴定及药理作用研究进展 [J]. 食品与发酵科技，2022，58（1）：131-135，146.

[7] 张强，尹丽，周旖璇，等.丝瓜多酚组成、提取分离、含量测定及生物活性的研究进展 [J]. 中国药房，2020，31（23）：2928-2932.

[8] 可燕，蒋嘉烨，王现珍，等.三七根及花总皂苷抗肿瘤细胞诱导的血小板聚集研究 [J]. 中药材，2010，33（1）：96-99.

[9] 　唐昀彤，侯小涛，杜正彩，等.罗汉果化学成分与药理作用的研究进展及
　　 其质量标志物（Q-Marker）预测分析 [J].中草药，2021，52（9）：2843-
　　 2850.

[10] 徐凤姣，曾琴，刘宏璧，等.灵芝乙醇提取物抗肿瘤活性研究 [J].中药药
　　 理与临床，2016，32（6）：127-130.

[11] 尚明.芦笋抗肿瘤作用研究进展 [J].黑龙江医药，2013，26（5）：765-
　　 768.

[12] 王蓉，何磊.西兰花中的抗癌成分及其活性的初步研究 [J].食品科学，
　　 2009，30（7）：243-245.

[13] 马成勇，王元花，杨敏，等.白茅根及其提取物的药理作用机制及临床应
　　 用 [J].医学综述，2019，25（2）：370-374.

[14] 邓小娟.芦根多糖通过诱导自噬和凋亡抑制非小细胞肺癌 A549 细胞增殖
　　 的作用及机制研究 [D].泸州：西南医科大学，2019.

[15] 何国浓，贺志良，王邦才，等.冬凌草甲素靶向 Sema4D 抑制人非小细胞
　　 肺癌 A549 细胞增殖的机制研究 [J].中华中医药杂志，2021，36（7）：
　　 3842-3846.

三、子宫颈癌药膳食疗

　　子宫颈癌已经成为威胁女性生命的第 4 大癌症（仅次于乳腺癌、结直肠
癌和肺癌），全球每年新增 50 万例子宫颈癌患者。子宫颈癌患者宜多吃补血
及富含叶酸的食物，如动物肝脏、豆类、菠菜、菜花、莴笋、橘子、木瓜等。
当患者有出血倾向时，可多吃些凝血补血的食物。凝血的食物如荠菜、木耳、
香菇、海参、蘑菇、藕粉、蚕豆等，补血的食物如红枣、黑枣、黑芝麻、龙眼肉、
莲藕、猪肝等。放疗期间出现放射性膀胱炎者，可吃多些清热利尿、滋阴解毒
的食物，如绿豆、薏米、芡实、马蹄、莲藕、红豆、菠菜、西瓜等。

1. 疏肝理气类

　　女子以肝为先天，宫颈属冲任，而冲任隶属于肝，故肝脏的疾患容易使宫

颈出现异常。若肝气不舒，则宫颈及肝经所经过部位气血运行受阻，从而出现下腹部疼痛、胸胁胀闷。肝气不舒，情志不遂，则见情志抑郁、善太息。且肝不易乘脾，阻碍脾气，则见嗳气吞酸、不思饮食；影响脾运化湿浊之力，则见白带增多。舌质稍暗或正常，苔薄白或微黄，脉弦或涩，皆为肝郁气滞之象。治疗当以疏肝理气为法。

（1）青皮罗勒茶。

【组成】青皮 5 g，罗勒叶 3 g，白砂糖适量。

【制法】将青皮洗净后放入锅中炖煮 15 min 后关火，放入罗勒叶加盖焖 10 min，再加入适量白糖，待放置温热后即可饮用。

【功效】疏肝行气，开胃散结。适用于子宫颈癌见胸胁胀闷、脘腹胀痛、不思饮食、情志不遂者。

【按语】青皮味辛性温，归肝经、胆经、胃经，具有疏肝破气、消积化滞之功效，善于疏理肝胆之气，对于肝郁气滞之胸胁胀痛具有良好的治疗效果，并且其辛温之性较强，能治疗气滞血瘀之积聚证，对于子宫颈癌患者出现的下腹部肿块具有一定的消散作用。罗勒叶具有疏风行气、化湿消食、活血通经之功效，适用于治疗妇科瘀血、月经不调等疾患，能够与青皮一同发挥疏肝理气、散结之功效。研究发现，罗勒叶中所含有的香豆素类物质迷迭香酸及酸类物质巴豆酸、菊苣酸具有较强的抗氧化效果，在高剂量条件下可抑制乳腺癌 MCF-7 细胞、子宫颈癌 HeLa 细胞增殖[1]。

（2）莪术炖猪肝。

【组成】鲜莪术块 25 g，猪肝 1 只，调味料适量。

【制法】将鲜莪术块洗净切片，煎煮 30 min，过滤取汁备用；猪肝尽量切薄，反复清洗，用清水浸泡 10 min，沥干水分后放入生粉、盐、白胡椒、料酒，充分抓拌均匀，腌制 15 min 后焯水备用。将莪术汁大火烧开，放入猪肝及葱、姜、料酒等调料，一同煮制 1 min 即可出锅。

【功效】行气活血，疏肝止痛。适用于气滞血瘀所引起的胁肋部、下腹部疼痛。

【按语】猪肝味甘性温，《随息居饮食谱》记载其能"补肝明目，能治疗诸血病"，在一定程度上能帮助疏肝理气，活血散瘀，减轻胁肋部疼痛。莪术能入血分及气分，具有破血行气、散瘀消症之功效，能够治疗气滞、血瘀、食停、寒凝所致的诸般痛证，对于妇科瘀血具有消散作用，从而发挥止痛之功。莪术中的提取物莪术二酮能够针对性地抑制子宫颈癌 Hela 细胞增殖和侵袭，并促进肿瘤细胞凋亡[2]，从而发挥抗子宫颈癌的作用。

（3）佛手肉粥。

【组成】佛手 15 g，紫苏梗 15 g，大米 100 g，猪肉末 100 g，调料适量。

【制法】将佛手、紫苏梗洗净，加水煎 30 min 取汁备用。将大米和肉末煮至八成熟时加入药汁一同煮至粥熟烂，加少许盐调味即可。

【功效】疏肝行气，和胃止痛。适用于子宫颈癌肝郁气滞之胸胁胀满疼痛、嗳气吐酸、烦躁易怒等症状。

【按语】佛手善于疏肝解郁，行气止痛，适用于肝郁气滞及肝胃不和之气滞、胸胁胀痛、胃脘痞满、食少呕吐。紫苏梗能理气舒郁，宽中止痛，可用于治疗气郁、食滞、胸膈痞闷、脘腹疼痛、胎气不和。两者同用，能更好地发挥疏肝理气之功效。

2. 化瘀清热类

此类药膳适用于子宫颈癌属湿热瘀毒证型患者。此证型患者气血运行不畅，湿邪停聚，或外感湿热毒邪。湿与瘀血相合而生热毒，扰动经络，损伤冲任，使带脉失约，故见白带及阴道流血增多；受热熏蒸故带下污浊腥臭；湿热瘀毒阻滞于局部，故见少腹胀痛、脘闷纳差；热毒伤及津液故见尿黄、便干、口渴等症状。舌质暗红，苔黄腻或白腻，脉滑数或弦滑，皆为湿热瘀毒之表现，治疗当以清热利湿、解毒化瘀为法。

（1）马齿扁豆粥。

【组成】马齿苋 50 g，白扁豆花 10 朵，大米 100 g，食盐适量。

【制法】将马齿苋、白扁豆花洗净，切细备用。将大米煮粥，待熟时调入马齿苋、白扁豆花、食盐，再煮 30 min 即成。

【功效】凉血解毒，清热除湿，养阴止血。适用于血热之经来量多、臭秽，口干欲饮，便秘尿黄等症状。

【按语】扁豆花味甘性淡，归脾经、胃经，《四川中药志》言其有"和胃健脾，清热除湿"之功效，并且可用于女子湿热带下症，如《本草图经》中记载其"能主女子赤白下"，能减少子宫颈癌患者因湿热而出现的白带增多、白带臭秽症状。马齿苋具有清热解毒、凉血止血之功效，能入肝经血分，治疗血热妄行之崩漏下血，既能清热，又能止血，恰合子宫颈癌患者湿热与瘀毒交争之特点。研究发现，马齿苋多糖可抑制移植瘤组织 PCNA、Eag1 蛋白表达，干扰氧化供能、减少血管新生，从而抑制子宫颈癌移植瘤的生长 [3]。

（2）益母草山楂茶。

【组成】益母草 10 g，生山楂 30 g，绿茶 5 g。

【制法】将益母草、山楂和茶叶用清水冲洗净，共研为粗末，用沸水冲泡即可。一般可连续冲泡 3 ～ 5 次。

【功效】活血化瘀，散结抗癌。适用于瘀血内阻而致少腹胀痛、白带及月经中兼夹血块者。

【按语】益母草味辛、苦，性微寒，具有活血调经、利尿消肿、清热解毒之功效，自古以来是妇科经病及产病的常用药，能入血分，善于活血调经、祛瘀通经，对于子宫颈癌气滞血瘀患者能够促进其瘀血消散，并可清解瘀血所致郁热，从而减轻患者少腹部胀痛症状。研究发现，益母草提取物能够诱导肿瘤细胞 DNA 损伤，使细胞生长周期停滞，从而导致癌细胞死亡；可能改变潜在致癌物代谢活化的异生物质代谢酶来抑制癌细胞 [4]。山楂同样具有活血化瘀的作用，两者合用，冲水代茶，对瘀血型子宫颈癌有辅助治疗作用。

（3）紫草藤梨根粥。

【组成】紫草 10 g，藤梨根 10 g，大米 100 g，白糖适量。

【制法】将紫草及藤梨根洗净，放入锅中，加适量清水，水煎 30 min 后去渣取汁，再加入大米煮粥，待粥熟时调入白糖，再煮沸 1 ～ 2 min 即可。

【功效】凉血止血，清热利湿。适用于血热及湿热熏蒸所致的白带黏腻、腥臭，月经出血量多，大便干结等症状。

【按语】紫草具有清热凉血、活血解毒之功效，《医林纂要》记载其能"补心，缓肝，散瘀，活血"，对于血热出血以及热毒炽盛具有良好治疗效果，《本草纲目》记载："紫草，其功长于凉血活血，利大小肠……血热毒盛，大便闭涩者宜用之。"对于血热而致大便不畅者可使其通之。研究发现，紫草提取物紫草素能够抑制 HPV E6 和 E7 蛋白的表达，可有效抑制癌细胞增殖和迁移[5]，从而达到治疗子宫颈癌的目的。藤梨根具有清热利湿、解毒消肿、止血之功效，与紫草同用，能更好地祛除湿热与瘀血所致的热毒。研究发现，藤梨根提取物能使子宫颈癌 HeLa 细胞破裂，通过降低子宫颈癌 Hela 细胞的增殖速度和促进其更快凋亡，而发挥抗子宫颈癌的作用[6]。

3.滋阴清热类

此类药膳适用于子宫颈癌属阴虚内热证型患者。此证型患者因湿热瘀毒灼伤阴液，阴虚则生内热，故见手足心热、低热盗汗、夜寐不安；虚热逼迫，则见阴道不规则出血；损伤肝肾之阴，不能濡养周身，则见头晕耳鸣、腰背酸痛。舌质红苔少，脉弦细或沉细，皆为阴虚内热之象。治疗当以养阴清热、滋补肝肾为法。

（1）莲子蒸甲鱼。

【组成】甲鱼 1 只，白莲子 75 g，香菇 10 g，米酒 10 g，蛋液、姜、葱、淀粉、食盐、酱油、味精各适量。

【制法】将甲鱼宰杀后，用开水泡洗干净，去除甲壳和内脏，切块待用。将香菇切丁，加入蛋液、葱姜末、淀粉、米酒、盐、酱油、味精等调料，与甲鱼一同抓拌均匀。将八成熟的莲子摆在甲鱼周围，上笼蒸 1 h，出笼勾芡后即可食用。

【功效】滋阴补虚，抗癌清热。适用于子宫颈癌阴虚火旺而见低热、烦躁失眠者。

【按语】甲鱼适用于肝肾阴虚所致的虚火内热，如《随息居饮食谱》记载："鳖，甘、平，滋肝肾之阴，清虚劳之热。"其能使肝肾之阴精得到充养，从而内热自消。莲子入心经、肾经，能养心益肾，交通心肾而宁心安神。肾阴虚易出现肾中虚火上浮，扰动心神致心肾不交，从而出现虚烦、心悸、失眠，莲子配合甲鱼之滋补肾阴之功效，下能滋阴清热，上能清心降火，从而治疗虚火烦躁、失眠等症状。

【注意事项】甲鱼滋腻，味厚难消化，易阻滞脾胃，在放化疗后胃口不好或消化能力很差时，不宜食用本膳。

（2）生地枸杞排骨汤。

【组成】鲜生地黄 15 g，枸杞子 15 g，猪排骨 500 g，葱、姜、料酒等调料适量。

【制法】将猪排骨洗净切段，冷水下锅，放入葱、姜、料酒焯水，捞出后放入砂锅内，与生地黄一同炖煮 1 h，再加入枸杞子煮 5 min，加入适量调料即可。

【功效】补肾养阴，清热凉血。适用于肝肾阴虚所致的手足心热、虚烦盗汗、失眠、腰酸、阴道不规则出血等症状。

【按语】生地黄味甘性寒，能清热凉血、养阴生津，常用于热伤营阴之证，可治疗血热妄行之出血，并且能入肾经，滋肾阴而降虚热，养阴津而泄伏火，正如《药类法象》言其能"凉血，补血，补肾水真阴不足"，适用于子宫颈癌阴虚血热，能凉血、止血而减少阴道流血，补肾养阴而消阴虚烦热。枸杞子同样能补肝肾阴精，与生地黄同用能加强其滋补作用，适用于肝肾阴虚、精血不足所致的腰膝酸痛、眩晕耳鸣、虚烦内热等症状。

（3）桑葚芝麻糊。

【组成】桑葚 60 g，黑芝麻 60 g，大米 30 g，白糖适量。

【制法】将桑葚、芝麻、大米洗净后一同捣碎，放入砂锅中，加适量水，用旺火烧开后转用小火熬煮成稀糊状，加入白糖调味即可。

【功效】滋补肝肾，养阴抗癌。适用于子宫颈癌伴见腰膝酸软、口干口渴、大便干结、失眠等症状。

【按语】桑葚具有滋阴补血、生津润燥之功效。《随息居饮食谱》中记载其："滋肝肾，充血液，祛风湿，健步履，息虚风，清虚火。"适用于肝肾不足、阴血不足之腰酸、耳鸣、心烦失眠等症状，亦能改善阴虚内热消耗津液所出现的口渴、大便干结症状。黑芝麻有补肝肾、益精血、润肠燥之功效，与桑葚合用煮粥，能够加强滋补肝肾之功效，更好地发挥滋阴润燥作用。

4.温补脾肾类

子宫颈癌后期病程缠绵，损伤脾肾之阳气。阳气受损不得温煦机体，故见神疲乏力、四肢不温；脾肾阳虚，脾不能运化水湿，肾不能温化水饮，水液代谢输布出现障碍，故见面目浮肿、小便清长、纳少便溏。舌质胖，舌苔白润，脉细弱，皆为脾肾阳虚之象。治疗当以温肾健脾、祛寒散结为法。

（1）淫羊藿龙眼羊肉汤。

【组成】淫羊藿 15 g，龙眼肉 20 g，羊肉 300 g，生姜适量。

【制法】将淫羊藿用纱布包好，龙眼肉洗净，羊肉切片。将三者一同放入锅中，加适量水，大火煮沸后，再改用小火煮 1 h，加盐适量，喝汤食肉。

【功效】温肾助阳，益气养血。适用于子宫颈癌久病阳气亏耗之腰膝酸冷、面目或四肢水肿等症状。

【按语】淫羊藿具有补肾壮阳、强筋健骨之功效，善于治疗肾阳亏虚不能濡养筋骨之腰膝无力、风湿痹痛、四肢不仁者。研究发现，淫羊藿中所含的淫羊藿素能够通过增加细胞氧化压力而抑制细胞活力，进而造成 DNA 损伤，导致细胞周期阻滞或者细胞凋亡，从而发挥抗子宫颈癌的作用[7]。龙眼肉有益心脾、补气血、安神之功效，《泉州本草》记载其能"壮阳益气，补脾胃。治妇人产后浮肿，气虚水肿，脾虚泄泻"，可用于治疗患者阳气过度消耗，气血不足所致虚劳羸弱、失眠、健忘等症状。羊肉同样能够温补阳气。诸物合用，共同发挥温肾助阳、健脾养血之功效。

（2）肉桂山茱萸粥。

【组成】山茱萸 15 g，肉桂 3 g，瘦肉 50 g，大米 100 g，盐适量。

【制法】将山茱萸洗净去核，肉桂洗净，猪肉切成肉末，与大米同煮成粥，煮熟加盐少许即可食用。

【功效】补肾助阳，益精固脱。适用于肾阳虚衰，命门火不足所致虚寒怕冷，腰膝、脘腹冷痛，甚至阳气不固所致遗尿尿频、崩漏带下等虚脱表现。

【按语】山茱萸能补肝肾，涩精气，固虚脱。《雷公炮炙论》言其能"壮元气，秘精"，《日华子本草》记载其能"暖腰膝，助水脏"，适用于肾阳虚衰所致眩晕耳鸣、腰膝酸痛、阳痿遗精、遗尿尿频、崩漏带下过多等症状。并且研究发现，山茱萸多糖可能下调 Bcl-2 基因表达，从而有效诱导子宫颈癌 HeLa 细胞凋亡，具有一定的抗子宫颈癌作用 [8]。肉桂则有补火助阳、引火归元之用，为治疗命门火衰之要药，并且其作用持久，有益阳消阴、祛痼冷沉寒之功效，适用于阳虚而虚寒内生所导致的腰膝、脘腹冷痛。

（3）黄芪乌鸡粥。

【组成】乌鸡 1 只（约 1 kg），黄芪 30 g，粳米 100 g。

【制法】将乌鸡剖洗干净切块备用。将黄芪煎汁，再将乌鸡、粳米加入药汁中煮粥。

【功效】益气温阳，健脾补虚。适用于久病而阳气与气血不足所致乏力怕冷，以及阳虚水液代谢障碍而水肿者。

【按语】黄芪是补气之佳品，味甘，性微温，具有补气升阳、利水消肿、健脾益气、生津养血之功效，能使正气旺盛，治疗乏力、食少便溏，助脾运化而改善水肿症状。并且研究发现，黄芪甲苷能抑制子宫颈癌 Hela 细胞的增殖、迁移及侵袭能力，其抑制作用可能与 Hela 细胞 MMP2、MMP9 蛋白表达下调有关 [9]。鸡肉甘温补虚，适用于脾胃阳气虚弱之证，《本草纲目》记载乌鸡能"补虚劳羸弱，治消渴，中恶，益产妇，治女人崩中带下虚损诸病"，对于子宫颈癌脾肾阳虚患者所见带下量多、月经不调等月经病具有一定治疗效果。

（4）百合莲子赤小豆汤。

【组成】赤小豆 100 g，莲子 50 g，百合 35 g，陈皮 5 g，冰糖 10 g。

【制法】将赤小豆和莲子洗净，用水浸泡 2 h；莲子去心，百合泡发、洗净，陈皮洗净备用。锅中倒入清水，放入赤小豆，大火煮滚，转小火煮约 30 min 后，放入莲子、陈皮煮 40 min，再加百合继续煮约 10 min，最后加冰糖煮至化开，搅匀即可食用。

【功效】补血消肿，健脾祛湿。

【按语】赤小豆有解毒排脓、利水消肿之效。莲子健脾燥湿、清湿热。百合具有养阴润肺、清心安神、理脾健胃之效。研究发现，百合中含有的多糖、秋水仙碱、皂苷能抑制肿瘤生长，有一定抗肿瘤活性 [10]。陈皮有理气健脾、燥湿化痰的作用。四者合用，可增强健脾祛湿、利水消肿之功效。

（5）海参木耳香菇汤。

【组成】海参（水发）300 g，香菇 15 g，玉米 200 g，木耳 15 g。

【制法】将海参洗净切块，香菇、木耳洗净泡发后切片，玉米段洗净切块。把上料全部放入锅中，加清水煮约 1 h，调味即可饮用。

【功效】健脾补肾，养胃止血。

【按语】海参味甘、咸，性温，可补肾益精髓、利小便、壮阳。木耳有益气补血、润肺镇静、凉血止血的功效，其所含木耳多糖有抗肿瘤作用。香菇有健脾和胃之效，其所含香菇多糖同样可抗肿瘤。玉米具有健脾和胃之功效。四者共同配合，可发挥补益肝肾、和胃止血之效。

（6）黄精山药炖土鸡汤。

【组成】黄精 30 g，山药 100 g，土鸡肉 400 g ～ 500 g，红枣 4 颗。

【制法】将土鸡肉洗净切块，黄精、山药洗净切片，红枣去核。将上料放入锅中，加适量清水煮约 1h，调味即可。

【功效】滋阴补肾，健脾美颜。

【按语】黄精能补气养阴、润肺益肾，提高机体免疫力，具有抗肿瘤作用。山药具有补益脾肾之效。鸡肉有温中理气、健脾和胃、强筋健骨的作用。红枣有养胃、健脾、益血、滋补、强身之效。诸药合用，共奏滋阴补肾、健脾美颜之效。

参考文献

[1] ELANSARY H O，MAHMOUD E A.In vitro antioxidant and antiproliferative activities of six international basil cultivars[J].Natural Product Research，2015，29（22）：2149-2154.

[2] 姜恩平，王卓.莪术二酮对人宫颈癌 Hela 细胞增殖、凋亡和侵袭作用的研究 [J]. 吉林医学，2021，42（5）：1032-1034.

[3] 郭君超，王颖梅.马齿苋多糖对荷宫颈癌裸鼠肿瘤生长的影响 [J]. 中国临床药理学杂志，2020，36（20）：3295-3297，3309.

[4] SITAREK P，SYNOWIEC E，KOWALCZYK T，et al. An in vitro estimation of the cytotoxicity and genotoxicity of root extract from *Leonurus sibiricus L.Overexpressing* AtPAP1 against different cancer cell lines[J]. Molecules，2018，23（8）.

[5] 闫懋莎，杨燕芬，龚菊，等.紫草素通过下调 HPV E6/E7 蛋白表达抑制宫颈癌 Caski 细胞增殖 [J].基因组学与应用生物学，2020，39（4）：1819-1823.

[6] 杨誉佳，陆远富，安强，等.藤梨根提取物对宫颈癌的抑制作用 [J]. 中华中医药学刊，2019，37（7）：1710-1714，1819-1820.

[7] 陈欣.淫羊藿素诱导人宫颈癌细胞凋亡及其机制的研究 [D].长春：吉林大学，2019.

[8] 王之珺，李劲，邓成焕.山茱萸多糖对宫颈癌 HeLa 细胞增殖的影响 [J]. 中国临床药理学杂志，2019，35（12）：1284-1286.

[9] 李文，旷雨，孟立峰，等.黄芪甲苷对宫颈癌 Hela 细胞增殖、迁移侵袭作用机制研究 [J].中药药理与临床，2018，34（3）：39-42，192.

[10] 孙佳宁，连希希，孙伶俐，等.百合主要成分及药理作用研究进展 [J]. 中国野生植物资源，2022，41（7）：45-50.

四、甲状腺癌药膳食疗

甲状腺癌手术后，应注意饮食多样化，多吃高蛋白、多维生素、低脂肪、易消化的食物，少吃烧烤、油炸、过咸的食物。微量元素硒能抑制甲状腺肿瘤，调节免疫功能，对降低抗甲状腺抗体有一定的好处，故可用含硒的药膳来防治甲状腺癌，如冬虫夏草、番茄、芦笋、蘑菇、木耳、洋葱、大蒜、香菇、木耳、山楂、红枣、柑橘、猕猴桃等。

1. 养阴清热类

此类药膳适用于甲状腺癌属阴虚火旺证型患者。此证型患者痰气郁结，忧虑情绪不得舒畅，日久郁而化热，故见面部烘热；火热郁久灼伤津液，故见口干口渴、大便干结；虚热内扰心神则见神烦失眠、头晕头痛、急躁易怒。舌苔薄黄、舌红少苔，脉细数，皆为阴虚内热之表现，治疗当以清热养阴、消肿散结为法。

（1）紫菜蛋汤。

【组成】紫菜 20 g，牡蛎粉 3 g，陈皮 10 g，鸡蛋 3 个，猪肉 100 g，调料适量。

【制法】用温水将紫菜泡发，鸡蛋打散，猪肉切末备用。烧开水，将牡蛎粉、陈皮、猪肉末放入水中搅散，猪肉煮至变色后加入鸡蛋液和紫菜，边放边搅拌，再加入适量调料，水开后煮制 5 min 即可。

【功效】滋阴清热，软坚散结。适用于甲状腺癌见咽干口燥、眼干目涩、头晕头疼、乏力消瘦等阴亏血少者。

【按语】紫菜是沿海地区常见的海产品，味道鲜美，含有丰富的蛋白质，一直以来都是治疗甲状腺疾病的重要食材。《食疗本草》记载："下热气，若热气塞咽者，汁饮之。"表明其对于阴津亏耗、虚热损伤咽喉的症状具有较好疗效，并且紫菜软坚散结，能够对甲状腺肿大产生治疗作用。现代药理学研究表明，紫菜中的 R- 藻红蛋白酶解物具有较强的抗氧化和抑瘤活性[1]。鸡蛋则能养血补虚。陈皮行气、化痰、散结，有助于减轻痰气的阻滞。牡蛎味咸性寒，能助紫菜发挥软坚散结之功效。

（2）发菜豆腐羹。

【组成】嫩豆腐 200 g，胡萝卜半根，蘑菇 10 g，发菜 10 g，番茄半个，水淀粉 20 g，调料适量。

【制法】将发菜充分泡发，蘑菇、番茄、胡萝卜切成小粒，豆腐切成薄片备用。起锅烧油下入蘑菇、西红柿、胡萝卜炒熟，加入适量水，烧开后加入发菜、豆腐，煮 5 min 后倒入水淀粉，搅拌至浓稠，加入调料即可出锅。

【功效】滋阴润燥，消瘿散结。适用于甲状腺癌患者阴伤口渴、烦躁、颈前肿大等症状。

【按语】发菜味甘性寒，入肝经、肾经，有清香味，有清热化痰、消瘿散结的功效，其中的有效成分发菜多糖可通过使线粒体发生凋亡而达到抑制肿瘤细胞活性的效果，有效阻滞肿瘤细胞的增殖[2]。豆腐则具有清热润燥、生津止渴、促进消化的作用，清热以除烦，生津能改善口干口渴症状，并且能促进各类型营养元素的消化吸收，帮助人身气血津液的生成。

（3）冬瓜海带排骨汤。

【组成】排骨 200 g，海带 50 g，冬瓜 100 g，生姜 10 g，盐适量。

【制法】将海带浸软洗净，冬瓜去皮切块，排骨洗净切块、焯水备用。将海带、排骨、冬瓜、姜片放入锅中，加入 1000 mL 清水煲 2 h，加入适量盐调味即可。

【功效】清热利水，解毒抗癌。适用于甲状腺癌患者咽喉疼痛及口渴症状，以及治疗后恢复。

【按语】海带是一种海鲜类的食物，含有丰富的碘，对于甲状腺激素水平以及内分泌功能具有调节作用。海带多糖具有减轻肿瘤化疗药物耐药性，抑制自由基产生，加快自由基清除等作用[3]。冬瓜能够起到清热利水、化痰生津的作用，适用于甲状腺癌患者口干口渴、痰多肿满等不适。

2. 益气养阴类

此类药膳适用于甲状腺癌久病或接受手术切除导致正气损伤者。症见：心悸、自汗、浮肿、胸闷、气促、易伤风感冒、腰酸、不寐、耳鸣、消瘦、疲乏无力、食欲不振、胃脘饱胀、口干咽燥、手足心热、大便溏薄、舌质红或淡红、苔薄白、脉缓无力或结代或细或细数无力。治疗当以扶正益气、滋阴散结为法。

（1）贞芪煮鸽蛋。

【组成】黄芪 20 g，女贞子 15 g，鸽蛋 20 枚，红糖适量。

【制法】将鸽蛋清洗干净，煮熟后去掉外皮，再加水与黄芪、女贞子同煮45 min，加入红糖搅拌均匀即可出锅食用。

【功效】益气滋阴，健脾补肾。适用于甲状腺癌术后倦怠乏力、情志不遂、失眠、烦躁易怒、筋脉拘挛者。

【按语】阴津亏虚，肾中阳气不得收纳，虚阳浮越，故见心烦、情绪易怒；津液不能濡养四肢，则见筋脉拘挛。用女贞子能滋阴补肾，使肾中之阴充足，则虚火得藏，筋脉得养。女贞子中的多糖成分能够提高 T 细胞的增殖能力，增强免疫力，改善机体免疫状态，从而间接发挥抗肿瘤的作用[4]。黄芪则能益气补虚、匡扶正气，改善机体疲劳状态。鸽蛋味甘性平，能够滋阴润燥补血，配合红糖，养血补虚。四者配伍能更好地发挥益气扶正的功效。

（2）西洋参绿茶。

【组成】西洋参 5 g，绿茶 3 g。

【制法】将西洋参切薄片，与绿茶一同放入杯中，倒入沸水冲泡即可。

【功效】益气养阴，泻火生津。适用于咽干口渴、疲乏无力、消瘦等症状。

【按语】西洋参能补气养阴、清热生津，适用于热伤正气津液所致的口渴心烦、体倦少气、身热汗多等症状。绿茶可以醒脑提神，促进中枢神经的兴奋，增强大脑皮层的兴奋过程，改善疲乏状态，并且能够疏肝理气，改善患者肝气郁结所致的心烦抑郁等不适。

（3）芦笋番茄蘑菇汤。

【组成】芦笋 250 g，番茄 150 g，蘑菇 50 g。

【制法】将芦笋、番茄、蘑菇洗净切片，放入锅中，加适量水煮熟后调味即可。

【功效】平肝健脾，补虚抗癌。

【按语】芦笋营养价值高，《神农本草经》中将之列为"上品之品"。近年来对芦笋抗癌功效的研究结果表明，芦笋原汁及提取物对体外培养的肿瘤细胞生长具有抑制作用，其抗肿瘤活性与芦笋中的碱性糖蛋白、粗皂角苷类等物质有关[5]。番茄具有生津止渴、开胃消食之效。蘑菇健脾开胃平肝提神。三者合用，共奏平肝健脾、补虚抗癌之效。

3. 化痰软坚类

此类药膳适用于甲状腺癌属痰瘀互结证型患者。甲状腺肿瘤的发生与痰、气、瘀的阻滞有关。患者情志不畅，肝气郁结不化，疏泄失常，津液输布失常，凝聚成痰。痰气阻隔而致血行不畅，痰瘀互结，而痰瘀随肝经之气而行，至颈前聚集，而成瘿肿，故见颈部瘿瘤，质地坚硬且固定不移，或伴刺痛，以及咽部梗塞不畅、胸闷痰多、肢体倦怠、面色晦暗、舌紫暗有瘀斑、舌苔白、脉弦涩等痰瘀之表现。治疗当以化痰软坚、活血散结为法。

（1）昆布慈菇瘦肉汤。

【组成】昆布 30 g，山慈菇 20 g，瘦肉 100 g。

【制法】将昆布、山慈菇清洗干净，瘦肉切片。将上料一起放入锅中，加入清水，煮沸后转小火炖煮 20 min 即可。

【功效】软坚散结，清热解毒。

【按语】山慈菇具有清热散结的作用，《岭南采药录》中记载其"治瘰疬结核，痹伤，和猪肉煮食"。研究发现，山慈菇能够抑制甲状腺癌 SW579 细胞的增殖并诱导其凋亡，其作用机制可能与下调 Bcl-2 蛋白表达有关[6]。昆布性寒味咸，有消痰利水、软坚散结之功效，并且昆布多糖能剂量依赖性抑制人乳头状甲状腺癌细胞 TPC-1 生长，使细胞阻滞于 G2 期，促进细胞凋亡[7]。

（2）木耳红枣蘑菇瘦肉汤。

【组成】猪瘦肉 250 g，黑木耳 30 g，红枣 5 枚，蘑菇 50 g。

【制法】将猪瘦肉洗净切小块，黑木耳、蘑菇洗净切成丝。将上料一起放入锅中，加水煮沸后，慢火炖汤，调味即可。

【功效】软坚散结，益气养血。

【按语】黑木耳具有益气补血、活血之效，其含有的木耳多糖有抗肿瘤的作用；含有一定的植物碱，能够协同分泌、催化结石；含丰富的铁质，可养颜美容，预防贫血。红枣有益血滋补之功效。蘑菇健脾开胃，促进食欲，可提高人体免疫能力。

（3）木耳香菇胡萝卜小米粥。

【组成】小米 100 g，香菇 20 g，胡萝卜 60 g，木耳 20 g。

【制法】将小米洗净放入锅中，加水煮至八成熟。将木耳、香菇、胡萝卜洗净切丝，放入小米中共煮成粥，调味即可食用。

【功效】软坚化痰，疏肝健脾。

【按语】木耳具有益气补血、润肺镇静之效，其含有的木耳多糖有抗肿瘤作用。香菇有补肝肾、健脾胃、理气化痰的作用，其含有的香菇多糖并非直接杀伤肿瘤细胞，而是在体内诱导和增强 T 细胞、NK 细胞及单核巨噬细胞的作用，激活宿主产生抗肿瘤免疫应答，使宿主细胞对淋巴因子、激素和其他生理活性因子的反应性由低下水平恢复到接近于正常水平，使肿瘤受抑制，从而发挥抗癌作用[8]。胡萝卜具有健脾和中、滋肝明目、化痰止咳以及清热解毒的功效。

参考文献

[1] 方勇，杨方美，赵殿峰，等.条斑紫菜 R- 藻红蛋白酶解物的制备及其抗氧化和肿瘤细胞增殖抑制活性 [J].中国农业科学，2012，45（15）：3222-3230.

[2] 苏振宏，王芳，尹美珍，等.发状念珠藻胞外聚合物分离纯化及抗肝癌活性初步研究 [J].时珍国医国药，2012，23（11）：2788-2789.

[3] 张悦，王静，李铁军.海带多糖抗肿瘤活性研究进展 [J].药学实践杂志，2016，34（5）：393-395，473.

[4] 李璘，邱蓉丽，程革，等.女贞子多糖抗肿瘤作用研究 [J].中国药理学通报，2008，24（12）：1619-1622.

[5] 宋擎，柴秋彦，张立伟.芦笋总皂苷抗肿瘤作用研究 [J].食品科学，2010，31（13）：273-275.

[6] 于治凡，刘英华，肖均财，等.山慈菇对甲状腺癌 SW579 细胞增殖及凋亡的影响 [J].癌症进展，2018，16（10）：1292-1294，1298.

[7] 高文仓，杨波，庞德湘.昆布多糖对人乳头状甲状腺癌细胞 TPC-1 生长信号转导的影响 [J].辽宁中医杂志，2022，49（4）：145-149.

[8] 慕家琪，马茜，张自萍.大型真菌的抗肿瘤研究进展 [J].中国新药杂志，2013，22（11）：1291-1295.

五、结直肠癌药膳食疗

结直肠癌发病之初患者感到肛门部下坠、腹痛、腹块，随着病程日久，逐渐出现大便泄泻，或便秘，或带有黏液、血液、有里急后重感，消瘦乏力，甚至有肠梗阻等症状。结直肠癌患者术后多吃富含可溶性膳食纤维的食物，能刺激肠道蠕动，增加排便次数，减轻肠道的压力，还可促使致癌物和有害物质排出。

膳食调理原则：宜选用易消化吸收的半流质或流质饮食，有解毒化瘀、清热利湿、理气化滞、补虚扶正等作用。药食常选用荜芨、鲜地黄、党参、谷芽、麦芽、守宫、黄芪、大血藤、鲜荷蒂、大枣、丝瓜、香蕉、红萝卜、马齿苋、鲫鱼、乌鸡、芦笋、甲鱼、茄子、黑木耳、菜花、冬瓜、紫菜、苹果、橘子等。患者在治疗过程中，需要适量吃些减轻化疗副作用的食物，如红豆、赤小豆、芡实、薏苡仁、丝瓜、香菇、绿豆、苹果、猕猴桃、火龙果等。重点防止便秘及不完全性肠梗阻，要尽量避免饮用咖啡和可乐等碳酸饮料及含高糖分的饮料。

1. 清热利湿类

此类药膳适用于结直肠癌属湿热蕴毒证型患者。此证型患者饮食不节，嗜食酒食或肥甘厚味之品，蕴生湿热，搏结于肠道，使腑气阻滞，传导失司，故见腹部阵痛、里急后重、肛门灼热；若湿热之邪灼伤血络，迫血妄行，则见便中带血或黏液脓血便；若湿热损伤脾胃之气，津液不运，则见恶心、胸闷、口干、小便黄等症。舌质红，苔黄腻，脉滑数，皆为湿热内蕴之象。治疗当以清热、利湿、解毒为法。

（1）黄花菜马齿苋汤。

【组成】黄花菜、马齿苋各 30 g。

【制法】将黄花菜、马齿苋洗净后一同入锅，加适量清水，煮汤饮用。

【功效】清肝明目，清热解毒。适用于结直肠癌便下脓血症状，在黄智芬教授等编写的《素食疗法》[1]中有记载。

【按语】黄花菜性平，味甘、微苦，归肝经、脾经、肾经，具有清热利尿、解毒消肿、止血除烦、宽胸膈、养血平肝、利水通乳、利咽宽胸、清利湿热、发奶等功效。马齿苋味酸性寒，归肝经、大肠经，具有清热解毒、凉血止痢之功效，是治疗湿热壅滞大肠之腹痛，大便带黏液、带血、里急后重之佳品。

（2）黄芪猪肉红藤汤。

【组成】黄芪 50 g，大枣 10 枚，大血藤 100 g，猪瘦肉适量。

【制法】将黄芪与大血藤一同入锅，加 1000 mL 清水，大火煮沸后用小火煎 30 min，取汁与大枣及猪肉同炖至软烂，食肉喝汤。

【功效】补气和中，和胃健脾，益气生津，清热解毒。适用于结直肠癌腹痛腹胀、大便频数等症状。

【按语】黄芪味甘性温，归肺经、脾经，是一种补气要药，具有补中益气、健脾升阳的功效，其含有的黄芪多糖可诱导结直肠癌肿瘤细胞自噬，从而抑制肿瘤细胞的增殖及迁移[2]，其含有的黄芪甲苷抗肿瘤作用机制主要有抑制肿瘤细胞增殖、促进肿瘤细胞凋亡、阻滞细胞周期进程、抑制肿瘤细胞侵袭等，此外还发现黄芪甲苷能在一定程度上增强抗肿瘤药物敏感性和提高机体免疫力[3]。大枣具有补虚益气、养血安神、健脾和胃等作用。大血藤味苦性平，归肝经、大肠经，能清热解毒、活血止痛、消瘀散结、祛风杀虫。猪肉有补气养血、滋阴润燥之功效。全方共奏补中益气、健脾和胃、清热解毒之功效。

（3）舌草莲子羹。

【组成】白花蛇舌草 15 g，莲子肉 30 g。

【制法】将以上两味洗净，入锅加适量水，煎煮 30 min，去渣（留莲子）取汁即可食用。

【功效】清热燥湿，泻火解毒。适用于湿热蕴结所致的腹部阵痛、大便脓血、口干等症状。

【按语】白花蛇舌草具有清热解毒之功效，适用于解肠痈热毒所致的腹痛、大便脓血黏液，是抗癌常用中药。研究发现，白花蛇舌草能够抑制结直肠癌淋巴管内皮细胞的存活能力，阻断肿瘤的转移和增殖途径，从而发挥抗肿瘤作用[4]。莲子具有健脾燥湿、清湿热之功效，《世医得效方》中指出其能治疗诸类痔疾，《日用本草》同样记载其能"止烦渴，治泻痢，止白浊"，适用于湿邪壅滞大肠之证候，与白花蛇舌草联合运用，共同发挥清热利湿之功效。

（4）马齿苋槐花粥。

【组成】马齿苋 50 g，槐花 20 g，大米 100 g。

【制法】将鲜马齿苋拣杂，洗净，入沸水锅中焯软，切碎备用；将槐花研成细末备用。将粳米淘洗干净，放入砂锅中，加适量水，大火煮沸后改用小火煨煮成稀粥，粥将成时兑入槐花细末、马齿苋及红糖，再用小火煨煮至沸即成。

【功效】清热解毒，凉血止血。适用于湿热蕴结型结直肠癌引起的便血且血色鲜红、肛门灼热等症状。

【按语】马齿苋味酸性寒，归肝经、大肠经，具有清热解毒、凉血止痢之功效，对于大肠疾病具有良好疗效，是治疗湿热壅滞大肠之腹痛，大便带黏液、带血、里急后重之佳品。《生草药性备要》记载马齿苋能"治红痢症，清热毒，洗痔疮痔疔"，表明其能够清热，可止大肠湿热搏结之便血。槐花则能凉血止血，可治疗大肠火旺之出血，二者共同运用可加强清热止血之功效。

（5）藤梨根鸡蛋汤。

【组成】藤梨根 50 g，鸡蛋 2 只，白糖适量。

【制法】将藤梨根洗净、切碎，入锅加适量水，大火煮沸后改小火煎煮 30 min，去渣取汁，再于火上煮沸，加入鸡蛋、白糖，煮至蛋熟即成。

【功效】清热解毒，祛风除湿。适用于湿热蕴结型结直肠癌，对兼有热毒未清、气血不足者更为适宜。

【按语】藤梨根具有清热解毒、祛风除湿的功效，并且常用于消化道肿瘤的治疗。研究发现，藤梨根可通过抑制 Wnt 信号通路，降低结肠癌细胞活力，抑制其增殖，诱导其凋亡[5]。鸡蛋则能补气养血、健中和胃，与藤梨树根同炖后标本兼顾、虚实并治，扶正抗癌功效更加显著。

2.凉血祛瘀类

此类药膳适用于结直肠癌属瘀毒内结证型患者。因火热毒邪灼伤日久，邪毒损伤血络，故血溢于脉外。又因气血运行受阻，致瘀血阻滞脉络，瘀血阻滞，不通则痛，故腹部拒按，或腹内结块。若瘀血热毒夹于大便之中，则见大便脓血、色紫暗；若热盛伤津，气血津液失荣，则见烦热口渴、面色晦暗，或有肌肤甲错。舌质紫暗或有瘀点、瘀斑，脉涩，皆为瘀毒内阻之象。治疗当以凉血祛瘀，行气止痛为法。

（1）郁金赤豆薏米粥。

【组成】郁金 15 g，赤小豆 50 g，薏苡仁 100 g。

【制法】将上述材料先浸泡 2 h，再一同放入锅中煮制 1 h 至软烂即可。

【功效】清热凉血，活血止痛。适用于结直肠癌见泻下黏液脓血、肛门灼热疼痛、腹部刺痛或见包块、烦热口渴、头晕神昏等症状。

【按语】郁金活血止痛，行气解郁，清心凉血，《脾胃论》中指出其能"治阳毒入胃，下血频痛"，适用于血热火毒壅滞所致的疼痛、出血等症状，并可治疗热病神昏，及火热毒邪蒙蔽心窍之神志不清。郁金提取物姜黄素可修复结肠癌 5-FU 化疗导致的肠黏膜损伤，保护肠道上皮屏障，维持肠黏膜的完整性[6]，有助于肠道功能的修复。赤小豆利水除湿，和血排脓，消肿解毒，适用于痈肿疮毒、肠痈腹痛，如《药性论》中指出其能"消热毒痈肿，散恶血"，有助于改善大便脓血情况。

（2）丹皮芋头羹。

【组成】牡丹皮 15 g，芋头 80 g，猪瘦肉 30 g，淀粉、葱、盐各适量。

【制法】将牡丹皮放入水中煮沸 45 min，去渣取汁液备用；芋头洗净，去皮切成小块；猪肉洗净，切成肉丝备用。将肉丝、芋头分别炒过，加入牡丹皮药汁，再放入葱、盐煮至沸腾，然后用淀粉勾芡成羹状即可。

【功效】清热凉血，活血散瘀。适用于结肠癌属热毒较盛者，症见大便带血、发热、舌绛、身发斑疹等。

【按语】牡丹皮具有清热凉血、活血化瘀之功效，《洁古珍珠囊》中指出其能"治肠胃积血、衄血、吐血，无汗骨蒸"，善于清营血分之热毒，适用于热入血分之大便出血，并且在清热凉血的同时又善于散瘀消痈，可治疗瘀热互结之肠痈，有助于改善大便黏液脓血、发热、口渴烦热等症状。并且研究发现，牡丹皮中所含的丹皮酚可以抑制结肠癌 HCT116 细胞的增殖，促进其凋亡，将其细胞周期阻断在 S 期，从而抑制结肠癌的生长[7]。芋头能宽肠胃，在《日华子本草》中记载其能"破宿血，去死肌……下气，调中补虚"，对于瘀血久留致肠道损伤有一定的修复作用。

（3）丹参生地炖甲鱼。

【组成】丹参15 g，生地黄10 g，甲鱼1只，葱、姜、大枣及盐等调料适量。

【制法】将甲鱼去掉头爪和内脏，焯水后放入砂锅中备用。将生地黄、丹参放入锅内，加入2000 mL的水，煮20 min左右，然后倒入炖甲鱼的砂锅内，放入葱、姜、大枣，再用文火炖熬1 h左右，最后放入盐、鸡精、味精即可。

【功效】活血止痛，凉血消痈。适用于结直肠癌见腹部结块、疼痛拒按、口干口渴等症状。

【按语】丹参具有活血祛瘀、通经止痛、清心除烦、凉血消痈之功效。其性寒，能入血分，可治疗血热毒邪所致的疮痈下血。其活血之效有助于改善血瘀所致的症瘕积聚、腹部结块。丹参提取物丹参酚酸B能够刺激细胞有氧代谢过程，从而显著抑制结直肠癌HCT-116细胞克隆形成，抑制细胞增殖并促使其凋亡[8]。生地黄则具有清热凉血、养阴生津之功效，能助丹参凉血止痛，并且有助于改善热毒郁结损伤津液所致的口渴烦热症状。

（4）桃花粥。

【组成】干桃花瓣2 g，粳米30 g。

【制法】将干桃花瓣与粳米共煮粥，隔天服用1次，连服7～14天。

【功效】活血通便，消痰饮积滞。适用于燥热便秘者，便通即停服，切不可久服。

【按语】干桃花瓣味苦性平，具有泻下通便、利水消肿的功效，《唐本草》记载其：“主下恶气，消肿满，利大小肠。”粳米味甘性平，入脾经、胃经。粳米的米糠中含有粗纤维，有助于胃肠的蠕动，具有健脾养胃之功效。

3. 益气养血类

此类药膳适用于结直肠癌属气血亏虚证型患者。久病消耗气血，或素体虚弱导致气血双亏。气血虚少，气机不畅，推动无力，故见腹痛绵绵，或腹内结块，大便困难；若中气不固，则见肛门重坠；若气不摄血，则见大便带血；若气血不足，不能濡养周身，则见面色苍白、唇甲不华、神疲肢倦、心悸气短、头晕目眩、形瘦纳少。苔薄白，舌质淡，脉沉细无力，皆为气血亏虚之象。治疗当以健脾益气、活血生血为法。

（1）黄芪鲈鱼汤。

【组成】鲈鱼1条（约300 g），黄芪30 g，山药30 g，陈皮6 g，生姜4片。

【制法】将鲈鱼处理干净后切块，将黄芪、山药、陈皮洗净，然后把全部用料一起放入锅内，加适量清水，大火煮沸后转小火煲1 h，调味即可。

【功效】健脾益气，开胃和中。适用于脾气虚弱型结直肠癌患者，症见饮食减少、体瘦乏力、面色萎黄、脘腹坠胀、脱肛、双下肢浮肿等。

【按语】黄芪具有补中益气、健脾升阳的功效。《本草正义》谓："黄芪，补益中土，温养脾胃，凡中气不振，脾土虚弱，清气下陷者最宜。"其适用于中气不足、气虚下陷所致的脘腹重坠作胀，食少倦怠，久泻脱肛之症。黄芪多糖可诱导结肠癌干细胞自噬，抑制其增殖，促进其凋亡[9]，具有一定的抗结直肠癌之功效。鲈鱼则具有益脾胃、补肝肾之功效，《嘉祐本草》记载其"补五脏，益筋骨，和肠胃，治水气"，能够健脾利湿，适用于脾虚水湿不运所致的乏力、腹胀、水肿等症，与黄芪同用更能发挥补中气、调脾胃之功能。

（2）胡萝卜炖肉汤。

【组成】胡萝卜500 g，猪肉250 g，食油50 g，葱丝、姜丝、食盐、酱油、醋、味精、香油各适量。

【制法】将胡萝卜洗净，切成三角块；猪肉洗净，切成小方块备用。锅内倒油烧至五成熟，爆香葱姜丝，加入胡萝卜和肉煸炒，再加盐、酱油、醋、清汤，用小火炖熟，最后加入少许味精、香油即可。

【功效】益精养血，健脾和胃。适用于结直肠癌久病体虚、气血不养所致的乏力倦怠、面色苍白、头晕目眩、脘腹胀闷等症状。

【按语】胡萝卜是日常生活中经常食用的一类蔬菜，营养物质丰富，可以补充维生素、矿物质，还可以提高免疫力。研究表明，胡萝卜中提取的萝卜硫素具有很强的防癌抗癌作用[10]。中医认为，胡萝卜可补肾填精、健脑壮骨、补脾和胃，主治久病体虚、肢体痿软、耳鸣健忘、脾胃虚弱等病症。《本草纲目》中记载胡萝卜能"下气补中，利胸膈肠胃，安五脏，令人健食"，《医林纂要》

则指出其能"润肾命，壮元阳"。

（3）当归炖牛肉。

【组成】当归20 g，生姜10 g，牛肉150 g，大蒜、盐、味精等调料适量。

【制法】将牛肉清洗干净、切块后，与当归一同放入砂锅中，加入400 mL清水，烧开后撇去浮沫，再加入姜片，炖至牛肉酥烂，最后加大蒜、盐、味精，淋麻油，调匀。趁热食肉喝汤。

【功效】益气养血，扶正抗癌。适用于气血亏虚所致的倦怠乏力、面色萎黄、腹胀、大便困难等症状。

【按语】当归甘温质润，长于补血，为补血之圣药，适用于血虚之面色萎黄、周身乏力等症状，并且能够补血以润肠通便，可治疗血虚肠燥便秘。研究发现，当归挥发油可能通过抑制PI3K/Akt/mTOR信号转导通路，促进结肠癌LOVO细胞自噬，使癌细胞丧失功能，进而引起癌细胞死亡，抑制癌细胞增殖[11]。牛肉自古以来就是补益气血之常见肉食，《名医别录》中记载其"主消渴，止泄，安中益气，养脾胃"，《滇南本草》则记载"水牛肉，能安胎补血"。牛肉与当归合用，可发挥气血双补之作用。

（4）草果焖鹌鹑。

【组成】草果1 g，鹌鹑1～2只，调料适量。

【制法】将草果洗净、鹌鹑处理干净后加调料红烧，焖烂后即可食。

【功效】温中燥湿，化积消食，补脾益气。

【按语】草果味辛性温，归脾经、胃经，具有燥湿除寒、行气止痛、祛痰截疟、消食化积的功效。《本草正义》中记载："草果，辛温燥烈，善除寒湿而温燥中宫，故为脾胃寒湿主药。"鹌鹑具有补中气、强筋骨、止泻痢的作用。二者合用，共奏健脾益气、消食化积、温中燥湿之效。

（5）党参炖猪肉。

【组成】党参9 g，猪瘦肉100 g，调料适量。

【制法】将党参煎汁去渣，加入猪瘦肉及调料同炖汤至熟烂。

【功效】补中益气，养血补虚。

【按语】党参性平味甘，归脾经、肺经，具有补中益气、调和脾胃的功效，适用于脾肺虚弱、气短心悸、食少便溏、虚喘咳嗽、内热消渴等症状。其所含党参多糖的抗肿瘤作用主要与抑制炎症细胞因子释放，提高免疫细胞如巨噬细胞等的活性，抑制肿瘤细胞生长、侵袭与迁移有关，在肺癌、肝癌、胃癌以及卵巢癌等的干预方面具有一定作用[12]。猪肉具有补肾养血、强壮骨骼之功效。

4.温肾健脾类

此类药膳适用于结直肠癌属脾肾阳虚证型患者。缘由患者劳倦体虚，久泄久痢，或治疗不当伤及脾肾，使脾肾阳虚受损。阳虚阴寒内生，则见腹部冷痛，喜温喜按，肠鸣泄泻；阳气亏虚，不能温养形体，故见畏寒肢冷，面色苍白，少气乏力；若阳虚推动无力，则大便难出。舌质淡胖，苔薄白，脉沉细无力，皆是脾肾阳虚之象。治疗当以健脾温肾、补肾填精为法。

（1）薏米茯苓芡实粥。

【组成】薏苡仁 50 g，茯苓 30 g，芡实 30 g，山药 30 g，粳米 80 g，葱花、盐或红糖适量。

【制法】将上述材料放入砂锅中，加入适量矿泉水，先用大火煮沸，再改用小火煮至粥成，快熟烂时加入盐、葱花或少许红糖调味食用。

【功效】健脾和中，祛湿止泻，宁心安神，抗菌抗癌。

【按语】薏苡仁、茯苓健脾补气，渗湿止泻，茯苓兼有安神之用。芡实、山药补益脾肾，粳米健脾和中。全方共奏健脾和中、祛湿止泻、宁心安神之功效，辅助治疗脾肾亏虚型直肠癌兼有泄泻、失眠的患者有较好的效果。

（2）补骨脂猪腰汤。

【组成】猪腰 90 g，补骨脂 15 g，盐 1 g，料酒、面粉适量。

【制法】将猪腰对半切开，去膜切片，加料酒和适量面粉反复揉搓去腥，静置 10 min 后洗净焯水，捞出后与补骨脂加适量水同煮，加盐调味。

【功效】温肾助阳，温脾止泻。适用于五更肾泻、肾虚腰痛、遗精、肾虚耳聋等症状。

【按语】补骨脂具有补肾壮阳、温脾止泻之作用，能治疗肾阳不足所致的腰膝酸冷，并且入脾经、肾经，能温补脾肾，收涩止泻。如《本草纲目》指出补骨脂能"治肾泄,通命门,暖丹田,敛精神",《玉楸药解》指出其"温暖水土,消化饮食,升达脾胃,收敛滑泄",适用于治疗脾肾阳虚所致的五更泻、大便稀溏。研究发现,补骨脂素能够抑制人结肠癌细胞的侵袭和转移能力,具有较好的抗肿瘤活性[13]。猪腰则同样具有补肾气、治肾虚之功效,如《日华子本草》指出其能"补水脏,治耳聋",对于肾虚引起的腰酸疼痛、肢体水肿、虚寒下利、耳鸣耳聋有一定的治疗作用。

(3)巴戟山药排骨汤。

【组成】巴戟天 15 g,山药 100 g,排骨 500 g,姜片 20 g,调料适量。

【制法】将排骨剁成小段,洗净焯水,山药去皮切段备用。将排骨、山药、巴戟天、生姜一同放入砂锅中,加入适量清水炖煮 1 h,加入适量调料即可。

【功效】补肾助阳,健脾止泻。适用于脾肾阳虚所致的腰膝酸冷、少腹疼痛、食少乏力、大便稀溏等症状。

【按语】巴戟天味甘,性微温,归肾经,有补肾助阳之功效,善于治疗命门火衰之腰膝酸冷、少腹冷痛。《本草求原》中记载其能治"眩晕,泄泻,食少",可改善阳虚不固、虚寒内生所致的泄泻。研究发现,巴戟天生药可明显抑制结肠癌组织的阳性表达,干预肿瘤微环境血管新生和调节巨噬细胞的免疫抑制性[14]。山药补脾气,兼有收涩之功,对于脾气虚弱所致的乏力消瘦、大便稀溏具有良好的治疗效果。

(4)核桃鲜奶露。

【组成】炸核桃仁、生核桃仁、粳米各 50 g,鲜奶 250 mL,白糖适量。

【制法】将粳米放入清水中浸泡 1 h 后捣烂磨细,炸核桃仁、生核桃仁亦捣烂磨细。将三物混合,加入清水搅拌均匀,用纱布滤出白汁备用。将牛奶烧开,加入滤出的白汁,搅匀,加白糖,煮沸片刻即可。

【功效】补肾润肠,补气养血。适用于结直肠癌术后或放化疗后阳虚见大便秘结、体质虚弱等症状。

【按语】核桃仁善于补肾助阳、润肠通便,能治疗肾阳不足导致的腰酸脚软、头晕耳鸣。如《医林纂要》中记载其具有"补肾,润命门,固精,润大肠,通热秘,止寒泻虚泻"之功效,对于阳虚推动无力、大便秘结导致的便秘具有一定作用。鲜奶、粳米、白糖补气养血，健脾养胃，有利于人体正气的恢复。

（5）莲子石斛瘦肉汤。

【组成】猪瘦肉 250 g，莲子 100 g，石斛 12 g，红枣（去核）4 枚，山药 100 g。

【制法】将瘦肉洗净切块，莲子、石斛、红枣、山药洗净，把全部用料一同放入锅内，加适量清水，大火煎沸后，文火煮 1～2 h，调味即成，饮汤食肉。

【功效】健脾养胃，养阴安神。

【按语】猪瘦肉具有补气养血、滋阴润燥的功效；莲子则有健脾补虚、生津、养心安神之功效；石斛具有疏清虚热、补益脾胃、强壮筋骨之功效；红枣健脾和胃；山药补益脾肾。全方共奏健脾养胃、养阴安神之功效。

（6）薏米燕麦芡实糊。

【组成】薏苡仁 150 g，芡实 100 g，黑芝麻 10 g，燕麦、小米各 30 g，冰糖 5 g。

【制法】将薏苡仁、芡实浸泡4h，小米洗净备用。将薏苡仁、芡实、黑芝麻、燕麦、小米倒入豆浆机中，加适量水，按下"米糊"键，煮好后加入冰糖化开即可。

【功效】健脾养胃，祛湿利水。

【按语】薏苡仁具有良好的利水消肿、健脾去湿功效。《本草新编》记载："薏仁最善利水，不至损耗真阴之气，凡湿盛在下身者，最宜用之，视病之轻重，准用药之多寡，则阴阳不伤，而湿病易去。"芡实味甘、涩，性平，归脾经、肾经，具有益肾固精、补脾止泻、祛湿止带的功效。燕麦具有极高的营养价值，现代研究表明，燕麦中含有酚酸类、生物碱类等功能因子，具有抗癌、调节血糖等多种生物活性[15]。黑芝麻味甘性平，归肝经、肾经、大肠经，可以补肝肾、益精血、润肠燥。

（7）莲枣山药粳米粥。

【组成】粳米 100 g，莲子、红枣、山药、红糖各适量。

【制法】将粳米、莲子、红枣、山药洗净后加水同煮成粥，加入适量红糖调味即可。

【功效】健脾养胃，补肾安神，止泻。对脾胃虚弱有溏泄患者效果较显著，胃癌患者也可用此法。

【按语】粳米具有补气生津、健脾止泻的功效，适用于脾肾虚弱之泻痢日久、滑脱不禁等症状。莲子具有清心去热、强心安神之功效。红枣健脾和胃、养血安神。山药能补脾养胃、补肾涩精，适用于脾虚食少、久泻不止、肾虚遗精、带下、尿频、虚热消渴等症状。

（8）桑葚海参汤。

【组成】桑葚9 g，海参2个。

【制法】将桑葚、海参洗净，加清水泡浸2 h后，换水煮至海参熟烂。

【功效】益肝滋肾，滋阴补血，润燥。注意脾胃虚弱、痰多便泄者应少食或不食。

【按语】桑葚味甘性寒，归肝经、肾经，具有滋阴补血、生津润燥之功效，可促进胃肠蠕动，帮助排便。海参味甘、咸，性温，可补肾益精髓，利小便，壮阳，其富含的多种活性物质具有抗肿瘤作用。研究表明，海参多糖直接作用于肿瘤组织（包括肿瘤细胞及肿瘤间质）或免疫细胞，通过抑制肿瘤细胞增殖、阻滞肿瘤细胞周期及核酸生成、抑制新生血管和阻滞肿瘤细胞转移以及激活免疫调节反应而发挥其抗肿瘤作用[16]。此外，海参皂苷能通过调节细胞线粒体中的 Bcl-2 蛋白家族和胱天蛋白酶的凋亡因子，起到抗癌作用[17]。

参考文献

[1] 谭绍珍，杨盛贤，黄智芬，等.素食疗法 [M].南宁：广西科学技术出版社，2004.

[2] 郅强，张楠，冯光玲，等.基于 PI3K/Akt/mTOR 信号通路探讨黄芪多糖对结直肠癌自噬的影响 [J].天津医药，2023，51（3）：240-245.

[3] 孟丹丹,李宗新,贾瑞雪,等.黄芪甲苷抗肿瘤作用机制研究进展[J].中草药，2023，54（3）：1002-1009.

[4] 魏丽慧，林明和，杨弘，等.白花蛇舌草乙醇提取物抑制大肠癌淋巴管新生的作用研究 [J].康复学报，2018，28（5）：30-36.

[5] 罗绪，罗丽丹，尚献会.猕猴桃根多糖调控 Wnt 信号通路抑制结肠癌增殖促进其凋亡 [J].中国老年学杂志，2019，39（9）：2215-2218.

[6] 徐露，王娴，王宣璎，等.姜黄素介导 IL-6/STAT3 信号通路修复结肠癌 5-FU 化疗引起的肠黏膜损伤 [J].中国中药杂志，2021，46（3）：670-677.

[7] 曹正清，王浩，许文杰，等.基于 c-Jun 氨基端激酶 / 应激活化蛋白激酶信号通路探讨丹皮酚抑制结肠癌 HCT116 细胞生长的机制研究 [J].中国临床药理学杂志，2021，37（17）：2278-2281.

[8] 郭飘婷，倪思忆，邹阳.丹参酚酸 B 量效相关性抑制大肠癌 HCT-116 细胞生长及其相关机制 [J].辽宁中医杂志，2022（4）：150-153，223.

[9] 李成军，沈光辉.黄芪多糖通过诱导自噬作用促进结肠癌干细胞凋亡的机制 [J].中华中医药杂志，2022，37（4）：2274-2279.

[10] 罗真真，张震，乔亚敏，等.萝卜硫素对结直肠癌 SW620 细胞增殖、凋亡及迁移的影响 [J].郑州大学学报（医学版），2017，52（3）：281-284.

[11] 朱丽娟，罗建云，宋润泽，等.当归挥发油通过抑制 PI3K/Akt/mTOR 信号转导通路影响人结肠癌 LOVO 细胞自噬研究 [J].中国现代应用药学，2022，39（4）：437-441.

[12] 李芳，杨扶德.党参多糖提取分离、化学组成和药理作用研究进展 [J].中华中医药学刊：1-18.

[13] 冯媛媛，周利红，刘宁宁，等.补骨脂素对人结肠癌细胞侵袭转移及 β-catenin/TCF4-MMP-9 信号通路的影响 [J].中华中医药杂志，2021，36（12）：7033-7037.

[14] 李灿涛，卢颖裕，陈勇儿，等.巴戟天对人源结肠癌细胞 HCT-116 移植瘤的抑制作用及机制初步探讨 [J].食品工业科技，2022，43（5）：356-365.

[15] 田西，代以琴，杨梅，等.燕麦化学成分及其生物活性研究进展 [J].食品工业科技，2020，41（11）：353-362，368.

[16] 王静杰，钟强，董春晖，等.海参多糖生物学活性及其作用机制研究进展 [J].

食品科学，2021，42（23）：370-380.

[17] 钟静诗，张健，刘芳，等.海参皂苷生物活性及其分子机制研究进展 [J].
食品与机械，2021，37（3）：180-186，194.

六、淋巴瘤药膳食疗

随着医疗技术的进步，淋巴瘤不再是不治之症。目前主要采用放疗、化疗、手术以及营养支持等方式治疗淋巴癌。药膳作为辅助治疗手段，可减轻症状，提高患者生活质量，甚至延长生存期。

淋巴瘤患者需要补充足够的热量、蛋白质和维生素。因此，在治疗期间应注意饮食的多样化，科学搭配膳食，增加营养摄入，增强免疫力。富含优质蛋白的食物如牛奶、鸡蛋、鸡鸭鱼肉等，富含维生素的新鲜果蔬如番茄、小白菜、油菜、芹菜、西蓝花、苹果、猕猴桃等，增强免疫力的食物如香菇、黑木耳、桂圆、银耳等。除蔬菜水果外，还可将粗粮、豆类、蛋类及肉类等搭配食用，以全面补充营养。

1.行气化痰类

此类药膳适用于淋巴瘤属气滞痰阻证型患者，此证型多表现为淋巴瘤初期见局部淋巴结肿大、结块。患者平素忧思恼怒，肝气郁结，致气机阻滞，津液不布。若痰液积聚、阻滞于脏腑经络，则见颈项、耳下、腋下、腹股沟或胁下痞块；痰气阻遏，气机不畅，则见胸腹满闷，两胁胀满，食欲不振；痰郁内热，则见发热盗汗，精神抑郁，烦躁易怒。舌质红，苔白腻或黄腻，脉弦或弦数，皆为气滞痰阻之象。治疗当以疏肝解郁、化痰散结为法。

（1）豆蔻馒头。

【组成】白豆蔻 15 g，自发馒头粉 1000 g。

【制作】将白豆蔻研为细末，加入馒头粉内，再加 3 碗清水，搅拌后放置 10 ～ 15 min，然后制成剂子放入蒸笼内，水开上汽后约蒸 20 min 即成。

【功效】补虚健胃，行气化滞。适用于脾胃气机不畅之脘腹饱胀、胃中冷痛、食欲不振、恶心呕吐等症状。

【按语】白豆蔻具有化湿行气、温中止呕之功效，能够助脾胃运化寒湿，适用于饮食积滞，使湿浊得消，而不至于流窜于经络之间。《本草备要》中指出白豆蔻能"除寒燥湿，化食宽膨"，对于湿阻中焦、脾胃气滞所引起的脘腹胀闷、食欲不振具有一定疗效。研究发现，豆蔻提取物可增强机体对肿瘤的免疫功能，破坏癌细胞外围防护因子，从而起到抗癌作用[1]。

（2）玫瑰橘红茶。

【组成】干玫瑰花6朵，橘红5 g，红枣（去核）3枚，白糖适量。

【制法】将所有材料洗净，红枣切两半。将所有材料一同放入茶壶中，倒入热开水浸泡约5 min，即可饮用。

【功效】疏肝理脾，行气祛痰。适用于肝脾气机痰阻之胁肋胀闷、脘腹痞满、咳吐痰浊等症状。

【按语】玫瑰花具有疏肝解郁、和血散瘀之功效，《食物本草》言其"主利肺脾，益肝胆，辟邪恶之气，食之芳香甘美，令人神爽"，《随息居饮食谱》则记载其能够"调中活血，舒郁结，辟秽，和肝"，具有良好的调理肝脾之性，能入肝经、疏肝气，治疗肝气郁结阻碍脾胃气机所致的胸胁胀闷、胁肋疼痛、嗳气频作等症状。橘红则能燥湿化痰、理气宽中，治疗肺及胃脘痰浊阻滞之痞闷、咳嗽痰多等症状，与玫瑰花同用，既有助于理肝脾之气，又能在行气基础上增强化痰之功。

（3）蘑菇胡椒瘦肉粥。

【组成】大米100 g，蘑菇100 g，猪肉150 g，胡椒粒5 g，盐适量。

【制法】将大米浸泡1 h后与胡椒粒一同煲煮。将蘑菇洗净后切丁，猪肉切细丝后放入锅中翻炒至断生。待粥煮至米粒开花时放入炒好的猪肉和蘑菇，待粥煮至浓稠时，加盐调味即可出锅。

【功效】温中理气，化痰行滞。适用于痰饮寒湿阻滞中焦之恶心呕吐、胃脘痞闷等症状。

【按语】蘑菇是常见的可食用菌类，《随息居饮食谱》中言其"味极鲜美，荤素皆宜，开胃，化痰"，《生生编》中指出其"益肠胃，化痰，理气"，表明其具有助胃肠运动、化痰行滞之功效。胡椒则有温中散寒、下气消痰之功效，入于食物之中既能增强风味，又能温散寒邪，如《本草纲目》中指出其能"暖肠胃，除寒湿反胃、虚胀冷积"而止痛，并且能辛温通畅，治疗痰气积聚胃肠之恶心呕吐。

2. 滋阴清热类

此类药膳适用于淋巴瘤属肝肾亏虚证型患者。随着淋巴结不断增大及反复发作，人身气血津液代谢失常，加上在接受放化疗后肝肾阴津不断亏损，故见肿块多发、坚硬，以及身体消瘦、五心烦热、腰酸膝软、潮热盗汗、眼睛干涩、视物模糊、咽干舌燥、头晕耳鸣等阴虚内热之象。治疗当以滋补肝肾、滋阴降火为法。

（1）天花粉山药粥。

【组成】天花粉 15 g，山药 10 g，粳米 30 g，蜂蜜半匙。

【制法】将天花粉、山药洗净滤干，打碎后与洗净的粳米一起倒入锅内，加三大碗冷水，旺火烧开，煮 20 min 离火，再加半匙蜂蜜，拌匀即可。

【功效】滋阴降火，生津止渴。适用于肺胃阴伤之口渴、烦热、干咳等症状。

【按语】天花粉具有清热泻火、生津止渴之功效，如《神农本草经》谓之："主消渴身热，烦满大热，补虚安中。"可治疗燥热损伤肺胃之阴，津液亏损所致的口渴咽干、干咳少痰、烦热失眠等症状。研究发现，天花粉可以诱导 T 淋巴细胞系凋亡，抑制 B 淋巴瘤细胞生长[2]。山药能补肺脾之气，滋肺脾之阴，补气与滋阴相配，使气能生津，津生而又止气亏。

（2）蛤蜊麦冬汤。

【组成】蛤蜊肉 20 g，麦冬 10 g，食盐适量。

【制法】将两物入锅，加适量水，以小火煮熟，稍加食盐调味，饮汤吃肉。

【功效】滋阴润燥，生津止渴。可改善脏腑津液亏损之口渴症状。

【按语】该药膳方源于《嘉祐本草》。该书谓该方能"润五脏,止消渴,开胃"，或用以软坚散结。方中蛤蜊滋阴化痰，其质滋润，有助津液、润五脏之功效；其味咸性寒，能软坚散结，对于肿大的淋巴结具有一定的消除作用。麦冬则能养阴生津，与蛤蜊肉相配，可加强滋润脏腑津液之功效，改善阴津亏耗之症状。

3. 益气扶正类

此类药膳适用于淋巴瘤属正虚邪恋证型患者。在治疗肿瘤的过程中，攻伐邪气的同时易耗伤正气，或病情缠绵，迁延不愈。虽多处肿核已消或消及大半、质硬不甚，但因脾肾之气损伤，气血不得濡养，故见面色无华、消瘦脱形、语音低微、乏力倦怠；阳气不足，无力推动气血运行，故见心悸气短、头晕目眩、周身恶寒。舌质淡或暗，苔少或滑，脉弱或细，皆为正气亏虚之象。治疗当以扶正托毒、调和营卫为法。

（1）韭菜红薯饭。

【组成】糙米 250 g，韭菜 100 g，红薯 200 g，米醋、盐各适量。

【制法】将红薯去皮，加入米醋备用。将韭菜切成 5 cm 长段，略蒸，而后散置于红薯上方，和糙米同煮成饭，即为色香味俱全的补膳。

【功效】益气健脾，温阳扶正。

【按语】红薯是生活中常见的食材，富含多种营养素，具有一定的滋补功效，《本草纲目》记载其"补虚乏，益气力，健脾胃，强肾阴"，能补中益气，治疗脾胃亏虚之乏力、痞闷、食欲不振等症状。韭菜味辛微散，性温，具有温肾健脾之功效，《本草新编》指出其"温中下气，归心益阳，暖膝胫，和脏腑"，可使脾肾之阳气充足，周身气血得以滋生，从而扶正补虚。

（2）当归鳜鱼片。

【组成】当归 10 g，鳜鱼 400 g，嫩豆腐 150 g，平菇 50 g，盐、料酒、葱、姜等调料适量。

【制法】将当归洗净后放入药袋中备用。将鱼肉洗净，切成鱼片，加湿淀粉、盐、料酒抓揉上浆备用。将豆腐切成小块，焯水待用。将平菇择洗干净，撕成条状备用。锅中倒入植物油，烧至六成热，放入葱花、姜末煸炒出香味，再加入上浆的鱼片，熘炸片刻后加入清水和当归药袋，大火煮沸后放入豆腐块，改用小火煨煮 40 min。待鱼片熟烂、豆腐浮在汤面时，取出药袋，滤去药汁，锅中放入平菇条，继续用小火煨煮 10 min，最后加调料调味即可。

【功效】补气养血，健脾和胃。适用于血虚之乏力、面色萎黄、头晕目眩等症状。

【按语】当归甘温质润，长于补血，为补血之圣药，如《本草正要》中记载其能"养营养血，补气生精，安五脏，强形体，益神志，凡有形虚损之病，无所不宜"，适用于营血亏损不养机体所致的劳累困倦、面色萎黄、头空目眩等症状。鳜鱼味甘性平，《随息居饮食谱》记载其具有"益脾胃，养血，补虚劳"之功效，能够健脾补气，与当归一同发挥补气养血之功效。

参考文献

[1] 石磊，陈平，赵伟，等.豆蔻提取物对人胃癌裸鼠移植瘤生长及血管生成的影响 [J]. 肿瘤学杂志，2010，16（10）：776-778.

[2] ZHU Y J，SUN Y L，CAI Y C，et al.Trichosanthin reduces the viability of SU-DHL-2 cells via the activation of the extrinsic and intrinsic apoptotic pathways[J]. Molecular Medicine Reports，2016，13（1）：403-411.

七、卵巢癌药膳食疗

卵巢癌包括多种病理类型，其中最常见的是卵巢上皮癌和卵巢恶性生殖细胞肿瘤。卵巢上皮癌多见于绝经后女性。由于卵巢深居盆腔，卵巢上皮性癌早期症状不明显，往往是非特异性症状，难以早期诊断，约 2/3 的卵巢上皮性癌患者确诊时已是晚期。晚期时主要因肿块增大或盆腹腔积液而出现相应症状，表现为下腹不适、腹胀、食欲下降等，部分患者表现为短期内腹围迅速增大，伴有乏力、消瘦等症状，也可能因肿块压迫出现大小便次数增多的症状，出现胸腔积液者兼有气短、难以平卧等表现。卵巢恶性生殖细胞肿瘤常见于年轻女性，临床表现与卵巢上皮癌有所不同，早期即出现症状，除腹部包块、腹胀外，常可因肿瘤内出血或坏死感染而出现发热，或因肿瘤扭转、肿瘤破裂等而出现急腹症的症状。

卵巢癌药膳食疗原则：益气健脾，祛湿化痰，清热祛湿，解毒化瘀，滋补肝肾，消肿散结，温阳利水。药食常选党参、茯苓、薏苡仁、陈皮、白术、黄芪、熟地黄、芡实、白果等。

1. 健脾利湿类

此类药膳适用于卵巢癌属脾虚湿阻证型患者。患者饮食不节，致脾胃损伤，运化失常，水谷不能化生为气血精微，反留滞成湿。痰湿内停，积蓄于小腹及胞中而发病，故见小腹胀满；痰饮停滞于中焦，阻碍脾胃气机，故见胸脘痞闷、纳呆泛恶、大便溏烂或泄泻、口黏不欲饮；痰气阻隔，湿浊流行，上下气机不能相通，阳气输布失常，故见神疲乏力、少气懒言、肢体浮肿、头身困重。舌淡胖、边有齿痕，苔白厚腻，脉细缓或濡滑，皆为脾虚湿阻之表现。治疗当以健脾益气，利湿消肿为法。

（1）良姜葫芦羹。

【组成】葫芦100 g，高良姜12 g，植物油、食盐、鸡精适量。

【制法】将葫芦洗净切丁备用。锅中加入植物油，油热加入葫芦丁，翻炒后加入少许清水，再加入高良姜，大火煮开后盖上锅盖小火煮制15 min左右，最后加入盐和鸡精，搅拌均匀即可。

【功效】温中和胃，利水消肿。适用于脾胃虚寒、水湿不运所致的恶心呕吐、头晕目眩、肢体浮肿等症状。

【按语】高良姜具有温中止呕、散寒止痛之功效，能温散寒邪，治疗脾胃虚寒、湿浊不化所致的恶心呕吐、纳呆、头晕目眩等不适。并且高良姜还具有一定的抗肿瘤作用，其所含的高良姜素可能通过调控PI3K/AKT信号通路来抑制卵巢癌SKOV3细胞的增殖和迁移，诱导细胞的凋亡[1]。葫芦味甘性平，具有利水消肿之功效，适用于水湿胀满、面目浮肿等症状，与高良姜相配伍，能通过其温散之性加强利水消肿、散除体内寒湿之功效。

（2）薏仁芡实白果粥。

【组成】薏苡仁40 g，芡实15 g，白果肉10 g，粳米100 g。

【制法】将薏苡仁浸泡至发胀备用。将粳米淘洗干净，下入清水锅中，烧开后放入薏苡仁、芡实、白果肉煮至熟烂、粥稠，出锅食用即可。

【功效】利水渗湿，健脾止泻。适用于卵巢癌脾虚湿盛之大便溏泄、胸脘痞闷、白带增多、头身困重等症状。

【按语】薏苡仁能渗除脾湿，健脾止泻，尤宜治脾虚湿盛之泄泻；芡实味甘补益，涩能收敛，入脾经、肾经，性质平和，为药食两用之佳品，既能补脾益肾，又具除湿止带之功；白果味甘苦，性平，有除湿泄浊之功效，能够治疗脾虚夹湿下注之白带、阴道瘙痒、小便白浊等症状；粳米味甘性平，能益脾胃。诸药合用，共同发挥健脾除湿之功效，改善湿浊内生、阻滞气机之各类病症。薏苡仁提取物薏苡仁油具有显著抑制卵巢癌 SKOV3 细胞的增殖并促进其凋亡的作用，能抗卵巢癌的生成和转移[2]。

（3）猴菇茯苓玉米粥。

【组成】水发猴头菇 100 g，干玉米粒 50 g，茯苓 30 g，大米 100 g。

【制法】将猴头菇洗净切块，玉米粒洗净备用。锅内放入玉米粒、适量清水，大火烧沸后改用小火煮至将熟，加入猴头菇，煮熟即成。

【功效】健脾祛湿，益气和胃。适用于脾胃亏虚所致的食欲不振、体倦乏力、大便溏泄等症状。

【按语】猴头菇有利五脏、助消化之功效，能健脾养胃，主治消化不良、神经衰弱、身体虚弱等疾病。玉米是粗粮中的保健佳品，《本草纲目》言其能"调中开胃"，《本草推陈》亦指出其"为健胃剂，煎服亦有利尿之功"，表明其具有健脾和胃、利水渗湿之功效。现代营养学认为，玉米中的纤维素含量很高，具有刺激胃肠蠕动，增强人体新陈代谢之功效。茯苓则长于健脾利湿，有助于使湿邪从膀胱而去。现代药理学研究发现，茯苓多糖对卵巢癌 A2780/PTX 细胞均具有增殖抑制作用，使细胞的凋亡率显著上升，从而抑制其迁移和侵袭能力[3]。

2.利湿活血类

本类药膳适用于卵巢癌属湿热瘀阻证型患者。患者湿邪郁久化热，而女子以血为本，邪气侵犯，最易伤血动血，故易因湿热损伤血络，导致冲任及胞宫气血运行不畅而成瘀血。瘀血又与湿热相合，阻滞于胞宫之内，故见小腹包块固定不移、胀痛或刺痛；瘀血阻滞于内，在外气血不荣，故见肌肤泛黄、甲错，肢体困倦；郁热之邪损伤津液，故见口苦或伴呕吐，小便短赤；湿热阻滞大肠，故见大便不爽。舌红苔黄腻，舌下脉络曲张，脉弦涩而数，皆为湿热瘀阻之象，治疗当以清热祛湿、解毒化瘀为法。

（1）莪术炖水鸭。

【组成】莪术 10 g，白萝卜 100 g，水鸭 1 只，料酒、姜、葱、盐等调料适量。

【制法】将莪术洗净装入纱布袋内，扎紧袋口。将鸭肉洗净切块，姜拍破，葱切段。将所有材料同放入炖锅内，加适量水，大火烧开后转小火炖煮 45 min，调味即可。

【功效】活血消积，清热化痰。适用于痰瘀互结之腹部肿块坚硬刺痛、脘腹痞闷、口干口渴等症状。

【按语】莪术具有破血行气、散瘀消症、消积止痛之功效，其行气之效较强，气行则血行，从而可减轻痰瘀积滞之胀闷疼痛，是治疗妇科瘀血结块之常用药。现代药理学研究发现，莪术醇联合用药能增强卵巢癌 SKOV3/DDP 细胞对顺铂的敏感性，增加细胞内顺铂的平均含量，降低其对化疗药的耐药性[4]。白萝卜则能消积滞，化痰热，下气宽中，解毒，《日用本草》指出其能"宽胸膈，利大小便。熟食之，化痰消谷；生啖之，止渴宽中"，有助于治疗痰浊阻滞肺胃所致的咳嗽痰多、脘腹胀闷，并且能改善饮食积滞，助脾胃运化。鸭肉具有清热解毒、滋阴补虚之功效，《本草从新》言其"补阴除热，止嗽利水，治热痢，化虚痰"。诸药合用，能使痰、瘀、热等病理产物得到清除，并改善郁热对脏腑阴津造成的损耗。

（2）茵陈虎杖红糖饮。

【组成】茵陈蒿 10 g，虎杖 10 g，红枣 5 枚（去核），红糖适量。

【制法】将虎杖、茵陈蒿、红枣冲洗干净，一起放入砂锅中，加入适量清水煎煮，去渣留汁，加入适量红糖调味后即可饮用。

【功效】清热祛湿，散瘀止痛。适用于湿热瘀结之带下淋漓涩痛、腹部肿块、脘腹胀闷、外阴瘙痒等症状。

【按语】虎杖既能清热祛湿，治疗湿热蕴结下焦之带下淋浊、小腹坠胀，又能活血散瘀、止痛，治疗妇科瘀血阻滞之痛经、腹部肿块。研究发现，虎杖多糖对人卵巢癌细胞 SKOV3 的 P65 蛋白有抑制作用，可抑制卵巢癌细胞增殖，影响细胞因子转录表达，进而抑制肿瘤生长[5]。茵陈蒿则长于清热利湿，有助于改善肝胆之湿热，从而减轻口苦、外阴黏腻瘙痒、烦躁倦怠、脘腹胀闷等不适。两者合用，使湿热清而瘀血化。

（3）珍珠蛋汤。

【组成】鸡蛋 2 个，珍珠菜 150 g，盐、味精和香油各适量。

【制法】将鸡蛋磕入碗中，加入适量精盐搅拌均匀；珍珠菜去杂洗净后沥干水备用。锅中倒入适量清水烧沸，加入珍珠菜开盖煮沸，立即淋入鸡蛋液，再沸时撒入盐和味精调味，淋入香油即成。

【功效】活血调经，解毒消肿。可改善痰瘀阻滞之妇科疾患，如月经不调、带下黏腻、腹部刺痛等症状。

【按语】珍珠菜在民间被誉为"妇女之友"，具有活血调经、解毒消肿之功效，有助于减轻痰瘀阻滞之胞宫气血运行受阻所致的下腹肿胀刺痛、月经不调、白带异常等症状。研究发现，珍珠菜提取物 ZE4 可以通过下调 PI3K/Akt/FoxO3a 信号通路活性有效抑制卵巢癌细胞 A2780 的侵袭和迁移，因此具有一定的抗卵巢癌功效[6]。

3. 滋补肝肾类

本类药膳适用于卵巢癌属肝肾阴虚证型患者。此证型由患者病程日久，肝阴耗竭，久病及肾所致。女子以肝为先天，气机阻滞，疏泄失常，则肝易受邪。肝体阴而用阳，肝脏损伤，肝阴亦耗，而肝肾同源，肾阴同样受损。肝肾亏损，不能资助冲任，故见小腹隐痛、月经过多、带下不止；阴虚内热，故见口干而燥、五心烦热、下部便血、失眠、小便短赤、大便干结等症。舌质红，少苔甚至无苔，脉细数无力，皆为肝肾阴虚之象。治疗当以滋补肝肾、消肿散结为法。

（1）山萸五味瘦肉汤。

【组成】山茱萸 15 g，五味子 10 g，猪瘦肉 50 g，粳米 50 g。

【制法】将山茱萸、五味子共置于锅中，加 500 mL 清水煮煎 45 min，滤渣留汁备用。将粳米、猪瘦肉末一并加入药汁中，加 1000 mL 清水，大火煮开

5 min，改文火煮 30 min，趁热分次食用。

【功效】滋补肝肾，滋阴敛血。适用于卵巢癌肝肾阴虚、虚火内生所致的月经、带下量多、口渴心烦等症状。

【按语】山茱萸味酸涩，性微温，具有补益肝肾之功效，善于补肝肾之精，可用于治疗阴精亏虚之头晕目眩、腰酸耳鸣之症；并且能补肝肾而调冲任，从而改善月经、带下量多之症；同时具有一定的滋阴清热之性，可减轻内热消渴、潮热汗出等症状。五味子同样味酸涩，性温，其酸能生津，用治津液亏耗，内热消渴；其涩能收，可治疗虚热汗出、咳嗽、崩漏等症。研究发现，五味子多糖可能通过抑制卵巢癌 SKOV3 细胞自噬，增强内质网应激凋亡敏感性，而起到抑制卵巢癌细胞增殖的作用[7]。

（2）阿胶鸡蛋羹。

【组成】阿胶 15 g，鸡蛋 2 个，甜酒、冰糖适量。

【制法】将鸡蛋打入碗内，用筷子搅匀备用。将阿胶打碎放入锅中，加 100 mL 清水浸泡，再加入适量甜酒、冰糖，用小火煮，待胶化后，调入鸡蛋液搅拌，稍煮片刻即可食用。

【功效】补血止血，滋肾养阴。适用于阴虚血虚之证，以及阴虚内热、血虚不固所致的崩漏下血、口干口渴、肢体乏力等症状。

【按语】阿胶具有补血止血、滋阴润燥之功效，其甘温质润，为补血之佳品，有助于改善血虚无力、眩晕之症；其质地黏腻，在补血同时具有一定的止血作用，如《神农本草经》谓其"主心腹内崩……女子下血，安胎"，有助于改善女子月经过多之症状；并且能养阴滋肾水，尤其适用于阴虚血热所致的崩漏下血，以及阴液亏虚之心烦失眠、口干口渴等症状。

（3）莲肉番茄饼。

【组成】番茄 500 g，莲子肉泥 250 g，鸡蛋 2 个，面粉 50 g，植物油适量。

【制法】将番茄洗净，去皮榨汁。碗中放面粉，打入 2 个鸡蛋，倒入番茄汁和面。醒面 40 min，待面团发至 2 倍大取出，充分揉按光滑，搓成长条，取小剂子，放入莲子肉泥揉成饼，放入锅中煎熟即可。

【功效】补血生津，健脾消食，防癌抗病。适用于食欲不振、口干口渴等症状。

【按语】番茄具有生津止渴、健胃消食之功效，其味酸甘，能滋阴生津而止渴。研究发现，番茄红素由于有较强的抗氧化活性，可以减少卵巢和输卵管上皮细胞 DNA 受损以及在氧化应激状态下的暴露，进而达到预防或减少卵巢癌的发生和生长[8]。莲子肉则有健脾补虚、生津之功效，如《本草纲目》指出其能"交心肾，厚肠胃，固精气，强筋骨，补虚损"，《日华子本草》谓其"益气，止渴，助心，止痢。治腰痛，泄精"，有助于健脾补虚，收敛生津，健运脾胃而助生津，收敛固涩而减少津液之亏耗。

4. 温阳利水类

本类药膳适用于卵巢癌属阳虚水泛证型患者。患者病程日久，不断耗伤正气，损伤阳气。而肾主水，一身气水津液，须赖肾阳气化以行之，现阳气亏虚、气化失司，则水无所主，以致水饮之邪泛滥周身，故见腹部胀满，面色㿠白，躯体水肿、腰以下尤甚。加上阳气不得温煦，则见畏寒肢冷、舌淡胖、苔白、脉沉迟而无力之象。治疗当以温肾化气、利水消肿为法。

（1）葫芦巴小米粥。

【组成】葫芦巴 15 g，小米 100 g，粳米 50 g。

【制法】将葫芦巴捣碎，用纱布包好，与小米、粳米一同下锅熬煮 1 h 即可。

【功效】温肾健脾，利水化湿。适用于脾肾虚寒所致的脚肿、腰膝疼痛、畏寒肢冷、食欲不振、脘腹胀闷等症状。

【按语】小米，古人谓之曰"青粱米"，其药效最早可追溯至《名医别录》中所记载："利小便，益气补中。"《日华子本草》同样谓之能"健脾，治泄精"。常食之有助于治疗脾虚气弱、饮食不消、小便不利等症状。葫芦巴则能温肾助阳，祛寒止痛，可治疗肾阳不足、命门火衰之下元虚冷，也可以用于阳虚气化不利、寒湿下注所致的脚气、脚肿、足膝冷痛。研究发现，葫芦巴碱可能通过抑制 Nrf2 表达，促进含氧物质的产生，进而激活线粒体凋亡途径，诱导卵巢癌 SKOV-3 细胞凋亡[1]。两者合用，使脾肾阳气充足，能够温化水湿。

（2）蛇床子粥。

【组成】大米 80 g，蛇床子 12 g，白糖适量。

【制法】将蛇床子洗净，放进锅内，倒水浸泡 10 min，然后煎煮 30 min，去渣取汁备用。将大米洗净，倒入砂锅，加蛇床子汁熬粥，等粥快熟的时候加入白糖，搅拌均匀煮熟即可。

【功效】温肾散寒，祛风除湿。适用于肾阳不足、寒湿内生所致的腰膝酸软、小腹冷痛、肢体肿胀等症状。

【按语】蛇床子具温肾助阳、燥湿祛风之功效，《名医别录》言其"温中下气，令妇人子脏热"，能够壮肾中阳气，改善阳虚内寒所致的胞宫虚寒、小腹冷痛、腰膝酸软等症状，其燥湿之功也有利于除寒湿积聚之水肿。现代药理学研究发现，蛇床子素可能通过下调抗凋亡因子 Bcl-2 和上调促凋亡因子 Bax 的表达，抑制卵巢癌 SKOV3 细胞的增殖并诱导其凋亡[9]，具有良好的抗卵巢癌功效。

（3）羊脊虫草羹。

【组成】羊脊骨 500 g，肉苁蓉 15 g，冬虫夏草 2 只，草果、桂皮、香叶、八角适量。

【制法】将肉苁蓉、冬虫夏草、草果加水浸泡 20 min 备用。将羊脊骨剁成小块，洗净焯水后，与其他所有食材一同放入锅中炖煮即可。

【功效】补肾强筋，益精养血。适用于病后治下元久虚，腰肾伤败，以及气血损伤之神疲乏力等症状。

【按语】此方源于《太平圣惠方》中所记载的"羊脊骨羹"，适用于肾脏风冷、腰腿疼痛等症状。羊骨秉承羊肉温热之性，具有温阳补虚之功效，如《千金翼方》记载其"主虚劳寒中，羸瘦"，能温阳散寒，强壮筋骨。而本方在原方基础上加入肉苁蓉、冬虫夏草以加强其补肾阳、益精填髓之功效，可进一步改善病后体虚、肾阳不足、精血不生之状况。研究发现，虫草素能够通过抑制 ERK1/2 的表达，抑制卵巢癌细胞增殖及侵袭，从而发挥抗卵巢癌的作用[10]。

参考文献

[1] 陈玉凤，屠丽亚，李晶，等.葫芦巴碱通过调控 Nrf2/ROS 信号通路诱导卵巢癌 SKOV-3 细胞凋亡 [J].中药材，2022，45（7）：1746-1752.

[2] 徐佳，魏莉，蔡国青，等.薏苡仁油对卵巢癌 SKOV3 细胞凋亡的作用及机制研究 [J].中国妇幼健康研究，2021，32（12）：1768-1774.

[3] 闫霜，王雅莉.茯苓多糖影响卵巢癌细胞耐药性的机制 [J].西北药学杂志，2022，37（3）：94-100.

[4] 杨洁真，王晶，宋永红，等.脂质体莪术醇逆转卵巢癌顺铂耐药作用的机制 [J].安徽医科大学学报，2022，57（7）：1106-1111.

[5] 曾博洁，许剑利，董珊.虎杖多糖通过 NF-κB/P65 信号通路抑制卵巢癌细胞增殖 [J].宁夏医科大学学报，2022，44（2）：109-113，121.

[6] 郑玲，刘杏，刘雨，等.珍珠菜提取物 ZE4 通过 PI3K/Akt/FoxO3a 信号通路调控卵巢癌细胞生物医学功能研究 [J/OL].分子植物育种，2022.

[7] 苗昊，杨建立，张松青，等.五味子多糖对卵巢癌 SKOV3 细胞增殖、自噬及内质网应激凋亡的影响 [J].系统医学，2021，6（3）：135-137.

[8] 刘芳华，孙慧，宫婷婷，等.饮食中番茄红素摄入与卵巢癌发病关系的研究进展 [J].公共卫生与预防医学，2019，30（5）：95-98.

[9] 皇甫梦杰，王娟，于丹，等.蛇床子素对卵巢癌 SKOV3 细胞凋亡的影响 [J].中华中医药杂志，2021，36（1）：459-462.

[10] 李华华，岳姣姣，牛虹.虫草素对人卵巢癌细胞增殖、侵袭及 ERK1/2 通路的抑制作用 [J].华南国防医学杂志，2022，36（3）：159-162.

八、脑瘤药膳食疗

脑瘤患者应适量摄入高蛋白的食物，为身体补充所需的氨基酸，才能有效对抗脑瘤。蛋白质广泛存在于动植物中，如肉类、鱼类、豆类、蛋白粉及豆制品等，牛奶也是优质蛋白质的重要来源。同时要注意均衡营养，食物多样化，保证荤素合理搭配。平衡膳食包括蔬菜、水果、豆类、菌类、奶类、坚果、核桃、全谷食物、瘦肉等，保护脑颅内血管食物如芹菜、荠菜、茭白、海带、海蜇、牡蛎等，防治脑颅内高压食物如红豆、鲫鱼、核桃仁、薏苡仁、洋葱、木耳、玉米须等。忌饮浓茶、咖啡、酒、烟、辣椒、八角等，少喝鸡汤、肉汤等，有利于保护心脑血管系统。

1. 平肝潜阳类

本类药膳适用于脑瘤属肝阳上亢证型患者。足厥阴肝经循行过巅顶，而头为诸阳之会，若肝阳偏旺，则易上冲于头，且肝阳易化火，扰乱清宫，故见头痛剧烈、目赤眩晕、烦闷躁扰；若肝阳偏旺，肝火犯胃，则见恶心呕吐；若热灼津液，则见口干口苦、尿赤、便秘；阳亢日久易化风，风中经络，则见肢体抽搐、步态不稳。舌红、苔黄或黄腻、脉弦或滑，皆为肝阳上亢之征。治疗当以平肝潜阳为法。

（1）天麻柴胡秋梨炖鸭。

【组成】鸭肉 500 g，天麻 10 g，柴胡 6 g，秋梨 1 个，葱、姜、盐等调料适量。

【制法】将鸭肉洗净切块，秋梨切块备用。将所有食材放入锅内，加入适量水，先用大火煮沸，再改小火炖 45 min 即可。

【功效】平肝息风，疏肝解郁，清心除烦。适用于阳亢化风之肢体抽搐、头目眩晕，以及热灼津伤之口渴心烦等症状。

【按语】天麻有息风止痉、平抑肝阳、祛风通络之功效，既息肝风，又平肝阳，善治多种原因之眩晕头痛，为止眩晕之良药，并且能入经络，对于肝风内动、肢体抽搐有一定疗效。柴胡具有疏散退热、疏肝解郁之功效，能帮助疏肝气，使肝气调达则阳亢得以减轻。现代药理学研究发现，柴胡提取物柴胡皂苷 d 能够通过抑制增殖并促进凋亡对人脑胶质瘤 M251 细胞生长起到抑制作用[1]。梨有生津润燥之功效，能治疗热病津伤之烦渴、消渴。《随息居饮食谱》中记载："梨，甘凉，润肺，清胃，凉心……养阴润燥……止烦渴。"肝阳化火，易伤津液，食梨能够滋阴润燥，清心除烦，治疗燥热烦渴。

（2）菊花决明粥。

【组成】菊花 20 g，决明子 15 g，粳米 100 g，冰糖少许。

【制法】将决明子放入锅内炒至微有香气，待冷后和菊花一起加清水同煎煮 45 min，去渣留汁，放入粳米煮粥。粥将成时，放入冰糖，煮至溶化即可。

【功效】清肝降火，养神通便。适用于脑瘤头痛眩晕、目涩口干、大便干结等症状。

【按语】菊花具有平抑肝阳、清肝明目、清热解毒之功效，其性甘，入肝经，能清肝热、平肝阳。《本草纲目拾遗》记载菊花"专入阳分，治诸风头眩"，适用于肝阳上亢所致的头晕头痛、目赤肿痛。现代药理学研究发现，菊花中所含的木樨草素能快速与氨肽酶 N 发生作用并迅速降低酶的活性，从而诱导脑胶质瘤 U87 细胞的凋亡 [2]。决明子则具有清肝明目、润肠通便之功效，常与菊花一同使用，治疗肝火上攻或肝阳上亢之眩晕；并且其质润，具有润肠通便之功效，适用于肝火伤津之便秘。

（3）牡蛎豆腐鲫鱼。

【组成】牡蛎粉 12 g，鲫鱼 200 g，豆腐 200 g，料酒、葱、姜、酱油等调料适量。

【制法】将鲫鱼去鳞、腮、内脏，洗净，轻划几刀，将酱油、盐、料酒抹在鱼身上腌制备用；将豆腐切成 4 cm 长、3 cm 宽的块；切好姜片、葱花备用。将鲫鱼、姜、葱和牡蛎粉放入炖锅内，加入清水烧沸，再加入豆腐，用文火煮 30 min 后即成。

【功效】滋阴潜阳，重镇安神。适用于阴虚阳亢、虚阳上浮所致的眩晕、耳鸣、头痛、失眠等症状。

【按语】牡蛎质重，味咸性寒，入肝经，具有平肝潜阳、滋阴之功效，适用于阴虚阳亢所致的眩晕耳鸣以及失眠之症，同时具有软坚散结之功效，并且牡蛎提取物能不同程度地抑制肿瘤细胞的增殖 [3]。豆腐和鲫鱼有清热、利尿之功效，对阳亢火热具有一定的治疗效果。

2.清热化痰类

本类药膳适用于脑瘤属痰热上扰证型患者。患者因平素饮食不节，或脾虚湿邪不化，而致痰浊内生。痰浊易于化火而生痰热，痰热之邪上扰清窍，则见面赤头晕，头痛剧烈；痰浊阻滞中焦，则痰多、恶心、呕吐；痰浊留滞于经络，则见肢体抽搐、步态不稳；痰热灼伤津液，则见口干、口苦、尿赤、便秘等症状。舌红、苔黄或黄腻、脉弦或滑，均为痰热上扰之证。治疗宜清热化痰，兼以滋阴通络、开窍为法。

（1）无花果竹沥汁。

【组成】无花果 20 g，鲜竹沥汁 15 g，冰糖少许。

【制法】将无花果洗净后放入锅中煮制 45 min，待放至温热后再倒入鲜竹沥汁及冰糖，搅拌均匀即可。

【功效】清热生津，化痰开窍。适用于痰热内盛所致的咳吐黄痰、烦躁、抽搐痉挛、大便干结等症状。

【按语】无花果有清热生津、健脾开胃、解毒消肿之功效，《本草汇言》认为其能"去湿热，解疮毒"，《随息居饮食谱》载其有"清热润肠"之功效，适用于痰热阻滞所致的脘腹胀闷、大便干结等症状。研究发现，无花果水煎剂含有对脑肿瘤细胞具有细胞毒性的物质，能直接杀灭与抑制肿瘤细胞，从而抑制脑内胶质瘤的生长 [4]。鲜竹沥味甘性寒，归心经、肝经，具有清热豁痰、定惊利窍之功效，其清泄痰热之力较强，适用于痰多且色黄黏稠者；并且能入经络之中，如《本草备要》记载鲜竹沥能"治中风口噤，痰迷大热，风痉癫狂，烦闷消渴，血虚自汗"，适用于痰火内盛、阳亢化风之抽搐。

（2）菖蒲炖猪心。

【组成】石菖蒲 9 g，猪心 1 个，葱、姜、盐等调料适量。

【制法】将猪心切开，洗净切片，与石菖蒲一同放炖盅内，加适量水，隔水炖熟，加食盐调味，饮汤食心。

【功效】具有豁痰、开窍、养心的作用。适用于脑瘤伴肢体抽搐、精神障碍者。

【按语】石菖蒲有开窍豁痰、醒神益智、化湿和胃之功效，能够化阻滞于脑内的痰湿之邪，可治疗痰浊蒙蔽所致的神志昏乱、惊厥、抽搐等症状。现代药理学研究发现，石菖蒲中的细辛醚能促进在体神经干细胞增殖和减少神经退行性疾病的发生[5]。猪心味甘性平，归心经，具有以形补形之功，能够治疗惊悸、怔忡、不眠等心系病症，如《名医别录》中指出猪心"主惊邪忧恚"。猪心配合石菖蒲，有助于改善脑瘤患者的精神状态。

（3）舌草瓜蒌炖汤。

【组成】白花蛇舌草 15 g，瓜蒌瓤 10 g，猪筒骨 200 g，调料适量。

【制法】锅内加适量水，小火炖煮白花蛇舌草、瓜蒌瓤 45 min，去渣留汁，再加入猪筒骨炖煮 1 h 即可。

【功效】清热化痰，解毒利湿。适用于痰热所致的昏迷、眩晕、呕吐等症状。

【按语】瓜蒌具有清热化痰、生津、除烦止呕之功效，能治疗痰热中风引起的昏迷、头晕；并且能清胃热、降逆止呕，治疗痰热呕逆、食欲不振。白花蛇舌草具有清热、利湿、解毒之功效，能清解痰热之毒，其利尿之功有助于使湿邪随小便排出，与瓜蒌同用有助于清热化痰、抗癌解毒。白花蛇舌草的解毒消肿之功效适用于各类肿瘤的治疗。现代药理学研究发现，白花蛇舌草可能通过上调 Caspase-3 基因和促凋亡蛋白 Bax 基因的表达并降低 Bcl-2/Bax 比率，抑制大脑胶质瘤 U87 细胞体外生长，诱导细胞凋亡[6]。

3. 活血通络类

本类药膳适用于脑瘤属瘀血内阻证型患者。患者因脑部气、血、痰浊结聚，经络不通，血脉运行不畅，血液阻滞于脑内而发病。瘀血壅遏，气血不得运行，故见头痛如裂，或刺痛，痛有定处、固定不移；气血因壅滞不得上行，故见面色晦暗、瘀血损伤；络脉不通，故见舌强不能语、四肢运动不利或肢体不遂。舌淡紫有瘀斑、苔白、脉涩皆为瘀血内阻之象。治疗当以活血祛瘀、开窍通络为法。

（1）当归川芎蛋。

【组成】鸡蛋 8 个，川芎 9 g，当归 6 g，香附 6 g，桃仁 6 g，酒糟 30 g，

盐 10 g，八角、茴香适量。

【制法】将鸡蛋煮熟后剥壳，当归、川芎、香附洗净，桃仁用水浸泡后去皮去尖备用。锅中加入 1000 mL 开水，放入熟蛋、酒糟、川芎、当归、香附、桃仁、盐、八角、茴香，用小火煮 20 min 即可食用。每日早晚各 1 个，并少量饮汤。

【功效】活血行气，痛经止痛。适用于脑瘤患者头部刺痛、肢体活动不利、胸胁部胀闷等症状。

【按语】川芎上行头目，是治疗头痛之要药，具有活血止痛之功效，对于瘀血所致头痛效果更佳；并且能够祛风通络，对于气滞血瘀所致的肢体麻木不适，脘腹、胸胁胃胀满具有一定的治疗效果。研究发现，川芎的活血化瘀功效能够促进肿瘤生长的"易栓状态"，改善肿瘤微环境，防止肿瘤栓子的形成，并对进入循环的肿瘤细胞有直接或间接的抑杀作用 [7]。川芎与香附、桃仁合用能够增加行气活血之功效，加当归则能够同时发挥活血补血之功效，改善经络肢体瘀血而不得濡养的状态。

（2）赤芍紫草粥。

【组成】赤芍 5 g，紫草 5 g，粳米 30 g。

【制法】将赤芍、紫草、粳米一同放入砂锅，加适量水，共煮成粥。

【功效】凉血活血，散瘀止痛。适用于瘀血久而化热见皮下出血或肢体经脉疼痛者。

【按语】瘀血日久，酝酿蒸化，腠理及卫阳被郁，则易发热，故治疗重在活血凉血以清热。赤芍能发挥散瘀止痛、凉血消肿之功效，能入血分，泄血分瘀热，并且能出经络之瘀血而止痛，《名医别录》中指出其能"通顺血脉，缓中，散恶血，逐贼血"，适用于瘀血闭阻经络所致的肢体关节疼痛。研究发现，赤芍总苷能够抑制细胞恶性增殖，诱导细胞凋亡，促进分化，具有明显的抑瘤作用 [8]。紫草则同样具有凉血活血之功效，适用于瘀血发热之症。紫草所含的紫草素可诱导细胞周期停滞在 G0/G1 和 S 期并促进细胞凋亡，并且可能是靶向胶质瘤中肿瘤干细胞的潜在抗癌药物，从而能够抑制肿瘤细胞增殖和分化 [9]。

（3）藕汁木耳山楂羹。

【组成】藕汁 20 g，干黑木耳 10 g，山楂 20 g，白糖适量。

【制法】将木耳泡发切碎，山楂去核捣碎成泥，再将二者一同放入锅中，加适量水熬煮至黏稠，加入白糖调味，倒出放凉后，加入藕汁即可食用。

【功效】活血行气，散瘀止痛。适用于脑瘤瘀血头痛、面色晦暗、胸腹刺痛者。

【按语】山楂具有通行气血、活血祛瘀之功效，能够治疗瘀血所致的心腹刺痛、脘腹胀闷等症状。木耳是活血化瘀之常用食材，《随息居饮食谱》中指出其能"补气耐饥，活血"，《药性论》同样指出其"能治风，破血，益力"，在活血的同时又能够发挥补气功效，使气旺血行。莲藕生用具有清热、凉血、散瘀之功效，《药性论》指出："藕汁，能消瘀血不散。"三者合用，共同发挥活血、行气、止痛之功效，有助于消除颅内瘀血。

4. 补益气血类

脑瘤日益增大消耗患者气血，或肿瘤综合治疗后损伤患者正气。气血亏虚，不能濡养脑络，故见神疲乏力、面色苍白、头晕头重；若气血不能濡养周身，则见四肢无力；若脾胃损伤，则见恶心呕吐。舌质淡、苔白、脉细弱，皆为气血亏虚之象。此阶段要注意顾护患者正气，以补益气血为主，必要时兼以温补阳气。

（1）黄芪龙眼炖牛肉。

【组成】牛肉 250 g，黄芪 20 g，龙眼肉 10 g，调料适量。

【制法】将牛肉切片，加水煮沸，去除泡沫和浮油，再放入黄芪、龙眼肉小火熬煮 1 h，至牛肉软烂后，加入调料调味即可。

【功效】补中益气，养血安神。适用于气血不足而见神疲乏力、四肢无力、食欲不振、失眠健忘者。

【按语】牛肉具有补脾胃、益气血、强筋骨的功效，《本草拾遗》指出其能"消水肿，除湿气，补虚，令人强筋骨、壮健"，善于治疗各类虚损羸瘦所致疾病。龙眼肉能补益心脾，养血安神，适用于心脾气血不足而致的心悸失眠、眩晕、食欲不振等不适，《得配本草》记载其"益脾胃，葆心血，润五脏，治怔忡"，能养心脾之气血使周身气血得以充养。黄芪是健脾益气之要药，并且在补气的同时具有升举阳气之功效，有助于使气血上行，补脑髓之不足。

（2）灵芝鲢鱼粉丝汤。

【组成】鲢鱼头 1 个，灵芝 20 g，粉丝 100 g，香菜、调料适量。

【制法】将鱼头处理干净后从中间劈成两半备用。锅内下姜片、大蒜爆香；放入鱼头，小火煎至两面金黄；加入开水没过鱼头，加入灵芝，转大火一同煮制 30 min；加入粉丝，再煮 5 min；加适量调料，放入香菜、白胡椒即可。

【功效】温中、益气、安神。适用于脑瘤治疗后周身乏力、头晕失眠、脘腹冷痛、食欲不振等症状。

【按语】鲢鱼味甘性温，具有温中益气之功效，《随息居饮食谱》记载其"暖胃，补气，泽肤"，适用于脾胃虚寒、气血不足所致的乏力疲惫症状。灵芝能入心经、肝经、肾经，有补气安神之功效，适用于气血不足、心神失养所致的心烦、体倦、纳差等症状。研究发现，灵芝提取物灵芝酸 A 可体外抑制大鼠胶质瘤 C6 细胞增殖，同时可通过阻滞肿瘤血管形成抑制胶质瘤模型大鼠肿瘤的生长[10]。

（3）参枣炖瘦肉。

【组成】党参 20 g，红枣 15 g，瘦肉 300 g。

【制法】把食材洗净后一起放进锅里炖 30 min 即可食用。

【功效】补中益气，养血安神。适用于气血亏虚之神疲乏力、消瘦、心悸失眠等症状。

【按语】党参为补益气血之佳品，气血双补，故适用于气虚不能生血，或血虚无以化气而见面色苍白或萎黄、乏力、头晕、心悸等症的气血两虚证。并且其中所含的人参皂苷对人恶性脑胶质瘤细胞株 BT325 增殖具有明显的抑制作用[11]。红枣能健脾以益气，入心而养血，善于治疗脾胃虚弱之倦怠乏力、形体消瘦，以及心血亏虚之失眠。两者合用能使气血同补，相互滋生，有助于患者正气恢复。

5. 滋补肝肾类

本类药膳适用于脑肿瘤属肝肾阴虚证型患者。肾主骨生髓，而脑为髓海，受肾中之阴精而填之，若肾阴亏虚不能上养髓海，则使脑髓不充而见头晕目眩、健忘、耳鸣、腰膝酸软等症。且肝肾同源，肾阴虚日久影响及肝，阴虚则火旺，虚火内扰则见心悸失眠、盗汗、舌红、少苔、脉细，皆为肝肾阴虚之象。治疗以滋补肝肾之阴为法。

（1）五味子酸枣仁汁。

【组成】五味子 10 克，酸枣仁 10 克，白糖适量。

【制法】将酸枣仁捣碎，与五味子一同放入锅中加水炖煮 45 min，加入白糖，放至温热后即可服用。

【功效】滋阴养肝，宁心安神。适用于脑瘤肝肾阴虚之口渴、多汗、心烦失眠等症状。

【按语】酸枣仁味酸、甘，归心经、肝经、脾经、胆经，具有补肾宁心、生津益气之功效，养心阴、滋肝血，《名医别录》中指出其"主烦心不得眠……虚汗烦渴，补中，益肝气，坚筋骨，助阴气"，对于阴虚血少之虚烦神疲、惊悸失眠、津液亏虚之口渴具有良好的治疗效果。研究发现，五味子多糖能显著抑制人脑胶质瘤 U251 细胞生长，诱导该细胞凋亡，降低该细胞迁移能力[12]。

（2）枸杞子炖猪脑。

【组成】枸杞子 20 g，猪脑 1 个，水适量。

【制法】将洗净的食材一起放入炖盅内加水，隔水炖熟，调味食用。

【功效】滋补肝肾，填精益脑。适用于脑肿瘤术后头晕耳鸣、腰膝酸软、疲乏无力等症状。

【按语】枸杞子具有滋补肝肾、益精明目之功效，能够治疗肝肾阴虚、精血不足所致的眩晕耳鸣、腰膝酸痛、虚烦内热。研究发现，枸杞多糖能够通过 PI3K/AKT 途径，显著降低实验大鼠的脑胶质瘤侵袭情况，提升肿瘤细胞的凋亡率，并且可通过对机体的免疫相关分子水平的调节，而达到抑制肿瘤增殖的目的[13]。猪脑具有滋补强壮的作用，《四川中药志》记载其具有"补骨髓，益虚劳"的功效，同时猪脑中富含卵磷脂和脑磷脂，对保持神经组织结构和功能具有重要作用[14]。

（3）桑葚百合炖鸡。

【组成】桑葚 30 g，百合 15 g，母鸡 1 只，调料适量。

【制法】将鸡肉洗净切块，焯水备用。将桑葚、百合洗净后与鸡块一同放入锅中加水炖煮，至鸡肉软烂后加入适量调料即可。

【功效】滋补肝肾，养阴安神。适用于肝肾阴虚所致的眩晕、腰酸、口渴以及心烦失眠等症状。

【按语】桑葚味甘性寒，归肝经、肾经，具有滋阴补血、生津润燥之功效，能治疗肝肾不足、阴血亏虚之腰膝酸软、眩晕耳鸣，《随息居饮食谱》记载其能"滋肝肾，充血液……息虚风，清虚火"，滋阴以除烦清热。并且其甘寒生津，具有生津止渴之功效。百合同样具有滋阴之功效，并且擅长于治疗阴虚失眠，改善阴虚内热所致的神志恍惚等情绪障碍。

（4）百玉山药鲫鱼汤。

【组成】鲫鱼 250 g，百合 20 g，玉竹 20 g，山药 60 g。

【制法】将鲫鱼去除内脏洗净，油煎至两面金黄，加入适量清水，再加入洗净的百合、玉竹、山药共煮成汤，调味即可。

【功效】滋阴补肾，润肺利尿。预防颅内高压，并补充蛋白质。

【按语】鲫鱼味甘性温，具有和中补虚、除湿利水、温胃进食、补中生气之功效。其利水消肿，可预防颅内高压，且富含优质蛋白质，可补充人体所需的氨基酸。百合味甘性寒，归心经、肺经，具有养阴润肺、清心安神的功效。玉竹具有养阴润燥、生津止渴的功效，适用于阴虚肺燥有热的干咳、少痰、咯血、声音嘶哑等症状。山药补脾养胃，生津益肺，补肾涩精，适用于脾虚食少、久泻不止、肺虚喘咳、肾虚遗精、带下、尿频、虚热消渴等症状。

（5）海带天麻尾龙骨汤。

【组成】猪尾龙骨 300 g，天麻 15 g，海带 45 g，牛膝 10 g。

【制法】将猪尾龙骨洗净焯水后切碎，海带泡发后切丝，天麻、牛膝洗净备用。先将猪尾龙骨入锅中煮沸后除去泡沫，后加入天麻、海带、牛膝共煮成汤，调味即可饮用。

【功效】补养肝肾，软坚散结，定惊止痛，保护颅内血管。

【按语】猪尾龙骨有着很好的滋补肾精的功效，适用于肾精虚弱所导致的头晕、耳鸣、四肢无力、腰膝酸软、腰腿疼等症状。天麻味甘性平，归肝经，具有息风止痉、平肝潜阳、通络止痛的功效，常用于中风手足不遂、筋骨疼痛、肝风内动、惊痫抽搐、头痛、眩晕等肝胆风证。海带味咸性寒，归于肝经、脾经、肾经，有软坚散结、消肿利水之功效。海带中还含有大量的甘露醇，有利尿消肿的作用，可预防颅内水肿、肾功能衰竭、老年性水肿等。

（6）莲子百合枸杞粥。

【组成】莲子（去心）20 g，百合 15 g，枸杞子 10 g，粳米 100 g。

【制法】将粳米洗净，加水煮至八成熟，放入莲子、百合、枸杞子共煮成粥，调味即可食用。

【功效】滋养肝肾，养心安神，补充蛋白质。

【按语】莲子肉味甘、涩，性平，入脾经、肾经、心经，具有益肾固精、补脾止泻、养心安神的功效，适用于脾虚腹泻、食欲不振、心悸、失眠、遗精早泄、小便淋漓不尽、白带增多等症状。百合具有良好的养阴润肺、清心安神的功效。枸杞子具有滋补肝肾、益精明目之功效，能够治疗肝肾阴虚、精血不足所致的眩晕耳鸣、腰膝酸痛、虚烦内热。粳米可以补气生津、健脾止泻，适用于脾肾虚弱之泻痢日久、滑脱不禁等症状。全方共奏滋养肝肾、养心安神之功效。

参考文献

[1] 马鹏举，李祥生，汲乾坤，等.柴胡皂苷 d 上调 CDKN1B 抑制脑胶质瘤细胞增殖的机制研究 [J].中医药信息，2019，36（1）：5-10.

[2] 高春艳，聂珍贵，王俊亚，等.木樨草素对脑胶质瘤细胞氨肽酶 N 活性影响 [J].中国公共卫生，2015，31（3）：334-337.

[3] 杨雪，马爱翠，陈震，等.基于体外抗肿瘤活性的海洋中药牡蛎提取物

HPLC 化学轮廓谱研究 [J]. 中国海洋大学学报（自然科学版），2015，
45（9）：90-96.

[4]　张恺. 无花果对大鼠脑胶质瘤抑制作用的实验研究 [D]. 济南：山东中医药大学，2007.

[5]　MAO J X，HUANG S C，LIU S F，et al. A herbal medicine for Alzheimer's disease and its active constituents promote neural progenitor proliferation[J]. Aging Cell，2015，14（5）：784-796.

[6]　张焱，谢蕊繁，陈坚，等. 白花蛇舌草对人胶质瘤 U87 细胞的影响及机制 [J]. 中华实验外科杂志，2011，（12）：2171-2173.

[7]　迟笑怡，周天，胡凯文. 川芎对恶性肿瘤侵袭与转移影响研究进展 [J]. 中医学报，2019，34（3）：495-500.

[8]　许惠玉，徐广友，陈志伟，等. 赤芍总苷诱导肿瘤细胞凋亡机制的研究 [J]. 中医药学刊，2005（10）：1798-1800.

[9]　ZHANG F L，WANG P，LIU Y H，et al. Topoisomerase I inhibitors，shikonin and topotecan，inhibit growth and induce apoptosis of glioma cells and glioma stem cells[J]. PLoS One，2013，8（11）：e81815.

[10]　杨鑫，黄沁，潘晓梅. 灵芝酸 A 对脑胶质瘤大鼠肿瘤生长抑制作用 [J]. 中国临床药理学杂志，2021，37（8）：997-999.

[11]　罗俊生，张齐，关宁，等. 人参皂苷对恶性脑胶质瘤细胞 BT325 增殖的影响 [J]. 辽宁中医杂志，2006（10）：1319-1320.

[12]　王光杰，张熙. 五味子多糖对人脑胶质瘤 U251 细胞增殖的抑制作用及机制研究 [J]. 现代中西医结合杂志，2020，29（18）：1968-1972.

[13]　万亚菲，徐连明，常志惠. 枸杞多糖通过 PI3K/AKT 途径对大鼠胶质瘤细胞生物学特性影响 [J]. 中华中医药学刊，2021，39（12）：160-163.

[14]　谢朝顺，李桂华. 羊、猪、鸡脑中磷脂及磷脂脂肪酸组成分析 [J]. 河南工业大学学报（自然科学版），2010，31（4）：29-31，36.

九、膀胱癌药膳食疗

血尿是膀胱癌患者最常见的临床表现，80% ～ 90% 的患者以间歇性、无痛性全程肉眼血尿为首发症状。血尿严重程度、持续时间及出血量与肿瘤恶性程度、分期、大小、数目、形态并不成正比。部分患者是体检或因其他疾病例行检查时无意中发现膀胱癌。

膀胱癌药膳食疗原则：健脾补肾，益气养血，清热利湿，凉血解毒，滋阴降火等。药食常选赤芍、白茅根、车前草、茯苓、生地黄、半边莲、三七、当归、石斛、西洋参等。

1. 健脾益肾类

患者久病，迁延不愈，损耗正气，伤及脾肾。脾气损伤，则不能运化水谷精微以生成气血,致人后天精血来源匮乏,不能濡养全身,故见气短、乏力、纳少、面色淡白。肾为先天之本，受后天脾胃生成之气血滋助，脾气既伤，肾中阳气亦不足,肾主司二便,为腰之府,开窍于耳,肾中阳气虚则小便无力、腰膝酸软、头晕耳鸣。舌淡红，苔薄白或腻，脉沉细，皆为脾肾亏虚之象。治疗当以健脾补肾、益气养血为法。

（1）参芪猪肚鸡汤。

【组成】党参 20 g，黄芪 30 g，猪肚 250 g，鸡肉 250 g，大枣、枸杞子、胡椒等调料适量。

【制法】将猪肚用生粉抓洗，洗去表面黏液后放入锅中焯水，捞出洗净后切丝备用，鸡肉洗净切块备用。锅中加入清水，将猪肚、鸡块与党参、黄芪一同炖煮 2 h，出锅前加大枣、枸杞子、胡椒等调味。

【功效】益气健脾，温中补虚。适用于脾肾两虚之全身乏力、不思饮食、小便频、腰酸肢冷等症状。

【按语】猪肚味甘性温，《本草经集注》言其能"补虚损，健脾胃。治虚劳羸弱……小便频数"，是补益中气之佳品，适用于脾胃气虚所致的不思饮食、口淡乏味、气短形瘦、四肢无力等不适。鸡肉能温中益气、补精添髓，《日华子本草》中记载"黄雌鸡：止劳劣，添髓补精，助阳气"，是温补脾肾之佳品，能治虚劳羸瘦、中虚、胃呆食少、泄泻、小便频数等不适。黄芪、党参皆为益气补虚之佳品，对于患者正气亏损、脾肾亏虚具有良好的补益效果。研究发现，补气类药物能够提高人体免疫力，激活的巨噬细胞可以直接吞噬异物、病原体，杀死肿瘤细胞，还可以释放细胞因子间接杀死肿瘤细胞[1, 2]。

（2）虫草山药排骨汤。

【组成】冬虫夏草 3 g，山药 100 g，排骨 500 g，生姜 20 g，佐料适量。

【制法】将排骨剁成小段，洗净焯水后备用，山药去皮切段备用。将所有配料一同放入锅中，加入适量清水，炖煮 2 h 至熟烂后，加适量佐料调味即可。

【功效】补肾益精，健脾益气。适用于脾肾阳虚所致腰膝酸软、尿量频多、食欲不振、全身乏力等症状。

【按语】肾与膀胱相表里，膀胱的气化和排泄功能有赖于肾中阳气的推动和固摄，因此补充肾阳有利于促进膀胱功能的恢复。冬虫夏草长于补肾益精，善于治疗肾阳不足、精血亏虚所致的腰酸、肢冷、小便不利等症状。冬虫夏草中含有虫草素、腺苷、EPSF、虫葡聚糖、单糖皂苷等成分，其可能通过激活人体的免疫系统以实现多种防御功能，而发挥抑制癌细胞生长和抗肿瘤的作用[3]。山药补肺脾肾气，能健脾除湿以治食少便溏，能固摄肾气以治腰膝酸软、尿量频多。

（3）海马童子鸡。

【组成】童子鸡 1000 g，海马 1 只，精盐 6 g，料酒 20 g，葱段、姜片各 15 克[4]。

【制法】将海马用温水洗净备用。将鸡在开水中煮约 5 min，取出，剔除鸡骨取肉，连皮切成长方条。将鸡肉条整齐地排列在一个蒸碗里，分别放上海马、配料及调料，上屉蒸 1 ～ 1.5 h，蒸熟后拣去葱、姜，加入少许盐，调好味即成。

【功效】补肾壮阳，补中益气。适用于肾阳虚弱、腰酸如折、小腹冷、神倦肢冷等症状。

【按语】海马味甘性温，有温肾壮阳之功效。肾与泌尿生殖系统关系密切，海马能补肾阳从而对泌尿系统产生固摄作用，使小便不至于过多。研究发现，海马提取物能够呈现出较高的抗肿瘤活性和抗氧化活性，具有一定的抗肿瘤作用[5]。童子鸡甘温，入脾经、胃经，具有补中益气、益气养血、补益肾精的功效。其肉质较嫩，容易被吸收，可改善人体气血不足的状态，还能补肾，从而缓解腰酸，增强体质。

2. 清热凉血类

本类药膳适用于膀胱癌初期湿邪下注膀胱之证型患者。患者饮食不节、脾胃运化失常，湿浊内生，阻滞于膀胱之中。湿邪郁久化热，则见尿急、灼热涩痛；热伤血络；可见血尿；湿阻气机，则见小腹拘急疼痛；邪热内蕴，则见心烦口渴。舌红，苔黄腻，脉滑数，皆为湿热下注之表现。治疗以清热利湿、凉血解毒为基本原则。

（1）半边莲炖荸荠。

【组成】半边莲 10 g，荸荠 30 g，冰糖适量。

【制法】将荸荠洗净去皮，对半切开。将半边莲洗净，与荸荠一同放入锅中炖煮 45 min，加入适量冰糖即可食用。

【功效】清热解毒，利尿消肿。适用于膀胱癌尿道灼热、尿痛等症状。

【按语】半边莲具有清热解毒、利尿消肿之功效，能清解膀胱之热毒，适用于湿热之邪灼伤膀胱而致的小便不利、尿道热痛。半边莲中含有的木樨草素可以降低肿瘤细胞的多药耐药性，并且具有抗增殖、诱导细胞凋亡和凋亡增敏作用[6]。荸荠味苦甘，性微寒，能够清热、化痰、消积，《日用本草》中记载其能够"下五淋，泻胃热"。荸荠适用于尿道热淋灼痛症状，能清热生津，且能在清热的同时顾护津液，减轻膀胱郁热。

（2）二赤粥。

【组成】赤芍 15 g，赤小豆 30 g，大米 100 g。

【制法】将赤小豆浸泡过夜后，与赤芍、大米一同煮制成粥。煮制时注意搅拌，能使粥更黏稠。

【功效】清热利湿，凉血止痛。适用于尿道灼热疼痛、尿血、下腹部胀痛等症状。

【按语】赤芍味苦，性微寒，归肝经，具有清热凉血、散郁止痛之功效。《神农本草经》中记载赤芍"主邪气腹痛，除血痹，破坚积，寒热疝瘕，止痛，利小便，益气"，能通利小便，泄血分郁热，改善血热迫于膀胱所致的尿血、小便不利；并且能散肝经之气血阻滞，治疗小腹拘急疼痛。研究发现，赤芍能够通过抑制肿瘤细胞增殖、侵袭和迁移，诱导肿瘤细胞凋亡，调节机体免疫功能，逆转肿瘤细胞 MDR 性，抑制血管生成等多种途径发挥抗肿瘤作用[7]。赤小豆能解毒排脓，利水消肿，适用于热毒蕴结所致的水肿胀满、小便黄赤，《本草纲目》中言其能"行津液、利小便，消胀除肿"，能利小便，散膀胱之湿热。

（3）白茅根黄鱼汤。

【组成】黄花鱼 1 条（重约 500 g），白茅根 100 g，冬瓜 200 g，生姜 50 g，冰糖 30 g。

【制法】将黄花鱼去肠杂，洗净备用。将白茅根加适量水煎煮成汤，去渣后，浓缩至 1000 mL，放入黄花鱼，小火慢煮，待鱼熟烂，除去刺骨，加入冰糖、冬瓜。每日 3 次，分顿食之，吃鱼喝汤。

【功效】清热凉血，利尿消肿，抗癌。适用于热邪迫血妄行所致尿血、排尿疼痛、心烦口渴等症状。

【按语】白茅根味甘性寒，能入血分，有凉血止血、清热利尿之功效，入膀胱经，能清热利尿，导热下行，故对下焦血热之尿血、血淋之证尤为适宜。《滇南本草》中记载其能"止吐血，衄血，治血淋，利小便"。白茅根提取物具有显著的抗肿瘤作用，其主要机制为阻滞细胞周期和诱导细胞凋亡，从而抑制细胞恶性增殖[8]。黄花鱼有和胃止血、益肾安神之功效，《随息居饮食谱》中记载其有"填精"之功，适用于膀胱癌患者因血热出血过多，伤及精血，继而出现血尿过多、心烦失眠等不适。冬瓜则能利尿生津，有助于减轻患者心烦口渴症状。

3. 化瘀解毒类

本类药膳适用于膀胱癌属瘀毒蕴结证型患者。邪毒侵袭而致气滞血瘀，瘀久易化为热毒，瘀与热相合，损伤血络，迫血妄行，故见尿血；瘀血阻滞尿道，气血运行不畅，故见小便刺痛或涩痛；离经之血结为瘀块，随尿排出，故见尿中夹有血块；若瘀血结聚于腹内，则见少腹坠胀疼痛，或腹部包块。舌质暗或有瘀斑，脉弦涩，皆为瘀毒蕴结之象。治疗以化瘀解毒为基本方法。

（1）半枝莲甘蔗鲫鱼汤。

【组成】甘蔗 250 g，半枝莲 100 g，白鲫鱼 1 条，陈皮 6 g，生姜 4 片。

【制法】将甘蔗斩细块，半枝莲切小段，陈皮洗净，备用。将鲫鱼去鳞，宰杀干净后，用油、姜片稍煎至金黄色，然后加入甘蔗、半枝莲、陈皮及适量清水，武火煮沸后，文火煲 1 h，调味食用。

【功效】清热利水，凉血解毒。适用于小便短赤、尿痛、血尿、心烦口渴等症状。

【按语】半枝莲味辛、微苦，归肺经、肝经、肾经，具有清热解毒、散瘀止血、利尿消肿之功效，适用于瘀热互结所致的尿血、尿道灼热疼痛、小腹坠胀等不适。研究发现，半枝莲中的总黄酮能有效抑制多种肿瘤细胞的生长和增殖，具有抑制肿瘤血管生成及抗氧化作用，有良好的抗肿瘤活性[9]。白鲫鱼补中益气，健脾利湿，活血化瘀，能治疗脾胃虚弱之纳少无力，并对瘀血所致排尿不畅有一定疗效。瘀热内结易导致津液损伤，甘蔗能够生津润燥，养阴除烦。

（2）当归莲藕茶。

【组成】当归 15 g，藕汁 20 g，红糖 30 g。

【制法】将当归洗净，放入锅中，加水煎汤，去渣留汁，加藕汁及红糖调匀即成。

【功效】化瘀止血，清热凉血。适用于尿频、血尿、腰部酸痛、小腹放射痛等症状。

【按语】当归补血活血，既可活血散瘀，又可以补充患者长期血尿所损伤的精血，对肿瘤微环境和人体免疫功能产生影响。当归提取液能够抑制肿瘤相关细胞转移、黏附、趋化能力，即阻断信息通路从而达到抗肿瘤效果[10]。《神农本草经》记载，莲藕生用能清热、凉血、散瘀，治各类热病出血，如吐血、尿血、咯血等，并且能收敛止血，又兼化瘀之功，有止血而不留瘀的特点。《药性论》中提出："藕汁，能消瘀血不散。" 莲藕与当归合用，使本药膳既可补血活血，又可收敛止血，既能使体内瘀血消散，又能减轻尿血、尿道灼热刺痛之症状。

（3）马鞭草瘦肉汤。

【组成】马鞭草 30 g，苦瓜 100 g，猪瘦肉 250 g，盐适量。

【制法】将马鞭草洗净切成小段后用纱布包裹，苦瓜去瓤切成方块，猪肉切薄片。将上三物加适量水煮至熟烂，去马鞭草渣，加盐调味，放至温热服食。

【功效】清热解毒，活血散瘀。适用于膀胱癌排尿刺痛、灼热，以及热扰心神而烦躁者。

【按语】马鞭草味苦性凉，入肝经、脾经、肾经，有清热解毒、活血散瘀、利水消肿的功效，《分类草药性》记载其能"去小便血淋肿痛"，是治疗尿血疼痛，瘀血内阻生热的佳品。苦瓜则具有清热除烦之功效，《本草求真》记载其能"除热解烦"，《生生编》记载其能"除邪热，解劳乏，清心明目"，对膀胱癌瘀热互结引起的心烦有一定的治疗效果。

4. 滋阴降火类

本类药膳适用于膀胱癌属阴虚内热证型患者。患者疾病日久，尿血及郁热长期侵袭损耗津液，久而成阴虚内热之象。津液不布，不能濡养，故排尿不畅、大便干结；津不上乘，故见口干口渴、头晕耳鸣；虚热内生，热扰心神，故见五心烦热、潮热盗汗。舌红绛，苔薄黄，脉细数，皆为阴虚内热之象。治疗以滋阴降火、凉血解毒为主要方法。

（1）天冬蛇莓汁。

【组成】天冬 15 g，蛇莓 20 g，冰糖适量。

【制法】将蛇莓捣烂取汁备用。将天冬用中小火煎煮 45 min，放至温热后，加入蛇莓汁与冰糖搅拌均匀即可。

【功效】滋阴清热，凉血解毒。适用于阴虚内热所致的尿血涩痛、口渴、心烦、大便干结等症状。

【按语】蛇莓味甘、苦，性寒，具有清热解毒、散瘀消肿、凉血止血之功效，能减少尿血及尿道涩痛症状。同时蛇莓具有一定的抗膀胱肿瘤作用。研究发现，蛇莓提取物可能通过下调 ZNF217 的表达，抑制膀胱癌细胞增殖，促进癌细胞凋亡[11]。天冬有滋阴润燥、清肺降火之功效，能滋肾阴兼降虚火。如《本草蒙筌》言其"能除热淋，止血溢妄行，润粪燥秘结"，其对于阴虚内热型膀胱癌的各类症状具有一定的改善作用。

（2）石斛洋参香菇炖鸭。

【组成】鸭 450 g，石斛 5 g，西洋参 7 g，香菇 10 g，姜、葱等佐料适量。

【制法】先将鸭去除内脏，洗净切块后放入炖盅内。再将石斛、西洋参、姜、葱洗净切片，一同放入炖盅内，一次性加入约 1000 mL 清水，盖上盖子，隔水炖 1 h，最后调入适量盐即可。

【功效】滋阴益气，清热生津。适用于口干口渴、潮热、心烦、体倦乏力等气阴损伤症状。

【按语】西洋参能补气养阴、清热生津，适用于虚火灼伤、耗伤元气及津液所致的神疲乏力、心烦口渴等不适。石斛则是滋养肾阴、降虚火之佳品，适用于肾阴虚所引起的小便不利、腰膝酸软、骨蒸劳热等不适。香菇可补益脾胃之气，能促进脾胃运化功能的恢复，使气血津液生成来源充足。研究发现，香菇多糖可能通过周期阻滞和抑制上皮细胞间充质转化（EMT）途径而抑制膀胱癌细胞增殖和迁移[12]，具有良好的抗膀胱肿瘤应用前景。诸药合用，既可滋阴清热，又可治疗阴虚内热所致的正气亏虚症状。

（3）玉竹三七炖鸡。

【组成】鸡肉 250 g，玉竹 25 g，三七粉 6 g，生姜、大枣、葱适量。

【制法】将鸡肉洗净切块，焯水备用；洗净玉竹和大枣、生姜、葱等配料。将清水倒入炖盅，放入所有材料，隔水炖 2 h，下盐调味即可食用。

【功效】养阴生津，散瘀止血。适用于阴虚内热所致的尿血、乏力、口渴等症状。

　　【按语】玉竹味甘，性微寒，有养阴润燥、生津止渴之功效，适用于阴伤口渴、内热消渴等症状，如《日华子本草》言其"能除烦闷，止渴，润心肺，补五劳七伤，虚损"。三七功善止血，又能祛瘀。阴虚内热患者多因虚火损伤血络而致尿血，故在滋阴清热基础上予三七止血，并且三七具有止血而不留瘀的特点，不至于因止血过度而使瘀血内停阻滞气血运行。研究发现，三七所含有的三七总皂苷能够抑制人膀胱癌 T24 细胞的增殖、迁移和侵袭等能力，并能诱导 T24 细胞发生凋亡，其中的机制可能与激活 Hippo-YAP 信号通路有关[13]，适用于膀胱癌之尿血症状。

参考文献

[1] NGAMBENJAWONG C，GUSTAFSON H H，PUN S H.Progress in tumor-associated macrophage（TAM）-targeted therapeutics[J]. Advanced Drug Delivery Reviews，2017，114：206-221.

[2] CHEN Y N，BI L，LUO H J，et al.Water extract of ginseng and astragalus regulates macrophage polarization and synergistically enhances DDP's anticancer effect[J]. Journal of Ethnopharmacology，2019，232：11-20.

[3] LIU Y，WANG J H，WANG W，et al.The chemical constituents and pharmacological actions of *Cordyceps sinensis*[J]. Evidence-based Complementary and Alternative Medicine，2015：575063.

[4] 马汴梁.中医补肾养生法 [M].北京：人民军医出版社，2008.

[5] 王沛政，林雪珂，方倩云，等.大海马不同萃取物的抗肿瘤和抗氧化活性研究 [J].时珍国医国药，2019，30（6）：1333-1336.

[6] 王洪燕，全康，蒋燕灵，等.木樨草素抗肿瘤细胞增殖及增敏抗肿瘤药物作用研究 [J].浙江大学学报（医学版），2010，39（1）：30-36.

[7] 马云飞，李光达，李琦玮，等.赤芍活性成分抗肿瘤作用机制研究进展 [J].中国药房，2020，31（4）：500-504.

[8] 马成勇，王元花，杨敏，等.白茅根及其提取物的药理作用机制及临床应用 [J].医学综述，2019，25（2）：370-374.

[9] 田新宇，范翠梅，渠田田，等.半枝莲总黄酮中 7 种成分的含量测定及抗肿瘤活性 [J].中国实验方剂学杂志，2017，23（1）：53-59.

[10] 翟凡叶，汤磊磊，王立宇，等.当归及其活性成分对肿瘤微环境免疫功能的影响及其抗肿瘤作用机制研究概况 [J].山西中医药大学学报，2020，21（1）：77-79.

[11] 江娟，袁敬东.蛇莓提取物调控锌指蛋白 217 的表达对膀胱癌细胞增殖、凋亡的影响 [J].中国临床药理学杂志，2021，37（12）：1543-1547.

[12] 游文杰，张人杰，周芬芳，等.香菇多糖对膀胱癌细胞增殖和迁移行为的影响 [J].现代泌尿外科杂志，2021，26（4）：336-339，361.

[13] 黄晨，程帆，朱少明，等.三七总皂苷通过调控 Hippo-YAP 信号通路对膀胱癌细胞生物学行为的影响 [J].中华实验外科杂志，2020，37（8）：1394-1397.

十、前列腺癌药膳食疗

流行病学资料显示，亚裔人群移居美国后前列腺癌发病率会明显升高，提示地理环境及饮食习惯等外源性因素会影响前列腺癌的发病。酒精摄入量过高是前列腺癌的高危因素，同时与前列腺特异性死亡率相关。过低或过高的维生素 D 水平和前列腺癌的发病率有关，尤其是高级别前列腺癌。

前列腺癌药膳食疗原则：健脾补肾，祛痰利湿，化瘀散结，行气散结，散寒止痛，滋补肝肾，泻火解毒等。药食常选荔枝核、薏苡仁、陈皮、白术、茯苓、黄芪、党参、熟地黄、小茴香、麦冬、石斛等。

1. 健脾祛湿类

本类药膳适用于前列腺癌初期痰湿蕴结证型患者。缘患者饮食不节，致痰湿内生，或外感湿热邪毒，使痰湿壅结于精室，气化不利，故见小便不畅，尿流变细或缓慢，尿频或淋漓不尽，或下腹部胀闷。痰湿蒙蔽气机，气血往来不畅，濡养不足，故见面色少华、神疲乏力。舌淡苔腻，边有齿痕，脉沉或滑，皆为痰湿蕴结之象。治疗宜健脾补肾，祛痰利湿。

（1）葫芦双皮汤。

【组成】葫芦壳 50 g，冬瓜皮、西瓜皮各 30 g，大枣 10 g。

【制法】将以上食材洗净后加 400 mL 水，煮至约 150 mL，去渣即成。

【功效】健脾消肿，清热利尿。适用于湿浊内蕴之小便不利、排尿困难、腹部胀闷、下肢肿胀，或湿久化热之口渴烦热等症状。

【按语】本药膳以利尿祛湿为主，其中葫芦壳渗湿利水，能消除水肿，治疗水湿停聚之腹胀、小便量少；冬瓜皮能利尿消肿，《滇南本草》中指出其能"止渴，消痰，利小便"，适用于水肿胀满、小便不利、暑热口渴、小便短赤等症状；西瓜皮有清热利尿的作用，主治暑热烦渴、小便短少、水肿。三者合用可助水湿排出，减轻水湿阻滞之胀闷，加之大枣健脾益气，既能健脾以助运化，又能利尿而不伤正。

（2）山柰鸡块。

【组成】山柰 30 g，鸡 500 g，盐、黄酒等调料适量。

【制法】将鸡处理干净后砍成小块，加入盐和黄酒腌制备用。将山柰洗净后切成碎末备用。起锅热油，加入山柰爆香，倒入鸡块，大火翻炒 3～5 min，加适量清水，加盖焖熟，加入适量调料即可。

【功效】温中化湿，健脾和胃。适用于脾虚湿滞之脘腹冷痛、嗳气、食欲不振等症状。

【按语】山柰味辛性温，可入胃经，具有行气止痛、温中化湿之功效，《本草汇言》中指出其能"治停食不化，一切寒中诸证"，可用于治疗脘腹冷痛、饮食不消等症，且其消食化积之功效有助于促进脾胃运化，有助于痰饮水湿运化。研究发现，山柰酚能够显著性降低磷酸化的 MAPK 和磷酸化 ERK 蛋白激酶，进而发挥抗肿瘤和抑制前列腺癌骨转移的作用[1]。鸡肉甘温，有补虚暖胃之功效，同样有助于脾胃功能的恢复。

（3）香菇薏米饭。

【组成】粳米 250 g，生薏苡仁 50 g，香菇 50 g，油豆腐 3 块，青豆半小碗，油、盐各适量。

【制法】取生薏苡仁洗净浸透心,将香菇热水泡发后与油豆腐一同切块备用。将粳米、薏苡仁、香菇、油豆腐、香菇浸出液等加入盆中混匀,加油、盐调味,蒸熟即可。

【功效】健脾利湿,理气化痰。适用于脾虚湿滞之小便不通、量少,脘腹胀闷,神疲乏力等症状。

【按语】香菇甘平,具有扶正补虚、健脾开胃、化痰理气之功效,《本经逢原》记载其有"大益胃气"之功效,主治正气衰弱、神疲乏力、纳呆、消化不良等症。薏苡仁淡渗甘补,能利水渗湿、健脾补中,适用于脾虚湿盛之水肿腹胀、小便不利等症状。

2.活血行气类

本类药膳适用于前列腺癌属气滞血瘀证型患者。患者气血壅滞于下焦,实邪阻滞,经脉不通,故见小便点滴而下。气血行则通畅,气血停滞则阻塞不通,或可触及前列腺肿大或有硬块。小便排出困难则见会阴、少腹胀满疼痛,拒按。舌暗有瘀,苔薄,脉细或涩,皆为气滞血瘀之象。治疗宜健脾补肾,化瘀散结,行气活血,散寒止痛。

(1)荔枝橘核茴香粥。

【组成】荔枝核 15 g,小茴香 5 g,橘核 15 g,粳米 100 g。

【制法】将上三药水煎 45 min,煮 2 次,过滤留汁,加入粳米,煮粥即可。

【功效】行气散结,消胀止痛。适用于下焦气滞之胀痛或见硬块,以及脾胃气滞之腹部闷痛等症状。

【按语】荔枝核能行气散结、祛寒止痛,《本草纲目》中指出其"行散滞气",能治疗肝胃不和之胃脘胀痛,以及气滞血瘀之腹痛。研究发现[2],荔枝核能够抑制前列腺癌细胞增殖,增强癌细胞对化疗药物的敏感性,减少细胞耐药程度。小茴香能散寒止痛、理气和胃,《得配本草》言其有"运脾开胃,理气消食"之功效,善于治疗脾胃虚寒气滞之脘腹胀痛。橘核同样具有理气止痛之功效。三药合用共同发挥行气散结之功效,治疗下焦气血阻塞不通之胀痛。

（2）上汤益母草。

【组成】益母草 200 g，陈皮 10 g，皮蛋 1 个，瘦肉 100 g。

【制法】将瘦肉剁碎，放少许盐、酱油腌制备用；陈皮切碎，泡水 15 min 备用；皮蛋切碎备用。将陈皮水倒入锅中煮沸，放入瘦肉及皮蛋，稍加搅拌，待水再次沸腾后加入益母草，煮制 3～5 min，加入适量调料即可。

【功效】活血行气，利水消肿。适用于前列腺癌见小便不通、点滴难下、小腹胀闷者。

【按语】益母草具有活血调经、利尿消肿、清热解毒之功效，《本草正要》中指出其"下水气及打扑瘀血，通大小便之类，皆以其能利也"，既能利水消肿，又能活血化瘀，可治疗气血阻滞之小便不通。陈皮入脾胃经，具有行气消胀之功效，可治疗脾胃气滞之脘腹胀闷，并且能健脾利湿，配合益母草，共同发挥活血行气、利尿消胀之功效。研究发现，川陈皮素不仅可以抑制前列腺癌 DU145 细胞的生长，降低其迁移能力和侵袭能力，还可以促进前列腺癌 DU145 细胞凋亡[3]。

（3）红花茉莉茶。

【组成】红花 6 g，茉莉花 10 g，白糖适量。

【制法】将红花加水煎煮 30 min，再加入茉莉花煮 5 min，最后加入适量白糖，待放至温热后即可饮用。

【功效】理气开郁，活血化瘀。适用于前列腺癌见下腹胀闷，排尿刺痛、点滴而下者。

【按语】红花具有活血通经、散瘀止痛之功效，入心、肝血分，有温散辛通之性，《本草纲目》中指出其"活血，润燥，止痛，散肿，通经"。茉莉花有理气开郁、辟秽和中之功效，《随息居饮食谱》中记载其能"和中下气，辟秽浊"，适用于脾虚气滞之脘腹胀痛，《饮片新参》言其能"平肝解郁，理气止痛"。肝经循行经络前列腺所在部位，肝气舒畅，有助于前列腺气化水液功能发挥。

3. 滋阴泻火类

本类药膳适用于前列腺癌属癌毒内蕴证型患者。因湿热、瘀血、毒邪阻滞气血，热毒蕴结于下焦，致膀胱气机不利，故见小便频数，点滴而出。若癌毒耗气伤津，致阴虚火旺，则见口干口苦、潮热汗出、腰膝酸软、耳鸣。舌质红，苔薄黄，脉数，皆为癌毒内蕴之象。治疗当以滋补肝肾、泻火解毒为法。

（1）麦冬脊骨水蛇汤。

【组成】麦冬 15 g，猪脊骨 300 g，水蛇肉 250 g，盐适量。

【制法】将麦冬洗净，泡发 15 min 备用。将猪脊骨斩成块，水蛇洗净后去皮去骨备用。将所有材料一起放入锅中，加适量水，煎煮约 2 h，捞出麦冬，加盐调味，饮汤食肉。

【功效】补肾益髓，滋阴补虚。适用于前列腺癌见口干口渴、虚烦燥扰、腰酸乏力者。

【按语】猪脊骨味甘性平，有补阴益髓的功效，《本草纲目》言其"服之补骨髓，益虚劳"，《随息居饮食谱》谓其"补髓养阴……宜为衰老之馔"，可治疗热病伤阴之乏力、腰酸。水蛇味甘咸，性寒，无毒，肉味鲜美，有清热滋阴、凉血的功效，《本草纲目》谓其"治消渴、烦热、毒痢"。麦冬则能养阴润燥、清心除烦，对于阴津亏虚之口干舌燥、心烦失眠等症状有良好的治疗效果，配合以上两药，标本同治，既补阴虚之烦热，又滋精亏之失养。研究发现，麦冬皂苷 B 可调控细胞周期相关蛋白的表达，从而抑制人前列腺癌 PC-3 细胞增殖、侵袭及迁移，促进其凋亡[4]。

（2）荸荠石斛汤。

【组成】荸荠 300 g，石斛 20 g，白糖、桂花糖少许。

【制法】将荸荠洗净，去皮切丁。将石斛切薄片，与荸荠一同加水煮制，水开后转中小火煮制 30 min，加白糖 1 匙、桂花糖少许，拌匀即可。每次服食 1 小碗，每日 2 次。

【功效】滋阴清热，生津除烦。适宜于阴津亏虚及虚热烦躁见口渴、烦躁、腰膝酸软、排尿困难等症状。

【按语】荸荠具有清热止咳、利湿化痰之功效，《日用本草》言其"下五淋，泻胃热"，既能清热生津以止渴，又能利湿通淋而治疗排尿不畅。石斛益胃生津、滋阴清热，既能治疗热病伤津，又可去病后虚热不退，《本草再新》指出其"理胃气，清胃火，除心中烦渴，疗肾经虚热，安神定惊，解盗汗"。两者合用能生津止渴除胃中烦热，滋阴降火祛肾虚骨蒸。

（3）灵芝清补汤。

【组成】灵芝15g，大枣15g，西洋参20g，枸杞子15g，猪排骨300g，食盐适量。

【制法】将灵芝等药材用布袋装好，扎口，放入锅内，加清水浸泡约10 min，再加入排骨，文火煮3 h。捞出布袋，加盐调味，吃肉喝汤。

【功效】养阴生津，益气开胃。适用于前列腺癌气阴亏虚所致肢软乏力、口干口渴、精神不振等症状。

【按语】灵芝能益气血、安心神、健脾胃、主虚劳，适用于身体虚损，气血失养之乏力、精神不振，并且具有较强的抗免疫、抗炎及抗癌功效。研究发现，灵芝提取物灵芝多糖，可能通过非甾体抗炎药激活基因，促进人前列腺癌细胞凋亡，并且能够通过免疫调节抑制肿瘤生长[5]。西洋参则能补气养阴，清热生津，适用于热毒损伤之口渴心烦、体倦少气等症状，有助于癌毒耗气伤津后机体的恢复。

参考文献

[1] 谭蓓蓓，郭婧澜，刘倩，等.山柰酚对前列腺癌骨转移模型小鼠的作用及其机制研究[J].中国临床药理学杂志，2020，36（3）：293-296.

[2] 张维权，李小兰，薛薇，等.荔枝核总黄酮联合紫杉醇对前列腺癌耐药细胞的增殖抑制作用[J].中国药理学通报，2021，37（4）：528-534.

[3] 张阳，姜华茂.川陈皮素对人前列腺癌DU145细胞生长的抑制作用及其机制[J].吉林大学学报（医学版），2020，46（6）：1260-1266，1352.

[4] 陈晓康，范连慧，韩起鹏，等.麦冬皂苷 B 对前列腺癌 PC-3 细胞增殖、侵袭和迁移的影响 [J].解剖科学进展，2021，27（5）：585-587，591.

[5] WU K，NA K，CHEN D，et al.Effects of non-steroidal anti-infla mmatory drug-activated gene-1 on Ganoderma lucidum polysaccharides-induced apoptosis of human prostate cancer PC-3 cells[J]. International Journal of Oncology，2018，53（6）：2356-2368.

十一、肉瘤药膳食疗

肉瘤患者的共同表现：①发病者较为年轻；②病程发展较快；③多呈实质性（或有分叶）肿块，表皮或黏膜血管扩张充血，晚期出现溃疡或有溢液、出血；④肿瘤浸润正常组织后可引起相应的一系列功能障碍症状，诸如呼吸不畅、张口受限及牙关紧闭等；⑤一般较少淋巴结转移，但常发生血行转移；⑥除个别情况，如有艾滋病（AIDS）病史而被诊断为 Kaposi 肉瘤外，大多须病理活检后方能明确其病理类型；⑦晚期肿瘤可呈巨大肿块，全身多见恶病质。

肉瘤药膳食疗的原则：滋补肝肾，养阴生津，温补肾阳，化痰祛瘀等。药食常选黄精、熟地黄、石斛、巴戟天、山慈菇、半边莲等。

1.滋阴清热类

本类药膳适用于肉瘤属肝肾阴虚以及阴虚内热证型患者。患者癌毒郁结，日久不散,耗伤精血,而致阴津亏耗,邪毒流窜于经络皮肉之间,故见头痛、背痛、肿瘤局部灼痛；阴虚生内热，故见颜面泛红、五心烦热、失眠盗汗；阴津亏虚，津液不养，故见大便干燥、口干口渴、形体瘦弱。舌苔薄黄，舌红少苔或剥苔或苔黄，脉细数或脉弦细数，皆为阴虚内热之象。治疗当以滋补肝肾、养阴生津为法。

（1）黄精黑豆汤。

【组成】黄精 30 g，黑豆 30 g，蜂蜜半匙。

【制法】将黄精、黑豆洗净，倒入小砂锅内，加冷水三大碗，先浸泡 10 min，再用小火慢炖 2 h，离火。最后加蜂蜜半匙，拌匀即可。

【功效】补肺脾肾，滋阴通经。适用于阴津亏虚之身痛灼热、口干口渴、五心烦热、心烦失眠等症状。

【按语】黄精具有补气养阴、润肺益肾之功效，其性质黏腻，善补虚添精，滋养脏腑，如胃阴不足之口干口渴、食欲不振，肺阴不足之干咳少痰、潮热盗汗，以及肝肾亏虚、精血不足所致头晕头痛、腰膝酸软等症状。黑豆则具有益精明目、养血祛风之功效，《本草汇言》记载其"煮汁饮，能润肾燥，故止盗汗"，《日华子本草》则记载其"调中下气，通经脉"。两物合用善于补肾滋阴，又能入经络之中，去经络间风湿肿毒，从而有助于改善患者肉瘤侵犯经络之症状。

（2）半枝莲炖墨鱼。

【组成】半枝莲 15 g，墨鱼 150 g，料酒、姜、葱各 10 g，盐、味精各 3 g。

【制法】将墨鱼切小块，和其他材料一同放入炖锅内，加适量水，用大火烧沸，然后转小火炖煮 30 min 左右，即可食用。

【功效】滋补肝肾，解毒止痛。适用于肉瘤邪毒侵犯之身体疼痛、灼热、麻木、口干、乏力等症状。

【按语】墨鱼是一种常见的海洋鱼类，其味咸性平，其性属阴，故能入肝补血，入肾滋水强志，具有养血滋阴之功效。《医林纂要》中指出其："补心通脉，和血清肾，去热保精。作脍食，大能养血滋阴，明目去热。"《随息居饮食谱》则言之："疗口咸，滋肝肾，补血脉，理奇经。"表明其能滋养肝肾之阴，生津而除热，对于肉瘤之阴亏热毒侵犯具有清热止痛、养阴润燥之效。半枝莲既能清热解毒，又能化瘀助经络通畅，与墨鱼相配，共同发挥滋阴清热、止痛之功效。研究发现，半枝莲能增强免疫功能，抑制肿瘤血管形成，从而对 S_{180} 肉瘤生长和转移产生明显的抑制作用[1]。

（3）石斛柚子汁。

【组成】铁皮石斛 50 g，柚子 100 g，白糖适量。

【制法】将铁皮石斛先用冷水清洗浸泡，然后去除外皮，切成短条备用。将柚子剥干净去核，与铁皮石斛一同放入榨汁机，加 1000 mL 左右的水，搅打 5 min，加入白糖即可。

【功效】益胃生津，滋阴清热。

【按语】石斛味甘性寒，具有益胃生津、滋阴清热之功效，适用于热病津伤之口干口渴、食少干呕，以及肾阴亏虚、虚热不退之骨蒸潮热、肢体萎软、目暗不明等症状。并且铁皮石斛具有一定的抗肿瘤作用。研究发现铁皮石斛多糖能够提高免疫功能从而对 S_{180} 实体瘤具有一定的抑制作用[2]。柚子同样味甘性寒，有助于加强石斛清热生津之功效，并且其味清甜，有助于增加风味。

2. 温阳祛痰类

本类药膳适用于肉瘤属阳虚痰凝证型患者。患者的阳气虚弱，故阳气无力推动气血津液运行，留滞于经络之间，积聚为痰。或因阳气不足，无力抵抗外邪，风寒痰湿之气入里损伤筋骨，使骨肉气血失和，导致寒痰凝聚，阻滞不通，发而为病。患者阳气失于温煦，故见神疲乏力、肢冷畏寒；痰浊阻滞，故见纳呆、脘腹痞闷；且痰浊阻滞多伴有瘀血阻滞不通，故见舌暗、肢体麻木之象。治疗当以温补肾阳、化痰祛瘀为法。

（1）胡椒粥。

【组成】胡椒 3 g，糯米 30 g，葱白 3 茎，大枣 3 枚。

【制法】将胡椒研为细末备用。将糯米、葱白、大枣同入砂锅内加水煮粥，待粥将熟时，加入胡椒粉，改为文火，盖紧焖 5 min 即可。

【功效】温中散寒，下气消痰。适用于寒痰阻滞之肿块、恶心呕吐、食欲不振等症状。

【按语】胡椒具有温中散寒、下气消痰之功效，《本草纲目》言其"大辛热，纯阳之物，肠胃寒湿者宜之"，可治疗脾胃虚寒之腹痛、恶心呕吐、食欲不振，且能温散寒痰，治疗寒痰凝滞之肢体麻木、肿块。研究发现，胡椒提取物胡椒碱可通过抑制 Bcl-2 和 VEGF 的表达，对人骨肉瘤 143B 细胞增殖产生明显的抑制作用[3]。

（2）皂角米炖鸡。

【组成】皂角米 15 g，雄鸡 1 只，葱、姜、蒜、盐、料酒等调料适量。

【制法】将雄鸡去除内脏，清洗干净后切成小块，焯水后沥干。将泡发好的皂角米放入干净的砂锅中，加入鸡块和清水，用文火慢熬 1 h 左右，放入适量调料即可。

【功效】温中补虚，散痰通络。适用于脾胃气虚之肢体萎软乏力、食欲不振，以及经络阻滞之肢体拘挛、肿胀等症状。

【按语】皂荚具有去痰开窍、消肿散结之功效，能软化胶结之痰，治疗顽痰阻滞之咳嗽、恶心呕吐等，并且能治疗痰阻关窍之肢体拘挛、萎弱不用。鸡肉具有温中益气、补精添髓之功效，能够治疗虚劳羸瘦、胃呆食少之症。《名医别录》中指出："丹雄鸡：主久伤乏疮，补虚温中。"两者合用，既能使正气充足，又能温散痰邪，疏通经络。

（3）巴戟天慈菇排骨汤。

【组成】巴戟天 10 g，山慈菇 5 g，猪排骨 300 g，调料适量。

【制法】将排骨洗净，沥干水分，巴戟天、山慈菇加水浸泡备用。锅内热油，加入排骨和生姜翻炒去腥，再加料酒爆香，炒至排骨微黄后将清水及巴戟天、山慈菇倒入锅中，加盖中小火煲煮 45 min 即可。

【功效】温肾散寒，化痰散结。适用于肾阳虚衰之神疲乏力、肢冷畏寒，痰浊阻滞、肢体肿胀疼痛等症状。

【按语】巴戟天具有补肾阳、祛风湿、强筋骨之功效，可治疗肾阳不足、下元虚冷、寒湿内生、筋骨不养所致的腰膝酸软、肢体冷痛、肢体萎弱不用等症状，且能助阳气，加快排出经络之间的寒湿之气。肉瘤生于肌肉经络之间，为痰湿凝胶之产物，而山慈菇具有化痰散结之功效，有助于减轻肉瘤阻滞。研究发现，山慈菇多糖具有明显的肿瘤抑制作用，其对骨肉瘤细胞生长的抑制作用与提高机体免疫力有关[4]。两者合用，共同发挥温肾散寒、化痰散结之功效。

参考文献

[1] 袁辉，李春江，马淑霞，等.半枝莲多糖对小鼠 S_{180} 肉瘤抑制作用的研究 [J].哈尔滨商业大学学报（自然科学版），2012，28（4）：396-398.

[2] 张红玉,戴关海,马翠,等.铁皮石斛多糖对S$_{180}$肉瘤小鼠免疫功能的影响 [J]. 浙江中医杂志,2009,44(5):380-381.

[3] 陈瑞阳,陈汉云.胡椒碱对人骨肉瘤 143B 细胞增殖的影响研究 [J].世界最新医学信息文摘,2016,16(69):4-5.

[4] 姜爽,徐婧瑶,苏鑫,等.山慈菇多糖的免疫调节作用及对小鼠骨肉瘤细胞 S180 体内生长抑制作用 [J].食品科学,2018,39(13):216-221.

十二、乳腺癌药膳食疗

乳腺癌手术、放化疗期间患者身体虚弱,如果不加强饮食,很容易导致机体免疫功能减弱,难以抵抗治疗副作用,进而不利于病情控制。建议乳腺癌患者少食多餐,补充能量,应多吃些软坚散结的食物,如海带、紫菜、海藻、木耳、牡蛎、芦笋、猕猴桃等,多吃富含维生素 D 的食物,如动物肝脏、牛奶、蛋黄、鱼等。

1.活血化瘀利水类

本类药膳适用于乳腺癌术后上肢淋巴水肿出现的各类并发症,如上肢肿胀、活动不利、疼痛灼热等。患者因乳腺癌手术后淋巴结受损,导致局部组织发生炎症反应,继而出现淋巴液回流障碍,故见水肿 [1]。中医认为其与脉络损伤导致机体气虚血瘀有关,加之患者肝气郁结,形成水瘀互结、瘀血,导致津液难行,溢于肌肤,形成水肿,伴见舌质淡红或淡暗有瘀,苔白,脉弦滑的湿邪瘀滞表现。治疗宜活血、行气、利水,使局部经络通畅。

(1)玫瑰益母茶。

【组成】玫瑰花 10 g,益母草 15 g,陈皮 10 g。

【制法】将上药清洗干净后,加水煮沸 15 min 后,即可滤汁饮用。

【功效】活血散瘀,利水散结。可改善乳腺癌患者术后上肢水肿疼痛、乳房胀闷不适等症状。

【按语】益母草归肝、心包经,能活血调经、利尿消肿,是治疗妇科各类疾病的要药。乳房在经络上归属肝经,益母草能够行肝血、疏肝气,改善乳房瘀滞状态，并且能利水消肿，使湿邪随小便排出，减轻患者上肢水肿症状。现代药理学研究发现，益母草碱能调控成纤维细胞内 E gF 的表达并抑制乳腺肿瘤细胞的增殖[2]。玫瑰花性温通行，能行气解郁、和血止痛，可治疗肝郁气滞引起的乳房胀痛。陈皮能加强行气止痛之功，使气血流行通畅，祛除湿邪。

（2）八月札香菇汤。

【组成】八月札 20 g，干香菇 5 g，瘦肉 100 g，调料适量。

【制法】将八月札、干香菇用温水浸泡备用。瘦肉清洗干净后切成薄片，与八月札、香菇一同放入锅中，加适量清水，用中小火煮 45 min，加入适量调料即可。

【功效】健脾益气，活血散瘀。

【按语】八月札疏肝理气、活血散瘀，对于肝气郁结、瘀血内阻引起的乳房胀痛具有良好效果，并且有利尿作用，能消除瘀滞所产生的水肿。研究发现，八月札可能通过下调抑制凋亡蛋白 Bcl-2 的表达，阻止 mP53 蛋白的生成，诱导肿瘤细胞的凋亡，从而阻止肿瘤细胞的生长和增殖，是抗肿瘤的常用药[3]。香菇益气补虚、健脾和胃，可改善患者术后疲乏无力的症状。研究发现，香菇多糖可以有效促进乳腺癌患者细胞免疫向 Th1 漂移，增强机体对肿瘤细胞的杀伤作用，且能起到抑制和防止乳腺癌术后微转移的作用[4-5]。

（3）山楂山药鲜橙羹。

【组成】山楂 20 g，山药 60 g，鲜橙 1 个，白糖适量。

【制法】将山药切片蒸熟后捣成泥备用。鲜橙挖取果肉，与山楂、白糖一起加水煮 30 min，煮至稍浓稠后，过滤留汁，加入山药泥搅拌，调成糊状即可。

【功效】化瘀散结，行气健脾。

【按语】山药是常见的药食两用的药物，能健脾祛湿，改善因脾气虚弱而出现的乏力，湿浊运化无力而内生水湿肿胀的症状。橙子具有疏肝行气、消积的功效，《滇南本草》中记载其"行厥阴滞塞之气，下气消膨胀，行阳明乳汁不通"，表明其行肝胃之气的作用。山楂具有活血、祛瘀、消症之功效，《本草纲目》中记载其能"消症瘕，痰饮痞满吞酸，滞血痛胀"，《日用本草》言其能"消血痞气块"，表明山楂对于乳腺癌患者的肿块结节具有一定的消除作用。

2. 健脾化痰类

本类药膳适用于乳腺癌属脾虚痰湿证型患者。本证型患者多见乳腺结节或硬块,兼见神疲乏力,脘腹胀满,大便溏,舌淡、苔白或腻,舌体胖大、边有齿痕,脉细弱等脾虚表现。缘由患者脾胃虚弱,运化无力,水湿不化而成痰湿内聚,阻滞于乳络中,故见乳房结块。治疗当以健脾化痰、软坚散结为主。

(1)玫瑰青皮莲子粥。

【组成】玫瑰花 15 g,青皮 15 g,莲子 40 g,山药 30 g,粳米 80 g,盐、葱花、红糖等调味品适量。

【制法】将玫瑰花、青皮放入砂锅中,加矿泉水 3000 mL 慢火煮沸 20 min,然后去渣取汁。将莲子、山药、粳米一起放入玫瑰花、青皮药液中,先用大火煮沸,再改用小火煮至粥成,快熟烂时加入盐、葱花或红糖少许调味即可。

【功效】疏肝解郁,理气散结,健脾补中,养心安神。

【按语】玫瑰花、青皮疏肝解郁,行气散结;莲子养心安神;山药补益脾肾,益气补中;粳米补气和中。全方疏肝理气、安神散结、健脾和中,适宜乳腺癌手术、放化疗后胸胁胀痛、忧郁思虑、食欲不振、体虚疲乏、心神不安患者食用。

(2)黄芪白术炖鸡。

【组成】黄芪 30 g,白术 20 g,陈皮 10 g,老母鸡 300 g。

【制法】将老母鸡去除鸡皮及脂肪,洗净焯水后,放入砂锅中,加入黄芪、白术、陈皮一同炖煮 2 h 即可。

【功效】益气健脾,扶正抗癌。适用于乳腺癌治疗后脾气损伤、气血虚弱者。

【按语】黄芪、白术均为补气之佳品,且黄芪利水化湿,白术健脾祛湿、化痰,两者共同作用,使脾气充足,有力抗邪,加之陈皮能行气化痰,帮助气血运行通畅,而使脾气健、痰结消。

(3)菱角金针菇。

【组成】金针菇 200 g,菱角 300 g,调料适量。

【制法】将菱角去壳去皮,切成两块,放入油锅中炸熟,倒出控油。起锅烧油，下金针菇炒出香味，再放入菱角翻炒出香味，放入酱油、精盐、鲜汤等调味，加盖焖 5 min 后大火收汁即可。

【功效】益气健脾，扶正抗癌。适用于癌症术后体质虚弱、免疫功能不足者。

【按语】《本草纲目》记载菱角能"补脾胃，强股膝，安中补五脏"，表明其具有益气健脾之功效，对脾胃虚弱、脘腹胀闷等症状有一定疗效。研究发现，菱角多糖的水提物对乳腺癌细胞的抑制作用接近常用化疗药物顺铂，但细胞毒性远远低于顺铂[6]，且菱角粗多糖能够抑制 Hela 和 U251 细胞的增殖，并诱导其凋亡[7]，表明菱角有良好的抗肿瘤效果。金针菇富含氨基酸、维生素、纤维素，具有极高的营养价值和药用价值，能促消化、促进人体新陈代谢，并且其所含的碱性蛋白质，具有抗癌活性，有增强免疫等功能[8]。

（4）山药芡实慈菇汤。

【组成】山药 60 g，芡实 30 g，山慈菇 30 g。

【制法】将山药、芡实、山慈菇洗净后一同放入锅中熬煮即可。

【功效】健脾化湿，化痰散结。

【按语】山慈菇味甘、微辛，性凉，归肝经、脾经，具有清热解毒、软坚散结的功效，能够消除人体局部气血阻滞生成的结块。现代药理学研究发现，山慈菇中的主要化合物豆甾醇和 β - 谷甾醇，与乳腺癌的靶点具有较好的结合活性，并且其水煎液对乳腺癌细胞具有较强的抑制和杀伤作用[9]。山药、芡实则能共同发挥补脾祛湿的功效，有助于消除痰湿。

（5）海带杏薏粥。

【组成】海带 50 g，海藻 50 g，甜杏仁 15 g，薏苡仁 60 g，黑木耳 30 g。

【制法】将薏苡仁、甜杏仁用水浸泡 30 min，海带、海藻、木耳洗净后切成小块（片）备用。将薏苡仁、甜杏仁放入锅中加水煮至八成熟后，放入海带、海藻、木耳煮成粥样，调味后即可饮用。

【功效】清热祛湿，化痰散结，可促进致癌物排出体外，有"清道夫"的美称。

【按语】薏苡仁有利水消肿、健脾去湿、舒筋除痹、清热排脓等功效。海带性寒味咸，有利水消肿、消痰散结之功效，且海带含昆布多糖，可抑制癌细胞生长。海藻味苦、咸，性寒，入肝经、胃经、肾经，功效为软坚散结、消痰利水。杏仁性微温，味甘，归肺经、大肠经，有止咳润肺、降低胆固醇、抗肿瘤的作用，适用于癌症患者、放疗化疗者、肠燥便秘者、咳喘者。

3. 扶正养血类

本类药膳适用于乳腺癌属气血两虚证型患者。此类型多见于乳腺癌晚期以及经过多期放化疗或手术后气血极大耗伤患者，患者因气血虚弱不能濡养全身，故见头晕目眩、四肢麻木、心悸气短；若气血进一步耗伤则可损伤人体阳气，出现面色无华、神疲乏力、汗出肢冷等不适，伴舌质淡、舌苔白、脉细弱无力等气血损伤表现。

（1）海米油菜。

【组成】油菜 350 g，水发海米 25 g，清汤 200 g，辅料适量。

【制法】将油菜洗净焯水，然后捞出放入凉水中淘凉后捞出备用。热锅倒油，用葱、姜丝炝锅，倒入清汤，烧沸后放入海米，轻轻将盘中油菜推入锅内烧开，入味后，用水淀粉勾芡，放入调料即可。

【功效】补肾助阳，益气养血。适用于肾阳虚导致的神疲乏力、乳房胀痛等症状。

【按语】海米营养丰富，是一种优质的蛋白质来源。同时，虾类所含的甘氨酸，易被人体吸收，具有一定的补充营养、增强免疫力的作用。中医认为海米味甘咸，性温，具有补肾壮阳、理气开胃之功效，还具有通乳的作用，常食有助于保持乳腺通畅。油菜含有丰富的维生素 C、钙、铁，具有散血消肿、防癌抗癌、帮助肝脏排毒、预防便秘等作用。研究发现，油菜中的花粉多糖有较好的肿瘤杀伤作用和免疫增强作用，能使肿瘤内部因血供不足而坏死，加速肿瘤细胞的凋亡[10]。

（2）参杞烧海参。

【组成】党参 15 g，水发海参 300 g，枸杞子 10 g。

【制法】党参洗净后煮水，将药汁浓缩至 200 mL 左右。将泡发好的海参从中间剖开，放入热水中汆烫片刻。起锅烧油，放入葱、姜、蒜翻炒出香味，倒入海参，加入黄酒翻炒，倒入党参药汁，大火收汁至浓稠后，放入枸杞子，加入水淀粉勾芡，出锅前加花椒油即可。

【功效】滋阴壮阳，扶正抗癌。适用于气虚无力、腰膝酸软，伴见口干口渴、烦躁等症状。

【按语】《本草纲目拾遗》中记载，海参具有"补元气，益五脏，生精壮阳，延年益寿之功"，乃补肾壮阳、养血益精之佳品。研究表明，海参多糖能够从阻滞细胞周期和促进细胞凋亡，阻碍细胞核酸的合成，抑制细胞增殖及促进细胞分化，抑制新生血管，调节免疫活性等多个方面起到抗肿瘤作用[11]。

（3）韭菜猪血汤。

【组成】韭菜 100 g，猪血 300 g，葱、蒜、香油等调料适量。

【制法】猪血切片后用开水汆烫，捞出备用。韭菜洗净切段。锅中倒入清水，水开后下入猪血，煮 5 min 后放入韭菜，稍微搅拌，至韭菜断生，加入适量调料即可出锅食用。

【功效】补血活血，温肾助阳。适用于阳气虚衰之虚寒怕冷，气血不足之面色苍白、神疲乏力、头晕目眩等症状。

【按语】猪血味甘苦，性温，有补血活血的功效。现代营养学观念认为，猪血含有丰富的血红素铁，易被人体吸收，故能补充铁剂从而补血。研究发现，猪血中含有的钴，是防止人体内恶性肿瘤生长的重要微量元素。《随息居饮食谱》中记载："韭辛甘温。暖胃补肾，下气调营。"韭菜性温，适用于脾肾虚寒所出现的腰酸、怕冷、腹痛、疲乏无力等不适，并且其辛温，能散能行，有活血行气之功效，对于乳房气血壅滞之疼痛有一定疗效。

（4）枸杞黄精老鸭汤。

【组成】枸杞子 15 g，黄精 15 g，青头鸭半只，马蹄 10 只。

【制法】将青头鸭处理干净后切块备用。将马蹄、枸杞子、黄精洗净后，与鸭肉一同放锅内炖汤，炖至熟烂后调味即可。

【功效】健脾补肾，滋阴养胃。

【按语】枸杞子味甘性平，归肝经、肾经，具有滋补肝肾、益精明目的功效。枸杞多糖是枸杞子的主要活性成分，研究发现，枸杞多糖通过 xCT/GPX4 信号通路诱导乳腺癌细胞铁死亡，并可降低乳腺癌细胞的存活与增殖[12]。黄精有补气养阴、益肾之功效，其所含有的黄精多糖能够通过增强免疫力而发挥抗肿瘤作用。青头鸭味甘性寒，有滋阴补肾、清热除烦、利水消肿之功效。马蹄可生津止渴、利肠通便、清肺化痰。

（5）银耳牛奶蛋花汤。

【组成】银耳 30 g，黄精 15 g，鹌鹑蛋 5 个，牛奶 150 mL。

【制法】将银耳洗净后加适量水，放黄精，用小火焖煮 2 h 待用。将鹌鹑蛋打入碗内加糖少许，搅匀后放入银耳黄精汤中，再加牛奶煮开即可食用。

【功效】补益肝肾，健脾养颜。

【按语】银耳具有养阴润燥、益胃生津之功效。黄精具有补气养阴、健脾运肺之功效。鹌鹑蛋是滋补佳品，有"卵中佳品""动物中的人参"之称，可补虚养颜、补肾益气、健脑益智。牛奶富含丰富的矿物质如钙、磷、铁、锌等，可强身健体，还有美容养颜的作用。

4.化瘀解毒类

本类药膳适用于乳腺癌属瘀毒互结证型患者。患者久病，气郁痰浊、瘀血结聚，积久化热，而成瘀毒。瘀毒之邪蕴结于乳，故肤色紫暗；侵袭周围，故见胁肋胸部疼痛；气血受热鼓动，则肿块增大、疼痛或红肿；热毒耗伤津液，故口干渴、大便干结、小便短赤；腐蚀肌肉，故见局部翻花溃烂，渗液流脓。伴舌绛有瘀斑，苔薄黄或厚黄，脉涩或弦数或沉弱等表现。治疗当以化瘀散结、清热解毒为法。

（1）蟹壳牡蛎粉。

【组成】蟹壳 15 g，牡蛎壳 10 g。

【制法】将蟹壳、牡蛎壳清洗干净，烘干后研磨成粉，装瓶，每次取 1 勺冲服。

【功效】清热散结，解毒抗癌。

【按语】蟹壳在我国古代就已作为药物使用，具有破瘀消积、软坚散结的作用，可治疗乳腺疾病。《本经逢原》中指出："治妇人乳痈硬肿，蟹壳灰一服即散。"也有单方记载用黄酒送服，可治疗乳腺癌初起乳房硬结。研究发现，蟹壳能够影响 BALB/C 小鼠乳腺癌组织中 Bcl-2/Bax、Fas/FasL 等的表达，促进乳腺肿瘤细胞的凋亡[13]。

（2）佛手绿茶。

【组成】佛手 15 g，绿茶 5 g。

【制法】将佛手洗净，与绿茶一同用沸水冲泡，代茶饮，同时可嚼食佛手。

【功效】活血通络，行气止痛。适用于乳房肿块坚硬疼痛者。

【按语】绿茶多酚通过多种途径作用于乳腺癌细胞，其提取物能抑制核转录因子 –κB（NF-κB）、保护上皮 – 间充质转化，还能重新激活雌激素受体 – α 的表达，从而起到一定的抗乳腺癌作用[14]。佛手味辛、苦、酸，性温，善疏肝解郁、行气止痛。《本草再新》中指出："佛手治气舒肝，和胃化痰，破积，治噎膈反胃，消症瘕瘰疬。"长于治疗肝郁气滞及肝胃不和之胸胁胀痛、脘腹痞满等。乳房气血壅滞多与肝经不疏有关，通过疏肝理气，可使肝经气血通畅，而不至留存瘀血毒邪。

（3）皂角刺青皮蜜。

【组成】皂角刺 20 g，青皮 15 g，蜂蜜 20 g。

【制法】将皂角刺、青皮洗净后切碎，放入锅中煎煮 30 min，用纱布过滤取汁，待放至温热后加入蜂蜜搅拌均匀即可饮用。

【功效】活血消痈，行气止痛。适用于瘀毒损伤乳络而出现乳房脓肿疼痛，脓已成而未破溃者。

【按语】皂角刺味辛性温，归肝经、胃经，具有消肿托毒、排脓之功效，适用于痈疽恶毒溃脓。《仁斋直指方》中有用皂角刺治疗乳痈的记载。研究表明，皂角刺中的黄酮类化合物能从引起乳腺癌细胞 DNA 损伤，抑制乳腺癌的侵袭、迁移及血管生成，降低肿瘤发病风险，减轻药物毒性，辅助化疗等多个方面抑制乳腺癌的发生和发展[15]。青皮疏肝破气，消积化滞，适用于肝郁气滞出现的乳房胀痛、乳房结块，可帮助散去壅滞于乳房的瘀血毒邪。

参考文献

[1] 高奎乐，李政，张秀清，等.乳腺癌改良根治术后切口感染对患者凝血功能、炎症水平及淋巴水肿的影响 [J].中华医院感染学杂志，2020，30（16）：2494-2497.

[2] 肖亮，杨军平，黎秋如，等.益母草碱调控成纤维细胞内 E gF 蛋白表达及对乳腺癌细胞增殖的影响 [J].江西中医药，2018，49（12）：69-71.

[3] 白雪，崔文超，王丽敏，等.八月札水提物对 H22 荷瘤小鼠突变型 P53、Bcl-2 和增殖细胞核抗原表达的影响 [J].中国老年学杂志，2020，40（2）：374-379.

[4] 鲁海燕，张喜平.香菇多糖对新辅助化疗后乳腺癌患者免疫功能及淋巴细胞的影响 [J].安徽医药，2018，22（12）：2427-2431.

[5] 苏畅，李小江，贾英杰，等.香菇多糖的抗肿瘤作用机制研究进展 [J].中草药，2019，50（6）：1499-1504.

[6] 任思堂.含多糖菱角水提物的体外抗癌研究 [D].天津：天津大学，2007.

[7] 牛凤兰，董卿，巩宏伟，等.菱角粗多糖对肿瘤细胞抑制作用 [J].中国公共卫生，2009，25（8）：1005-1006.

[8] LIN J W，JIA J，SHEN Y H，et al.Functional expression of FIP-fve：a fungal immunomodulatory protein from the edible mushroom *Flammulina velutipes* in Pichia pastoris GS115[J]. J Biotechnol，2013，168（4）：527-533.

[9] 房立源，冯雪，李慧杰，等.基于网络药理学探讨山慈菇治疗乳腺癌的分子机制 [J].中国医院用药评价与分析，2021，21（11）：1302-1307.

[10] 杨晓萍，吴谋成.油菜蜂花粉多糖抗肿瘤作用的研究 [J].营养学报，2006（2）：160-162，166.

[11] 金情，滕瑶，胡晓群，等.海参多糖抗肿瘤作用机制的研究进展 [J].浙江医学，2019，41（3）：300-303.

[12] DU X，ZHANG J J，LIU L，et al.枸杞多糖诱导乳腺癌细胞铁死亡的研究(英文)

[J].Journal of Zhejiang University-Science B（Biomedicine & Biotechnology），2022，23（4）：286-300.

[13] 应小平，叶峥嵘，王小平，等.蟹壳与乳腺癌相关凋亡基因关系的研究进展 [J].陕西中医学院学报，2009，32（3）：67-69.

[14] RHA C S，JUNG Y S，LEE J D，et al.Chemometric analysis of extracts and fractions from green，oxidized，and microbial fermented teas and their correlation to potential antioxidant and anticancer effects[J]. Antioxidants（Basel），2020，9（10）.

[15] 庞白冰，楚元奎，杨华.黄酮类化合物抗乳腺癌作用机制的研究进展 [J].中国中药杂志，2018，43（5）：913-920.

十三、肾癌药膳食疗

肾癌患者应平衡膳食，限制高脂、高热量食物的摄入，多食用新鲜蔬菜、水果及各类谷物，要远离钠含量高的食物，如豆腐乳、咸菜、咸蛋等。患者体内水分过多，会加重肾脏负担，因此要多吃利尿的食物，如冬瓜、黄瓜、番茄、芹菜、海带、鲫鱼、鲤鱼等，多吃补肾食物，如黑枣、黑豆、黑芝麻、核桃仁、桑葚、羊肉、乌鸡、红黑枣、枸杞子、黄精、葡萄干等。

1.利湿化瘀类

本类药膳适用于肾癌属湿热瘀毒证型患者。患者因外感湿热之邪入里，或过食肥甘厚味，致湿浊内生，蕴成湿热火毒，下注膀胱，损伤血络，故见血尿不止、排尿灼热；若血聚集而成瘀，阻滞于腰腹，则见腰痛加剧，腰部或腹部肿块日见增大；若热邪损伤津液，则见口渴、发热；若湿热阻于脾胃，阻碍气机，则见纳呆食少。舌暗红，苔黄白，脉滑数，皆为湿热瘀毒之象。治疗当以清热利湿、活血解毒为法。

（1）茯苓瞿麦薏苡仁粥。

【组成】茯苓、瞿麦各 10 g，薏苡仁 30 g，大米 50 g。

【制法】将茯苓、瞿麦、薏苡仁浸泡发胀后，与大米共同入锅煎煮成粥即可。

【功效】利湿清热，凉血止痛。适用于湿热瘀阻之尿血、排尿刺痛、小便不通、口渴、脘腹痞闷等症状。

【按语】瞿麦功善利尿通淋、破血通经，适用于热灼膀胱之尿血、小便不通。《现代实用中药》中指出其能"治水肿，尿热涩痛，血淋"，可治疗血络损伤之尿淋涩痛。研究发现，瞿麦可以抑制肾癌细胞增殖、侵袭和迁移的能力，促进肾癌细胞凋亡[1]。薏苡仁既能清热利湿，治疗湿热邪在气分之胸闷身重、口渴，又能健脾利湿，助脾运化以祛湿，治疗脾虚湿盛之纳呆食少。茯苓能加强利水渗湿之功效。诸药合用，共同发挥利湿清热、凉血止痛之功效。

（2）三草饮。

【组成】通草 3 g，白花蛇舌草 3 g，茜草 5 g，冰糖适量。

【制法】将全部食材用沸水冲泡后，加入冰糖搅匀即可。

【功效】清热凉血，利尿通淋。适用于肾癌伴小便不畅、排尿灼痛、尿血不止者。

【按语】通草清热利尿，能治疗热郁下焦之小便不利、淋漓涩痛。白花蛇舌草解毒消肿、利湿通淋，既能治疗湿热内阻之小便淋漓涩痛，又能消肿，散肿瘤之结块。研究发现，白花蛇舌草能抑制 ERK、PI3K-Akt 等多个细胞信号转导途径相关基因的转录表达，继而干扰肾癌 ACHN 细胞周期的进展，促进细胞凋亡，选择性杀伤肾癌细胞[2]。茜草善走血分，既能凉血止血，又能化瘀止血，适用于血热夹瘀之尿血。

（3）竹蔗藕汁绿豆水。

【组成】竹蔗 400 g，鲜莲藕汁 100 g，绿豆 100 g。

【制法】将竹蔗斩细块，绞榨取汁，加水与绿豆同煮至绿豆熟烂，待放凉后加入鲜莲藕汁，混合均匀即可。

【功效】清热凉血，利水通淋。能够改善肾癌患者排尿灼热、身重烦渴、口干、血尿不止等症状。

【按语】竹蔗即甘蔗，味甘性寒，有清热利水、生津润燥的功效。《本草再新》记载其能"和中清火，平肝健脾，生津止渴……解疮火诸毒"，善于清热生津而除燥热。绿豆味甘性寒，入心经、胃经，有清热解毒、利水消肿的功效。《开宝本草》谓其："主丹毒烦热………消肿下气，清热解毒。"《随息居饮食谱》谓其："煮食清胆养胃……消浮肿，利小便。"表明其既能清热毒，又能化湿浊。莲藕汁具有凉血止血之功效，适用于热伤血络而出血，配合竹蔗及绿豆，共同发挥消热、祛湿、止血之功效。

2. 健脾益肾类

本类药膳适用于肾癌属脾肾不足证型患者。肾为真阴元阳所系，病之初期因溺血不止，致肾阴虚损，阴津不化，故见低热。久而阴损及阳，则可见面色㿠白、四肢不温等肾阳虚衰之症。而又因脾气亏虚，气血不生，日渐食少消瘦。舌淡红，苔薄白，脉沉细或细滑，皆为脾肾不足之表现。治疗当以健脾补肾、扶正固本为法。

（1）淫羊首乌炖狗肉。

【组成】狗肉 150 g，淫羊藿 10 g，何首乌 10 g，肉桂 5 g，小茴香 5 g，生姜 5 g，调料适量。

【制法】将狗肉清洗干净后切块，其他药物浸洗干净。所有用料同时放入炖盅，先用大火炖 30 min，再转中火炖 50 min。将药渣捞出，放入食盐、味精，喝汤食肉即可。

【功效】温补肾阳，生精强身。适用于虚寒怕冷、小便频数、疲乏无力、腰膝酸软、失眠者。

【按语】何首乌能补肝肾、益精血，如《滇南本草》中指出其能"涩精，坚肾气，止赤白便浊，缩小便，入血分"，可用于治疗精血不足之面色萎黄、失眠健忘、腰膝酸软、肢木麻木、头晕眼花。其兼有收敛固涩之功效，如《药品化义》中指出其"益肝，敛血，滋阴"，可用于治疗尿血不止之症。淫羊藿补肾壮阳，强筋骨，可治疗肾阳虚弱，筋骨不健，阳气不能温煦之腰膝酸软。淫羊藿苷能降低肾癌细胞 PTEN、AKT 的 mRNA 和蛋白的表达，对肾癌 OS-RC-2 细胞具有抑制增殖、迁移和促进凋亡的作用 [3]。狗肉为滋补脾肾之佳品，具有补中益气、温肾助阳之功效，《日华子本草》中记载其能"补胃气，壮阳，暖腰膝，补虚劳，益气力"，可治疗脾肾气虚，胸腹胀满、鼓胀，浮肿，腰膝软弱等症状。肉桂、茴香则能协助发挥温补阳气、助阳运行之功效。全方共奏温补脾肾、扶正固本之功效。

（2）杜仲蛇床子煲猪脊。

【组成】杜仲 15 g，猪脊骨连骨带肉 300 g，大枣 20 g。

【制法】将杜仲、大枣洗净，猪脊骨洗净斩块。将以上三物一起加适量水熬煮 2 h，加盐调味，饮汤或佐膳。

【功效】补肾养血，壮腰止痛。适用于脾肾阳虚所致食欲不振、头目晕眩、腰膝酸软等症状。

【按语】杜仲味甘性温，入肝经、肾经，有补益肝肾、强壮筋骨的功效，《神农本草经》中指出其"主腰脊痛，补中益精气，坚筋骨，强志，除阴下痒湿，小便余沥"，长于治疗肾虚腰痛、腰膝酸软、头晕目眩等症状，并且温肾以助小便气化，可减轻排尿不尽等症状。猪肉在《随息居饮食谱》被认为能"补肾液，充胃汁，滋肝肾，润肌肤"，有助于滋养胃肾。蛇床子能燥湿祛风、杀虫止痒，温肾壮阳，其性温可助阳散寒，味辛苦又具燥湿祛风之功效，尤宜于寒湿兼肾虚所致腰痛者。研究发现，蛇床子具有抗肾癌的作用，其提取物蛇床子素不但可通过抑制 TLR4/NF-κB 通路抑制肿瘤细胞增殖和迁移，还可以提高 CD_4/CD_8 ＋ T 淋巴细胞表达水平比值，缓解免疫抑制状态[4]。

（3）海参羊肉汤。

【组成】水发海参 200 g，羊肉 250 g，姜 5 g，葱白 15 g，胡椒粉、盐等调料适量。

【制法】将海参以 40 ℃温水泡软后，剪开参体，除去内脏，洗净，再用开水煮 30 min 左右，取出后用凉水浸泡至松软，宜反复冲洗并更换凉水。羊肉洗净切成小块，加葱、姜、料酒去腥，余水去掉血污。在锅中加入 1500 mL 清水，将食材一同放入锅中，以武火煮开后改文火继续煲 1 h，根据个人口味添加胡椒、食盐等调味即可。

【功效】补肾暖胃，消胀止痛。适用于肾癌胃脘冷痛、面色无华、倦怠乏力、腰膝酸软等症状。

【按语】 海参具有补肾益精、养血润燥之功效。《随息居饮食谱》称其能"滋阴，补血，健阳，润燥"，表明其善于治疗精血不足之虚劳乏力、消瘦、口渴等症状。《食物宜忌》中则指出其有"补肾经，益精髓，消痰涎，摄小便，壮阳疗痿"之功效，表明其能够补肾助阳以减轻患者肾阳不足之畏寒肢冷，肾虚不固之小便频数。研究发现，海参多糖能通过抑制 NF-kB 信号通路下调 MMP-9 和 VEGF 的表达，有效抑制人肾癌细胞 A498 的生长、转移和侵袭，从而发挥抗癌细胞转移的作用[5]。羊肉味甘性温，具有益气补虚、温中暖下之功效，《名医别录》中指出其"主缓中……虚劳寒冷，补中益气"，有助于改善脾胃虚寒所致的口淡乏味、食欲不振、脘腹冷痛胀闷等不适；《日用本草》则言其"治腰膝羸弱，壮筋骨，厚肠胃"，能够助下焦之阳气而减轻腰膝冷痛之症状。两者合用，对于脾肾虚寒具有改善作用，能帮助患者增强体质，增加抗癌活力和能量，减少疼痛。

（4）桑葚黑米仁枣粥。

【组成】黑米 100 g，葡萄干 10 g，桑葚 100 g，枸杞子 10 g，大枣 6 枚（去核）。

【制法】将黑米洗净，用水浸泡 4 h 后加水煮熟，放入枸杞子、葡萄干、桑葚、大枣等煮成粥样，调味即可食用。

【功效】健脾补肾，益精养血。

【按语】黑米营养价值较高，自古有"药米""贡米""寿米"之称，具有滋阴补肾、补益脾胃、益气活血、养肝明目等功效。桑葚味甘性寒，归肝经、肾经，具有滋阴补血、生津润燥之功效。枸杞子具有滋补肝肾、益精明目之功效。葡萄干具有补肝肾、益气血、生津液、利小便之功效。全方共奏健脾补肾、益精养血之功效。

（5）乌鸡枸杞黄精汤。

【组成】乌鸡 300 g，枸杞子 15 g，黄精 15 g，香菇 20 g。

【制法】将乌鸡洗净切块，焯水备用。将香菇洗净，切成条状备用。将乌鸡放入锅内，加适量水，煮沸后加入香菇、枸杞子、黄精，小火煮熟后调味即可食用。

【功效】补肾益精，养胃和中。

【按语】乌鸡具有滋阴清热、补肝益肾、健脾止泻之功效。《本草纲目》记载其："补虚劳羸弱，治消渴，中恶，益产妇，治女人崩中带下虚损诸病，大人小儿下痢噤口。"枸杞子可滋补肝肾、益精明目。黄精同样具有补气养阴、补益肾精之功效。香菇具有健脾和胃之功效。

（6）木耳黑枣瘦肉汤。

【组成】猪瘦肉 250 g，黑木耳 50 g，黑枣、大枣各 4 枚（去核），枸杞子 10 g。

【制法】将猪瘦肉洗净切碎末，木耳、黑枣、大枣洗净切丝。将猪瘦肉下入油锅略炒至变色，加入清水煮沸后，放入木耳、黑枣、大枣、枸杞子等，小火煮熟后调味即可食用。

【功效】健脾补肾，养血止血。

【按语】猪瘦肉具有补肾养血、滋阴润燥之功效。《本草备要》记载："猪肉，其味隽永，食之润肠胃，生津液，丰肌体，泽皮肤，固其所也。"黑木耳具有益气补血、滋阴活血之功效。黑枣、大枣均有很好的健脾益气、滋阴补血的作用。

3. 益气养血类

本类药膳适用于肾癌属气虚不足证型患者。该证型多见于肾癌晚期，由于长期尿血，致气血损伤、气血失荣，故见乏力气短、面色晦暗少华、消瘦；失血过多，伤及阴液，故见口干、低热、心烦；正虚邪盛，故肿块日渐增大、疼痛。舌淡有瘀，苔白或黄白，脉沉细数，皆为气血亏虚之象。治疗当以补气养血、解毒散瘀为法。

（1）人参鹌鹑汤。

【组成】人参 5 g，山药 20 g，鹌鹑 1 只。

【制法】将鹌鹑宰杀洗净，切块，放入砂锅中，加入山药、人参、适量盐及清水，用文火炖煮 30 min 即可，食肉饮汤。

【功效】健脾益胃，强壮身体。适用于体质虚弱、脾胃不足、食欲不振、消化不良、四肢倦怠等症状。

【按语】人参可大补元气，生津养血，《药性论》言其"主五脏气不足，五劳七伤，虚损瘦弱"，《医学启源》则言其能"治脾胃阳气不足……补中缓中"。人参为补脾气之要药，对于脾气虚弱所致之倦怠乏力、食少便溏等症具有良好的改善作用，可治疗体虚欲脱、肢冷脉微、脾虚食少、肺虚喘咳、津伤口渴、内热消渴、久病虚羸。研究发现，人参是良好的抗癌药物，其提取物人参皂苷 Rg3 可以抑制肾癌 786-0 细胞中 EphB4 蛋白及 Bcl-Xl 蛋白的表达，从而发挥抗肿瘤作用[6]。山药能补脾气，鹌鹑能补五脏、益中续气、实筋骨，与人参相配共同健脾胃，助气血运化。

（2）桂圆山药炖猪肚。

【组成】桂圆 10 g，山药 50 g，猪肚 1 只。

【制法】将猪肚洗净并去除脂肪。将桂圆打破后与山药一起纳入猪肚内，加适量水，小火炖至猪肚烂熟，少量盐调味，喝汤或佐餐食用。

【功效】健脾养胃，补气养血。

【按语】猪肚具有补虚损、健脾胃之功效，有助于治疗虚弱乏力、食欲不振等症状。山药补脾养胃，《神农本草经》言其"主伤中，补虚，除寒热邪气，补中益气力，长肌肉"，能补中而助气力，改善疲乏无力，治疗脾虚食少、久泻不止、小便频数等症状。桂圆能补心脾、益气血，治疗气血不足之面色萎黄、健忘失眠等症状，常用作体虚或大病之后耗伤气血之补充。

参考文献

[1] 董建设，赵俊峰，张林超，等.瞿麦对肾癌细胞增殖、凋亡、侵袭和迁移的调控 [J].中国老年学杂志，2019，39（11）：2727-2731.

[2] 邹寒冰，周雁，张元亮，等.白花蛇舌草通过抑制 RAP1-JNK 信号通路选择性促进人肾癌 ACHN 细胞间质 - 上皮转化 [J].肿瘤，2019，39（4）：235-248.

[3] 穆红光，马媛媛，姚树青，等.淫羊藿苷对肾癌 OS-RC-2 细胞增殖、迁移、

凋亡及 PTEN/AKT 通路的影响 [J]. 中国医院用药评价与分析，2021，21（11）：1339-1343.

[4] 王晨，藏春光. 蛇床子素介导 Toll 样受体 4/ 核因子 -κB 通路调控肾癌小鼠免疫系统抑制肿瘤细胞增殖和迁移的作用机制 [J]. 临床内科杂志，2022，39（2）：116-120.

[5] 李天，刘一帆，周东梅，等. 海参多糖抑制人肾癌细胞 A498 的生长转移作用机制 [J]. 基因组学与应用生物学，2020，39（3）：1344-1350.

[6] 程城. 人参皂苷 R g3 对肾癌 786-0 细胞中 EphB4 及 Bcl-Xl 蛋白的作用研究 [D]. 南昌：南昌大学，2013.

十四、食管癌药膳食疗

食管癌临床表现为吞咽障碍、胸骨后不适、呕吐食物、呕吐黏液等症状，X 线及内窥镜可见食管内有肿物。气机不畅，痰湿内生，痰气互阻，进而瘀毒内结，血燥津亏。晚期多有脾胃不足，气阴两虚，正不胜邪。

食管癌发病部位以食管中、下部居多，各占食管癌 40% 以上。患者发病多在 50 岁以上，且男性高于女性。患者饮食以清淡为宜，有利于食物消化吸收，为身体补充营养，不宜过多食用脂肪类及油腻的食物，否则容易导致反酸，不利于吸收营养。患者一般都有吞咽困难，因此在饮食上要注意细嚼慢咽，以流质、半流质、软饭为主，少食多餐，视病情而调整。

药膳食疗的原则：化痰开郁，活血解毒，益气养阴，健脾和胃。饮食细嚼缓咽，荤素相兼，少量多餐，多食新鲜蔬菜，补充维生素 A 及维生素 C，并应补充锌、钼、铜、锰等微量元素。药食常选荸荠、莲房、人参、核桃、沙参、莱菔子、鲜芦根、竹沥、鸡内金、鹅血、陈皮、薏苡仁、牛奶、鸡蛋、甘蔗汁、梨汁、韭菜汁、荸荠汁、西瓜汁、藕汁、草莓汁、菱角等。

1. 理气化痰类

气滞多与情志不遂有关，而肝主情志，若忧思恼怒则见肝郁气滞，气机不畅，气阻食管，故梗阻与情绪有关。肝经布胸胁，故见胸胁胀痛引及背肋。且肝郁日久，肝气乘脾，脾为肝气所伤，脾气不运，故食欲不振、水湿不化，则滋生痰饮，阻滞于食管，食管不通，故见吞咽梗阻、泛吐清涎。伴见舌质黯红，苔薄黄腻，脉弦细而滑等表现。治疗当以开郁降气、化痰散结为法。

（1）青香炖鲜橙。

【组成】木香5g，青皮5g，鲜橙子1个，白糖适量。

【制法】将橙子洗净，去皮剥开备用。木香洗净切细段，与青皮用纱布包好，放入200 mL清水中煎煮，煮至100 mL后，加入橙子及冰糖，再炖煮至橙子软烂即可。

【功效】行气散瘀，温中醒脾。适用于食管癌出现进食梗阻、痰滞食管、胃脘满闷者。

【按语】木香入肺经、肝经、脾经，能通理三焦，是行气调中、止痛之佳品。《本草汇言》记载其："降肺气、疏肝气、快脾气……管统一身上下内外诸气，独推其功。"表明木香对于肝失疏泄、气机阻滞之胸胁胀痛具有良好的缓解效果，并且能温补中焦。《本草求真》中提出其能"治疗脾胃虚寒凝滞"，可使脾胃能温化痰饮，从而减轻食管痰气阻结的情况。青皮能疏肝气、消积滞，与木香同用，能治疗肝郁气滞、胸胁胀痛，又能消食积气滞以助化痰。《药品化义》中记载："木香，香能通气，和合五脏，为调诸气要药。若肝气郁，致胁肋小腹间痛，同青皮疏之，令肝气行。"青皮与木香同用能加强疏肝理气之功效。橙子同样能发挥理气化痰之功效。

（2）紫苏鱼泡。

【组成】紫苏叶30g，巴沙鱼块200g，葱、姜、蒜各10g，调料适量。

【制法】将巴沙鱼切厚片，加入姜丝、盐、料酒、生抽腌制20 min，紫苏叶洗净备用。锅热倒油，将腌制好的鱼块放入锅中煎制，待底面煎至金黄色再用筷子将鱼翻面，待两面煎至金黄后将腌鱼的汤料汁倒入锅中，再加入适量调料，炖煮至鱼快熟时，倒入紫苏叶，翻拌均匀即可出锅。

【功效】行气止呕，下气消痰。适用于食管癌患者吞咽困难、腹部胀闷、食欲不振等症状。

【按语】巴沙鱼肉质细腻、软嫩，且味道鲜美，易于食管癌患者进食，同时富含蛋白质、维生素 A、钙等营养素，能抗氧化，增强人体免疫力。中医认为，巴沙鱼有补气平咳的作用，有助于下气消痰。紫苏叶味辛性温，有行气和胃之功，能除中焦郁滞，以宽中除胀、和胃止呕。同时，紫苏叶挥发油中的多种类异戊二烯成分有抗肿瘤的作用[1]。

（3）白蔻荷叶饮。

【组成】白豆蔻 2 g，陈皮 5 g，鲜荷叶半张。

【制法】先将荷叶洗净切碎，与陈皮一同放入锅中煎煮 30 min 后，再加入白豆蔻煮 5 min，过滤取汁，当茶饮即可。

【功效】行气开胃，消痰除滞。适用于食管癌患者梗阻、喉间有痰、腹胀纳呆等症状。

【按语】白豆蔻味辛性温，归肺经、脾经、胃经，具有化湿行气、温中止呕之功效，能治疗湿阻中焦引起的脾胃气滞、不思饮食、呕吐呃逆等不适。《本草易读》中指出白豆蔻能“行气温胃，消食解酒，止呕宽膨，补肺益脾。治噎膈而除寒疟，疗反胃而收脱气”。其芳香醒脾助运，湿去气顺，脾胃功能得复，有助于改善气机阻逆之表现。《本草纲目》中指出荷叶“生发元气，裨助脾胃”，能够升举脾胃之阳气，升阳祛湿。现代药理学研究发现，大多数山荷叶素糖苷具有较强的肿瘤细胞增殖抑制活性，能够通过抑制 V-ATP 酶逆转肿瘤细胞酸性微环境来发挥其抗肿瘤作用[2]。

（4）参薏粥。

【组成】北沙参 9 g，莱菔子 6 g，旋覆花 6 g（布包），生薏米 20 g。

【制法】先将沙参、莱菔子、旋覆花煎汁去渣，再加入生薏米煮烂打成匀浆，最后煮沸，每天 1 剂，分早晚服。

【功效】化痰开郁，降逆止呕。但服地黄、首乌时忌食，体质虚弱者大忌。

【按语】北沙参具有良好的养阴清肺、祛痰止咳的作用。《本草从新》记载北沙参的功能：“专补肺阴，清肺火，治久咳肺痿。”莱菔子性平，味辛、甘，归肺经、脾经、胃经，具有消食除胀、降气化痰的功效。旋覆花味苦、辛、咸，性微温，归肺经、脾经、胃经、大肠经，具有降气消痰、行水止呕的功效。

研究表明，旋覆花中提取的许多倍半萜类化合物对肿瘤细胞具有良好的细胞毒活性，并能诱导肿瘤细胞凋亡[3]。

（5）鲫鱼莼菜汤。

【组成】鲫鱼 150 g，莼菜 100 g。

【制法】将鲫鱼处理干净后与莼菜共煮汤，温服。

【功效】益气健脾，清热解毒，和胃调中，止呕止痛。

【按语】鲫鱼具有和中补虚、除赢、温胃进食、补中生气之功效，同时富含优质蛋白，所含氨基酸的种类比较全面，有助于食物的消化和吸收。莼菜味甘性寒，入肝经、脾经，具有清热解毒、利水消肿、止呕的功效，《新修本草》称其"久食大宜人，合鲋鱼为清羹，食之主胃气弱，不下食者至效"。二者合用，共奏健脾和胃、止呕之功效。

（6）海参粳米粥。

【组成】海参 150 g，粳米 100 g，盐适量。

【制法】将海参洗净切碎，与粳米共煮成粥状，调味即可食用。

【功效】滋阴补肾，健脾开胃。

【按语】海参具有补肾益精、养血润燥之功效，《药性考》记载其"降火滋肾，通肠润燥，除劳怯症"。粳米味甘性平，是健脾胃、培中气的良药。《本草纲目》引用张耒《粥记》道："每日起食粥一大碗，空腹虚，谷气便作，所补不细，又极柔腻，与肠胃相得，最为饮食之妙诀也。"

（7）鲜藕薏米芡实粥。

【组成】鲜藕 150 g，薏米 60 g，芡实 60 g，白糖适量。

【制法】将鲜藕洗净切成薄片，与薏米、芡实共煮成粥状，加适量白糖调味食用。

【功效】健脾养胃，益气止血。

【按语】莲藕具有清热、凉血、散瘀之功效，《日用本草》中记载其"清热除烦，凡呕血、吐血、瘀血、败血，一切血症宜食之"。薏米味甘、淡，性凉，入脾经、肺经、肾经，具有利水、健脾、除痹、清热排脓的功效。芡实味甘、涩，性平，归脾经、肾经，具有益肾固精、补脾止泻、祛湿止带之功效。

（8）瘦肉番茄豆腐汤。

【组成】瘦肉 30 g，豆腐 100 g，番茄 100 g，盐适量。

【制法】将猪瘦肉洗净切碎末，豆腐切丁，番茄洗净后用热水烫，去皮切丁。起锅热油，将猪肉末炒至变色，加入清水，再将番茄、豆腐放入锅内慢火清炖至熟，调味即可。

【功效】健脾养胃，补充蛋白质。

【按语】猪瘦肉具有补肾养血、滋阴润燥、补中益气之功效，豆腐具有清热润燥、生津止渴、促进消化的作用，二者都含有丰富的蛋白质，可以为人体补充营养。番茄味甘、微酸，性寒，具有止血、降压、利尿、健胃消食、生津止渴、清热解毒、凉血平肝之功效。

（9）虫草乌骨鸡。

【组成】冬虫夏草 3 g，乌骨鸡 100 g。

【制法】将冬虫夏草、乌骨鸡加调料煮烂，然后打成匀浆，加适量淀粉或米汤，使之成薄糊状，煮沸后即可。每天可服用多次。

【功效】补虚强身，养阴退热，补益肝肾。

【按语】冬虫夏草具有补肾益精之功效，善于治疗肾阳不足、精血亏虚所致的腰酸、肢冷、小便不利等症状。《药性考》记载其："味甘，性温，秘精益气，专补命门。"并且冬虫夏草可以激活人体免疫系统，抵御肿瘤。乌骨鸡具有滋阴补血的功效，适合体虚血亏、肝肾不足、脾胃虚弱者食用。

2.清热生津类

久病则痰浊瘀血郁久化热，火热内生以致津液亏耗，以及辛燥之物亏耗津血，或病变日久毒邪入于阴络，伤阴化热，津液不能濡润咽喉故见吞咽困难，咽干梗阻疼痛；虚火扰神，则见心烦不寐或烦躁盗汗；食管走行于胸骨后，火热煎熬，故见胸背灼痛。舌红少津或紫绛或裂纹，苔黄燥或黄腻，脉弦细，皆为津亏热结之象。治疗宜清热解毒，养阴生津。

（1）银花蓝根杷饮。

【组成】金银花 15 g，板蓝根 15 g，枇杷叶 10 g，蜂蜜 20 g。

【制法】将食材用清水浸泡 10 min 后，放入锅中煎煮 20 min。过滤取汁，放凉后加入蜂蜜拌匀即可。

【功效】清热解毒，润肺生津。适用于食管癌患者出现的咽干咽痛、口干口渴、吞咽梗阻等症状。

【按语】金银花与板蓝根均有清热解毒之功效，两者合用能使热毒清散，减轻热邪对咽喉食管的刺激。金银花能使热毒向外透散，使邪有出路，并且金银花中的 miR2911 基因可能通过增加肿瘤中 T 淋巴细胞的浸润以及靶向 TGF-β 1mRNA 来抑制肿瘤的发展[4]。板蓝根则有清利咽喉之功效，对于热毒引起的咽喉肿痛具有良好疗效，并且板蓝根在动物实验中也被发现能够增强机体免疫功能，从而发挥抗肿瘤、延长患者生存时间的作用[5]。枇杷叶与蜂蜜共同发挥清肺泻火、利咽润喉、止痛作用。

（2）五汁饮。

【组成】梨汁、藕汁、蔗汁、芦根汁各等量，竹沥减半。

【制法】将以上诸汁液混合，一起加热煮沸，待冷却后饮之。

【功效】养阴生津，清肺止咳。适用于咽干所致的食物难下、咽喉热痛、胸闷干咳等症状。

【按语】本方以五种食物的汁水为主，味甘性寒，具有生津润燥、清热泻火之功效。其中梨汁味酸甘，具有清肺润燥、止咳化痰之功效，可用于热性咳嗽、烦躁、口渴失音及生病发热引起的伤津。藕汁性寒，有清热凉血的作用，且富含膳食纤维和各种维生素，能增进食欲，促进消化。甘蔗汁能清热解毒、润肺止咳，对于咽喉肿痛、肺热咳嗽有改善作用。芦根同样长于清热止呕，滋阴退热，并且其所含的芦根多糖对 Hela 细胞及 B16 细胞均具有明显的抑制作用，提示芦根具有抗肿瘤作用[6]。竹沥则能清热化痰，适用于痰热喘嗽、痰涎壅盛等症。五种汁水合用，共同发挥养阴生津、清肺化痰、止咳之功效。

（3）乌梅绿豆沙。

【组成】乌梅 15 g，绿豆 50 g，冰糖适量。

【制法】将绿豆洗净，浸泡 2 h，放入砂锅中煮至开裂后放凉，再放入冰箱冷冻成块。将冷冻后的绿豆用大火煎煮，这样绿豆会更加酥烂，水开后加入乌梅，煎煮 30 min，依据个人口味加入冰糖，放温热后即可食用。

【功效】清热解毒，养阴生津。适用于食管癌口干口渴、吞咽疼痛、胸骨后灼痛、心烦等症状。

【按语】乌梅酸涩，具有收敛生津、安蛔驱虫之功效，能治久咳、虚热烦渴、呕吐等不适。《本草拾遗》中指出乌梅能"去痰，主疟瘴，止渴调中，除冷热痢，止吐逆"，《简要济众方》中同样记载乌梅能"治消渴，止烦闷"，表明乌梅具有良好的生津止咳、除烦之功效。研究发现，乌梅提取物熊果酸以及 MK615 可抑制肿瘤细胞生长和促进其凋亡[7]。绿豆味甘性凉，能发挥清热解毒之功效。

3. 逐痰祛瘀类

痰瘀皆与气机阻滞及脾胃损伤有关。患者因忧思恼怒而气机郁滞，气滞则血瘀，瘀久入络，阻结于食管，则胸膈疼痛，且疼痛部位固定不移；津液输布异常，故见吞咽干涩、大便困难。或因忧思伤脾或过食肥甘厚味、饮酒过度，痰湿酝酿，脾失健运，水湿不化而为痰，阻塞于食管，故见吞咽困难，伴有呕恶痰多、胸脘痞闷不适。舌有瘀斑或带青紫，苔腻，脉细涩或弦滑，皆为痰瘀互结之象。治疗当以理气化痰、活血散瘀为法。

（1）韭菜刀豆小蒜粥。

【组成】韭菜 100 g，刀豆 100 g，小蒜 12 g，大米 100 g。

【制法】将韭菜、刀豆、小蒜切碎备用。将大米洗净后放入锅中，加适量水煮开后加入切碎的三样配菜，边煮边搅拌，煮至浓稠即可。

【功效】活血散瘀，理气降逆。适用于胸腹疼痛、食少嗳气、疲乏怕冷等症状。

【按语】刀豆具有温中下气、益肾补元的功效，适用于虚寒呃逆、呕吐、腹胀、肾虚腰痛、痰喘等症状，《重庆草药》言其"散瘀活血……治血气痛"，表明其具有行气活血、止痛之功效。研究发现，刀豆具有显著的抗肿瘤作用，能通过各种信号通路对抗肿瘤血管的生成途径，抑制癌细胞的存活，此外，刀豆蛋白能刺激细胞免疫并产生免疫记忆，抵抗相同基因型的肿瘤[8]。《随息居饮食谱》中记载韭菜"辛甘温，暖胃补肾，下气调营，治疗噎膈"，《本草拾遗》言其能"温中，下气，补虚，调和腑脏"，表明韭菜能够温补脾肾，使阳气通畅，周身气血运行有所助力而使气血通畅，在一定程度上能温中健脾，使脾胃痰湿得化。

（2）山楂桃仁露。

【组成】鲜山楂 500 g，桃仁 100 g，蜂蜜 250 g。

【制法】将山楂洗净，切碎或捣成粗末，与桃仁一起放入砂锅内，加适量水，用大火煮沸后，改用小火煮 30 min，滤出头汁，再加适量水煮 30 min，滤出二汁，去药渣，然后将头汁、二汁同置入瓷盆中，加入蜂蜜。瓷盆加盖，隔水蒸 1 h，离火，冷却后装瓶饮用。

【功效】活血化瘀，消食化痰。适用于血瘀型食管癌胸膈刺痛、吞咽疼痛、大便困难等症状。

【按语】《食鉴本草》中记载山楂能"化血块，气块，活血"，《本草纲目》中同样指出山楂能"化饮食，消肉积，症瘕，痰饮痞满吞酸，滞血痛胀"，表明山楂具有良好的活血化瘀、消食化痰之功效。山楂提取物谷甾醇可能通过诱发细胞凋亡而对 HepS、S180 和 EAC 这三类癌细胞具有抑制作用[9]。山楂除具有很好的免疫调节作用和促进肿瘤细胞凋亡的作用之外，还在增加冠脉流量、抗心肌缺氧、抗心率失调、降血脂等方面具有显著疗效，对于肿瘤患者气滞血瘀情况具有较好的改善作用[10]。桃仁则擅长破血行瘀、润燥滑肠，适用于瘀血伴有便秘的患者食用。

（3）香菇莲藕丸子。

【组成】莲藕 300 g，香菇 100 g，生粉 75 g，油、盐、五香粉及其他调料适量。

【制法】将莲藕洗净去皮，香菇去蒂洗净，一同切碎（有条件的可用料理机打碎），加入生粉、油、盐、五香粉搅拌均匀，揉搓成丸子。清水煮沸，把做好的丸子下入锅中，开中小火煮 5 min，加入适量调料后即可出锅。

【功效】活血除烦，健脾益气。适用于瘀血郁久化热而产生的心烦、不寐、咯血、吐血等出血症状，以及脾胃虚弱所致的食欲不振等症状。

【按语】莲藕味甘性寒，具有清热生津、凉血散瘀之功效，可治疗热病烦渴、吐血、衄血、瘀血疼痛等不适。《滇南本草》中记载"莲藕多服润肠肺，生津液"，表明其具有生津润燥之功效，而《日用本草》则记载莲藕能"清热除烦，凡呕血、吐血、瘀血、败血，一切血症宜食之"，表明其对瘀血内阻化热之烦热具有一定疗效。香菇能行脾胃之气，且养血补气、开胃助食，有助于脾胃运化。研究发现，香菇能够通过刺激人体内的淋巴细胞进行增殖，产生免疫应答反应，还能激活老年中晚期消化道恶性肿瘤患者体内的补体系统，有效增强老年中晚期消化道恶性肿瘤患者的机体免疫能力，从而间接发挥抗肿瘤的作用[11]。

4. 益气温阳类

本类药膳适用于食管癌属气虚阳微证型患者。患者长期进食量少，气血化源不足，气血两虚，或久病耗伤阳气，致阳气衰微。气血不足，脾气受损，运化无力则见饮食不下、面色萎黄；阳虚内寒，不得温煦，则见形寒肢冷、头晕心悸、口吐涎沫；阳虚水泛则见面肢浮肿。舌苔薄白，舌质淡，脉搏细弱无力，皆为气虚阳微之象。治疗当以益气健脾、温阳散寒为主。

（1）姜撞奶。

【组成】水牛奶 250 mL，老姜 100 g，糖 10 g。

【制法】将老姜擦丝过滤取汁 30 mL，倒入小碗中搅拌均匀。将水牛奶放入锅中，加入白糖搅拌均匀，一同煮制，温度升至 80 ℃时关火（关火后温度会稍冷却，75 ℃左右最佳）。将牛奶以 20 cm 左右的高度冲入搅拌好的姜汁中，盖盖闷 5 ～ 7 min 即可。

【功效】散寒和胃，降气止呕。适用于噎膈呕恶、周身乏力、怕冷等症状。

【按语】牛奶是滋补强身，补充人体蛋白质、氨基酸、钙等各种物质能量的主要食物。中医认为牛乳具有补虚损、益肺胃、生津润燥的功效，如《滇南本草》中记载："水牛乳，补虚弱，止渴，养心血，治反胃而利大肠。"同时牛奶能够改善脾胃气机，治疗噎膈，如《本草纲目》中记载其"治反胃热哕，补益劳损"，对于食管癌患者出现的呕吐、呃逆等反应具有一定疗效。生姜辛散温通，能温胃止呕，并且其辛温发散之性有助于阳气的推动和布散。研究发现[12]，生姜中的 6-姜酚可以通过调控凋亡基因的途径，使肿瘤细胞基因的异常表达得以逆转、关闭，或降低表达水平，从而达到治疗肿瘤的效果，并且能够靶向促进肿瘤细胞凋亡、自噬，以及抗血管生成而抑制肿瘤细胞的活性[12]。

（2）肉桂鸡肝。

【组成】肉桂 5 g，雄鸡肝 1 块，盐、葱、姜、黄酒、味精各适量。

【制法】将肉桂洗净，切成小块；雄鸡肝洗净，一剖 4 片。将肉桂、雄鸡肝放入搪瓷碗内，加姜、葱、盐、黄酒、适量水，将碗放入锅内，隔水炖熟后，加味精即成。

【功效】和胃暖脾，温补阳气。适用于食管癌虚寒吐沫、胸腹冷痛、周身怕冷者。

【按语】肉桂是常见的药食同源的食物，既能作为香料增加膳食风味，又是温补阳气的药物，具有补火助阳、散寒止痛、温通经脉、引火归元之功效，对于肾阳不足、脾胃虚寒所致虚寒怕冷、腰膝冷痛具有一定疗效。肉桂中主要的功能成分桂皮醛和桂皮酸具有一定的抗肿瘤作用。有研究报道桂皮醛能作用于 HeLa 细胞、A-549 细胞和 HepG2 细胞，使三种肿瘤细胞出现空泡，使细胞肿胀、变圆，细胞间融合、脱落[13]。

（3）荜茇粥。

【组成】荜茇 1 g，大米 100 g。

【制法】将大米熬煮成粥，再将荜茇捣成粉状，调入大米粥中即可。

【功效】温补脾肾，温中散寒。适用于脾胃虚寒所致的恶心呕吐、脘腹冷痛、食物难下等症状。

【按语】该方出自《太平圣惠方》，用于治疗恶心呕吐。方中荜茇味辛性热，长于治疗脘腹冷痛、呕吐呃逆等脾肾阳虚之虚寒证。研究发现，荜茇是具有良好潜力的抗肿瘤药物，其可能通过诱导多种肿瘤细胞系的氧化应激，升高细胞中 ROS 水平来选择性杀伤肿瘤细胞，通过抑制 TGF-β 来诱导 EMT 抑制肿瘤细胞的迁移和侵袭等多种途径产生抗肿瘤效果[14]。

参考文献

[1] TATMAN D，MO H.Volatile isoprenoid constituents of fruits，vegetables and herbs cumulatively suppress the proliferation of murine B16 melanoma and human HL-60 leukemia cells[J]. Cancer Lett，2002，175（2）：129-139.

[2] 张志涛.逆转肿瘤酸性微环境的山荷叶素糖苷类化合物的合成及活性研究 [D]. 南通：南通大学，2014.

[3] 张婷，杜冠华，陈若芸.旋覆花属植物中倍半萜类成分及生物活性的研究 进展 [J]. 中国药学杂志，2010，45（24）：1889-1894.

[4] LIU C，XU M，YAN L，et al.Honeysuckle-derived microRNA2911 inhibits tumor growth by targeting TGF-β 1[J]. Chinese Medicine，2021，16（1）：49.

[5] 李吉萍，朱冠华，袁野，等.板蓝根多糖体内抗肿瘤作用与免疫功能调节 实验研究 [J]. 天然产物研究与开发，2017，29（12）：2010-2016.

[6] 晁若瑜，杨靖亚，蔡晓晖，等.芦根多糖的分离纯化和体外抗肿瘤研究 [J]. 食品工业科技，2011，32（12）：284-286.

[7] SONG B，ZHANG Q，YU M，et al.Ursolic acid sensitizes radioresistant NSCLC cells expressing HIF-1α through reducing endogenousgSH and inhibiting HIF-1α [J]. Oncology Letters，2017，13（2）：754-762.

[8] LI W W，YU J Y，XU H L，et al.Concanavalin A：a potential anti-neoplastic agent targeting apoptosis，autophagy and anti-angiogenesis for cancer therapeutics[J]. Biochemical and Biophysical Research Communications，2011，414（2）：282-286.

[9] 董贺，张太平，李俊，等.山楂中谷甾醇抑制肿瘤细胞的研究 [J]. 中国生 化药物杂志，2009，30（4）：270-272.

[10] 林科，张太平，朱顺，等.山楂熊果酸的制备及对小鼠免疫功能和肝癌细 胞凋亡的影响 [J]. 中国生化药物杂志，2007（5）：308-311.

[11] MANSUETO P，PISCIOTTA G，TOMASELLO G，et al. Malignant tumor-like gastric lesion due to Candida albicans in a diabetic patient treated with cyclosporin：a case report and review of the literature[J]. Clinical and Experimental Medicine，2012，12（3）：201-205.

[12] ZADOROZHNA M，MANGIERI D.Mechanisms of chemopreventive and therapeutic proprieties of ginger extracts in cancer[J]. International Journal of Molecular Sciences，2021，22（12）.

[13] 吴存恩，王瑞平，滕钰浩.肉桂活性成分及抗肿瘤作用研究进展 [J]. 时珍国医国药，2015，26（8）：1985-1987.

[14] 谭丽娟，刘雅倩，闫洁，等.荜茇酰胺的合成、抗肿瘤机制及结构修饰的研究进展 [J]. 中国药房，2021，32（4）：508-512.

十五、胃癌药膳食疗

胃癌临床表现为上腹饱胀、腹痛、食欲减退、消瘦、贫血、恶心、呕吐、出血、黑便、腹泻、嗳气、反酸等症状，晚期呈恶病质。

胃癌药膳食疗原则：疏肝理气，化瘀解毒，祛湿化痰，温中健脾，补益气血。药食常选人参、西洋参、玫瑰花、茉莉花、薏苡仁、陈皮、三七、白术、茯苓、黄芪、党参、熟地黄、阿胶、鲫鱼、莼菜、鹌鹑、鸡蛋、牛奶、慈菇、鸭、藕粉、山药、大枣等。

1.疏肝和胃类

本类药膳主要针对胃癌属肝气犯胃证型患者。患者因肝气郁结，疏泄不及，阻碍脾胃之气的升降，影响胃的受纳以及脾的运化功能，从而出现胃脘胀满、时时隐痛，连及两肋，不思饮食或呕吐反胃，伴见口苦心烦、嗳气陈腐。舌淡红或暗红，苔薄白或薄黄，脉沉或弦，皆为肝气犯胃之表现。治疗当以疏肝理气、和胃降逆为法。

（1）柴胡薏米粥。

【组成】柴胡9 g，白芍9 g，白术18 g，木瓜12 g，薏苡仁30 g，调料适量。

【制法】前四味煎汤，去渣后加薏苡仁、调料煮粥食。早晚分食。

【功效】疏肝理气，和胃抗癌。适用于肝胃不和型胃癌出现的胃脘胀闷、恶心呕吐、纳差等症状。

【按语】柴胡味苦性平，可透邪气散郁热，疏经达气，白芍柔肝化阴，两者合用，一散一收，可疏肝柔肝[1]。柴胡和白芍共有的成分山奈酚是一种具有抗炎、抗氧化、抗癌作用，诱导胃癌细胞凋亡的物质，并且对肝损伤具有一定的保护作用[2]。白术则能健脾益气，培土以抵肝木，以削弱肝病过克脾胃之力。木瓜归肝经、脾经，能够舒筋和胃，治疗湿阻中焦腹痛吐泻转筋。诸药合用，共同发挥疏肝、健脾、理气之功效。

（2）山药山楂扁豆糕。

【组成】鲜山药 100 g，鲜山楂 30 g，扁豆 25 g，陈皮 10 g，大枣肉 250 g。

【制法】先将山药去皮切成薄片，扁豆、陈皮捣末，再将山楂、大枣肉切碎捣泥，将所有食材和匀后制成饼状蒸熟即可。

【功效】健脾开胃，补气进食。适用于胃癌食欲不振、不欲饮食以及大便溏软、倦怠乏力等症状。

【按语】本膳滋补益气，开胃醒脾，乃食疗佳品。方中山药能补脾胃之气，养脾胃之阴，其味甘性平，能直接入中焦，补脾胃，且其质偏润，对脾胃有很好的滋润作用。研究表明，山药中的黏蛋白可以保护食管、胃肠道黏膜，促进黏膜修复[3]。《雷公炮制药性解》中指出，白扁豆味甘，性微温，无毒，入脾经，主补脾益气，和中止泻。

（3）橘皮乌梅蜜。

【组成】鲜橘皮 20 g，乌梅 30 g，蜂蜜 20 g。

【制法】将新鲜橘皮冲洗晾干后，与乌梅一起放入锅中，加入适量清水熬煮，大火烧开后改用小火煎煮 30 min，用洁净纱布过滤，去渣取汁，放凉后加入蜂蜜即可饮用。

【功效】滋阴疏肝，理气开胃。适用于肝胃阴液不足、口干口苦、不思饮食等症状。

【按语】橘皮辛温，可理气和中、行气止痛，亦可疏理中焦气机、调节气机升降。橘皮中的川陈皮素已被证实在抑制胃癌细胞的侵袭能力中起关键作用[4]。乌梅味酸性平，归肝经、脾经，能敛阴生津，又能开胃。药理学研究表明，乌梅的有效成分柠檬酸能促进胃酸分泌，从而消食助运，有效减轻泛酸、嗳气、腹胀等症状。两者协同运用，加之蜂蜜滋润甘甜之味，可共奏滋阴养胃之功效，促使胃酸分泌增加，且有帮助消化、开胃消胀的良好作用，对胃癌患者出现的厌食、食欲缺乏可起辅助治疗作用，既有助于抑癌抗癌，又能增加食欲，提高机体的抗病能力。

2. 行气活血类

本类药膳适用于胃癌属气滞血瘀证型患者。患者饮食不节，劳倦损伤，气机受损，气血运行不畅而致气血瘀阻，停滞于胃脘，故见胃脘刺痛，心下痞硬；胃失和降，胃不受纳，则见脘腹胀满，饥不欲食，呕吐宿食；若瘀血阻滞脉络，瘀血内停，则见呕吐物如赤豆汁，便血。舌紫黯，脉沉细涩，皆为气滞血瘀之象。治疗当以理气活血、祛瘀止痛为法。

（1）香菇猪血汤。

【组成】猪血 200 g，香菇 100 g，盐、植物油各适量。

【制法】猪血凝固后，用清水洗净，切小块。香菇泡发好后切条。锅内倒入植物油适量，下香菇炒 5 min 后，再倒入血块，旺火快速翻炒至熟透，加盐调味即可。

【功效】开瘀散结，止呕平噎。适用于胃贲门癌食入即吐者。

【按语】猪血味甘、苦，性温，有补血活血的功效，《中华本草》记载猪血有"补血养心、下气"的功效，可用于治疗中满腹胀、气逆等症状。香菇芳香行气，能疏导脾胃，并且能够提升人体正气、增强免疫力。研究表明，香菇多糖能够在机体受到感染后，提升免疫应答的作用，联合抗肿瘤药物治疗时可有效改善晚期胃肠道恶性肿瘤患者淋巴细胞亚型、SII，提高患者免疫功能和生活质量，且安全性好[5]。

（2）当归红花粥。

【组成】当归 10 g，红花 10 g，大枣 3 颗，大米 100 g。

【制法】将大米淘洗干净后用清水浸泡30 min，捞出沥干。锅中放入清水、大米、当归、红花，用大火烧开后转小火，放入大枣熬成粥。

【功效】养血调血，活血化瘀。适用于胃癌气虚血瘀，伴见腹部结块明显、腹部疼痛者。

【按语】本方出自《伤寒大白·卷二》，当归补血活血，红花祛瘀散结，共同发挥养血调血之功效。肿瘤的形成与气血阻滞于局部而生结聚有关，用行气活血的方法可改善。同时，当归的有效活性成分能提升与肿瘤微环境相关的免疫细胞和免疫因子的活性[6]。

3. 健脾化湿类

本类药膳适用于胃癌属痰湿内聚证型患者。患者病程日久，损伤脾胃，脾失健运，水湿不化，聚而生痰。痰浊阻滞于胃脘，则见胸膈满闷；中焦水湿不化，胃失和降，痰湿随胃气上逆，则见面黄虚胖、呕吐痰涎；湿邪下注于大肠，则见大便溏泄。舌淡红，苔滑腻，脉滑，皆为痰湿停聚之象。治疗当以健脾燥湿、化痰散结为法。

（1）赤豆鲤鱼汤。

【组成】鲤鱼1条，赤小豆50 g，陈皮10 g，辣椒6 g，草果3 g，料酒、生姜、葱段等佐料适量。

【制法】将鲤鱼洗净后掏空内脏，将赤小豆、陈皮、辣椒、草果塞入鱼腹，放入盆中，加适量料酒、生姜、葱段、胡椒，食盐少许，上笼蒸熟即成。

【功效】除湿化痰，健脾益气。适用于脾虚痰湿内生见疲乏、食欲不振、腹胀腹泻、胸闷眩晕者。

【按语】鲤鱼具有利水消肿之功效，《本草纲目》中指出其"煮食，下水气，利小便"，《随息居饮食谱》中记载"鲤鱼，甘温。下气，功专行水，利小便，涤饮"，能利小便，使体内湿邪随小便排出。赤小豆同样具有利水除湿之功效，协助利尿祛湿。陈皮能理气健脾、燥湿化痰，祛湿同时兼以行气，改善湿阻中焦之脘腹胀闷，并且有一定健脾之功效，有助于改善脾虚气滞之纳差。草果性温燥，具有芳香辟秽、温脾燥湿之功效，善于除胃中之寒湿。诸药合用，可散体内痰湿积聚。

（2）冬瓜萝卜饼。

【组成】鲜白萝卜 250 g，冬瓜 100 g，鸡蛋 1 个，葱、姜、盐、白糖等调料适量。

【制法】将白萝卜洗净切丝，冬瓜切碎，置于盆中，加入生姜丝、葱丝、少许盐，打入鸡蛋清，搅拌均匀成馅。然后将面粉和水揉成面团，将上馅填入，做夹心饼，放入油锅内烙熟即成。

【功效】健脾理气，消食化痰。适用于痰湿内阻之脘腹胀闷、嗳气频作、大便黏腻等症状。

【按语】白萝卜有消积化痰、下气宽中之功效，可消食化积，减少胃中饮食积滞，减少痰湿内生，能使气从大肠而出，减轻中焦之胀闷，并有一定的温补脾胃之功效，《随息居饮食谱》中记载其"熟者甘温，下气和中，补脾运食"，温脾以助运化，使水饮痰湿得化。冬瓜具有一定的利水消肿之功效，可协助白萝卜发挥祛湿之能。

（3）薏苡仁芡实粥。

【组成】薏苡仁 40 g，芡实 15 g，大米 100 g，生姜 10 g。

【制法】将薏苡仁、芡实洗净后放入碗中浸泡透心后，加入生姜，再与大米一同放入锅中煮制，大火烧开后转中小火将粥煮至浓稠即可。

【功效】健脾祛湿。

【按语】薏苡仁能健脾除湿、止泻，如《本草化义》谓之"能健脾阴，大益肠胃。主治脾虚泄泻"，可改善脾运化湿浊之力，并且具有利湿之功效。《本草新编》中指出："薏仁最善利水，不至损耗真阴之气，凡湿盛在下身者，最宜用之。"表明其可治疗脾虚湿盛之水肿腹胀、小便不利。芡实则益气健脾，能改善脾生成气血之功能，从而改善倦怠乏力、食欲不振等症状。同时，芡实还具有祛湿的作用，能改善脾虚湿盛之大便溏泄。两者合用，共同发挥健脾益气、除湿止泻之功效。再佐以生姜温中健脾，使本方祛湿而不伤正，又能够温阳以助祛湿。

（4）陈皮瘦肉末粥。

【组成】陈皮 5 g，猪瘦肉 25 g，粳米 50 g。

【制法】将猪瘦肉切末备用。将陈皮与粳米加水同煮粥至熟，去陈皮，再加入瘦肉末煮至熟烂。

【功效】益气健脾。可用于胃癌患者体虚瘦弱、食欲不振及消化不良的辅助治疗。

【按语】陈皮具有理气健脾、燥湿化痰之功效。猪瘦肉具有补中益气、滋阴润燥、强壮骨骼的功效，适宜病后体虚、营养不良、肠燥便秘、阴虚气弱者。粳米具有补中益气、健脾养胃的功效，如《饮膳正要》记载其"主益气，止烦，止泄，和胃气，长肌肉"。

（5）茯苓包子。

【组成】茯苓粉 5 g，面粉 100 g，猪瘦肉 50 g。

【制法】将茯苓粉、面粉、猪瘦肉做成发面包子。

【功效】健脾开胃，除湿化痰，养心安神。

【按语】茯苓味甘、淡，性平，归心经、肺经、脾经、肾经，具有利水渗湿、健脾宁心的功效，如《本草衍义》记载："茯苓、茯神，行水之功多，益心脾不可阙也。"猪瘦肉可健脾开胃，滋阴润燥。

（6）洋参大枣薏苡仁羹。

【组成】西洋参 2 g，大枣 5 枚，薏苡仁 20 g。

【制法】将大枣去核，用温水浸泡备用。将西洋参与薏苡仁同煮至六成熟，再加入大枣煮至熟烂，最后加少量水淀粉勾芡，或打成匀浆服用。

【功效】益气生津，健脾利湿，补脾营卫。

【按语】西洋参味甘、辛，性凉，入心、肺、肾三经，具有生津止渴、补气养阴之功效，如《本草从新》记载其"补肺降火，生津液，除烦倦。虚而有火者相宜"。大枣具有健脾和胃、调和营卫等作用，适用于脾胃虚弱、气血不足、食少便溏、倦怠乏力、营卫不和等证。薏苡仁具有良好的健脾除湿功效。《本草新编》中记载："薏仁最善利水，不至损耗真阴之气，凡湿盛在下身者，最宜用之。"

（7）参归白鸽。

【组成】党参 10 g，当归 10 g，白鸽 1 只。

【制法】将鸽子除去内脏，洗净。将党参、当归用纱布扎好与鸽同煮至熟烂。

【功效】气血双补，益气养脾。

【按语】党参味甘性平，归脾经、肺经，具有补中益气、养血生津的功效，《本草从新》谓其能"补中益气，和脾胃，除烦渴"。当归是补血活血的佳品，《本草纲目》记载其可"治头痛，心腹诸痛，润肠胃筋骨皮肤。治痈疽，排脓止痛，和血补血"。鸽子有益气补血、补肝壮肾之功效，且鸽子肉为高蛋白的食物，易于被人体吸收，为滋补佳品。

4. 养阴清热类

本类药膳适用于胃癌属胃热伤阴证型患者。患者受邪热癌毒灼伤胃内津液，热郁胃中，故见胃脘灼热；耗伤津液，故见口干欲饮；热伤胃气，胃失和降，故见胃脘嘈杂、食后胃脘疼痛、食欲不振；热灼伤阴，故见五心烦热、大便干燥。舌红少苔或苔黄少津，脉弦细数，皆为胃热伤阴之表现。治疗宜清热养阴，润燥和胃。

（1）洋参玉竹老鸭汤。

【组成】老鸭半只，西洋参 30 g，玉竹 15 g，山药 50 g。

【制法】先将老鸭去除内脏并清洗干净，再将所有食材放入锅中，加入适量清水炖煮 2 h，最后放入少许食盐即可。

【功效】益气养阴，清热生津。适用于胃阴不足之口干口渴、不思饮食、大便干结等症状。

【按语】西洋参具有益气滋阴、清热生津的功效，对于气阴两伤所致的胃热呕吐、口渴乏力具有较好的治疗效果。其中分离出来的人参皂苷，已被证明能抑制几种癌症细胞系的生长和增殖[7]，并且可以减轻化疗药物引起的胃肠道及肾损伤。鸭肉味甘性凉，甘则滋补，凉能润燥，结合山药、玉竹能够发挥滋阴健脾、清热生津的功效。但此方偏属寒凉，忌用于脾胃虚寒证型患者。

（2）橘皮竹茹粥。

【组成】橘皮 15 g，竹茹 15 g，党参 20 g，生姜 10 g，大枣 10 g，粳米 100 g。

【制法】砂锅内加入足量的清水，大火烧开，将粳米用清水冲洗一遍后放入开水锅中，用勺子搅拌，待米粒开花后放入其他食材，转中小火再煮 30 min 即可。

【功效】理气降逆，益气清热。适用于胃热伤阴型胃癌症见胃脘灼热、呕吐、呃逆、口渴心烦者。

【按语】此方源于张仲景《金匮要略》中的橘皮竹茹汤，善于治疗胃虚有热之呕吐呃逆。方中橘皮理气和中；竹茹擅清胃中之热、止呕；党参健脾和中，能帮助胃癌患者脾胃之气恢复；佐以生姜、大枣，温中调和，进一步顾护胃气。

（3）三汁饮。

【组成】新鲜莴苣、鲜苦瓜、鲜番茄各 250 g。

【制法】将以上三种食材去皮洗净后切片，捣烂取汁。每日 2 次，上下午分服。

【功效】养阴生津，清胃。适用于胃热伤阴型胃癌患者。

【按语】莴苣味甘、苦，性凉，入肠经、胃经，具有利五脏、通经络、清胃热之功效，对消化系统癌症有防治作用[8]；苦瓜清泄胃热，其所含苦瓜素能够通过阻断蛋白和基质的信号识别来抑制蛋白合成，从而发挥抗肿瘤作用[9]；番茄则养阴清热、生津止渴。三汁混合，对胃癌胃热伤阴引起的胃脘灼热疼痛、食少口干、舌红少苔等症状有治疗作用，也适用于癌症放化疗后阴伤内热的患者。

5. 温补脾胃类

本类药膳适用于胃癌属脾胃虚寒证型患者。患者病程日久，耗伤脾胃之阳气。阳虚则生内寒，故见胃脘冷痛、喜温喜按、宿谷不化或泛吐清水；阳虚不能温煦机体，故见面色苍白、肢冷神疲；阳虚水湿不化，故见便溏、浮肿。苔白滑或白腐、脉沉无力皆为脾胃虚寒之表现。治疗当以温中散寒、健脾和胃为法。

（1）椒面粥。

【组成】川椒 5 g，白面粉 150 g，生姜 3 片。

【制法】将川椒研为极细粉末，每次取适量同面粉和匀调于水中煮粥，再加生姜稍煮即成。

【功效】暖胃散寒，温中止痛。适用于胃癌脘腹冷痛、寒性呕吐、腹泻者。

【按语】本方最早出自《普济方》，其云："椒面粥方，治久患冷气，心腹结痛，呕吐不能下食。"其中川椒味辛大热，善散阴冷，具有散寒除湿、温补脾肾之功效，能温中而止痛，暖脾而止泻，适用于胃脘冷痛、大便溏泄等症状。生姜同样具有温中止呕之功效，《本草经集注》谓其"归五脏，去痰下气，止呕吐，除风湿寒热"，可治疗胃寒呕吐、气滞不通等症状，与川椒同用，可加强温中暖胃之功效。

（2）牛肉脯。

【组成】牛肉 2000 g，胡椒 25 g，荜茇 25 g，陈皮 10 g，草果 5 g、砂仁 10 g，高良姜 10 g，生姜、葱、盐各适量。

【制法】将牛肉切片，生姜、葱各捣汁备用。将以上药材研为细末，加生姜汁 40 g、葱汁 10 g、盐 100 g，同牛肉拌匀，腌制 2 日，取出焙干，作脯即可。

【功效】温中散寒。适用于脾胃阳虚、寒客中焦引起的腹痛、不思饮食等症状。

【按语】牛肉味甘性平，能补中健脾，且其富含的蛋白质、氨基酸容易被人体吸收利用，是人体生长发育和修复细胞组织必需的重要物质。胡椒、荜茇、高良姜皆为温中散寒之佳品，砂仁、草果可温中祛湿，陈皮行气健脾。诸食材相伍能发挥温中散寒、理气健脾的功效。方中遣入大量辛温药物能驱散寒邪，生肉和料物相伍又能健脾开胃。

（3）金汤花椒鱼鳔。

【组成】鲜花椒 10 g，干鱼胶 15 g，贝贝南瓜 1 个，生姜 10 g。

【制法】将干鱼胶提前泡发 1 晚后切块，贝贝南瓜去皮蒸 10 min 后捣成南瓜泥备用。锅内加清水，下入鱼胶和生姜，大火煮开后，转中火煮 40 min，下入南瓜泥和花椒继续煮 10 min 即可。

【功效】温补脾肾，益气养血。适用于脾胃虚寒型胃癌症见腹中冷痛、周身乏力、怕冷等症状。

【按语】花椒具有温中止痛的功效，多用于治疗胃肠虚冷之腹痛。研究发现，花椒提取物具有直接抑制胃癌 SGC-7901 细胞的作用，且呈浓度 – 效应正相关和时间 – 效应正相关[10]。鱼胶富含胶原蛋白，能够补肾益精、补脾厚肠、生精血，改善胃癌患者精气亏虚等症状。

参考文献

[1] 代博文.柴胡疏肝散加减治疗胃癌术后肝气犯胃型患者的临床疗效观察[D].哈尔滨：黑龙江中医药大学，2021.

[2] SONG H，BAO J，WEI Y，et al.Kaempferol inhibits gastric cancer tumor growth：An in vitro and in vivo study[J]. Oncology Reports，2015，33（2）：868-874.

[3] 罗鼎天，朱曙东.怀山药对急性胃黏膜损伤大鼠组织内环氧合酶 -2 表达的影响 [J].中国中西医结合消化杂志，2010，18（5）：319-321.

[4] MOON J Y，CHO S K.Nobiletin induces protective autophagy accompanied by ER-Stress mediated apoptosis in human gastric cancer SNU-16 cells[J]. Molecules，2016，21（7）.

[5] 蒙丽仙，饶智国.香菇多糖联合 FOLFOX6 治疗对晚期胃肠道恶性肿瘤患者淋巴细胞亚型、SII 指数的影响 [J].华南国防医学杂志，2022，36（4）：270-273.

[6] 翟凡叶，汤磊磊，王立宇，等.当归及其活性成分对肿瘤微环境免疫功能的影响及其抗肿瘤作用机制研究概况 [J].山西中医药大学学报，2020，21（1）：77-79.

[7] ZHANG Y L，ZHANG R，XU H L，et al.20（S）-protopanaxadiol triggers mitochondrial-mediated apoptosis in human lung adenocarcinoma A549 cells

via inhibiting the PI3K/Akt signaling pathway[J]. The American Journal of Chinese Medicine，2013，41（5）：1137-1152.

[8] QIN X X, ZHANG M Y, HAN Y Y, et al.Beneficial phytochemicals with anti-tumor potential revealed through metabolic profiling of new red pigmented lettuces （*Lactuca sativa* L.）[J]. International Journal of Molecular Sciences，2018，19（4）.

[9] DENG N H, WANG L, HE Q C, et al.PEGylation alleviates the non-specific toxicities of Alpha-Momorcharin and preserves its antitumor efficacy in vivo[J]. Drug Delivery，2014，23（1）：95-100.

[10] 李品艾,李晓莉,张玲.花椒提取物对人胃癌细胞增殖及凋亡作用的研究[J]. 安徽农业科学，2011，39（20）：12091-12092.

十六、胰腺癌药膳食疗

胰腺癌临床表现为病程短、发展快，常见症状有黄疸、乏力、食欲减低、恶心、呕吐、厌食油腻食物，以及腰背部疼痛、腹泻、呕血、黑便、发热等。

胰腺癌药膳食疗原则：宜选择和胃通腑、健脾益气、清肝消痞的药物和食物。药食常选山楂、大枣、山药、桃仁、人参、三七、香蕉、红糖、鳝鱼、甲鱼、牛奶、柿饼等。食物宜选用清淡少油且易消化的。

1. 健脾燥湿类

本类药膳适用于胰腺癌属脾虚湿阻证型患者。中医认为，胰腺与脾密切相关，胰腺的功能状态受脾的功能调节。若脾失健运，水液运化无力，则易生湿浊，湿性重浊黏腻，易困阻脾胃，致气机不畅，故见上腹部胀痛不适；若脾气亏虚，运化无权，则见食少纳呆；若机体不养，故见形体消瘦；若湿邪下入大肠，则见大便溏数。舌质淡胖，舌边多有齿痕，苔白，脉细而滑，皆为脾虚湿阻之象。治疗当以益气健脾、燥湿消积为法。

（1）良姜胡椒猪肚汤。

【组成】高良姜20 g，白胡椒10 g，猪肚500 g，盐适量。

【制法】将高良姜切薄片，白胡椒研碎，猪肚去脂膜洗净备用。将胡椒、高良姜纳入猪肚内，扎紧猪肚两端，放入锅中，加适量水，先用武火煮沸再转文火炖至熟烂，加盐调味即可。

【功效】温中健脾，化痰祛湿。适用于胰腺癌脾胃虚寒，症见脘腹冷痛、形体消瘦、食欲不振、呕吐痰涎者。

【按语】高良姜具有温中和胃、散寒止痛之功效，《本草新编》指出："良姜，大温……祛腹痛心疼，温中却冷，大有殊功。"其辛散温通，适用于脾胃虚寒之冷痛，并且能温中以和胃，治疗寒邪客胃之呕吐反酸症状。研究发现，高良姜素可以通过诱导凋亡和自噬来有效抑制胰腺癌 pcna-1 细胞的生长和增殖，表现出明显的抗癌活性[1]。胡椒有温中散寒、下气消痰之功效，与高良姜同用，加强温中散寒之能。《本草衍义》指出："胡椒，去胃中寒痰，吐水。"其可治疗痰气郁滞之脘腹胀闷、食后痰多。猪肚补虚损，健脾胃，《名医别录》记载其"补中益气，止渴、利"，可治虚劳羸弱、泄泻。三者合用，共同发挥温中补虚之功效，使脾胃得温，湿邪能运化而散。

（2）猴菇芡实瘦肉汤。

【组成】猴头菇 50 g，芡实 15 g，猪瘦肉 100 g，香油、精盐、葱花适量。

【制法】将猴头菇浸水泡发后，洗净切片备用。将猪瘦肉洗净切片，与猴头菇片、芡实一起放入锅中，加适量水，慢火煮成汤。汤熟后放香油、精盐等调料，再放入葱花即可。

【功效】温补脾胃，健脾祛湿。适用于脾虚湿盛所致的食欲不振、大便稀溏、倦怠乏力等症状。

【按语】猴头菇味甘性平，入脾经、胃经，具有健脾养胃之功效，能改善脾胃气虚所致的食欲不振、四肢乏力、大便稀烂等症状。研究发现，猴头菇能够提升巨噬细胞数量，通过调节机体的免疫功能，间接发挥抗肿瘤的作用[2]。芡实则具有补脾止泻、除湿之功效，可用于脾虚湿盛所致的大便稀溏、脘腹胀闷等症状。

（3）益脾饼。

【组成】白术 20 g，干姜 6 g，鸡内金 10 g，枣肉 50 g。

【制法】将白术与鸡内金一起烘干，研成细末，再放入锅内炒至微黄备用。将枣肉蒸熟，捣成枣泥，掺入炒黄后的白术、鸡内金及干姜细末和匀。将炒锅置中火上烧热，用少许油刷锅，然后把和匀后的枣泥做成单个直径约 6 cm、厚 0.4 cm 的圆形枣泥薄饼，逐个放在锅上反复烘烤至干即成。

【功效】健脾开胃，除湿止泻。适用于脾胃虚寒之食少、腹泻、食滞不化等症状。

【按语】白术具有补气健脾、燥湿利水之功效，《医学启源》中指出其能 "除湿益燥，和中益气，温中，去脾胃中湿"，适用于治疗脾气虚弱、运化功能失调、水湿内生所致的食少纳呆、腹部胀闷、大便稀溏。干姜则具有温中散寒之功效，为温暖中焦之主药，主入脾胃而散中焦之寒邪，对于中焦虚寒所致的脘腹冷痛、胃寒呕吐具有一定作用，而湿邪得温则能散，有助于改善中焦湿邪阻滞。鸡内金有助于消食化积，减少饮食水谷之积滞。大枣益气养血，有助于使正气恢复。诸药配合，共同发挥温补脾胃、健脾化湿之功效。

（4）薏米根煮甲鱼。

【组成】薏米根 60 g，甲鱼肉 60 ～ 90 g。

【制法】将甲鱼肉洗净后放入沸水中稍煮以去腥，捞出后与薏米根共同加水煮汤，调味即可。

【功效】健脾除湿。

【按语】薏米根具有清热通淋、利湿杀虫之功效，其所含薏苡仁酯有阻止癌细胞生长及损害的作用。甲鱼有滋阴散结、清热凉血等功效，对胰腺癌黄疸症状有治疗作用。

（5）大蒜田七炖鳝鱼。

【组成】大蒜 20 g，三七 15 g，鳝鱼 300 g。

【制法】将大蒜拍碎，三七打碎，鳝鱼处理干净后切段备用。先用少量油煸炒鳝鱼段及大蒜，然后加三七及适量清水，小火炖 1 ～ 2 h，最后加食盐等调味即可。

【功效】补虚健脾，祛瘀止痛。适用于晚期胰腺癌见腹胀、腹痛、食欲减退者。

【按语】三七具有散瘀止血、消肿止痛的功效，是跌打损伤、瘀血肿痛等的首选之药。大蒜具有行滞气、暖脾胃、消积、解毒杀虫的功效，可辅助三七发挥祛瘀止痛之功效，减轻胰腺癌患者腹胀、腹痛等症状。鳝鱼具有清热解毒、凉血止痛、祛风消肿、润肠止血等功效，《本草拾遗》记载其"主湿痹气，补虚损，妇人产后淋沥，血气不调，羸瘦，止血，除腹中冷气肠鸣"。

（6）水蛇虾仁羹。

【组成】去骨水蛇肉适量，虾仁 50 g，火腿丝适量。

【制法】将以上食材加水及调料共煮后，加少量淀粉勾芡。

【功效】消积清热，调中开胃。

【按语】水蛇味甘、咸，性寒，具有滋阴清热、凉血止痢的功效，能够治疗热病伤津之口渴烦热，以及热伤血络之出血。虾仁有健胃之功效，且虾仁中的蛋白质含量极高，能够补充人体所需的多种营养物质。

2.活血行气类

本类药膳适用于胰腺癌属气滞血瘀证型患者。患者饮食不节，健运失司，痰湿内聚，或情志不遂，肝气失于调达，导致气机不畅、气血凝结，故见膈下包块，且包块质地较硬、固定不移、胀痛或刺痛；气血运行受阻，津液输布障碍，不能濡养，故见体倦乏力、形体消瘦、面色黧黑、或肌肤甲错、纳谷减少、口干但欲漱口不欲咽。舌质紫暗或有瘀斑瘀点，脉弦涩或细涩，皆为气滞血瘀之象。治疗当以活血祛瘀、行气止痛为法。

（1）三七香附芝麻粥。

【组成】三七粉 3 g，香附 5 g，黑芝麻 50 g，糙米 50 g，红糖 10 g。

【制法】将香附、黑芝麻混合研成粉末备用。将糙米淘洗干净放入锅中，加适量水，大火煮沸后改用小火煎煮，粥将成时，调入研成粉状的香附、黑芝麻，红糖及三七粉，再煮沸即成。

【功效】活血化瘀，行气宽中。适用于气滞血瘀型胰腺癌症见腹部疼痛、胀闷、肿块坚硬不消、口干口渴者。

【按语】三七能散瘀止泻、消肿止痛，对于瘀血阻滞之肿胀疼痛有一定消除作用，尤其对瘀血内结所致的癌性疼痛、肿块出血等症状有较好的疗效，多研末内服。研究发现，三七总皂苷可以有效抑制胰腺癌细胞的增殖、迁移和侵袭能力，这可能是通过抑制胰腺癌细胞自噬和诱导胰腺癌细胞凋亡途径而实现[3]，表明其具有抗癌作用。香附具有疏肝解郁、理气宽中之功效，《滇南本草》记载其能"调血中之气，开郁，宽中，消食，止呕吐"，可治疗肝脾气滞之脘腹痞闷、胀闷疼痛、呕吐等不适。

（2）山楂厚朴煎。

【组成】山楂 60 g，厚朴 15 g，大枣 20 g，红糖 10 g。

【制法】将上药放入锅中，加水浸泡 20 min 后，大火烧开，转中小火煎煮 45 min 即可。

【功效】行气散瘀，降浊化积。适用于胰腺癌症见腹部包块、腹部胀痛、消瘦、大便困难者。

【按语】山楂具有健脾消食、行气散瘀之功效，能通行气血、活血化瘀，《食鉴本草》中记载其能"化血块、气块，活血"，对于瘀血阻滞之腹痛、肿块、胃脘胀满具有一定的疗效。厚朴则具有行气消积之功效，《本草正要》中指出其能"温降，散滞，除寒湿"，能通行脾胃之气，消除中焦之胀闷。研究发现，厚朴提取物和厚朴酚能调控靶基因的转录活性，影响肿瘤细胞恶性行为，干预其基因突变，并抑制癌细胞的侵袭和转移，从而发挥抗胰腺癌的作用[4]。

（3）桂花莲子粥。

【组成】桂花 5 g，莲子 50 g，粳米 100 g，猪瘦肉 60 g。

【制法】将莲子去心磨粉或捣烂成细粉备用。将猪瘦肉洗净，切成 2～3 块，与粳米一同放入锅内，加适量水熬成稀粥，加入莲子粉和桂花，煮沸 5 min，调味，去猪瘦肉即成。

【功效】化痰散瘀，补益脾胃。适用于脘腹胀闷、积块、冷痛、乏力等症状。

【按语】桂花为木樨科木本植物木樨及其变种的花，味辛性温，归肺经、脾经、肾经，有散痰化瘀、散寒止痛的功效。《本草汇言》谓其"散冷气，消瘀血……凡腹内一切冷病，蒸热布裹熨之"，《中国医学大辞典》则指出其能"醒脾、开胃、理气、宽胸、平肝、化痰"。桂花辛温行散,可助气血运行,从而改善腹部瘀血结块,腹部胀满、冷痛等不适。莲子肉性味甘涩,具有健脾补虚之功效,能补脾胃,助运化,行气血。

(4)檀香蕉饮。

【组成】山楂20 g,香蕉20 g,大枣50 g,红糖15 g。

【制法】将以上食材共置锅中加1000 mL水,熬汁至200 mL,分2次服完。

【功效】理气消食,利膈化瘀,尤其在胰腺癌患者食欲减退并伴有腹痛、呕吐时更为适用。有消化道溃疡病者不宜饮用。

【按语】山楂具有活血化瘀、消食开胃的功效;大枣具有养血安神、健脾和胃等作用;香蕉可清热、润肠、解毒;红糖有益气补血、健脾暖胃、缓中止痛、活血化瘀的作用。全方共奏理气消食、利膈化瘀之功效,可减轻胰腺癌患者食欲减退、腹痛、呕吐等症状。

(5)苦瓜鸡汤。

【组成】苦瓜30 g,鸡肉适量。

【制法】将苦瓜洗净去籽,与鸡肉共煮汤,调味即可。

【功效】养血滋肝、润脾补肾。

【按语】苦瓜具有清暑涤热、明目、解毒的功效,《随息居饮食谱》记载其"青则涤热,明目清心。熟则养血滋肝,润脾补肾"。鸡肉具有温中理气、健脾和胃、强筋健骨之功效。二者配伍,共奏养血滋肝、润脾补肾之功效。

3. 清胆利湿类

本类药膳适用于胰腺癌属肝胆湿热证型患者。胰之所病,病位在胰,实系肝胆。若肝胆感受外邪或湿热蕴蒸,湿热交阻,则见身热汗黏、肢体困倦、口苦或伴呕吐;若胆汁外溢,则见睛目肌肤黄染。肝经循行两胁肋部,气机受阻故见膈下包块、胸胁胀痛;湿热下注,故见小便短赤、大便不爽。舌红苔黄腻,脉弦滑数,皆为肝胆湿热之象。治疗当以清肝利胆、祛湿散结为法。

(1)芹菜蒜苗炒肉。

【组成】蒜苗100 g,芹菜150 g,猪肉200 g,蒜头、姜、酱油、盐等调料适量。

【制法】将猪肉洗净切片，蒜苗及芹菜洗净切段备用。锅热倒油，下入姜、蒜头爆香，放入猪肉，炒至断生后放入芹菜翻炒出香味，再加入蒜苗一同炒制，最后加酱油、盐等调味即可。

【功效】清热退黄，燥湿行气。适用于胰腺癌症见黄疸、身热汗黏、小便短赤、胸胁胀闷者。

【按语】芹菜具有清热利水之功效，《本草再新》言其"除烦解热，化痰下气，治血分，消瘰疬结核"，能清湿热之邪，使湿热随小便排出，可治疗暴热烦渴、咽喉肿痛等热邪内伤之症。芹菜还具有清肝平肝之功效，《千金·食治》言其能"益筋力，去伏热，治五种黄病"，《随息居饮食谱》则记载其有"清胃，涤热，祛风，利口齿、咽喉、头目"之功效，能清热除湿，治疗肝胆湿热所致的黄疸。芹菜也具有良好的抗肿瘤作用。研究发现，芹菜素能够抑制胰腺癌干细胞的自我更新能力，减少胰腺癌干细胞比例[5]，从而发挥抗胰腺癌作用。蒜苗则具有醒脾气、消谷食、行滞气、暖脾胃、消症积、止呕之功效，能行气以疏肝胆之气郁，改善胸胁胀闷等症状。

（2）炝拌穿心莲。

【组成】穿心莲300 g，酱油、醋、盐、味精、大蒜、花椒、泡椒和油等适量。

【制法】将穿心莲洗净备用。在锅中加水煮开，加少许盐和油，将穿心莲稍微焯一下，捞出控干水分，加入醋、酱油、盐、味精、大蒜、泡椒等一同搅拌。在锅中放入少许油，小火爆香花椒，将热油炝在加好料的穿心莲上，搅拌均匀即可。

【功效】清热解毒，清肝退黄。适用于身目皮肤黄染、口干口苦、大便黏腻、胸痛等症状。

【按语】穿心莲味微甘、微苦，性凉，具有清热解毒、活血止痛之功效。《广西实用中草药新选》中记载其"凉肝胆，活血止痛。治黄疸，肝炎，胸痛"，表明其能清肝胆之热邪，助肝气调达，对于黄疸、胸胁疼痛等症状具有良好疗效。研究发现，穿心莲内酯有凉血消肿、保肝利胆之功效，并且可以降低胰腺癌细胞增殖、迁移、侵袭，促进细胞凋亡，同时能提高胰腺癌患者对化疗药物的敏感性[6]。

（3）虎茵茶。

【组成】虎杖 12 g，茵陈 15 g，大枣 10 个。

【制法】将虎杖、茵陈、大枣洗净，一同放入砂锅中，加入适量水，用旺火煮沸，再转小火煮 45 min，去渣即可。

【功效】清热化湿。适用于肝胆湿热所致的黄疸、口苦口干、汗出黏腻、大便不爽等症状。

【按语】虎杖善于清热化湿、活血通经、解毒抗癌，具有利湿退黄、清热解毒之功效，能够清热利湿，使湿热随小便排出，可治疗肝胆湿热所致的黄疸。茵陈长于清热利胆、化湿退黄，对胰腺癌肝胆湿热伴发黄疸者尤为适宜。虎杖配茵陈，相辅相成，使清利肝胆湿热作用得以加强。研究发现，虎杖提取物能够抑制人胰腺癌细胞系 panc-1 细胞增殖，并促进其凋亡[7]。

4.益气养阴类

本类药膳适用于胰腺癌属气阴两虚证型患者。患者因久病正气亏虚，或热毒侵袭，热灼津伤，气随津脱，故见气阴亏虚；阴虚津少，失于滋润，故见口干、小便量少；阴虚内热，上扰心神，故见五心烦热、正气亏损、神疲乏力、气短懒言、腰膝酸软；脾气不足，故见腹部隐痛。面色萎黄、大便溏薄、舌淡苔白、脉沉细而无力，皆为气阴两虚之表现。治疗当以益气养阴、扶正祛邪为法。

（1）虫草沙参排骨汤。

【组成】南沙参 15 g，冬虫夏草 5 g，大枣 10 g，生姜 10 g，猪排骨 200 g，调料适量。

【制法】将南沙参、冬虫夏草、生姜、大枣洗净后浸泡 15 min 备用。将排骨洗净后焯水去腥，与上四药一同煮制，大火烧开后，转小火煮 45 min，调味即可。

【功效】益气补虚，生津除烦。适用于热病后期神疲乏力、口渴心烦等症状。

【按语】南沙参味甘性寒，能养胃阴、清胃热，治疗阴虚内热之口渴、大便秘结，并且能够补脾气，治疗热病后期耗伤气阴之烦热、乏力等症状。冬虫夏草有补虚损、益精气之功效，对于久病耗伤，能匡扶正气，补周身气血不足，从而改善患者神疲乏力、面色萎黄之症状；并且具有补肾益肺之功效，可治疗肺肾亏虚之气喘、乏力、腰膝酸软。研究发现，虫草素能够抑制胰腺癌细胞 bxpc-3 的生长与迁移，诱导胰腺癌细胞凋亡[8]。

（2）清茶肉丸。

【组成】猪肉末 250 g，绿茶 20 g，盐、味精、淀粉适量。

【制法】将绿茶用 80 ℃开水泡开备用。将猪肉末放入大碗中，加盐、味精、淀粉，用筷子往一个方向搅拌，边搅边加水，待搅拌上劲后，用小勺制成若干肉丸。将绿茶汤烧开，放入肉丸煮制，煮熟后撒上几片绿茶嫩叶装饰即可。

【功效】滋阴润燥，清热补血。适用于胰腺癌见消瘦、神疲乏力、精神淡漠等症状。

【按语】胰腺癌发病易损伤脾胃之气，表现为厌食、消化不良、恶心呕吐、腹胀腹泻等消化道症状，若患病日久进一步损伤正气，则见神疲乏力、精神淡漠等症状。猪肉具有滋阴润燥、益精补血之功效，《随息居饮食谱》中记载："猪肉，补肾液，充胃汁，滋肝阴，润肌肤。"表明其能够滋养机体，气血得养则人之精神好转，精力充沛。茶叶具有防癌抗癌功效，且能抑制肉中油腻物质被过多吸收。

（3）枸杞大枣粥。

【组成】枸杞子 20 g，大枣 15 g，粳米 60 g，白糖适量。

【制法】将枸杞子、大枣与粳米洗净，同放入锅中，加适量水煮粥，粥熟后加入白糖调味即可。

【功效】滋阴肝肾，扶正抗癌。适用于气阴两虚之口渴、心烦、乏力等症状。

【按语】枸杞子为滋补肝肾之常用药，能补肝肾之真阴，消虚烦之内热，改善患者阴虚、精血不足所致的腰膝酸软、眩晕耳鸣、内热烦渴等症状。枸杞子多糖能够提升巨噬细胞 raw264.7 的数量，调定其极化状态，增加机体的免疫活性，从而达到抗胰腺癌生长的作用[9]。大枣能补益脾气，治疗脾虚食少、乏力便溏等不适；能滋阴养血，治疗心肝之阴不足；能养心安神，治疗心烦失眠等症状。

参考文献

[1] 卢丹，彭小兰，熊珊，等.高良姜素促进胰腺癌 PCNA-1 细胞凋亡和自噬并抑制移植瘤生长 [J].广州中医药大学学报，2021，38（9）：1963-1971.

[2] YIM M H, SHIN J W, SON J Y, et al.Soluble components of *Hericium erinaceum* induce NK cell activation via production of interleukin-12 in mice splenocytes[J]. Acta Pharmacolo gica Sinica，2007（6）：901-907.

[3] 姚黎超.三七总皂苷通过抑制自噬和诱导凋亡抑制胰腺癌细胞生长并提高其化学敏感性作用及机制研究 [D].武汉：武汉大学，2021.

[4] 李杰，秦涛，武帅，等.和厚朴酚通过 SMAD2/3 通路抑制胰腺癌 KPC 小鼠肿瘤生长及其原代细胞的侵袭和迁移 [J].现代肿瘤医学，2022，30（13）：2326-2331.

[5] 潘岩，刘鲁明，花永强，等.芹菜素对胰腺癌 BxPC-3 细胞 Sonic Hedgehog 信号通路调控和自我更新能力的影响 [J].新中医，2022，54（9）：134-138.

[6] 张铃枝，王楠，杨丽芳，等.穿心莲内酯对胰腺癌细胞顺铂敏感性的作用机制研究 [J].世界中医药，2022，17（2）：187-191.

[7] 赵静，杨兴武，王旗，等.虎杖提取物对人胰腺癌细胞系 Panc-1 增殖与凋亡的影响 [J].现代生物医学进展，2020，20（1）：50-54，58.

[8] 李雪颖.虫草素抑制胰腺癌的相关机制研究 [D].南昌：南昌大学，2017.

[9] 杨青，白光，王巍，等.枸杞多糖通过诱导巨噬细胞极化抗胰腺癌的研究 [J].天津医药，2015，43（11）：1288-1291，1349.

十七、肝癌药膳食疗

肝癌临床表现为肝进行性肿大、肝区疼痛、黄疸、腹水、食欲差、消瘦乏力、面色不华、恶心呕吐、甲胎蛋白阳性。肝癌患者常有消化不良的现象，因此平时要多吃一些容易消化的食物。过寒或过热的食物容易刺激脾胃，影响消化，不仅不利于肝脏健康，还会使脾胃受损。肝癌患者应做到"二多一少一不吃"：多摄入优质蛋白质，如瘦肉、蛋类、鱼等（但肝癌晚期应适当减少蛋白质的摄入，以免诱发肝性脑病）；多补充富含维生素的新鲜瓜果；减少脂肪的摄入，限制肥肉、动物油、油炸食品、熏食物等；不吃隔夜饭菜（指首次烹饪后放置时间超过 8 h 的饭菜），尤其是绿叶蔬菜。绿叶蔬菜炒后易滋生细菌，隔夜后易产生致癌物质亚硝胺，所以不宜食用。另外，肝癌患者得知自己病情后容易情绪低落，中医认为不良情绪可能会减少肝细胞的能量，导致肝失去调节功能，气血流通不畅，不利于肝癌治疗。因此，肝癌患者要保持乐观积极的态度，要以平常心接受治疗。

肝癌药膳食疗原则：疏肝理气，健脾化湿，滋养肝肾，少量多餐，减少脂肪摄入，增加膳食纤维摄入，选择细软易消化的食物。药食常选冬虫夏草、三七、八月札、党参、玫瑰花、薏苡仁、陈皮、茯苓、甲鱼、猕猴桃、番茄、香菇、胡萝卜、鸡肝、牛奶、西瓜、桂圆、冬瓜等。

1. 健脾理气类

本类药膳适用于肝癌属肝郁脾虚证型患者。患者素体脾气虚弱，运化无力，或肝郁气滞阻，碍脾气通畅，故见上腹部或胸肋胀闷不适，善太息，食少纳呆，进食后多有脘腹胀满不适。脾气虚弱，气血精微生成乏源，故见形体消瘦、倦怠乏力。舌质淡胖，舌边多有齿痕，苔白，脉弦细，皆为肝郁脾虚之象。治疗当以益气健脾、理气消积为法。研究表明，健脾理气类中药能诱导肝癌细胞凋亡，上调肿瘤细胞 Bax 基因蛋白表达，抑制肿瘤细胞端粒酶活性，从而达到抑瘤抗癌之效果[1]。

（1）合欢山药猪肝汤。

【组成】合欢花（或改为佛手）20 g，山药 50 g，薏苡仁 40 g，猪肝 150 g，生姜 3 片，盐、葱花各适量。

【制法】将山药、薏苡仁泡水，猪肝洗净切片备用。将合欢花放入锅中，加入 2500 mL 矿泉水，煮沸 20 min，去渣留汁。将山药、薏苡仁倒入合欢花液中煮熟透，再加入猪肝、生姜一起煮熟，最后放入盐、葱花调味即可。

【功效】疏肝解郁，健脾祛湿，理气止痛，抗菌抗癌。

【按语】合欢花味甘性平，入心经、肝经，具有安神解郁的良效。山药味甘性平，入肺经、脾经、肾经，具有补脾养胃、生津益肺、补肾涩精之功效。薏苡仁是利水消肿、健脾去湿之良药。猪肝中铁质丰富，常作为补血的食物，且其含有丰富的维生素 A，有助于保护视力，同时具有补气健脾之功效，可增加食欲。

（2）降浊清阳汤。

【组成】生大黄粉 10 g，大黄炭 10 g，食醋 50 mL。

【制法】上药加 50 mL 温开水，调匀后口服或经胃管注入，每日 2 次。大便得利后适当减少生大黄粉用量；若用药后便结不通，可适当增加大黄粉用量或加适量芒硝。

【功效】荡涤胃肠，使浊气降而清气升，在黄智芬教授等编写的《食醋疗法》[2] 中有记载。

【按语】大黄又叫"将军"，味苦性寒，具有凉血解毒、活血化瘀、通便泻火、退黄利湿之功效。大黄炭味淡性温，同样具有泻热通肠、凉血解毒之功效，但其作用效果较大黄平缓。食醋味酸苦、性温，可消肿解毒、散瘀止痛、开胃消食。

（3）豉汁柚皮。

【组成】大柚子 1 个，豆豉 50 g，大蒜 6 瓣，猪肉末 125 g，植物油 100 mL，食盐适量。

【制法】剥取柚子皮，切薄片，放入水中浸泡 3 天（浸泡期间注意每 12 h 换 1 次水）。食用前将柚子皮开水余烫，再浸入凉水，挤干水分备用。将豆豉和蒜切碎，热油爆香，放入猪肉，炒香后加入柚皮炒匀，烧至柚皮软烂，加入适量调料即可。

【功效】理气生津，和中解毒。适用于肝癌腹部胀满、肿块、腹水增多等症状。

【按语】柚子皮味辛性温，具有行气宽中、疏肝理气之功效，能够治疗肝癌气滞所引起的腹胀、脘腹冷痛等症状。大蒜行气利水、健胃消食，能减轻腹胀、腹水情况。大蒜中所含的大蒜素，可以通过特异性阻滞细胞周期，调节癌基因和抑癌基因的表达，影响端粒酶活性等途径直接作用于肿瘤细胞，诱导肿瘤细胞凋亡[3]。淡豆豉辛散之性有助于加强行气之功效。研究发现，淡豆豉中富含大豆异黄酮和花色苷，能够降低细胞内活性氧的水平，抑制肝脏损伤，并且能够清除游离脂肪酸自由基和减轻氧化应激，从而发挥抗癌作用[4]。肝癌腹胀多由肝瘤增大、压迫胃部所致，表现为上腹部胀满及消化不良症状，该方有助于使肝脾之气通畅，使肿块结聚消散而减轻患者胃脘胀闷、食欲不振、嗳气、腹水增多等症状。

（4）佛手青皮饮。

【组成】佛手15 g，青皮15 g，蜂蜜适量。

【制法】将佛手、青皮加入清水浸泡30 min后换水，大火煮开后，转小火煎煮30 min，取汁留渣，再加水煎煮一次，将两次药汁合并，待药汁转温后调入蜂蜜即成。

【功效】疏肝行气，活血止痛。适用于胸肋胀闷不适、食少纳呆、嗳气太息、情志不遂等症状。

【按语】佛手能疏肝理气、止痛，《本草便读》中记载："佛手，理气快膈，唯肝脾气滞者宜之。"其对于肝癌肝气郁滞之证具有良好疗效。佛手柑内酯能够抑制人肝癌细胞的增殖，诱导其凋亡[5]。青皮入肝脾二经，能疏肝消积、理气醒脾，治疗肝脾不和之气滞诸症。

（5）猴菇香附瘦肉汤。

【组成】猴头菇30 g，香附6 g，瘦肉150 g。

【制法】将猴头菇洗净，放入砂锅中，加水烧开后放入瘦肉，煮30 min，再放入香附煎煮 15 min，调味即可。

【功效】疏肝理气，健脾养胃。适用于肝气郁结型肝癌、胃癌等消化系统肿瘤，可改善不思饮食、全身乏力、善太息、胁肋部胀痛等症状。

【按语】香附能疏肝理气、解郁止痛，长于治疗肝郁气滞所致的胸、胁、脘腹胀痛。现代药理学认为，香附中所含的竹节香附素 A 能够下调 HepG2 细胞 VEGF 表达，从而起到抑制肝癌细胞生长和增殖的作用[6]。猴头菇是一种重要的食用菌，能够滋养脾胃、助消化，对肝癌、胃癌有良好的食疗功效。猴头菇中的猴头菇多糖具有调节细胞因子（IFN-γ，TNF-α，IL-2）分泌水平、增强机体免疫功能的作用，从而可以协助化疗药物提升抗癌效果[7]。猴头菇与香附配伍，既能疏肝健脾，强健身体，提高人体免疫力，又能疏导气滞，使气机通畅，共同使防癌抗癌功效更为显著。

（6）玫瑰花茶。

【组成】玫瑰花 5 g，茉莉花 3 g，云南抗癌保健茶 5 g。

【制法】将上三物置于大茶缸中用沸水冲泡后代茶饮。

【功效】理气解郁，疏肝健脾。

【按语】玫瑰花具有疏肝解郁、和血散瘀、理气止痛之功效，《食物本草》言其"主利肺脾，益肝胆，辟邪恶之气，食之芳香甘美，令人神爽"。茉莉花具有理气开郁、辟秽和中之功效，《饮片新参》言其"平肝解郁，理气止痛"。云南抗癌保健茶中含云南大叶绿茶和绞股蓝，有抗癌防癌的作用，并具有清热解毒、活血散结之功效。

（7）翠衣番茄豆腐汤。

【组成】西瓜翠衣 30 g，番茄 50 g，豆腐 150 g。

【制法】将上三物切成细丝，煮汤调味即可。

【功效】清热利湿，补肾利尿，健脾消食，清热解毒。虚寒体弱者不宜多食。

【按语】西瓜翠衣味甘性凉，入脾、胃二经，具有清热解暑、泻热除烦、利尿等功效，《本草再新》记载其能"化热除烦，去风利湿"。番茄有生津止渴、健胃消食、清热消暑、补肾利尿等功效，同时富含番茄红素、维生素 C，是防癌抗癌的首选蔬菜。豆腐味甘性凉，有益气和中、生津润燥、清热解毒的功效。

（8）银耳枸杞猪肝粥。

【组成】大米 100 g，猪肝 60 g，干银耳 20 g，枸杞子 10 g，鸡蛋 2 只，盐少许，淀粉适量。

【制法】将大米洗净，加水泡 30 min；干银耳放入温水中泡发，洗净，撕成小块；猪肝洗净，切片，加入盐、淀粉、鸡蛋清拌匀备用。锅内倒入水煮沸，放入大米，大火煮沸后转小火煲至八成熟，加入猪肝鸡蛋浆、银耳、枸杞子，继续煲至粥熟，调味即可。

【功效】补养肝肾，健脾养肝。

【按语】猪肝具有疏肝健脾之功效，《随息居饮食谱》记载其"补肝明目，能治疗诸血病"。银耳性平、味甘淡，具有滋阴润燥、益气养胃之功效，其所含银耳多糖可提高机体免疫功能，抑制癌细胞的生长和扩散。枸杞子具有滋补肝肾、益精明目之功效，主治肝肾阴亏之腰膝酸软、头晕目眩、目昏多泪、虚劳咳嗽、消渴、遗精。

（9）山药莲子木耳汤。

【组成】山药 150 g，莲子 15 g，黑木耳 15 g，排骨 250 g。

【制法】将山药洗净切块，莲子洗净，木耳洗净水泡 30 min 备用。将排骨洗净切块，略焯水捞出，重新加水将排骨煮沸后，加入山药、莲子、黑木耳，转小火炖煮，熟烂后调味即可。

【功效】健脾养肝，安神固肾。

【按语】山药具有补脾养胃、生津益肺、补肾涩精的功效，适用于治疗脾虚食少、久泻不止、肺虚喘咳、肾虚遗精、带下、尿频、虚热消渴等症状。莲子味甘、涩，性平，归脾经、肾经、心经，具有补脾止泻、益肾涩精、养心安神之功效，《本草备要》记载其"清心除烦，开胃进食，专治噤口痢、淋浊诸证"。黑木耳具有清肺润肠、滋阴补血、活血化瘀、明目养胃等功效，其含有的黑木耳多糖能增强机体免疫力，具有抗肿瘤作用。

2. 活血行气类

本类药膳适用于肝癌属气滞血瘀证型患者。患者肝郁日久，入络成瘀。正如清代名医王清仁所言："结块者必有形之血也。"患者多见上腹部肿块，且肿块质地较硬，伴胁痛如锥刺，并因气血阻滞不通，肝气郁而横逆脾胃，故见呃逆嗳气、脘腹及胸胁胀闷。整体伴有瘀血阻滞之表现，如面色黧黑、肌肤甲错、口干、舌质紫暗或有瘀斑瘀点、脉弦涩或细涩。治疗当以理气行滞、活血化瘀为法。

（1）红花煲鸡蛋。

【组成】红花 10 g，鸡蛋 1 个，白糖适量。

【制法】将红花洗净后与鸡蛋一同下锅煮制，待鸡蛋煮熟后，剥去蛋壳，继续煮制 30 min，加入适量白糖调味。食蛋喝汤。

【功效】活血化瘀，通经散结。适用于肝癌腹部肿块、刺痛，伴胸胁处疼痛者。

【按语】红花归心经、肝经，活血通经、散瘀止痛，善于治疗瘀滞腹痛、胸胁刺痛，可消除症瘕痞块，改善肝癌患者的上腹部肿块情况。现代药理学研究发现，红花多糖通过调控细胞周期相关基因，抑制 SMMC-7721 肝癌细胞的增殖，而起到抗肿瘤作用[8]。鸡蛋则能补血解毒，具有扶正抗癌之功效，活血行气而不伤正。

（2）三七玉竹炖甲鱼。

【组成】三七 10 g，玉竹 15 g，甲鱼半只，生姜 15 g。

【制法】将三七打粉，玉竹洗净切片。将甲鱼处理干净后与其他用料一起放入锅中炖煮约 2 h，加入适量调料即可。

【功效】活血化瘀，养阴生津。适用于瘀血日久，伴阴津亏虚而见长期低热者，伴口干口渴、乏力、上腹部积块。脾虚、大便稀烂者不宜食用本药膳。

【按语】三七为治血之要药，归肝经、胃经，具有散瘀止血、消肿止痛之功效，是治疗胸腹瘀血疼痛之佳品。其所含三七总皂苷可直接杀死肿瘤细胞，抑制肿瘤细胞生长或转移，诱导肿瘤细胞凋亡[9]，且有一定的补虚作用，能够增强身体免疫力，起到抗肿瘤作用。瘀血日久，易阻碍人身津液的输布，并且瘀久易化热，耗伤阴液，从而出现阴虚发热，故予玉竹、甲鱼以发挥滋阴清热、润燥生津之功效，有助于瘀血的祛除，并减轻口干口渴之症状。

（3）苏铁青陈煎。

【组成】苏铁叶 15 g，青皮、陈皮各 10 g。

【制法】将苏铁叶洗净切成小段，与青皮、陈皮同放入锅中，加适量水，中小火煎煮 40 min 即可。

【功效】理气活血，消肿解毒。适用于肝癌见腹部肿块刺痛、胸胁胀痛、情志抑郁者。苏铁叶有小毒，剂量不宜过大。

【按语】苏铁叶归肝经、胃经，具有理气止痛、散瘀止血、消肿解毒之功效，适用于气滞瘀血成肿块者。同时苏铁叶有一定的促肿瘤细胞早期凋亡的作用[10]。青皮、陈皮疏肝理气、解郁，可助肝内气机通畅，气行则血行，从而使瘀血肿块得以消除。

（4）蓟菜鲫鱼汤。

【组成】蓟菜 30 g，鲫鱼 1 条。

【制法】将鲫鱼去鳞去内脏，清洗干净后沥干水分待用；蓟菜洗净待用。平底锅倒油烧热，将处理好的鲫鱼放入锅中煎至鲫鱼两面呈金黄色，加入适量热水煮沸，然后放入蓟菜煮 5 min 左右，最后加入适量食盐调味即可。

【功效】消瘀血，生新血，止吐血。脾胃虚寒、无瘀滞者忌服。

【按语】蓟菜具有凉血止血、清热解毒、消肿散结等功效。《本草求原》记载："大蓟、小蓟二味根、叶，俱苦甘气平，能升能降，能破血，又能止血。"鲫鱼味甘性温，具有和中补虚、除湿利水、温胃进食、补中生气之功效。二者合用，共同发挥消瘀血、生新血、止吐血的作用。

3. 健脾利湿类

本类药膳适用于肝癌属脾虚湿困证型患者。患者多见腹大胀满、神疲乏力、身体困重、胸脘痞闷等不适。脾胃消化的水谷精微为人体后天气血之本，若脾胃虚弱，则运化生成的气血不足，故见神疲乏力；并且因中土运化不能，土不制水，致水湿内蕴，而湿性重浊，易阻碍气机，故见身体困重、胸脘痞闷。此阶段患者多因水湿结聚于腹部，故见腹大胀满、腹水增多，治疗应以益气健脾、利水祛湿为主。

（1）山药薏须粥。

【组成】山药 50 g，玉米须 100 g，薏苡仁 40 g，粳米 100 g。

【制法】将山药洗净切片，盛入碗中备用。将玉米须洗净，切成小段，放入双层纱布袋中，扎紧袋口，与薏苡仁、粳米、山药同放入砂锅，加适量水，大火煮沸后，改用小火煨煮 30 min，小火煨煮至薏苡仁熟烂如酥，粥黏稠即成。早晚 2 次分服。

【功效】健脾利湿，利尿退黄。适用于肝癌症见腹水增多、小便不利或黄、脘腹痞满并伴有黄疸者。

【按语】山药能补肺脾肾之气，益肺脾肾之阴，《神农本草经》言其"主治伤中，补虚羸，除寒热邪气，补中，益气力，长肌肉"，可补虚扶正，改善患者疲乏无力等症状。薏苡仁常与山药同用，能加强健脾化湿的功效，健脾而不过于滋腻，化湿而不至于伤正。玉米须则长于利尿消肿、清利肝胆，能够使一身之水湿、肝脏之毒、邪气随小便排出。现代药理学研究则进一步发现玉米须的广泛作用，如玉米须总黄酮能明显降低慢性肝损伤大鼠血清中 AST、ALT 及 HA 水平[11]，对肝脏起到保护作用；玉米须多糖能够作用于肝癌 SMMC-7721 细胞，增加细胞中 Caspase-3 和 p^{53} 的表达，从而抑制肿瘤细胞生长[12]。

（2）二白粥。

【组成】白扁豆 50 g，白术 30 g，大米 50 g。

【制法】先将白扁豆、白术分别用清水浸泡 30 min；再将白扁豆放入砂锅中，加适量水，中小火熬煮至熟烂；最后加入淘净的大米和白术，继续用小火煨煮成稠粥即成。

【功效】健脾祛湿，益气和中。适用于脾虚湿滞、食少、大便稀溏者。

【按语】白术长于健脾益气、燥湿利水，能治疗脾虚食少、腹胀泄泻、痰饮眩悸、水肿等症状，是健运脾气之要药。白扁豆归脾经、胃经，有健脾养胃、化湿和中之功效，其补气之功与白术相配能发挥更强功效，甘温补脾而不滋腻，芳香化湿而不燥烈。

（3）陈皮莲肉煲鸭汤。

【组成】陈皮 6 g，去芯莲子肉 10 g，生姜 10 g，鸭肉 250 g。

【制法】将鸭肉洗净切块，与其他用料一同放进煲内，加入清水，先用武火煮沸，再用文火煲 2 h，调味即可。

【功效】补脾健胃，祛湿止泻。对于湿气重而脘腹胀满、大便稀烂者尤宜。

【按语】陈皮是疏导气机之佳品，对于脘腹胀满具有良好疗效。研究发现，陈皮中的多甲氧基黄酮类成分对肝癌 HepG2 细胞株增殖具有抑制作用[13]。莲子味甘、涩，其甘可补脾，其涩能止泻，善于治疗脾虚泄泻病证。鸭肉乃水禽，具有行水养胃之功效。三者共同发挥健脾利水、渗湿止泻之功效。

（4）赤小豆薏仁冬瓜鲫鱼汤。

【组成】鲫鱼 250 g，赤小豆 50 g，薏苡仁 100 g，带皮冬瓜 300 g。

【制法】将鲫鱼洗净去内脏，赤小豆、薏苡仁用清水浸泡，冬瓜带皮洗净切块备用。将鲫鱼放入油锅煎至两面金黄，加入适量清水、赤小豆、薏米，煮熟后再加冬瓜稍煮，调味即可饮用。

【功效】健脾祛湿，消肿利水。适用于肝癌腹水及肢肿患者。

【按语】赤小豆利水除湿、清热退黄，鲫鱼清热利尿，薏苡仁利水消肿、健脾止泻，冬瓜利尿生津。本方可用于改善肝癌患者肝腹水、肢体肿胀等症状。

（5）茯苓清蒸桂鱼。

【组成】茯苓 15 g，桂鱼 150 g，大葱、生姜各 5 g，盐、味精适量。

【制法】将葱切段、姜切片备用。将桂鱼去鳞去内脏，清洗干净，放入茯苓、葱段、姜片及调味料同蒸至熟烂即可。

【功效】健脾利湿，益气补血。

【按语】茯苓归脾经、胃经，适用于脾胃虚弱症见倦怠、乏力或腹胀、食欲不振、便溏、腹泻者。茯苓归心经，可以宁心安神，治疗失眠，并且有利水祛湿之功效，可用于各种浮肿、水肿，如小便不利、腹胀肿满等疾病。桂鱼有补血益气、益脾胃的功效，其含有蛋白质、脂肪、维生素 B、钙、钾、镁、硒等营养物质，营养价值较高。

4. 滋阴软坚类

本类药膳适用于肝癌属肝肾阴虚证型患者。患者患病程日久，正气亏损，逐渐损伤阴液，加之放化疗等毒邪损伤，导致肝肾阴亏。肝经循行经过胸胁部位，肝失所养，故见胸胁疼痛、肝区隐痛；肾阴虚故见腰膝酸软、五心烦热、失眠；津液输布失常，瘀血内阻，故见腹大胀满、青筋暴露；阴津亏耗，机体不得濡养，故见口干、骨瘦如柴；若阴虚生内热，热迫血行，则见鼻衄、齿龈出血。患者表现为舌质暗红、舌光无苔、脉细数无力等一系列肝肾阴虚之象，故以补肝肾阴、软坚散结为主要治法。

（1）鲍鱼猪肉汤。

【组成】猪瘦肉 250 g，鲍鱼 3 个，盐适量。

【制法】将猪瘦肉切块，鲍鱼洗净，一同放入锅中，加入适量清水，以文火煮熟，加盐调味，饮汤吃肉。

【功效】滋阴扶正，抗癌解毒。适用于肝癌阴虚之口干舌燥、五心烦热、腰膝酸软等症状。

【按语】鲍鱼具有较高的营养价值和药用价值，是海洋中氨基酸含量最全面，且脂肪、胆固醇含量最低的动物之一。其性平、味甘咸，其甘能滋阴清热、补肝肾；其咸能软坚散结，有助于消除肿瘤结块；甘平生津，可改善患者阴津亏耗所导致的口渴、烦热等不适。且鲍鱼肌肉中的 AMP 和 AMP-1 多糖对人体肝癌细胞 HepG2 表现出良好的抑制活性，有助于抑制肿瘤的生长[14]。

（2）鳖甲炖鸽肉。

【组成】肉用鸽子 1 只，鳖甲 50 g，盐、味精等调味料适量。

【制法】将鸽子去除内脏后洗净，将鳖甲洗净捣碎，放入鸽腹内，置于瓦罐或大碗内，隔水炖至鸽肉熟透，加盐、味精等调味即可。

【功效】清热解毒，滋阴生津。适用于肝癌症见低热、乏力消瘦者。

【按语】鳖甲为鳖科动物中华鳖之背甲，富含骨胶原、蛋白质、肽类、微量元素等，具有滋阴潜阳、软坚散结之功效，能入肝肾二经，改善肝肾阴虚所致的五心烦热、口渴、头晕等不适。《药性论》言其能"除骨热，骨节间劳热，结实壅塞"，表明其软坚散结，可治疗肝癌患者之腹部肿块。研究发现，鳖甲具有抗肿瘤作用。鳖甲中的有效成分鳖甲多糖能明显抑制 S_{180} 荷瘤小鼠肿瘤的生长，提高其非特异性免疫功能和特异性免疫功能[15]。鸽肉的主要作用是益气解毒，其味甘咸，性平，一般用于肿瘤手术后，益气补虚，匡扶正气，能促进伤口愈合。

（3）桑葚桂圆粥。

【组成】桑葚 20 g，桂圆干 15 g，大米 100 g，冰糖适量。

【制法】将桑葚捣烂取汁备用。将大米放入锅中煮至八成熟，再加入桂圆继续熬煮至浓稠，最后加入桑葚汁及冰糖，搅拌后稍煮片刻即可出锅。

【功效】滋补肝肾，养血安神。适用于肝肾阴虚所致的心烦失眠、口干口渴、腰膝酸软等症状。

【按语】桑葚味甘性寒，具有生津润燥、补血滋阴之功效，《随息居饮食谱》中记载桑葚"滋肝肾，充血液，祛风湿，健步履，息虚风，清虚火"，能补肝肾之阴虚，使阴津来源充足，以滋养全身各处，并能滋阴清热，治疗虚火内扰所致的出血虚烦等不适。研究发现，桑葚中含有大量黄酮类化合物，能对机体正常细胞起到保护作用，大大降低了基因变异的概率，从而有效抑制肿瘤细胞的增殖，改善肿瘤微环境[16]。津液亏耗往往累及气血的耗伤，桂圆补益气血、养血安神，能够治疗肝肾亏虚所致的血虚失眠、心慌。

（4）虫草甲鱼。

【组成】冬虫夏草 3 g，甲鱼肉 150 g。

【制法】将上物洗净，共蒸至熟烂即可。

【功效】滋阴清热，散结凉血，提高机体免疫功能。不宜多食，尤其是消化不良者、孕妇及产后腹泻、失眠者不宜食。

【按语】冬虫夏草味甘性平，归肺经、肾经，具有补肾益肺、止血化痰、止咳平喘的功效，善于治疗肾阳不足、精血亏虚所致的腰酸、肢冷、小便不利等症状。多糖作为药用虫草的主要活性成分，具有多种药理作用，尤其在抗肿瘤方面，具有明显的抑制肿瘤生长和转移，诱发肿瘤细胞凋亡，刺激淋巴细胞发挥免疫效应，提高巨噬细胞、NK 细胞的肿瘤细胞吞噬、毒杀能力，有效降低化疗药物的毒副作用和耐药性等功效，是一种安全性高、毒副作用小的抗肿瘤天然产物[17]。甲鱼为滋补佳品，具有增强免疫、滋阴补肾的作用。

参考文献

[1] 倪育淳，赵红艳，王晞星.肝癌从脾论治的理论基础和指导意义 [J].浙江中医药大学学报，2012，36（6）：619-620.

[2] 杨柱星，李荣柱，杨盛贤，等.食醋疗法 [M].南宁：广西科学技术出版社，2002.

[3] 陶庆霞，张鹏，吴翠莹，等.大蒜素抗肿瘤作用及其机制的研究进展 [J].中华神经创伤外科电子杂志，2016，2（6）：365-368.

[4] JAYACHANDRAN M，XU B.An insight into the health benefits of fermented soy products[J]. Food Chemistry，2019，271：362-371.

[5] 赵丽萍，王超，田男，等.佛手柑内酯通过 PI3K/Akt 信号通路诱导人肝癌细胞 HepG2 和 Hep3B 凋亡的机制 [J].中国实验方剂学杂志，2020，26（6）：73-78.

[6] 林清标，林小钦，卓海燕，等.竹节香附素 A 对人肝癌 Hepg_2 细胞 VEGF 基因表达的影响 [J].中国临床研究，2017，30（9）：1153-1156.

[7] 石祥生.猴头菇多糖的肿瘤免疫治疗功效研究 [D].哈尔滨：东北林业大学，2018.

[8] 孙阳，杨婧，张琪琪，等.红花多糖对肝癌细胞增殖阻滞的机制探讨 [J].中国实验方剂学杂志，2014，20（13）：156-159.

[9] 王莹，褚扬，李伟，等.三七中皂苷成分及其药理作用的研究进展[J].中草药，2015，46（9）：1381-1392.

[10] 朱晏伟，高虹，姜维洁，等.五味活血化瘀中药对 SPC-A-1 细胞凋亡影响的研究 [J].中医药学刊，2004（7）：1268-1269.

[11] 景怡，胡天惠.玉米须总黄酮对四氯化碳诱导大鼠慢性肝损伤的保护作用研究 [J].安徽农业科学，2011，39（28）：17148-17149.

[12] 范晓艳，吕冬霞，金岳雷，等.玉米须多糖对人肝癌 SMMC-7721 细胞 Caspase-3 和 p^{53} 表达的影响 [J].黑龙江医药科学，2007（6）：3-4.

[13] 王志国，李兰英，张利.陈皮多甲氧基黄酮类成分对人乳腺癌 MCF-7、肝癌 HepG2 细胞株增殖抑制作用及其敏感性比较 [J].江苏中医药，2007（11）：79-80.

[14] 王军玲，魏配晓，邱绪建，等.鲍鱼肌肉多糖的性质及抗肿瘤活性 [J].食品科学，2018，39（12）：26-32.

[15] 王慧铭，孙炜，黄素霞，等.鳖甲多糖抗肿瘤免疫调节作用及其机理的研究 [J].浙江中医药大学学报，2006（4）：347-349.

[16] LUGA V，ZHANGL，VILORIA-PETIT A M，et al.Exosomes mediate stromal mobilization of autocrine Wnt-PCP signaling in breast cancer cell migration[J]. Cell，2012，151（7）：1542-1556.

[17] 詹忠根，叶素丹，黄伟素.虫草多糖的结构特征及其抗肿瘤活性 [J].药学学报，2023，58（2）：285-297.

十八、子宫内膜癌药膳食疗

子宫内膜癌临床表现为上阴道流血（绝经后阴道流血、月经紊乱），阴道异常排液、疼痛，贫血，消瘦，发热，恶病质等。

子宫内膜癌药膳食疗原则：疏肝清热、凉血止血、清热祛湿、活血化瘀、益气滋阴等。药食常选柴胡、白芍、车前草、茯苓、生地黄、丹参、三七、枸杞子、红花、益母草等。

1. 疏肝凉血类

本类药膳适用于子宫内膜癌属肝郁血热证型患者。患者平素情志抑郁，忧思恼怒，使肝经气血失于调畅。而子宫属冲脉，冲脉又为肝之所主，肝主藏血，若疏泄正常，则能储藏血液，调节血量。现肝失疏泄，肝不藏血，故阴道突然大出血或出血淋漓，血色鲜红。加之肝郁久易化热，更易逼迫血行，加重出血，伴见胸胁胀满、心烦易怒、口干口苦、小便赤黄、舌红、苔薄黄、脉弦数等肝郁血热之象。治疗宜疏肝清热，凉血止血。

（1）砂仁香附荷叶蛋。

【组成】砂仁 20 g，香附 20 g，侧柏叶 20 g，荷叶 15 g，鸡蛋 10 个。

【制法】将砂仁、香附、荷叶、侧柏叶用冷水浸泡 20 min 备用。将鸡蛋用清水煮 6～8 min，煮熟后捞出，轻轻敲碎蛋壳，与上药一同放入锅中煮制 1 h，关火加盖，浸泡两夜使鸡蛋入味。食用时加热，吃蛋喝汤即可。

【功效】理气解郁，凉血止血。适用于肝郁化热、迫血妄行之阴道流血，小腹、胸胁及乳房胀闷不舒，精神忧郁等症状。

【按语】香附善于理肝气、治郁结而止痛，为疏肝解郁之要药。《本草求真》中指出："香附，专属开郁散气。"其长于治疗胸胁胀痛、心烦易怒、脘腹胀闷之症。砂仁为辛散温通之品，气味芳香，具有行气调中之功效，《本草纲目》中指出其"理元气，通滞气，散寒饮胀痞，噎膈呕吐"，能协助香附发挥疏肝理气之功效，使气机通调。荷叶及侧柏叶均具有凉血止血之功效，适用于邪热旺盛，热迫血行之血热吐血、衄血、便血崩漏等症状。诸药合用，共同发挥疏肝解郁、凉血止血之功效。

（2）木耳佛手蛇肉粥。

【组成】水发木耳 50 g，佛手 10 g，水蛇肉 250 g，大米 100 g，葱、香油、盐、蚝油等调料适量。

【制法】将水蛇处理干净后切段，加入姜、料酒抓拌腌制去腥备用。锅中放入大米煮粥，待大米煮开时，加入水蛇肉、佛手及木耳一同煲煮 40 min，再加入葱、香油、盐、蚝油等调料即可。

【功效】疏肝行气，凉血止血。

【按语】佛手为辛香行散之品，善于疏肝解郁、行气止痛，《本草再新》记载其"治气舒肝，和胃化痰，破积，治噎膈反胃，消症瘕瘰疬"，能够治疗肝郁气滞之胸胁胀闷、脘腹痞满、恶心欲吐等不适。木耳性寒，具有凉血止血之功效，可治疗痔疮出血、妇女崩漏。水蛇滋阴清热，凉血止痢，能够治疗热病伤津之口渴烦热，以及热伤血络之出血症状。

（3）菱角佛手粥。

【组成】菱角肉 30 g，佛手 10 g，粳米 100 g。

【制法】将上物加水同煮粥，加适量食盐调味即可。

【功效】疏肝理气，清解郁热。适用于肝郁化热之口干口渴、胸胁胀闷、恶心呕吐等症状。

【按语】菱角具有清热解渴之功效。《本草纲目》指出："菱实粉粥益胃肠，解内热。"其能清解郁热之毒，改善口干口苦、烦躁之症状。研究发现，菱角粗多糖能使细胞胞浆内颗粒增多、增粗，细胞膜边缘变粗糙，从而促进肿瘤细胞凋亡[1]。佛手能疏理肝气，与菱角相配，有助于减轻肝脏之郁热。

2. 清热利湿类

本类药膳适用于子宫内膜癌属湿热下注证型患者。患者因湿热蕴积，下注冲任，迫血妄行，故阴道出血，带下量多、色黄赤、臭秽难闻；若湿热蕴结，瘀阻胞脉，则小腹坠痛；若湿热熏蒸，则口黏口苦，纳食较差；若湿热下移膀胱，则小便黄浊；若湿热下迫大肠，则大便不畅。舌质红、苔黄腻、脉滑数，皆为湿热之征。治疗宜清热利湿，解毒化浊。

（1）车前草炖鲤鱼。

【组成】鲜车前草30 g，鲤鱼1只，葱、姜、料酒、食盐、酱油等适量。

【制法】将车前草洗净切段备用。将鲤鱼洗净处理好后切块，加葱、姜、料酒抓拌腌制去腥。起锅烧油，将鱼放入锅中煎至两面金黄，加入开水及车前草一同炖煮30 min，加少许食盐、酱油调味即可。

【功效】清热利湿，利尿通淋。可减轻湿热蕴结之小便淋漓涩痛、湿热白带或黄带等症状。

【按语】车前草味甘性寒，具有清热解毒、利尿通淋之功效，可治疗湿热蕴结下焦之小便黄浊、尿痛、小腹坠胀、淋浊带下。研究发现，车前草中含有的熊果酸和 β - 谷甾醇具有抗肿瘤的作用，熊果酸能抑制肿瘤细胞增殖，诱导肿瘤细胞凋亡[2]。鲤鱼则有利水、消肿、下气之功效，《本草纲目》指出其"煮食，下水气，利小便"，有助于使湿热随小便排出。

（2）黄花菜豆腐煎。

【组成】干黄花菜30 g，白果7粒，豆腐100 g，猪瘦肉100 g。

【制法】将豆腐切大块备用。将干黄花菜及白果洗净后用温水泡20 min左右，与猪瘦肉一起放入锅内，加入适量清水，用猛火煮滚后，改用慢火继续煲1 h，再放入豆腐块煲滚10 min左右，调味即可。

【功效】清利湿热，除湿止带。适用于湿热熏蒸之带下色黄、量多，小便不利，口干口渴，食欲不振等症状。

【按语】黄花菜味甘性凉，能利湿热、宽胸膈。《本草纲目》指出其"消食，利湿热"，《日华子本草》则言其"治小便赤涩，身体烦热，除酒疸。"白果味涩收敛，能够除湿泻浊、收涩止带，治疗湿热下注之带下黄臭、量多，小便频数。两者合用，共同发挥清利湿热、收涩除湿、止带之功效。豆腐则能益气和中、生津润燥、清热解毒，《随息居饮食谱》中记载其"清热，润燥，生津，解毒，补中，宽肠，降浊"，有助于解湿热之熏蒸，并调理中气，改善患者纳差、口干口苦等症状。

3.活血化瘀类

本类药膳适用于子宫内膜癌属瘀毒内结证型患者。患者感受湿毒之邪，湿邪淤滞体内成瘀毒，损伤冲任，带脉失约，使血不循经，故见阴道不规则出血；经血运行不畅，故血色紫黑，有血块；胞脉停瘀，故小腹可触及肿块；瘀血停滞，不通则痛，故腹痛如针刺刀割，疼痛部位固定。舌质暗、有瘀点、脉涩，皆为瘀毒内结之象。治疗宜活血化瘀，消结止痛。

（1）红花益母草糖水。

【组成】红花4 g，益母草15 g，红糖20 g。

【制法】将红花、益母草一同放入锅中，水煎45 min，去渣取汁，调入红糖搅匀即可饮用。

【功效】活血化瘀，通经止痛。适用于瘀血不尽之腹痛及瘀阻痛经。

【按语】红花具有活血通经、散瘀止痛之功效，是治疗妇科瘀血阻滞之经产病的常用药物，《本草纲目》指出其"活血，润燥，止痛，散肿，通经"，能治疗瘀血阻滞之闭经、痛经、小腹刺痛等症状。益母草同样为治疗妇科瘀血之要药，与红花合用，可加强活血化瘀之力。

（2）丹参三七乌鸡汤。

【组成】丹参 3 g，三七 3 g，乌鸡 1 只，枸杞子、大枣适量。

【制法】将所有食材处理干净后，放入砂锅中加水焖煮 40 min 即可。

【功效】活血化瘀，痛经止痛。适用于瘀血阻滞之腹痛、瘀血色暗、腹部肿块等症状。

【按语】丹参具有活血祛瘀、通经止痛、清心除烦、凉血消痈之功效，可治疗瘀血阻滞之经闭，腹痛，经血色紫暗、有血块，《妇人大全良方》中记载其能"破宿血，补新血，安生胎，落死胎，止崩中带下，调经，下产后恶血"。同时丹参还有一定的抗肿瘤作用，丹参酮 ⅡA 联合顺铂可以增强顺铂抑制子宫内膜癌 Ishikawa 细胞的增殖活性，并抑制其耐药性，同时能通过诱导细胞内蛋白表达量，促进肿瘤细胞凋亡[3]。三七则同样能活血化瘀，与乌鸡相配，具有一定的扶正补虚之功效，有助于补充正气，促使瘀血排出。

（3）紫茄瘦肉汤。

【组成】紫茄 2 个，猪瘦肉 100 g，鸡蛋 1 个，盐、味精、植物油适量。

【制法】将紫茄与猪瘦肉分别洗净切片，放入锅中加水煮沸，将鸡蛋打破入汤搅散，汤熟后加入盐、味精、植物油即可。

【功效】活血化瘀，止痛。可治疗瘀血阻滞之腹痛、血块。

【按语】茄子性凉味甘，具有活血散瘀、消肿止痛、祛风通络、止血之功效。《随息居饮食谱》中记载其能"活血，止痛，消痈"，对于瘀血阻滞之腹部疼痛、血块、经血色暗具有一定疗效。

4. 滋阴止血类

本类药膳适用于子宫内膜癌属肾阴亏虚证型患者。患者久病，冲任因长期受病邪侵入而损伤，而胞络者，系于肾，湿热瘀毒耗伤阴液，胞宫损伤，影响及肾，导致肾阴亏虚，虚热内生，逼迫血液，阴道不规则流血，量多少不一。津液不养，则见头晕目眩、耳鸣心悸、五心烦热、两颧红赤、腰膝酸软。舌红少苔、脉细数皆为肾阴亏虚之象。治疗宜滋阴补肾，固阴止血。

（1）莲子煲甲鱼。

【组成】白莲子 50 g，甲鱼 1 只，香菇 10 g，姜片、葱段及调味料适量。

【制法】将甲鱼宰洗干净；白莲子去皮去芯，用清水浸泡。锅内加水烧开，放入姜片、料酒、甲鱼稍煮片刻，捞起后沥干备用。将甲鱼、莲子、香菇、姜片放入煲内，加清水煲 2 h，调入盐、味精，撒入葱段即可。

【功效】滋阴清热，凉血止血。适用于虚热损伤、迫血妄行之阴道流血，以及阴津亏虚之口干口渴、五心烦热、腰膝酸软等症状。

【按语】甲鱼具有很好的保健功效，历来被认为是滋补佳品。其味甘性平，具有滋阴清热、散结凉血之功效，适用于女性阴虚血热所致的各类疾病。《本草求真》记载其功效："然惟妇人素挟血热症见血瘕血漏，并疟痢诸症，服之得宜。"《随息居饮食谱》中指出其能"滋肝肾之阴，清虚劳之热。主脱肛，崩带，瘰疬，症瘕"，适用于阴虚骨蒸之虚烦口渴、腰膝酸软、头晕耳鸣等症状，以及痨热、子宫下垂、崩漏带下等表现。莲子则具有一定的收涩之性，《本草纲目》中言其能"止脾泄久痢，赤白浊，女人带下崩中诸血病"，配合鳖肉，既能滋阴除血热，又能加强收涩止血之功效，减轻阴道不规则流血等症状。

（2）生地蒸海参。

【配方】生地黄 15 g，海参 500 g，料酒 10 g，盐 5 g，酱油 10 g，味精 3 g，五香粉 3 g，白糖 5 g，姜 5 g，葱 10 g。

【制法】将生地黄炒香，打成细粉；海参发透，去肠杂，切成 4 cm 长、2 cm 宽的薄片；姜切片、葱切段备用。将海参放入盆内，加入盐、味精、料酒、酱油、姜、葱、五香粉、白糖抓匀，腌制 30 min 后捞起放入蒸盘内，加入生地黄粉，置于蒸笼内，武火蒸 15 min 即成。

【功效】滋阴凉血，清热润燥。适用于精血亏损、身体虚弱、消瘦乏力、带下漏血、肠燥便难等症状。

【按语】生地黄味甘性寒，具有清热凉血、养阴生津之功效，善于治疗虚热内生、热伤血络之血热崩漏、阴道流血诸症。《本草备要》指出："经漏不止曰崩，血热则妄行，宜以此凉之。"同时，其养阴清热，可治疗热病伤阴之骨蒸潮热、口渴心烦、大便干燥等症状。海参为滋阴之佳品，《药性考》记载其"降火滋肾，通肠润燥，除劳怯症"，具有补肾益精、滋阴润燥之功效，配合生地黄，能够更好发挥滋阴润燥之能，使津液得生，虚火得清。

（3）黑鱼煨马齿苋。

【组成】黑鱼1只，豆腐200 g，马齿苋200 g，鸡蛋1个，淀粉、味精、盐、酱油、麻油、植物油（豆油）等适量。

【制法】将黑鱼取肉，剁成泥状，拌入豆腐、鸡蛋清搅匀，再酌量加入淀粉、酱油等调料拌匀，将其捏成如枣大小的鱼肉丸，放入锅中，以小火煮熟。将已切段的马齿苋放入锅中，用小火熬煮至马齿苋熟软，最后用淀粉勾芡，滴上麻油，趁热食用。

【功效】滋阴养血，清热止血。适用于阴津亏虚之腰膝酸软、阴道出血量少且黏稠、口干口渴等症状。

【按语】黑鱼具有滋阴养血、润燥之功效。《医林纂要》中提出其"补心养阴，澄清肾水，行水渗湿，解毒去热"，《滇南本草》则言其"主治补中调元，大补气血。治妇人干血劳症"，有助于改善妇人阴津亏耗之腰膝酸软、阴中干涩、流血黏稠等症状。马齿苋有清热解毒、凉血止血之功效，能入肝经血分，治血热妄行之崩漏下血。豆腐则能辅助发挥清热润燥、生津之功效，使全方在凉血止血的同时又能补血、滋阴润燥，补充其阴亏之源，扶正固本。

参考文献

[1]　牛凤兰，董卿，巩宏伟，等.菱角粗多糖对肿瘤细胞抑制作用 [J].中国公共卫生，2009，25（8）：1005-1006.

[2]　崔琳琳，包永睿，王帅，等.车前草不同药用部位抗炎、抗肿瘤、抗氧化的活性研究 [J].世界科学技术 - 中医药现代化，2019，21（3）：395-400.

[3]　厉婷，黄金智，谭晓瑜，等.丹参酮ⅡA 增强顺铂抗子宫内膜癌 Ishikawa 细胞的作用 [J].解剖学研究，2021，43（5）：484-487，502.

十九、放疗后不良反应药膳食疗

放疗即放射治疗，是一种肿瘤的局部治疗方法。其原理是放射源或各种加速器发出的高能量射线由体外作用于人体全身或局部病灶，使肿瘤缩小或消除微转移灶，进而提高肿瘤的治疗效果。放疗在对癌细胞进行杀灭的同时，易对周围正常组织细胞造成破坏。并且因为放疗的广泛应用，其副作用存在于各类肿瘤的治疗中，如鼻咽癌患者放疗后会因颅底骨被破坏导致头痛，或因损伤唾液腺而出现口干、口渴；食管癌患者会因放疗损伤食管壁的肌肉以及神经组织，并且在反复的损伤和修复之间发生纤维化，进而影响吞咽；肺癌放疗会使机体免疫功能受到抑制、自由基增多以及肺纤维细胞增殖从而引发放射性肺炎[1]、骨髓抑制；子宫颈癌放疗会损伤血管、使纤维结缔组织增多、诱发感染而导致阴道溃烂粘连等。由此可见，根据治疗部位的不同，放疗会对局部相应组织器官造成不同程度的损伤。因此，及时治疗放疗后不良反应，对于减轻患者毒副反应，改善患者机体状态具有重要意义。

放疗所用的射线为一种热性杀伤物质，放疗相当于中医所说的"火热毒邪"入侵，属热邪、燥邪。燥热之邪犯里，耗伤津液，则见口渴烦躁、咽喉口腔灼热、大便干结；热邪侵犯肌肤腠理，则见血肉腐败、皮肤破溃、渗液流脓；热邪入血络，则见便血、尿血、鼻咽黏膜红肿；热邪损伤脾胃，则见恶心呕吐、食欲不振、大便干结；日久耗伤正气，则见肢软乏力、虚寒怕冷。因此，根据损伤程度的不同，可将放疗后的不良反应大致分为以下三类。

1. 热毒炽盛型

放疗初期多以感受热邪为主，此时属于外邪侵扰，热毒尚未深入，热邪伤及阴液故见口干口苦、咽喉灼热、口腔溃疡、鼻干、干咳痰少而黏、潮热盗汗、失眠心悸等症状，伴见舌红、苔薄白或黄、脉细数或滑数之热邪内蕴之象。治疗宜清热解毒，养阴生津。

（1）薄荷金银花雪梨饮。

【组成】薄荷 3 g，金银花 6 g，雪梨 1 只，蜂蜜适量。

【制法】将雪梨洗净后去皮切块，加水煮 20 min 至雪梨软烂后，在沸腾的雪梨水中加入薄荷、金银花，关火浸泡，待稍凉后加入蜂蜜调匀即可。

【功效】疏风清热，润肺生津。适用于热邪初起，热邪伤津之头痛、咽喉肿痛、口渴、便秘等症状。

【按语】薄荷具有疏风散热之功效，其辛散之力较强，善于疏散上焦风热，清头目、利咽喉，治疗头痛眩晕、咽喉肿痛、发热、目赤肿痛等症状。金银花则同样能疏散风热，并且具有一定的清热解毒之功效，在协助薄荷清解外感热邪的同时，还能改善热邪入里之壮热烦渴、疮疡溃烂。雪梨、蜂蜜则能生津润燥，改善热邪耗伤津液之口渴、干咳、大便不畅等症状。

（2）无花果枇杷蜜饮。

【组成】新鲜无花果 50 g，枇杷 30 g，蜂蜜 20 g。

【制法】将无花果和枇杷择洗干净，放入温开水中浸泡片刻后捞出切碎，与浸泡的温开水一同放入榨汁机中搅打成浆汁，倒入容器中，加入蜂蜜搅拌均匀即可。

【功效】清热解毒，润燥生津。适用于热邪伤津所致的口干口渴、咽喉肿痛、干咳、便秘等症状。

【按语】无花果味甘性平，擅长解毒消肿，润肺止咳，清热润肠。《随息居饮食谱》中记载其"清热，润肠"，《本草纲目》则言其"治五痔，咽喉痛"，适用于热邪内扰所致的咽喉肿痛、便秘、干咳、口渴等症状。无花果水提取液可能通过影响细胞凋亡而抑制肿瘤细胞增殖[2]。枇杷润肺止渴，《日华子本草》中记载其"治肺气，润五脏，下气。止呕逆，并渴疾"，可改善口渴症状，与无花果及蜂蜜相配，既能清解热毒，又能生津润燥，从而减轻放疗所致的火毒津伤之表现。

（3）冰镇乌梅汤。

【组成】乌梅 80 g，石斛 30 g，生甘草 5 g。

【制法】将上三药洗净后一同放入锅中，加水煎煮，大火烧开后，转中小火煎煮 45 min，取汁留渣，再加水煎煮一次。将两次药液混合后，冷藏备用。

【用法】于三餐前及睡前，取 15 mL 药液放入口中含漱 5 min 后咽下。

【功效】生津止渴，清热解毒。有助于改善热邪灼伤所致的口腔疼痛、口渴、咽干灼热等症状。

【按语】乌梅生津止渴，石斛养阴清热、生津利咽，甘草健脾益气、清热解毒，三者合用能够缓解鼻咽癌放疗所致的口干症状。结合冰镇口感，能够提高口腔舒适程度，减轻口腔疼痛。采用含漱方法能够增加药物对口腔的持续治疗时间，使治疗更具针对性，并且可减少寒凉制品对脾胃阳气的损伤。

2. 热毒瘀结

机体长期受在表之热邪侵扰，发展到一定阶段，热毒之邪逐渐入里，易侵袭脏腑经络，或兼夹痰湿壅于血分，搏血为瘀，致血热、血瘀两种病理因素互为搏结，相合为患而发病[3]。其病因为火热毒邪，病理变化为瘀热相搏。一方面血热内盛，迫血妄行，另一方面离经之血，与热相合成，结聚成瘀，阻滞血脉。血热与血瘀相合，两者互为因果，更易致络伤血溢。在外表现为肌肤瘀斑、溃破、血肿、烦闷、口渴，在上表现为吐血、衄血、鼻咽黏膜红肿，在下表现为便血、尿血。治疗宜清热凉血，活血化瘀[4]。

（1）石竹茶。

【组成】石竹 30 g。

【制法】将石竹洗净入锅，加适量水，煎煮 30 min，去渣留汁代茶饮即可。

【功效】活血化瘀，清热止淋。适用于瘀热侵袭尿道之尿血、血淋涩痛、排尿不畅等症状。

【按语】石竹即瞿麦，具有清热利尿、破血通经、散瘀消肿之功效。《本草正要》谓之："性滑利，能通小便，降阴火，除五淋，利血脉。"其苦寒降泄，能清下焦之火；利尿通淋，能减轻热灼尿道之血淋涩痛；并且能够活血通经，治疗血热瘀闭之排尿不畅、下腹胀闷。

（2）鲜藕柏叶汁。

【组成】鲜藕 250 g，侧柏叶 60 g。

【制法】先将侧柏叶捣成汁，再煮鲜藕取汁，将两汁兑服即可。

【功效】清热凉血，止血抗癌。适用于放疗后血热出血之咯血、鼻衄、便血等症状。

【按语】莲藕具有清热、凉血、散瘀之功效，《日用本草》中记载其"清热除烦，凡呕血、吐血、瘀血、败血，一切血症宜食之"。侧柏叶有凉血、止血之功效。其性寒，味苦、涩，既能清血热，又能收敛止血，可治疗各类血热出血之症状，《本草正要》指其"善清血凉血"，《名医别录》则谓之"主吐血、衄血、痢血、崩中赤白"。两者合用，有助于减轻血热出血，改善吐血、衄血、便血等症状。

（3）鱼腥草冬瓜瘦肉汤。

【组成】鱼腥草 30 g，冬瓜 200 g，瘦肉 150 g，盐适量。

【制法】将冬瓜去皮洗净，切大块；鱼腥草洗净切段；瘦肉洗净切大块，放入沸水锅中，加 5 mL 料酒，余去血水，捞出备用。在砂锅中加入适量水，倒入备好的瘦肉、鱼腥草、冬瓜，用大火煮开后转小火煮 1 h 至食材熟透，调味即可。

【功效】清热解毒，化湿排脓。适用于火热内蕴、血肉腐败之咳吐脓血、皮肤溃烂等症状。

【按语】热毒蕴结于肺络及腠理之间，热盛肉腐，化而为脓。鱼腥草具有清热解毒、消痈排脓、利尿通淋之功效，能清解肺热，治疗热痈血瘀之肺热咳嗽、咳吐腥臭脓血痰液，同时能解外在皮肤之疮痈肿毒、溃烂。冬瓜仁具有协助清解肺热、利湿排脓之功效。

3.肺胃阴伤型

连续放疗，邪热灼伤阴液，使机体津液耗伤，内不能灌溉于脏腑，外不能濡养肌肤、孔窍。伤及肺络，肺不布津，肺络失于濡润，则见咳嗽、痰少或无痰或痰中有血、胸闷喘促；灼伤胃阴，阴虚津少，则见口干多饮、胃脘胀闷灼热、手足心热；若阴津亏耗，虚热内生，则见低热盗汗、心烦失眠、手足心热。伴见舌红少苔、脉细数等阴虚内热之象。治疗宜采取养阴生津、解热除烦[5]之法。

（1）猕猴桃酸奶。

【组成】猕猴桃 2 个，酸奶 200 mL。

【制法】将猕猴桃择洗干净，剥去外皮，放入搅拌机中搅打成浆汁，倒入容器，加入酸奶拌匀即成。

【功效】补气养阴。适用于放疗后食欲不振、口干口渴等症状。

【按语】猕猴桃具有调中理气、生津润燥、解热除烦之功效，其味酸甜可口，营养十分丰富，临床上应用广泛。《食经》记载猕猴桃"和中安肝。主黄疸，消渴"，其能养胃中津液，适用于胃中阴津亏虚、胃脘不和所致的口干口渴、食欲不振、呕吐等症状。临床研究发现，给正在接受放疗治疗的肿瘤患者服用猕猴桃汁，可促进其消化，增进食欲，减轻消化道症状。酸奶作为一种发酵型奶制品，含有大量的肠道有益菌，能够改善肠道菌群失调，增加肠道蠕动，促进消化，以缓解便秘的症状。二者合用，达到润肠通便、补虚开胃的效果。

（2）玉竹山药黄瓜汤。

【组成】玉竹 10 g，山药 120 g，黄瓜 100 g。

【制法】将山药、黄瓜洗净后切片备用。锅中注入适量清水烧开，加入玉竹及山药，用小火煮 15 min 至山药熟软后，加入黄瓜片，搅拌均匀，再用中小火续煮 10 min 即可。

【功效】滋阴润肺，养胃生津。适用于肺胃津伤之口渴、干咳、食欲不振、咽痛等症状。

【按语】玉竹具有养阴润燥、生津止渴之功效，既能补肺阴、清肺热而治疗阴虚肺热之干咳少痰、咯血之症，又能养胃阴、清肺热而治疗胃阴不足之咽干口渴、食欲不振。山药能补益肺脾之气，津液化生之源充足，而气血津液自充。黄瓜味甘性寒，具有除热解毒之功效，《日用本草》谓之"除胸中热，解烦渴"，能够清肺胃之热而治烦渴、咽喉肿痛之不适。

（3）百合芦笋汤。

【组成】百合 50 g，芦笋 250 g，黄酒、味精、精盐各适量。

【制法】将百合掰成瓣，撕去内膜，芦笋洗净切成段备用。将百合用精盐揉捏后洗净，加适量清水煮至七成熟，然后加入芦笋煮至软烂，调味即可。

【功效】润肺养胃，滋阴抗癌。适用于肺胃阴虚型鼻咽癌等多种癌症患者。

【按语】百合具有清热润肺、止咳化痰之功效，其味甘质润，能够治疗热病后期热毒损伤气阴导致阴虚劳嗽所出现的久咳、燥咳。研究发现，百合多糖具有提高巨噬细胞的吞噬功能，增强免疫功能，抑制肿瘤生长的作用[6]，并且可用于放疗后唾液腺损伤的治疗，改善口渴咽干之症状。芦笋具有润肺止咳、清胃降火等功效，与百合同用对放疗后肺胃阴虚有辅助治疗作用。

4.气血虚弱型

放疗日久，燥热之邪耗气伤津，再加上长期抵抗外邪，正气不断亏耗，脾胃失调，使气血生化之源不足，耗损元气，从而影响气血的生成和运行，进一步导致阳气衰弱，从而出现面色㿠白、四肢不温、虚寒怕冷、语声低微、精神疲惫、四肢乏力等症状，伴见舌淡、苔薄白、脉沉细无力等阳气衰微之象。治疗宜以温阳扶正为法。

（1）荜茇羊奶。

【组成】荜茇 1 克，羊奶 200 mL。

【制法】将荜茇研成粉末，加入羊奶中浸泡，30 min 后将羊奶用小火煮制沸腾即可。

【功效】温补脾肾，温中止痛。适用于放疗后脾肾虚寒所致的脘腹冷痛、胀满、食欲不振、虚寒怕冷等症状。

【按语】荜茇具有辛散温通之性，能温中散寒、下气止痛，《本草衍义》中指出其"走肠胃中冷气，呕吐，心腹满痛"，可治疗中焦虚寒之脘腹冷痛、呕吐、呃逆。羊奶味甘性温，有温润补虚之功效，《食疗本草》中记载其"补肺、肾气，和小肠，亦主消渴，治虚劳，益精气"，有助于改善放疗后气血亏耗、脏腑虚损所致的虚劳羸弱、消渴、反胃、哕逆诸症。

（2）蛤蚧参苓粥。

【组成】蛤蚧末 10 g，党参 3 g，茯苓 10 g，核桃仁 10 g，粳米 100 g。

【制法】将蛤蚧末、党参、茯苓同煎取汁。将核桃仁捣烂，与药汁及淘净的粳米一起放入锅中，加水煮粥即可。

【功效】温补肺肾，大补元气。适用于肺肾气虚之气喘短气、倦怠乏力等症状。

【按语】蛤蚧具有补肺益肾、助阳益精之功效。《本草纲目》言："蛤蚧补肺气，定喘止渴，功同人参；益阴血，助精扶羸。"其长于补肺益肾，尤能摄纳肾气，故对虚劳咳嗽，肾虚气喘，肺虚咳喘、气短具有良好的疗效。蛤蚧在补肾阳同时能益精养血、固本培元，可治疗肾阳不足之精神萎靡、体倦乏力。党参具有补脾益肺、生津养血之功效，有助于协助气血恢复。茯苓健脾渗湿，核桃仁温肾抗癌，粳米健脾养胃。五味合用，共奏温补肺肾、扶正健脾之功效。

（3）菟丝莲肉茯苓糕。

【组成】菟丝子 30 g，茯苓 30 g，山药 30 g，莲肉 20 g，白糖 60 g，粘米粉 200 g，糯米粉 60 g。

【制法】将菟丝子、莲肉搅打成泥做馅备用。将山药、茯苓打成细粉，与米粉一同混合，过筛 2 次，使米粉更加细腻。磨具内刷油，底层铺一层米粉，将馅放入中间，再铺一层米粉，覆盖内馅，用勺子轻轻刮平表面，放入蒸笼中蒸熟即可。

【功效】温补脾肾，扶正抗癌。适用于放疗后损伤脾肾所致的腰酸肢软、气短乏力、食欲不振、大便溏泄等症状。

【按语】菟丝子为平和的温补肾阳之品，具有补益肝肾、益精养血之功效，《本草经疏》记载其"补脾故养肌，益肝肾故强阴、坚筋骨，暖而能补肾中阳气"，长于治疗脾肾亏虚所致的腰膝酸软、乏力、眼干涩痛、大便溏泄等症状。莲子则同样能益肾涩精、补脾止泻，在补益的同时具有收涩之性，可减少精气消耗流失。山药、茯苓有助于健脾养胃。诸药合用，共同发挥健脾补肾、温阳扶正之功效。

参考文献

[1]　黄智芬.放射性肺炎的中西医结合治疗研究概况 [J].医学文选，2000（2）：

227-230.

[2] 周宁，陈江涛，于文燕.无花果水提取液对抑制肿瘤细胞增殖作用的初步研究 [J].新疆医科大学学报，2016，39（1）：42-47.

[3] 周仲瑛.论瘀热 [J].南京中医药大学学报，2006（5）：273-276，331.

[4] 黄智芬，黎汉忠，张作军，等.中西医结合治疗鼻咽癌颅底骨破坏致头痛 32 例 [J].现代中西医结合杂志，2002（19）：1882-1883.

[5] 谭志强，黄智芬，郑献敏.甘露饮防治放射性口腔炎的疗效观察 [J].广西中医药，2001（3）：15.

[6] 弥曼，李汾，任利君，等.百合多糖的分离纯化及抗肿瘤作用 [J].西安交通大学学报（医学版），2009，30（2）：177-180.

二十、化疗后不良反应药膳食疗

随着人们对肿瘤认识的不断深入，以及临床上对化疗药物和化疗方式的广泛研究和应用，化疗已成为肿瘤治疗的重要手段。但化疗药物往往在发挥抑制肿瘤作用的同时，伴随着一定的副作用，如胃肠道反应、骨髓抑制、周围神经病变以及免疫抑制等不良反应，严重影响患者治疗的依从性、生理和心理状态以及生活质量。中医学认为，此类不良反应主要是由于肿瘤患者长期受癌毒困扰，早已身体羸弱，机体免疫抗邪功能与正常人相比较为低下，脏腑气机运转功能较差；而患者接受化疗后，邪毒入侵，损伤机体，进一步耗伤精血，大伤气阴，使机体不得濡养、气血阴阳失衡，从而引发一系列症状。

运用中医治法介入化疗后不良反应的治疗，能够根据患者的不同症状及表现，判断患者病变所属的中医证型，根据其病因病机，采取相应的治法、方药，从而达到增效减毒的目的。

1. 胃肠道反应

胃肠道反应是癌症患者在化疗过程中最常见的，也是最主要的不良反应之一，主要表现为不同程度的胃脘疼痛、食欲减退、恶心呕吐、腹胀腹泻等消化道症状。中医认为 [1]，化疗药为寒凉之品，进入体内易损伤脾胃阳气，导致脾胃虚弱、中阳不足而见腹部冷痛、喜温喜按；脾胃气机升降不利，气逆于上，则见恶心呕吐、腹部胀闷；水谷精微运化失调，湿浊内生，则见食欲不振、四肢困倦、痞闷、泛吐痰涎。针对患者脾胃虚寒、气机阻滞之表现，黄智芬[2]主张以健脾消积为主要治疗方法，发挥其益气健脾、行气和胃的功效，以减轻化疗后胃肠道反应。

（1）茴香肉桂炖鸽。

【组成】鸽子1只，肉桂5g，茴香5g，生姜5g，盐10g，味精6g。

【制法】将鸽子去除内脏后洗净，肉桂、茴香洗净，生姜切片备用。锅内加水烧开，放入鸽子，稍煮片刻，去除血污，捞起待用。将鸽子、姜片、肉桂、茴香一起放入炖盅内，加入适量清水炖2h，调入盐、味精即成。

【功效】温中行气，散寒之痛。适用于寒凝中焦、气机不畅之胃脘冷痛、胀闷、不思饮食、恶心呕吐等症状。

【按语】肉桂甘温助阳以补虚，清热散寒而止痛，善于治疗寒邪内阻或脾胃虚寒之脘腹冷痛、不思饮食、呕吐反酸等症状。茴香具有散寒止痛、理气和胃之功效，其味辛而能理脾气，主气机通调而开胃止呕；其性温而能温中散寒，治胃寒气滞之脘腹冷痛，正如《本草汇言》言其为"温中快气之药也"。鸽子则具有补虚健脾之功效，《本经逢原》记载："久患虚羸者，食之有益。"诸药合用，共同发挥温中行气之功效。

（2）麦芽山楂糊。

【组成】炒麦芽、焦山楂、鸡内金各6g，干姜4g，甘油、食醋适量。

【制法】将上四药混合研成细末备用。每次取3g，用沸水冲泡，加甘油、食醋适量调为稀糊状服下。

【功效】和胃降逆。适用于化疗后的胃肠道反应，如腹胀、恶心、呕吐、腹痛，甚者腹痛难忍、呕吐频作等。

【按语】脾胃积滞不通易影响气机升降，气机阻滞，不通则痛，故治疗可用消积导滞之法，助脾胃通调。方中麦芽、鸡内金、山楂皆有健运脾胃、消食化积之功效，三者合用，可治疗消化不良引起的恶心、呕吐、反胃以及食积不化之脘腹胀闷。干姜则能温中散寒，激发脾胃阳气温煦、推动之力，健运脾胃，治疗胃脘冷痛、呕吐等不适，与健脾消积之药合用，既能加强运化之功效，又能温补阳气，化积而不伤正。

（3）生姜陈皮汤。

【组成】陈皮10 g，生姜5 g，红糖适量。

【制法】将陈皮、生姜放入锅中，大火煮开后转小火炖煮30 min，加入红糖搅拌均匀后即可饮用。

【功效】温中和胃，行气化滞。适用于化疗后胃肠道积滞所致的恶心呕吐、反酸、脘腹痞闷、不思饮食等症状。

【按语】陈皮具有理气健脾、燥湿化痰之功效，《医学启源》言其能"去胸中寒邪，破滞气，益脾胃"。其芳香走窜，具有行气消胀之功效。研究发现，广陈皮对肠平滑肌具有双向作用，既能抑制胃肠运动，又能兴奋胃肠运动[3]，有助于改善化疗后胃肠气滞、腹部胀闷、不思饮食之症状。生姜则能温中散寒以助脾胃运化，具有良好的温中和胃之功效。陈皮与生姜相配，既能温中散寒，又能行气化滞，减轻化疗后胃肠积滞症状。

2. 骨髓抑制

化疗后骨髓抑制是指因化疗药物对造血干细胞的直接损伤，和对骨髓基质细胞或微循环的结构或功能的损伤[4]，而出现的血细胞水平下降等一系列并发症，使患者出现神疲乏力、少气懒言、自汗盗汗、口干咽燥、形体消瘦、腰膝酸软等不良反应。据统计，约80%的化疗患者会出现不同程度的骨髓抑制，严重影响患者的治疗进程。

随着中医对肿瘤治疗的不断深入，中医药拮抗放化疗性骨髓抑制的研究也逐渐取得了较大的进展。从中医角度来看，化疗药物的毒性被认为是"邪毒损伤"。毒随脉行，伏于气血，久而入髓，骨髓受损，血液难以生成，导致阴血不足。根据其共有的面色苍白、头晕、神疲乏力等表现，多数学者认为化疗导致的虚劳是由于化疗药毒导致正虚邪实。正虚是由于脾肾不足，导致气血亏虚；邪实是指津液耗伤后，化疗药毒与虚火相合而见燥烦之症。根据以上病因及特点，黄智芬认为，对于骨髓抑制的治疗应以益气养阴为主[5]，以减轻患者气阴亏耗之表现。

（1）参芪黄精乌鸡汤。

【组成】西洋参片15 g（或人参10 g），黄芪20 g，黄精30 g，桑葚20 g，大枣（去核）10枚，生姜3片，乌鸡肉300 g，葱花、盐适量。

【制法】将乌鸡洗净切块，焯水后与其他材料一同放入砂锅中，加入3000 mL矿泉水，大火煮沸后，转小火煮至熟透，放入盐、葱花等调味即可。

【功效】益气养阴，健脾补肾，补血生髓，生津润燥。适宜恶性肿瘤放化疗后白细胞减少、血小板减少、贫血、神疲乏力、腰膝酸软、虚劳患者食用。

【按语】西洋参味甘、微苦，性凉，具有益气滋阴、清热生津的功效。其含有的人参皂苷，可抑制癌细胞的生长与增殖，并且可以减轻化疗药物引起的胃肠道及肾损伤。黄精补气养阴，可治胃阴不足之口干口渴、食欲不振，肺阴不足之干咳少痰、潮热盗汗，以及肝肾亏虚、精血不足所致的头晕头疼、腰膝酸软。黄芪具有补气升阳、固表止汗、利水消肿、生津养血的功效，配伍桑葚、大枣可滋阴补血。

（2）人参五味子饮。

【组成】人参10 g，当归10 g，五味子8 g，白糖适量。

【制法】将上述药物洗净，加水浸泡20 min后捞出，放入炖锅内，加入适量冷水，中火烧沸后改用小火炖煮45 min，将煎好的液汁滤去废渣，倒入杯中，加入白糖搅匀即成。

【功效】补气培元，生津养血。适用于化疗后气喘、烦躁、口渴、神疲乏力等症状。

【按语】人参为大补元气之佳品，适用于各类元气虚损之疾病，能补肺脾之气，改善气虚倦怠、精神不振等症状，并且能补气以生津，治疗热病津伤之口渴烦热、气短汗多等不适。五味子有益气生津、收敛固涩之功，与人参相配，能加强治疗热伤气阴之口渴汗多、虚烦内热症状的疗效。并且五味子有一定的收敛之性，能够纳气平喘，减少肺脾之气过度耗散。邪毒损伤造血功能，势必引起血细胞水平的下降，治疗时应注意养血，故加入当归，以发挥补血活血之功效，治疗血虚不养之面色萎黄、周身疼痛等不适。研究发现，当归多糖有促进骨髓干细胞 BCL-2 mRNA 表达，抑制骨髓干细胞凋亡的作用，有助于骨髓造血功能的进一步恢复[6]。

（3）黄精玉竹鸡蛋汤。

【组成】黄精 15 g，玉竹 20 g，鸡蛋 2 个。

【制法】将黄精、玉竹放入锅内，加适量清水，煮 10 ~ 15 min，再打入鸡蛋煮熟即可。

【功效】补气养阴，补肾益精。适用于气虚之倦怠乏力、食欲减退，阴亏之口渴心烦、腰酸头晕。

【按语】黄精具有补气养阴、健脾益肾之功效，既补脾气，又养脾阴，主治脾胃气阴亏虚之体倦乏力、食欲不振、胃阴不足、口干食少、脉象虚软之症。《本草纲目》指出黄精能"补诸虚，止寒热，填精"，《滇南本草》则言其"补虚添精"。黄精还能够改善肝肾亏虚、精血不足之头晕、腰膝酸软等不适。玉竹味甘性平，养阴润燥，生津止渴，协助黄精发挥滋阴润燥之功效。鸡蛋健脾和胃，滋阴润肺。一补一润，相得益彰。

（4）五耳羹。

【组成】刺五加 30 g，粳米 30 g，银耳 10 g。

【制法】将刺五加剁成小片，冷水浸泡 20 min，再加适量水煎煮 30 min，趁热过滤，滤液中加粳米、银耳，煮至米熟即可。

【功效】益气养阴，抗癌。

【按语】刺五加为有名的补益强壮之药，能益气健脾、补肾安神，治疗肺脾气虚所致的乏力、食欲不振、少气懒言。研究发现，刺五加对肿瘤化疗后出现的骨髓功能减退具有明显的改善效果[7]。银耳具有滋补生津、润肺养胃之功效，能改善化疗后阴虚之津少口渴、病后体虚、气短乏力之症状。其所含的银耳多糖可以减轻化疗药物对造血功能的损伤,拮抗白细胞的降低[8]。两者相配伍共同发挥益气养阴之功效，能够一同治疗骨髓造血功能异常所致的副作用。

3. 周围神经病变

化疗所致的周围神经病变是患者在接受化疗药物治疗后产生的神经毒性所引起的神经性疼痛[9]，目前认为其主要跟线粒体功能障碍、氧化应激反应、胶质细胞活化、离子通道改变等机制有关，表现为患者四肢末端出现麻木、感觉减退或异常，甚至出现疼痛，到后期严重时可发生肢体运动障碍和肌肉萎缩等表现。

中医认为，化疗后周围神经病变属"痹症"之范畴，其病因与气血不足、筋脉不养有关。《素问·痹论篇》中指出："其不痛不仁者，病久入深，荣卫之行涩，经络时疏，故不痛，皮肤不营，故为不仁。" 肿瘤患者素体不足，本虚于里，是发病之基础，加之化疗伤正，受寒凝血瘀痹阻四肢为标。气血化生乏源，筋骨不荣，濡养不得，则出现四肢痿软无力、活动受限、疲倦；本气不足，血行缓涩，留而为瘀，则见肢体麻木、疼痛、肌肉不仁等表现。总体责之于络脉虚滞，因虚致实[10]，故治疗应以益气、温阳、活血为主，使阳气充足则有力推动血行，通络以解除经脉之痹阻。

（1）二仙鸡。

【组成】仙茅 10 克，淫羊藿（即仙灵脾）15 g，鸡肉 500 g，生姜 10 g。

【制法】将仙茅、淫羊藿浸泡 20 min 后加水煎煮 45 min，去渣留汁。将鸡肉及生姜放入药汁中炖煮 1 h，加入适量调料后即可食用。

【功效】补肾强筋，祛风除湿。适用于肾阳不足、寒湿凝滞经络之肢体麻木、疼痛且遇冷加重者。

【按语】仙茅补肾阳、强筋骨、祛风湿，能散经络之中寒湿之气，如《海药本草》谓其"主风，补暖腰脚，清安五脏，强筋骨"，可治疗肾阳不足、寒湿阻滞之腰膝冷痛、肢体萎软无力。淫羊藿同样具有补肾强筋之功效，可治疗肾阳不足、筋骨不健所致肢体麻木拘挛者。研究发现，淫羊藿提取物淫羊藿苷对奥沙利铂引起的化疗后周围神经病变具有明显的保护作用，可有效促进周围神经再生，改善受损神经的功能[11]。

（2）丹参三七乌鸡汤。

【组成】丹参 3 g，三七 3 g，乌鸡半只，枸杞子、大枣适量。

【制法】将所有食材处理干净后，放入砂锅中，加水焖煮 40 min 即可。

【功效】活血祛瘀，通经止痛。适用于气血瘀阻之肢体麻木疼痛。

【按语】丹参具有活血祛瘀、通经止痛之功效，是治疗血瘀证之要药。《日华子本草》言其"养神定志，通利关脉。治冷热劳，骨节疼痛，四肢不遂"，能散经络之中瘀血，治疗血行不畅、经络瘀阻之肢体麻木、疼痛。研究发现，丹参所含的丹参酮具有明显的促进氧自由基代谢，清除超氧离子以及抑制脂质过氧化的作用，可对神经组织发挥抗氧化和保护作用。三七同样能散瘀止血，协助丹参治疗气血之瘀滞。乌鸡则能补虚扶正，使气血充足，益气通经。

（3）大枣血藤瘦肉汤。

【组成】大枣 10 颗，鸡血藤 10 g，猪瘦肉 200 g，调味品适量。

【制法】将鸡血藤用布另包，大枣去核，猪瘦肉洗净切片。将三者同放入锅中，加适量清水炖熟，去药包，略放食盐调味即可。每日服用 1 剂，于经前 3～5 日开始服用。

【功效】益气养血。主治血虚精少之肢体软弱无力，伴见面色苍白、头晕心悸等症状。适用于化疗后气血耗伤而致筋脉不养者。

【按语】药膳中大枣量较多，能充分养足气血。鸡血藤则能补血活血、舒筋通络，如《饮片新参》中指出其"去瘀血，生新血，流利经脉。治暑痧，风血痹症"，是治疗血虚筋脉不和、阻滞不通之麻木疼痛之佳品。研究发现，鸡血藤能对奥沙利铂所导致的周围神经毒性起到良好的防治作用，并可改善患者感觉神经传导速度[12]。两者合用，能使气血入于经络之中，滋养经络使之通畅。

4.免疫抑制

化疗药物会使肿瘤微环境发生改变，使免疫监视功能受到抑制，或免疫抑制细胞在体内大量聚集，引发免疫逃逸则形成促肿瘤免疫微环境，导致肿瘤的进一步发展[13]，并且使患者出现乏力纳差、恶风寒、神疲体弱、气短懒言、易受外邪等表现，因此免疫功能的调节对于疾病的进展及预后具有重要意义。

从中医角度来看，化疗药物为"药毒"之品。其进入人体后催发机体抗邪反应，正邪交争，与脉道之中运行之气血相搏，日久则药毒与癌毒过盛，从而导致正气亏损。机体的免疫功能抑制与正气损伤而无力抗邪有关，如《素问·评热病论》所云"邪之所凑，其气必虚"，《医宗必读》中指出"积之成也，正气不足，而后邪气踞之"，都表明了正气虚弱对疾病的影响。而《素问·刺法论》则进一步指出"正气存内，邪不可干"，表明在治疗过程中应运用中医"益气扶正"的治疗原则，有助于提高机体的生理功能，对恶性肿瘤发病过程中免疫系统的免疫清除、免疫平衡及免疫逃逸等阶段均具有一定的干预作用[14]。黄智芬认为，健脾益气药具有提高人体免疫功能和自然修复能力的作用，有利于抑制肿瘤生长，改善体质，延长患者的生存期[15]，并可缓和化疗药物带来的一系列毒副反应[16]。

（1）虾仁山药球沙拉。

【组成】新鲜虾仁 300 g，山药 150 g，鸡蛋 1 个，生菜、胡萝卜、紫甘蓝各 50 g，白糖、奶粉各 5 g，料酒、胡椒粉、盐、鸡精、淀粉、植物油（豆油）、沙拉汁各适量。

【制法】将虾仁洗净后开背，放入碗中，加鸡蛋液、料酒、胡椒粉、盐、鸡精、淀粉，抓匀腌制 10 min，然后下锅炒至变色后盛出。将山药切片蒸熟后加入白糖和奶粉和匀，压成泥后揉成球形。将生菜、胡萝卜、紫甘蓝洗净后切成丝，焯水后铺在碗底，再铺上山药球和虾仁，淋上少许植物油、沙拉汁即可。

【功效】补肾健脾，解毒养胃。适用于化疗后乏力、精神不振等不适。

【按语】虾仁具有良好的补益作用，能够补充人体所需的多种营养物质。《随息居饮食谱》记载其"通督壮阳，补胃气"。山药益气养阴、补肺脾肾，能治疗脾气虚弱之消瘦乏力、食少便溏等症状。研究发现，水溶性山药多糖能够激活免疫细胞，并调节免疫分子的分泌水平，具有一定的抗肿瘤效应[17]。

（2）白术猪肚粥。

【组成】猪肚 200 g，槟榔 10 g，炒白术 15 g，粳米 100 g，酱油、香油、姜片适量。

【制法】将猪肚清洗干净，切成小块，和姜片、槟榔、白术一起放入锅中，加入适量清水，开火煎煮，煮至猪肚烂熟后，将猪肚捞出，去渣取汁。将粳米洗净，倒入药汁中，再加入猪肚熬粥，粥熟后淋上香油、酱油，搅拌均匀即可。

【功效】和中助阳，健脾益气。适用于脾胃虚弱之食欲不振、脘腹胀闷、倦怠乏力等不适。

【按语】白术补气健脾，对于脾虚湿滞证有标本兼顾之效，被前人誉为"脾脏补气健脾第一要药"。《医学启源》指出其能"和中益气，温中，去脾胃中湿，除胃热，强脾胃"。同时白术能提高免疫器官功能，增强固有免疫系统，从而提高身体免疫机能。猪肚能补虚损、健脾胃，治疗虚劳羸弱、乏力倦怠等不适。

（3）玉屏米饭。

【组成】黄芪 10 g，白术 8 g，防风 3 g，粳米 200 g，白糖少许。

【制法】将上三味药加水煎煮取药汁，倒入淘洗干净的粳米中，再加少许白糖，煮成米饭即可。

【功效】益气固表，增强免疫力。

【按语】免疫力低下者多见体质虚弱、怕风怕冷、感冒反复发作等表现，故可予益气固表之法，增强其免疫功能。此药膳源于我国元代医家危亦林创制的"玉屏风散"，可敛汗固表，亦是体质虚弱者预防感冒等感染性疾病的良方。方中黄芪益气固表、止汗，为君药；白术补气健脾，为臣药；佐以防风走表而散风邪，合黄芪、白术以益气祛邪。且黄芪得防风，固表而不致留邪；防风得黄芪，祛邪而不伤正，有补中寓疏、散中寓补之意。

参考文献

[1] 赵若含，李慧杰，李秀荣.中医药防治化疗后胃肠道反应的概况 [J]. 中国中西医结合消化杂志，2021，29（10）：749-752.

[2] 黄智芬，黎汉忠，张作军，等.健脾消积汤治疗肿瘤化疗不良反应30例临床观察 [J].山东中医药大学学报，2009，33（6）：495-497.

[3] 傅曼琴，肖更生，吴继军，等.广陈皮促消化功能物质基础的研究 [J].中国食品学报，2018，18（1）：56-64.

[4] 陈明阳.参麦注射液降低乳腺癌化疗骨髓抑制及改善气阴两虚症状的临床研究 [D].沈阳：辽宁中医药大学，2018.

[5] 黄智芬，黎汉忠，刘俊波，等.参芪泻白散结合化疗治疗晚期非小细胞肺癌30例 [J].四川中医，2007（9）：61-62.

[6] 崔运浩，初杰，范颖，等.当归多糖、黄芪多糖及其配伍对化疗性骨髓抑制小鼠骨髓干细胞凋亡和脱核因子的影响 [J].辽宁中医药大学学报，2019，21（8）：38-43.

[7] WANG C，GAO H，CAI E，et al. Protective effects of Acanthopanax senticosus-Ligustrum lucidum combination on bone marrow suppression induced by chemotherapy in mice[J].Biomed Pharmacother，2019，109：2062-2069.

[8] 杨萍，徐文清,沈秀.磷酸酯化银耳多糖对化学损伤小鼠造血功能的影响 [J].临床和实验医学杂志，2013，12（5）：325-327.

[9] HAN Y，SMITH M T.Pathobiology of cancer chemotherapy-induced peripheral neuropathy（CIPN）[J]. Front Pharmacol，2013，4：156.

[10] 李文宇，卞丽红，魏国利，等.化疗相关性周围神经病变中医证机述要 [J].中国中医药信息杂志，2022（10）：20-23.

[11] LIN H M，LIN L F，XIA Z Z，et al. Neuroprotective effects and UPLC-Q-TOF/MS-based active components identification of external applied a novel Wen-Luo-Tong microemulsion[J]. Artif Cells Nanomed Biotechnol，2018，46（8）：1981-1991.

[12] 邓博，贾立群，程志强，等.鸡血藤干预奥沙利铂致周围神经毒性的 Meta 分析 [J].中华中医药学刊，2016，34（1）：20-26.

[13] 谢晓妹，赵唯含，冉静纯，等.基于肿瘤免疫微环境的胃癌中医药防治 [J].

中医学报，2019，34（11）：2329-2334.

[14] 田建辉，席志超，罗斌，等."扶正治癌"理论的科学内涵 [J].世界科学技术——中医药现代化，2019，21（5）：943-948.

[15] 黄智芬，黎汉忠，张作军，等.健脾消积汤联合化疗对晚期大肠癌患者生活质量及免疫功能的影响 [J].安徽中医学院学报，2011，30（5）：26-29.

[16] 黄智芬，韦劲松，黎汉忠，等.健脾扶正汤择时用药联合时辰化疗对晚期胃癌患者生活质量及免疫功能的影响 [J].世界中西医结合杂志，2012，7（7）：590-593.

[17] 郝丽鑫.水溶性山药多糖免疫和抗结肠癌活性的初步研究 [D].哈尔滨：东北农业大学，2016.

二十一、放化疗其他不良反应药膳食疗

1. 倦怠乏力

几乎所有经历放化疗的患者都有此症状，由放射线或化学药物损伤人体正气使然。推荐药膳方如下。

（1）人参 5 g 或西洋参 5 g，切片煎汤或泡茶饮，或口含咽津，待参片浸软后嚼烂咽下。

（2）黄芪 250 g，大枣 500 g，加适量水煎煮，待枣烂熟后吃枣喝汤，分10 天服完。

（3）山药、大枣各 30 g，糯米 60 g，共煮成稀饭，每日 1 剂，分 2 次服完。

2. 胃肠道反应

胃肠道反应在化疗患者中极为常见，依症状不同推荐药膳方如下。

（1）呕吐频繁者。①生萝卜汁一盏加生姜汁数滴，含咽。②糖醋大蒜数瓣，频频嚼服。③糖姜片或酱生姜片口含，咽津后嚼食。

（2）有胃脘嘈杂、口舌干燥、渴而欲饮、心烦便秘、舌红苔薄、脉细数等胃阴不足之症者。①甘蔗汁、藕汁各半盏饮服。②豆浆随意饮服。③苹果或

香蕉随意嚼食。④鲜橘原汁、椰子汁、菠萝汁、梨汁、西瓜汁等适量饮之。

（3）纳少、腹胀、便溏、舌淡苔腻、脉濡等脾气亏虚、运化失健之象者。①八珍糕 30 g，开水冲泡作点心吃，每日 1～2 次。②粳米（炒焦黄后）60 g，炒薏苡仁 30 g，共煮稀饭吃。③焦山楂、焦谷麦芽各 15 g 煎汤，冲服鸡内金粉 5 g。

此外，黄智芬教授提出两种药膳方：①苦酒止逆汤，即取苦酒（食醋）150～200 mL 加温水顿服，可宽膈和胃，降逆调气。②醋炙牛喉管方，即取水牛喉管 1 根、食醋 1 杯，将水牛喉管处理干净后研为细末，加用醋汤调服，可止呕润肠。

3. 骨髓抑制反应

骨髓抑制反应为放化疗最常见的不良反应，症见头晕目眩，身倦乏力，面黄无华，唇、甲淡白；或身有低热，易于伤风感冒；或皮肤有出血性紫癜、齿衄、鼻衄，甚则咯血、便血等。推荐药膳方如下。

（1）以白细胞下降为主者，可取生薏苡仁 60 g、赤小豆 30 g、枸杞子 15 g、大枣 10 枚，加适量水共煮至烂熟后食用，每日 1 剂。

（2）以红细胞及血红蛋白下降为主者，可取糯米 60 g、枸杞子 15 g、龙眼肉 15 g，共煮稀饭吃；或取鹅血（鸭血、猪血、羊血亦可）、豆腐各 60 g，黑木耳 6 g（泡发），加水煮熟调味食用。此为 1 日量。

（3）以血小板下降为主者，可取生羊胫骨 2 根，敲碎，加红枣 15 g、花生米 30 g、糯米 60 g，共煮粥吃；或嚼食生花生米（带衣），每日 30 g；还可取芹菜 125 g 煎汤，以此汤烊化阿胶 15 g 服食，每日 1 剂。

此外，黄智芬教授提出经验药膳方：取蘑菇 200 g，玉兰片 15 g；将蘑菇用水泡发，切片备用；起锅烧油，用酱油炸锅，加入高汤、花椒水、料酒、味精、白糖、蘑菇、玉兰片，武火烧沸后改用文火炖煨，最后用湿淀粉勾芡，淋麻油即可。此膳具有补中益气、养胃健脾的功效，可治疗白细胞减少症。

4. 脱发

有些癌症患者在化疗后满头青丝脱光，但经过有效的治疗后，多数都能重新长出乌发。推荐药膳方如下。

（1）取黑豆 500 g，加 1000 mL 水，用文火煮至黑豆胀大，捞出晾干，撒少许细盐，装瓶备用。每日嚼食 2 次，每次取 10 g。

（2）取黑芝麻 500 g，淘洗干净后用文火炒香，熟后研末，加入海带粉 250 g、蜂蜜适量，充分搅拌后调成膏糊。每日服 2 次，每次 15 ～ 20 g。

（3）将黑芝麻炒熟研末，加适量红糖拌匀，用温开水冲服。每日 2 次，每次 15 g。

（4）取何首乌粉 10 g，用开水冲服。每日 1 ～ 2 次，亦有良效。

5. 烦渴引饮

此症常见于鼻咽癌、扁桃体癌、口腔癌、舌癌等癌证放疗患者，由放射线损伤唾液分泌腺所致。症见口干舌燥，甚则口唇干裂，频频欲饮且喜凉饮，咽干、心烦，舌红少苔或无苔或苔面燥而无津，脉象细数。推荐药膳方如下。

（1）频饮甘蔗汁、梨汁、莲藕汁、西瓜汁等。

（2）嚼食削去皮的荸荠、黄瓜、生藕、苹果、梨、甜瓜、番茄等果蔬。

（3）取山楂或话梅、杏干，与少许冰糖一起嚼食。

（4）含食薄荷糖、话梅糖、山楂糖等，可发挥食品酸甘养阴之功，而获生津止渴之效。

6. 口腔溃疡

此症亦为化疗常见的毒副反应之一，表现为口腔黏膜或舌面破溃、疼痛，甚者影响进食，妨碍睡眠，使患者苦不堪言。推荐药膳方如下。

（1）取莲心 6 g，生甘草 10 g，水煎服或泡茶饮，以含漱、频咽为宜。

（2）取生绿豆 50 g，加水煮沸 30 min 后，再以绿豆汤冲黄菊花（或淡竹叶）10 g，待凉后，漱口或频饮，每日 1 剂。

（3）取生杨桃1～3个，洗净捣烂，取汁液含咽，每日2～3次。

（4）将柿霜研成细末，涂在溃疡处。

（5）取蜂蜜15 g，加入温开水中，冲调后含咽。或将蜂蜜涂于溃疡处，每日数次，皆有良效。

（6）取适量决明子研成粉末，用陈醋调成糊状，采用贴敷疗法敷于膻中穴，每日2次。此方在黄智芬教授等编写的《食醋疗法》中有记载。